国家卫生和计划生育委员会"十二五"规划教材
全国高等医药教材建设研究会"十二五"规划教材
全国高等学校教材

供卫生管理及相关专业用

卫生管理运筹学

Operational Research on Health Management

第 2 版

U0208215

主　编　秦　侠

副主编　李　霞　王培承

编　者（以姓氏笔画为序）

王培承（潍坊医学院）　　　　　张文斌（华中科技大学同济医
邓　晶（重庆医科大学）　　　　　　　　学院）
刘　涛（湖北医药学院）　　　　张福良（大连医科大学）
刘　源（第二军医大学）　　　　姜　伟（哈尔滨医科大学）
刘国旗（安徽医科大学）　　　　秦　侠（安徽医科大学）
祁爱琴（滨州医学院）　　　　　程秀兰（潍坊医学院）
李　丹（首都医科大学）　　　　戴力辉（北京中医药大学）
李　霞（哈尔滨医科大学）　　　魏赟鹏（牡丹江医学院）

秘　书　高　健（安徽医科大学）

人民卫生出版社

图书在版编目（CIP）数据

卫生管理运筹学/秦侠主编. —2 版. —北京：人民卫生出
版社,2013.9

ISBN 978 - 7 - 117 - 17552 - 4

Ⅰ.①卫…　Ⅱ.①秦…　Ⅲ.①卫生管理学–运筹学–高等
学校–教材　Ⅳ.①R19②O22

中国版本图书馆 CIP 数据核字（2013）第 143184 号

人卫社官网	www. pmph. com	出版物查询，在线购书
人卫医学网	www. ipmph. com	医学考试辅导，医学数据库服务，医学教育资源，大众健康资讯

卫生管理运筹学
第 2 版

主　　编：秦　侠

出版发行：人民卫生出版社（中继线 010－59780011）

地　　址：北京市朝阳区潘家园南里 19 号

邮　　编：100021

E － mail：pmph @ pmph. com

购书热线：010-59787592　010-59787584　010-65264830

印　　刷：人卫印务（北京）有限公司

经　　销：新华书店

开　　本：787×1092　1/16　　印张：25　　插页：8

字　　数：530 千字

版　　次：2005 年 2 月第 1 版　　2013 年 9 月第 2 版
　　　　　2022 年 12 月第 2 版第 8 次印刷（总第 10 次印刷）

标准书号：ISBN 978-7-117-17552-4/R · 17553

定价（含光盘）：55.00 元

打击盗版举报电话：010-59787491　E-mail：WQ @ pmph. com
（凡属印装质量问题请与本社市场营销中心联系退换）

全国高等学校卫生管理专业
第二轮规划教材修订说明

我国卫生管理专业创办于1985年,第一本卫生管理专业教材出版于1987年,时至今日已有26年的时间。随着我国卫生事业的快速发展,卫生管理专业人才队伍逐步壮大,卫生管理专业教材从无到有,从少到多。为适应我国卫生管理专业的发展和教学需要,人民卫生出版社于2005年2月出版了第1轮全国高等学校卫生管理专业规划教材,其中单独编写教材10种,与其他专业共用教材5种,共计15种。这套教材出版八年来,为我国卫生管理人才的培养,以及医疗卫生管理事业科学化、规范化管理做出了重要的贡献。

当前,随着我国医疗卫生体制改革的不断深入,国家对卫生管理专业人才的需求量增加,卫生管理专业有了日新月异的发展,知识更新越来越快速,专业设置越来越细化,使得第1轮的教材已不能适应目前国内卫生管理专业发展和人才培养的需要。2012年在原卫生部领导的支持和关心下,全国高等医药教材建设研究会、人民卫生出版社开始组织第二轮规划教材的编写工作。全国高等医药教材建设研究会在2011年9月成立了"第二届全国高等学校卫生管理专业教材评审委员会",经过会上及会后的反复论证最终确定本次修订工作出版31种教材,并计划作为2013年秋季教材和2014年春季教材在全国出版发行。此次教材的修订工作是在贯彻党的十八大关于"深化教育领域综合改革"精神的背景下,在落实教育部、原卫生部联合下发的《关于实施临床医学教育综合改革的若干意见》的前提下,根据《国家医药卫生中长期人才发展规划(2011—2020年)》的任务要求,并结合国家卫生和计划生育委员会的总体要求,坚持"三基、五性、三特定"的原则,组织全国各大院校卫生管理专业的专家一起编写。

第二轮教材的修订工作从2012年7月开始,其修订和编写特点如下:

1. 教材编写修订工作是在教育部、国家卫生和计划生育委员会的领导和支持下,由全国高等医药教材建设研究会规划,卫生管理专业教材评审委员会审定,院士专家把关,全国各医学院校知名专家教授编写,人民卫生出版社高质量

3

出版。

2. 教材编写修订工作是根据教育部培养目标、卫生管理部门行业要求、社会用人需求，在全国进行科学调研的基础上，借鉴国内外医学人才培养模式和教材建设经验，充分研究论证本专业人才素质要求、学科体系构成、课程体系设计和教材体系规划后，科学进行的。

3. 在全国广泛、深入调研基础上，总结和汲取了第一轮教材的编写经验和成果，尤其是对一些不足之处进行了大量的修改和完善，并在充分体现科学性、权威性的基础上，更考虑其全国范围的代表性和适用性。

4. 教材编写修订工作着力进行课程体系的优化改革和教材体系的建设创新——科学整合课程、淡化学科意识、实现整体优化、注重系统科学、保证点面结合。继续坚持"三基、五性、三特定"和"多级论证"的教材编写原则，以确保教材质量。

5. 教材内部各环节合理设置，含有丰富的内容和活跃的版式设计。包含章前案例、知识拓展、知识链接、本章小结、关键术语、习题、教学建议等，从多方面、多角度给予知识的讲授，促进知识的理解、深化内容的记忆。

6. 为适应教学资源的多样化，实现教材系列化、立体化建设，每种教材都配有配套光盘，方便老师教学和学生自主学习。

本轮卫生管理专业规划教材共计31种，全部为核心课程，单独编写教材，不再与其他专业共用。其中"管理基础课程部分"7种，"专业课程部分"20种，"选择性课程部分"4种。

本套教材所有31种书均为国家卫生和计划生育委员会"十二五"规划教材，计划于2013年秋季和2014年春季全部出版发行。

说明：2013年2月本套教材基本完稿，2013年3月"中华人民共和国卫生部"（简称"卫生部"）更名为"中华人民共和国国家卫生和计划生育委员会"（简称"国家卫生和计生委"）。本套教材的编委会已经考虑到此类问题，并把教材中相关名称作了修改，但是许多法规和文件还在沿用以前的名称，为了保持学术的严谨性，此类地方出现的名称不做修改。由于时间紧张，如有修改不到位的地方还请广大师生批评指正！

全国高等学校卫生管理专业
第二轮规划教材目录

书　名	版　次	主　编
1. 管理学基础	第2版	冯占春　吕　军
2. 经济学原理		刘国恩　李　玲
3. 组织行为学	第2版	刘　毅
4. 公共事业管理概论		殷　俊
5. 公共关系学		王　悦
6. 人际沟通及礼仪		隋树杰
7. 公文写作与处理	第2版	邱心镜
8. 管理流行病学		毛宗福　姜　潮
9. 卫生管理统计及软件应用		贺　佳
10. 卫生管理运筹学	第2版	秦　侠
11. 卫生管理科研方法		王　健
12. 社会医学		卢祖洵　姜润生
13. 卫生事业管理学		张　亮　胡　志
14. 卫生服务营销管理	第2版	梁万年
15. 卫生经济学		孟庆跃
16. 卫生法学		黎东生
17. 医疗保障学	第2版	姚　岚　熊先军
18. 卫生政策学	第2版	郝　模
19. 药品管理学		张新平　刘兰茹
20. 卫生监督学	第2版	樊立华
21. 医院管理学	第2版	张鹭鹭　王　羽
22. 卫生保健伦理学		佟子林
23. 卫生财务管理		程　薇
24. 卫生人力资源管理		毛静馥
25. 卫生信息管理学	第2版	胡西厚
26. 卫生项目管理		王亚东
27. 卫生技术评估		陈　洁　于德志
28. 卫生应急管理		吴群红　杨维中
29. 国际卫生保健		马　进
30. 健康管理学		郭　清
31. 公共卫生概论		姜庆五

全国高等学校卫生管理专业
第二届教材评审委员会名单

顾　问
王陇德　文历阳　陈贤义

主任委员
张　亮

副主任委员
郝　模　孟庆跃　胡　志　杜　贤

委　员
（以姓氏笔画为序）

马　进　王　羽　王　悦　毛宗福　孔军辉
申俊龙　任　苒　杨　晋　李士雪　吴群红
邱鸿钟　张新平　张鹭鹭　高建民　郭　岩
郭　清　梁万年　景　琳　曾　诚

秘　书
王　静　戴薇薇

主编简介

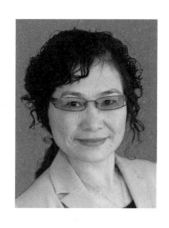

秦　侠

女,1958 年 7 月出生于安徽省颍上县,教授,硕士研究生导师,安徽医科大学卫生管理学院医疗保险系主任,卫生政策研究中心副主任,中国医药卫生系统工程学会常委,安徽省精品课程主持人,安徽省规划教材主编。

自 1982 年开始从事教学工作,至今 31 年。在教学方面:主要承担卫生管理运筹学、医用高等数学、微积分、线性代数、概率论与数理统计等课程的教学,出版书籍 12 部,其中主编教材 8 部;获安徽省教育系统先进女教职工、安徽医科大学教学名师和优秀教师等荣誉。在科研方面:主要的研究方向有卫生政策、疾病控制与干预、督导评估、绩效评价、卫生管理技术与方法等;主持和参与全球基金、国家自然科学基金、国务院防治艾滋病工作委员会、部、省级等研究项目 30 余项,在国内外学术期刊上发表论文百余篇;获中华医学科技奖卫生管理奖、安徽省人文社会科学一等奖和二等奖、安徽省科学技术进步三等奖、安徽省教学研究成果二等奖和三等奖等 8 项。

副主编简介

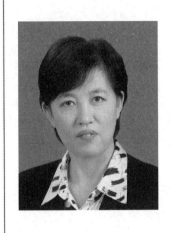

李 霞

女,1957 年 9 月生于黑龙江省鸡西市,教授、博士、博士生导师、哈尔滨医科大学生物信息科学与技术学院院长、黑龙江省优秀中青年专家、重点学科带头人、省领军人才、"龙江学者"特聘教授、国务院政府津贴获得者、北京"百千万人才工程"入选者,2012 年获得中国女医师协会五洲女子科技奖,曾受美国 UNC 与 CWRU 复杂疾病基因定位奠基人 Robert Elston 博士邀请,赴美从事研究工作,全国高等学校临床医学专业八年制卫生部规划教材《生物信息学》主编、*Nucleic Acids Research* 等杂志审稿专家,先后主持和参加课题 30 余项,其中,国家自然科学基金项 8 项,国家 863 高科技计划项目 3 项,获省部级奖、中华医学奖等 9 项,在国内外重要学术刊物和学术会议等发表论文 130 余篇。

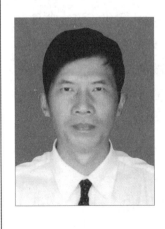

王培承

男,1964 年 6 月生于山东省潍坊市,教授,数学教研室主任,硕士生导师,兼任中国医药数学会理事。

自 1986 年开始从事教学工作,至今 27 年,多次获学校教学优秀奖和优秀教师称号。主持和作为主要研究者参加国家自然科学基金、原卫生部、高教研究中心、山东省自然科学基金、山东省卫生厅等各级科研课题 19 项。多次获山东省教育厅和山东省软科学成果奖。在《中国卫生统计》杂志、《中华医院管理杂志》、《中国卫生经济》等刊物发表论文 60 余篇,主编教材 4 本,副主编教材 3 本;参加 4 本"十五"、"十一五"、"十二五"规划教材编写;2000 年获第三届潍坊市青年科技奖。

前　言

卫生管理运筹学是以运筹学为体系框架,借助运筹学的理论方法,研究医药卫生系统最优化问题,它为现实或未来系统建立数学模型,并对模型进行定量分析,以求得系统运行或系统设计的最优方案,为管理者在作决策时提供科学依据。因此,它是实现管理科学化和现代化的有力工具。

通过本课程的学习可以帮助卫生管理专业本科学生学会如何根据实际问题的特点,抽象出不同类型的数学模型,然后选择不同的方法进行计算和分析。

作为运筹学的重要组成部分:线性规划、目标规划、动态规划、网络分析与网络计划、存贮论、排队论、决策论、对策论等内容成为管理类本科学生所应具备的必要知识。本书系统地介绍了上述内容的基本思想、基本理论及应用方法。为了提高学生解决实际问题的能力,在各章增加了案例分析内容,并配合本书的有关章节,在第十二章中介绍了运筹学问题的 WinQSB 求解。这些都体现了本书的科学性、系统性、实用性和先进性的特点。

本书的编者来自全国十二所高校,他们都是长期从事卫生管理运筹学教学与科研的教师,本书是他们总结了多年来的教学经验,并联系卫生管理专业教学的实际需要编写的。在内容选材方面,注重从卫生管理的角度介绍运筹学基本知识,并以日常生活中的实例及卫生管理问题为背景,引出运筹学各分支的基本概念和方法。对于运筹学中的各种算法,尽量运用直观方法和简洁通俗的语言来说明其思想,并辅以管理实例和模型来说明求解步骤,从而避免详尽的数学论证和繁琐的公式推导。本书内容叙述力求通俗易懂,便于自学,每章附有适量的习题供学生练习。本书还配套有光盘,内容包括教材中的习题解答,案例的 WinQSB 求解、授课用的幻灯片和其他相关内容。本书可作为卫生管理及相关专业本科生、硕士生教学教材,同时也可供广大管理人员学习使用。

本书是在第 1 版基础上修订完成的。在修订过程中,参考了第 1 版作者和其他学者的论著,借鉴了他们的成果,在此向他们致以谢意。本书在编写过程中,得到哈尔滨医科大学和安徽医科大学的大力支持,在此表示衷心的感谢。

由于时间仓促,加之编者水平所限,错漏在所难免,敬请读者批评指正。

编　者

2013 年 5 月

目 录

第一章 绪 论

第二章 线 性 规 划

第三章 几种特殊的线性规划问题及其解法

第四章 目 标 规 划

第五章　动　态　规　划

第六章　网络分析与网络计划

第七章 存 贮 论

第八章　排　队　论

第九章　决　策　论

第十章　对　策　论

第十一章　预　测　分　析

第十二章　WinQSB 软件及其应用

绪 论

本章介绍运筹学发展简史、运筹学的性质及特点、运筹学的研究内容及方法、运筹学在卫生管理中的作用。

第一节　运筹学发展简史

运筹学的朴素思想早在两千多年前就被人们应用。例如齐王赛马和丁渭修皇宫的故事就充分说明了我国很早就在生产实际中运用了运筹方法。但是运筹学作为一门新兴学科是第二次世界大战期间在英国产生的。此前虽然有相关的研究,如 Lanchester 的作战方程,Erlang 的排队论和 Dantzig 的线性规划等,但集中地、大规模地和系统地对运筹学开展研究和应用,则发生在二次大战期间的英国皇家空军部队(RAF),并立即触发了美国军方的合作。它研究的内容是综合协调、统筹规划先进的军事技术和装备,以期发挥最大的效益。由于在二次大战中的成功运用,运筹学在英国、美国受到高度重视,并立即被运用到战后经济重建和发展当中。战后的运筹学主要在以下两方面得到了发展:其一是运筹学的方法论,形成了运筹学的许多分支;其二是由于计算机的迅猛发展和广泛的应用,使得运筹学的方法论能成功地解决管理中的决策问题,成为广大管理者进行有效管理和最优决策的常用工具。今天运筹学已涉及管理、规划、决策、服务、组织、建设、生产等诸多方面,甚至可以说很难找出它涉及不到的领域。

20 世纪 50 年代中期,我国著名科学家钱学森、许国志等学者将运筹学从西方引进我国。由于我国史书《史记·高祖本记》中有"夫运筹策帷幄之中,决胜于千里之外",所以我国学者就把"operational research"翻译成"运筹学",包含运用筹划,以策略取胜等意义,比较恰当地反映了这门学科的性质和内涵。后来一大批中国学者在推广和应用运筹学方面做了大量工作,并取得了很大成绩。例如,1957 年运筹学开始应用于建筑业和和纺织业。1958 年运筹学在交通、工业、农业、水利建设和邮电等方面都展开了应用。中国科学院数学研究所的专家们,用

笔记

线性规划解决了某些物资的调运问题。在线性规划的运输问题上,还创造了我国独有的图上作业法。为解决邮递员合理投递路线问题,管梅谷提出了"中国邮递员问题"的解法。在工业生产中推广了合理下料,机床负荷合理分配。在纺织行业中曾用排队论方法解决细纱车间劳动组织,最优折布长度等问题。在农业中研究了作业布局、劳力分配和麦场设置等问题。在经济管理方面开展较早的是60年代初,以中国科学院系统科学研究所陈锡康教授为首的投入产出分析的研究和应用,1965年起统筹方法开始应用到建筑业、大型设备维修计划等方面。1970年优选方法广泛应用。近年来,运筹学的应用已趋向研究规模大而且关系更复杂的问题,如部门计划、区域经济规划等。在此期间,以华罗庚教授为首的一大批数学家加入到运筹学的研究队伍,使运筹学的很多分支跟上当时的国际水平,在世界上产生了一定影响。

目前,经过50多年的发展,运筹学已成为一个门类齐全、理论完善、有着重要应用前景的学科。运筹学不仅是我国各高等院校,特别是各管理类专业的必修课程。而且运筹学的方法在农林、交通运输、建筑、机械、冶金、石油化工、水利、邮电、纺织、企业管理、大型科研项目、教育、医疗卫生等部门,也正在得到应用推广。

第二节 运筹学的性质及特点

为了更好地研究和应用运筹学,人们希望对运筹学给出一个确切的定义,以便更加明确它的性质和特点。但是,由于运筹学是多种学科的综合性软科学,其复杂的应用科学特征,至今还没有一个比较完善的统一的定义。由于本教材的对象是卫生管理专业的学生,从管理的实际出发把运筹学看作是一门解决实际问题的方法,不妨以《中国企业管理百科全书》(1984年版)中的定义来定义运筹学:"运筹学是应用分析、实验、量化的方法,对经济管理系统中人力、物力、财力等资源进行统筹安排,为决策者提供有依据的最优方案,以实现最有效的管理。"定义表明运筹学是应用系统的、科学的、数学分析的方法通过建立和求解数学模型,在有限资源的条件下,计算和比较各个方案可能获得的经济效果,以协助管理人员做出最优的决策选择。或者说,运筹学是运用数学方法来研究人类从事各种活动中处理事物的数量化规律,使有限的人、材、物、时、空、信息等资源得到充分和合理的利用,以期获得尽可能满意的经济和社会效益的科学。

就其理论和应用意义来归纳,运筹学具有以下特点:

1. 运筹学是一门定量化决策科学 它是运用数学手段以寻求解决问题的最优方案,正因为如此,我国早期引进和从事这一科学的先驱者多为数学家。

2. 运筹学研究问题是从整体观念出发 运筹学研究中不是对各子系统的决策行为孤立评价而是把相互影响和制约的各个方面作为一个统一体,是在承认系统内部按职能分工的条件下,从系统整体利益出发,使系统的总效益最大。

3. 运筹学是多种学科的综合性科学 由于管理系统涉及很多方面,所以运筹学研究中所涉及的问题必然是多学科的。运筹学研究中要不断吸收其他学科的最新成果,经多学科的协调配合而提出问题,并探索解决问题的最佳途径。

4. 运筹学研究问题是应用模型技术　运筹学研究是通过建立所研究系统的数学模型,进行定量分析的。而实际的系统往往是很复杂的,运筹学总是以科学的态度,从诸多因素中抽象其本质因素建立模型,用各种手段对模型求解并加以检验,最后向决策者提出最优决策方案。

第三节　运筹学研究的内容

运筹学研究的内容丰富,涉及面广,应用范围大,已形成了一个相当庞大的学科。它的主要内容一般应包含线性规划、非线性规划、整数规划、动态规划、目标规划、网络分析与网络计划、排队论、存贮论、决策论、对策论、搜索论、可靠性理论、预测分析等等。下面就本教科书涉及的一些分支做简单介绍:

线性规划　它主要解决两个方面的问题:一是对于给定的资源,如何统筹安排,才能发挥它们的最大效益;二是对于给定的任务,如何以最少的资源完成它。在这类问题中,其目标要求如果可以用数学上变量的线性函数表示,问题中满足的约束条件可以用变量的线性等式或不等式表示,那么这类问题就可以用线性规划方法解决。

整数规划　整数规划是一种特殊的线性规划问题,它要求某些(或全部)决策变量的解为整数。

目标规划　在实际的管理决策中,决策者往往要遇到很多相互矛盾的目标,多目标规划就是研究具有多个目标的规划问题。多目标规划在处理实际决策问题时,充分考虑每一个决策目标(即使是冲突的),在作最终决策时,不强调其绝对意义上的最优性,从而在一定程度上弥补了线性规划的局限性。

动态规划　动态规划是解决多阶段决策过程最优化问题的一种方法。有些管理活动可以分为若干个相互联系的阶段,在每个阶段依次做出决策。在一个阶段做出的决策不仅决定这一阶段的效益,而且决定下一阶段的初始状态,每个阶段的决策确定以后,就得到一个决策序列,称为策略。多阶段决策问题就是求一个策略,使各阶段的效益的总和达到最优。

网络分析与网络计划　在生产、计划管理中经常碰到各活动间合理衔接搭配问题,特别在计划和安排大型的复杂工程中,各活动间逻辑关系非常复杂,运筹学中把这些研究对象用点表示,把对象间的关系用边表示,点边的集合构成了图。图是网络分析的基础,通过网络分析来研究事物之间的逻辑关系,这比单用数学模型更直观、更容易为人们所理解。因此,其应用领域也在不断扩大。网络计划是利用网络图形来描述一项工程中各活动的进度和结构关系,以便对工程进度进行优化控制。使得完成全部工程所需的总时间最少或费用最少。

存贮论　又称库存论,是一种研究最优存贮策略的理论和方法。存贮是缓解供应与需求之间出现供不应求或供过于求等不协调情况的必要和有效的方法和措施。但是要存贮就需要资金和维护,就要支付相应的费用,因此如何最合理、最经济地解决好存贮问题是经营管理中一个重要问题。存贮论就是研究经营管理中各种物资应当在什么时间,以多少数量来补充库存,才能使库存和采购的总费用最小的一门学科。

排队论 排队论是专门研究由于随机因素的影响而产生的拥挤现象的科学,也称随机服务系统理论。如果在某些时刻,要求服务的对象的数目超过了服务机构所能提供服务的数量时,就必须等待,因而出现了排队现象。随着服务事业的社会化,这种排队(拥挤)现象会变得愈来愈普遍。增加服务设施能减少排队现象,但这样势必增加投资并且有时还会造成设施空闲的浪费。因此,顾客排队时间的长短与服务设施规模的大小,就构成了设计随机服务系统所要解决的问题。排队论通过对随机服务现象的统计研究,找出反映这些随机现象的平均特性,从而提高服务系统水平和工作效率。使其对顾客来说达到满意的服务效果,而对服务机构来说又能取得最好的经济效益。

决策论 决策是对目标和为实现目标的各种可行方案进行抉择的过程。决策问题按决策环境分类可以分为确定型决策、风险型决策和不确定型决策三类,决策论就是为了科学地解决带有不确定型和风险型决策问题所发展的一套系统分析方法。其目的是为了提高科学决策的水平,减少决策失误的风险。它广泛地应用在管理工作的高中层决策中。

对策论 对策论是用于解决具有对抗性局势的模型。在社会政治、经济、军事活动以及日常生活中充满着各种矛盾和竞争。参与竞争的各方(称为局中人)为了达到自己的利益和目标,都必须考虑对方可能采取的各种可能的行动方案,然后选取一种对自己最有利的方案来对付竞争的对手,使自己在竞争中取得最好的结果。对策论为局中人在竞争的环境中,提供一套完整的、定量化的和程序化的选择策略的理论和方法。

预测分析 预测是为了认识自然和社会的发展规律,揭示各种规律之间的相关性,为规划、决策、创造未来提供科学依据。分为定性和定量两种技术。定量的预测方法是基于对历史数据以及其他相关的数据的分析而对将来做出预测的方法。定性预测方法主要是利用专家的判断来预测未来。本书只介绍定量预测方法。

知识拓展

搜索论 搜索论是由于第二次世界大战中战争的需要而出现的运筹学分支。主要研究在资源和探测手段受到限制的情况下,如何设计寻找某种目标的最优方案,并加以实施的理论和方法;是在第二次世界大战中,同盟国的空军和海军在研究如何针对轴心国的潜艇活动、舰队运输和兵力部署等进行甄别的过程中产生的。搜索论在实际应用中也取得了不少成效,例如20世纪60年代,美国寻找在大西洋失踪的核潜艇"打谷者号"和"蝎子号",以及在地中海寻找丢失的氢弹,都是依据搜索论获得成功的。

可靠性理论 可靠性理论是研究系统故障、以提高系统可靠性问题的理论。可靠性理论研究的系统一般分为两类:①不可修系统:如导弹等,这种系统的参数是寿命、可靠度等;②可修复系统:如一般的机电设备等,这种系统的重要参数是有效度,其值为系统的正常工作时间与正常工作时间加上事故修理时间之比。

第四节 运筹学研究的步骤

一般地,应用运筹学解决实际问题,包括以下步骤:

(一)分析情况,确认问题

首先,必须对系统的整个状况、目标等进行认真的分析,确认问题是什么。确定决策目标及决策中的关键因素,各种限制条件、问题的可控变量以及有关参数,并要明确评价的标准等。

(二)抓住本质,建立模型

模型是对实际问题的抽象概括和严格的逻辑表达,是对各变量关系的描述,是正确研制、成功解决问题的关键。而运筹学面对的问题和现象常常是非常复杂的,难以用一个数学模型或模拟模型原原本本地表示出来,这时要抓住问题的本质或起决定性作用的主要因素,作大胆的假设,用一个简单的模型去刻画系统和过程。这个模型一定要反映系统和过程的主要特征。要尽可能包含系统的各种信息资料、各种要素以及它们之间的关系。所以,建立起模型后,还需要实际数据对它作反复的检验和修正,直到确信它是实际系统和过程的一个有效代表为止。

(三)模型求解,检验评价

接着就是应用各种数学手段和电子计算机对模型求解,解可以是最优解、次优解、满意解,解的精度要求可由决策者提出。然后检查解是否反映现实问题,研究得到的解与历史实际情况的符合程度,以判断模型是否正确,模型的解是否有效。并按一定标准做出评价并进行灵敏度分析,通过灵敏度分析,及时对模型和导出的解进行修正。

(四)决策实施,反馈控制

根据模型求得的"最优解",并不是决策,而只是为决策者提供方案,最后的决策应由管理者自己做出,在做出决策并付诸实施后,要保持良好的反馈控制,以便能对是否继续实施还是要修改模型做出迅速的反应。整个过程可用框图表示(图1-1)。

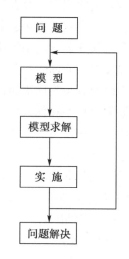

图1-1 运筹学解决实际问题的步骤

第五节 运筹学在卫生管理中的作用

运筹学简单地说就是研究投入一定的情况下如何产生最大的效益,或在要获得一定的效益前提下如何把投入降到最小。这是各行业管理的目的。运筹学就是基于管理的这个目的而发展起来的。在卫生事业管理中,随着卫生服务规模的扩大,卫生资源需求的增加,要求卫生服务经济投入越来越多,而政府财政难以满足所有的卫生需求,如何在保证人民基本卫生服务需要的情况下,规划卫生服务,使得投入最小或效率最高,已经成为卫生管理运筹学的重要任务。而卫生服务费用的飞涨限制了一些居民对卫生服务的利用,使用运筹学进行定量管理和规划会减少卫生服务的成本,从而有利于控制卫生服务的价格,增加居民对卫生服务利用的可及性。

运筹学研究问题的特点就是从系统的观点出发,研究全局性的规划问题。如医院内医护人员要求多存储药品和医用器材,而库房工作人员则希望少存储以减少损耗和工作量,而管理者的决策则是从全局出发,使整个医院的损耗尽可能的小,发挥的功能尽可能的大。一个疾病预防与控制中心有多个科室,每个科室都希望得到较多的资源,但总的资源是有限的,管理者就必须从整个中心要完成的任务出发,合理分配资源,追求总的效益。比如在一段时间可以集中人力、物力搞防疫;一段时间又可以集中力量搞食品卫生。所谓最优决策,往往不是对系统中某一部分为最优,而是对全局而言。比如当用于传染病预防方面的资金有限时,不能均匀地把钱花在每种传染病的预防上,而是首先考虑那些危害大、技术上易行、花钱少的优先防治,才能提高其总效益。

运筹学的应用已经在管理工作中带来了大量的财富。一般是问题的规模越大,越复杂,应用的效果就越显著。特别是电子计算机的迅速发展,使得运筹学在许多公共和非营利系统中的应用越来越多,并取得了很大的成效。

1972年Barnoon和Wolf用运筹学模型研究了诊断过程、贝叶斯分析和统计决策理论及其与临床决策的关系,建立了诊断性化验效率的量度,对比了各种临床决策的死亡率和伤残率,从而为临床医生选择诊断化验项目,做出临床决策提供了依据。1973年北大西洋公约组织在伊斯坦布尔召开生态学决策问题的数学分析会议,Charnes等报告了关于控制噪音、水和空气污染的最优模型以及在生产和污染之间如何保持平衡而获得总的经济效益最大的问题。这就不仅把生产和环境卫生统筹考虑,而且确定了它们之间的定量关系。1973年Feldstein和Sundaresan在韩国研究如何合理分配资源(人力、资金、装备、设施)以控制结核病流行,降低死亡率和经济损失。他们主要应用线性模型、成本效益分析网络,把效益分为卫生效益、经济效益和社会效益,研究的结果应用于全国的结核病防治。70年代中期,马丁等用替代理论、随机模拟模型和线性规划研究了英国城市中垃圾收集、水源设置、老年人保健中心及其他服务网点设立的最优方案。1975年Gass等用运筹模型帮助决策者制定城市发展、卫生服务建设、水源开发、空气污染控制和废物处理的最优方案。

笔记

  Dowling(1976)用线性规划模型详细研究了综合医院内在各科人员、设备固定的条件下如何提高对住院患者的服务数量和质量。1977 年 Haveman 等用运筹方法对国家卫生保险、社会保险、儿童保健计划等进行了成本效益分析,避免了卫生规划中的盲目性,使人们对于各种保险的重要性有了量的认识;Coleman 等分析了健康维持组织(HMO)如何确定服务内容和服务方式,怎样筹集资金才能最好地满足顾客的愿望,最可能得到联邦政府的赞许。80 年代初,Parker、Lassner、Antoine、Mtango 等在以色列、埃及、巴西、海地、坦桑尼亚等国研究了初级卫生保健资金筹集策略选择、以降低 5 岁以下儿童死亡率为主要目的的初级卫生人员任务分派方案、控制疟疾及其他常见寄生虫病方案选择及卫生资源合理分配问题。

  目前,国外运筹学已应用到卫生服务的各个方面,如医疗、预防、卫生科研、卫生教育、环境保护、卫生用品生产、各机构的规划、管理、控制、评价。公共卫生学院或卫生管理学院普遍开设了运筹学课程,并已成为卫生管理专业的主要课程之一。运筹技术已为很多卫生管理者所掌握,在很多单位,应用计划评审技术(PERT)对各种卫生计划进行评审和控制已成为一项常规。

  当前运筹学在我国卫生事业管理中的应用还不普遍,主要原因:一是信息的储存比较落后,很多单位不重视卫生统计工作,不理解统计工作的重要作用,统计方法和内容不正确,目的性不明确,不能充分利用现有资料为管理决策服务;二是卫生规划、管理人员尚缺乏运筹技术的训练以及在实际工作中应用运筹技术的意识。

  不过随着管理的科学化,在我国运筹学越来越受到广大管理者的重视,近年来在医院管理中也有了一些运筹学应用的例子。周振波等对一县医院的住院问题进行了排队分析,从医院和患者两方面的利益出发,提出了最佳病床使用率是在 80% ~85% 之间,而不是越高越好。王庆芳等利用随机模拟方法预测患者门诊量和 B 超申请量,从而合理安排人力,制定预约方案。朱慧敏等应用计划评审技术研究了在医院各科室现有人力情况下如何通过控制各科室挂号以使服务流量为最大的问题。

  在卫生管理中,可应用运筹模型来解决的问题难以穷举,可归纳为下述方面:

  1. 卫生系统的规划设计 运筹学中的规划论、排队论、网络分析等方法,可用于医疗网点的规划与管理、新建医院的选址与规模、急救中心的设计与运作以及区域卫生规划等。

  2. 卫生资源配置与利用 运筹学中的规划论、决策分析方法可用于大型医疗设备的配置与管理、卫生人力资源的开发与合理利用、建立卫生资源合理配置与利用的评价体系。

  3. 药品库存管理 运筹学中的存贮论,可用于多种药品库存管理、确定合理的库存策略、计算最佳的库存量。

  4. 血库的管理 用存贮论方法可以在满足对血液需求时尽量减少延迟时间,保证供应的血液是最高质量的,且又尽量减少血库设施的经营费用。

5. 疾病控制管理 运筹学中的规划论、决策论、成本效益分析等方法,可用于控制某种流行病发病率的方案的制定、控制某种疾病发病率的各种干预措施的成本效益分析与评价等。

6. 财务管理 规划论、决策论、价值分析、统计分析等方法,可用于经济项目的预测、预算、成本分析、现金管理、再投资决策等。

7. 医学教育 目标规划、预测分析等可用于医学教育的规划和投资、教职员工配置、编制课程表、教室和实验室的规划和利用、招生和就业预测等。

8. 贵重医疗卫生设备的更新 运筹学中的规划论、决策论、网络分析和对策论可用于确定在何时更新设备可使总成本最小。

9. 患者营养饮食最优组合方案确定 应用运筹学中的规划论可解决:如何配料使一定成本下营养最高,或在满足需要营养的情况下使成本最小。

10. 卫生人才的雇佣、选拔和优化组合 应用规划论、排队论以及预测技术可解决:为达到某技术目标或服务功能而使人力成本最小,或重组现有人力发挥最大功能等问题。

运筹学作为一门学科,在理论及应用方面,无论就其广度还是深度来说,都有着无限广阔的前景。但必须认识到:①管理所涉及的是物质运动的最高方式,要建立数学模型,用数学的语言描绘,不仅有赖于进一步认识和揭示卫生管理的过程和规律,而且需要其他学科的发展;②运筹学尚属一门年轻学科,现有的分支、理论和方法还远远满足不了描述复杂的卫生管理运动过程和规律的需要;③运用运筹学模型作出卫生决策需要充足、可靠的统计资料,如果原始资料不可靠,或者资料的选取不合理,就不能做出正确的决策。如要在医院内各科室、门诊、病房间合理分配资源,必须了解门诊病房患者流量、病种分布、每种病种要求的设备、技术水平、常用检查手段及大概住院日数等;还有医务人员的构成、技术水平、所能承担的工作量等等。要对药房中每年某药的进货量和进药次数作出计划,就要知道此药的需要量、现有库存、药物失效期、药物的价格、单位价格是否随购买量多而降低、每次购药的手续费、运费、存放此药的管理费用等情况。在自由市场上还要考虑厂家对此药的生产计划、通货膨胀率、银行利率等动态变化情况。在上面防疫工作的例子中,要决定哪些传染病优先防治,就要知道各传染病的发病率、死亡率、致残率,用什么方法免疫,疫苗是否易保存,疫苗价值,应用的有效率,需要的人力及物力等等。因此,应用运筹学的条件是要有完整可靠的卫生统计材料,有时还需要很多其他方面的资料:经济资料、生产统计、商品流通、人口学资料等。

但有一点是明确的,运筹学是在研究和解决实际管理问题中发展起来的,而管理科学的发展又必将为运筹学的进一步发展开辟广阔的领域。

未来运筹学正朝着3个领域发展:运筹学应用、运筹科学和运筹数学。现代运筹学面临的新对象是经济、技术、社会、生态和政治等因素交叉在一起的复杂系统,因此必须注意大系统、注意与系统分析相结合,与未来学相结合,引入一些非数学的方法和理论,采用软系统的思考方法。总之,运筹学还在不断发展中,新的思想、观点和方法在不断出现。

本书的目的就是要在卫生管理者与运筹学之间架起一座桥梁,帮助卫生管理者进一步了解运筹学技术,了解运筹学的重要性,使他们既懂得运用运筹学和咨询运筹学家为各自的工作服务,又能看懂、理解和正确解释运筹学服务的结果。告诉他们在卫生管理工作中如何使用运筹学进行更好地决策,创造更好的效益。

知识链接

软运筹学的出现　运筹学的新理念是:现实世界是错综复杂的,环境是变化的、冲突的,存在众多的不确定性,不可能全面预知。因此,运筹学的模型为了适应环境与顾及复杂问题,必须注入其柔性,即对人文因素的接纳和对问题实质的逐步接近。在方法论上,应注意交互式过程。在追求的目标上,往往需要从传统意义下的最优解改为可接受的"满意解"、"有效解"。

运筹学应该以问题驱动为主,学科驱动为辅,互相支持,相辅相成。在实践中发现新问题,推动新的、好的理论与算法的研究,应该成为运筹学研究的主流。运筹学研究还需要进行学科交叉,合作是运筹学成功的基础。这就诞生了软运筹学。

软运筹学的发展将主要朝着以下方向前进:

(1)软运筹学将更多地采用 WSR 即"物理—事理—人理方法论"。WSR 作为一种思路,其核心是在处理复杂问题时既要考虑处理对象的物的方面,又要考虑这些物如何被更好地运用的事的方面。最后,由于认识问题、处理问题和实施决策指挥都离不开人,把 WSR 作为一个系统,达到知物理、通事理、明人理,从而系统、完整、分层次地对复杂问题进行研究。

(2)软运筹学将更多采用还原论与整体论相结合的研究手段。即在用还原论进行分解研究后的基础上,综合集成到整体,达到从整体上研究和解决问题的目的。

(3)软运筹学将更多地采用模糊数学方法。精确是少数的,模糊是多数的,实践证明,定性知识处理需要模糊逻辑。

(4)软运筹学将更多地采用"人机结合、以人为主"的研究技术路线。形成"人帮机,机帮人,以人为主,反复对比,逐次逼近,综合集成"的智能决策系统。

(秦　侠　高　健)

笔记

第二章

线性规划

学习目标

通过本章的学习,你应该能够:

掌握　建立线性规划数学模型的方法步骤;线性规划模型的图解法和单纯形解法;对偶单纯形解法;线性规划的灵敏度分析。

熟悉　线性规划问题的解的特征;线性规划标准型和典型方程组的特征;原问题与对偶问题之间的对应关系及其相互间的转换。

了解　线性规划模型中各种系数的事理意义,对偶问题的实际意义和经济解释;对偶问题的基本性质。

章前案例

　　某制药厂在计划期内要安排生产Ⅰ、Ⅱ两种药品,这些药品分别需要在 A、B、C、D 四种不同的设备上加工。按工艺规定,每千克药品Ⅰ和Ⅱ在各台设备上所需要的加工台时数见表2-1。已知各设备在计划期内有效台时数(1台设备工作1小时称为1台时)分别是12、8、16和12。该制药厂每生产1千克药品Ⅰ可得利润200元,每生产1千克药品Ⅱ可得利润300元。问应如何安排生产计划,才能使制药厂利润最大?

表2-1　A、B 两种药品每千克在各台设备上所需的加工台时数

药品	A	B	C	D
Ⅰ	2	1	4	0
Ⅱ	2	2	0	4

　　上述问题是一个资源给定,怎样合理分配和利用这些资源,使获得的利润最大的规划问题。本章介绍的线性规划,就是解决这类问题的有效方法。

　　线性规划(linear programming,LP)是运筹学的一个重要分支,尤其自1947年丹捷格(GB. Dantzig)提出了单纯形法之后,线性规划在理论上趋向成熟,成为运筹学中研究比较早,发展比较快,应用比较广的一个分支。

　　在卫生管理中,几乎所有的问题都与有限资源的合理分配和利用有关,而有限资源的合理分配和利用问题总以以下两种形式出现:一是资源给定,要求最充分地利用这些资源,以最大限度地实现预期目标(产量、产值最大,利润最高);二

是任务给定,要求完成该项任务而消耗资源最少。这类规划问题可以用数学方法进行分析,首先建立问题的数学模型,再通过解模型求得问题的最佳方案。当所建立的数学模型都是线性函数或线性代数方程时,这就是一个线性规划问题。在卫生管理实践中,大量的规划问题是线性规划问题,有的可以转化为线性规划问题,从而使线性规划有极大的发展空间和应用价值。

第一节 线性规划问题及其数学模型

本节将通过章前案例与其他实例,说明如何根据实际问题建立线性规划数学模型,并抽象出线性规划数学模型的结构特征。

例 2-1 见章前案例。

解 设 x_1,x_2 分别表示在计划期内药品Ⅰ和Ⅱ的产量(千克),Z 表示这个期间的制药厂利润。则计划期内生产Ⅰ、Ⅱ两种药品的利润总额为

$$Z = 200x_1 + 300x_2$$

使总利润值 Z 达到最大是制药厂的目标,因此称上式为目标函数。

因为生产Ⅰ、Ⅱ两种药品需要消耗4台设备的台时数,而4台设备的台时数是有限的,所以决策变量 x_1,x_2 的值还必须满足以下限制条件(称为约束条件):在 A 设备上的加工台时数必须满足 $2x_1+2x_2\leqslant12$;在 B 设备上的加工台时数必须满足 $x_1+2x_2\leqslant8$;在 C 设备上的加工台时数必须满足 $4x_1\leqslant16$;在 D 设备上的加工台时数必须满足 $4x_2\leqslant12$。又因为生产Ⅰ、Ⅱ两种药品的数量应是非负的数,即 $x_1,x_2\geqslant0$。于是上述的问题归结为:

$$\text{Max } Z = 200x_1 + 300x_2$$

$$\text{s. t.}\begin{cases}2x_1+2x_2\leqslant12\\x_1+2x_2\leqslant18\\4x_1\leqslant16\\4x_2\leqslant12\\x_1,x_2\geqslant0\end{cases}$$

这就是例2-1的线性规划数学模型,其中 Max 是英文 maximize(最大化)的缩写。s. t. 是英文 subject(受约束于)的缩写。

例 2-2 某医院每天至少需要下列数量的护士(表2-2)。

表2-2 某医院每天至少需要的护士数

班次	时间	护士数
1	上午6时~上午10时	60
2	上午10时~下午2时	70
3	下午2时~下午6时	60
4	下午6时~晚10时	50
5	晚10时~凌晨2时	20
6	凌晨2时~上午6时	30

每班的护士在值班开始时向病房报到,连续工作 8 小时。试问:为满足每班所需要的护士数,医院最少应雇用多少护士? 请列出线性规划问题的数学模型。

解 设 x_j 分别表示第 j 班次向病房报到的护士数,$j=1,2,\cdots,6$。则该问题的数学模型为

$$\text{Min } Z = \sum_{j=1}^{6} x_j$$

$$\text{s. t.}\begin{cases} x_6 + x_1 \geqslant 60 \\ x_1 + x_2 \geqslant 70 \\ x_2 + x_3 \geqslant 60 \\ x_3 + x_4 \geqslant 50 \\ x_4 + x_5 \geqslant 20 \\ x_5 + x_6 \geqslant 30 \\ x_j \geqslant 0 \text{ 且为整数 } j=1,2,\cdots,6 \end{cases}$$

其中 Min 是英文 minimize(最小化)的缩写。

例 2-3 某一牙科诊所配有 1 台数字口腔内窥镜和 1 台洁牙机。医生每天工作 8 小时,护士每天工作 9 小时。服务的项目是牙齿检查和牙齿清洗。一次牙齿检查,医生要花 0.5 小时,护士同样要花 0.5 小时;一次牙齿清洗,医生要花 1 小时,护士要花 1.5 小时。这是一所小规模的牙科诊所,每天容纳来做牙齿检查和牙齿清洗的人次数合计不能超过 12 次。假定一次牙齿检查的收入为 80 元,一次牙齿清洗的收入为 200 元。问怎样合理安排牙齿检查和牙齿清洗的数量,使医生和护士一天工作能收入最多?

解 设每天牙齿检查数为 x_1,清洗数为 x_2,则该问题的数学模型为

$$\text{Max } Z = 80x_1 + 200x_2$$

$$\text{s. t.}\begin{cases} \dfrac{1}{2}x_1 + x_2 \leqslant 8 \\ \dfrac{1}{2}x_1 + \dfrac{3}{2}x_2 \leqslant 9 \\ x_1 + x_2 \leqslant 12 \\ x_1, x_2 \geqslant 0 \text{ 且为整数} \end{cases}$$

分析上面 3 个例子的建模过程可知,它们具有以下共同特征:

1. 都有一组变量 $(x_1, x_2, \cdots, x_n)$ 表示待定方案或措施,变量的取值代表一个具体的方案,可由决策者决定和控制,故称 $x_1, x_2, \cdots, x_n$ 为决策变量。且在一般情况下,决策变量的取值是非负的。

2. 都有一个期望达到的目标,而这个目标可表示为决策变量的线性函数,称为目标函数。按所考虑问题不同,要求目标函数值最大化或最小化。

3. 都存在若干个约束条件,且约束条件用决策变量的线性等式或不等式表示。

满足上述 3 个特征的规划问题称为线性规划问题,由于问题性质的不同,线性规划的模型也有不同的形式,但一般地总可以描述为:

笔记

$$\text{Max}(\text{Min})\, Z = c_1 x_1 + c_2 x_2 + \cdots + c_n x_n$$

$$\text{s. t.} \begin{cases} a_{11}x_1 + a_{12}x_2 + \cdots + a_{1n}x_n \leqslant (\ =,\geqslant) b_1 \\ a_{21}x_1 + a_{22}x_2 + \cdots + a_{2n}x_n \leqslant (\ =,\geqslant) b_2 \\ \cdots\cdots\cdots\cdots\cdots\cdots\cdots\cdots\cdots\cdots\cdots\cdots\cdots\cdots \\ a_{m1}x_1 + a_{m2}x_2 + \cdots + a_{mn}x_n \leqslant (\ =,\geqslant) b_m \\ x_1,x_2,\cdots,x_n \geqslant 0 \end{cases}$$

其中，$c_j(j=1,2,\cdots,n)$ 称为价值系数；$a_{ij}(i=1,2,\cdots,m;j=1,2,\cdots,n)$ 称为约束条件中决策变量的系数；$b_i(i=1,2,\cdots,m)$ 称为限定系数。该模型称为线性规划数学模型(model of LP)。

在上述线性规划数学模型中，决策变量 $x_j(j=1,2,\cdots,n)$ 的取值一般为非负的，即 $x_j \geqslant 0(j=1,2,\cdots,n)$；但从数学意义上可以有 $x_j \leqslant 0$。又如果变量 x_j 表示第 j 种产品本期内产量相对于前期产量的改变值，则 x_j 的取值范围为 $(-\infty,+\infty)$，此时称 x_j 的取值不受约束(无非负限制或无符号限制)。

线性规划数学模型建立之后，接下来就要研究如何解模型，求出决策变量 $x_1,x_2,\cdots,x_n$ 的值。在线性规划数学模型中，把满足全部约束条件的 $x_1,x_2,\cdots,x_n$ 的值称为规划问题的可行解。通常线性规划问题含有多个可行解，全部可行解构成的集合称为可行解集(或可行域)；在可行解集中，使目标函数达到最优(最大或最小)的可行解，称为最优解；把最优解代入目标函数中得到的函数值，称为最优值。所谓解线性规划数学模型，就是求最优解和最优值。下面先从只有两个决策变量的模型入手，探讨求解线性规划数学模型的一般方法。

知识拓展

非线性规划 非线性规划是运筹学的另一个重要分支。如果规划问题的模型中，目标函数和约束条件包含有自变量的非线性函数，则称这样的规划问题为非线性规划(nonlinear programming)。1951 年 HW. Kuhn 和 AW. Tucker 发表的关于最优性条件(后来称为 Kuhn-Tucker 条件)的论文是非线性规划正式诞生的一个重要标志。非线性规划在工程、管理、经济、科研、军事等方面都有广泛的应用，为最优设计提供了有力的工具。20 世纪 80 年代以来，随着计算机技术的快速发展，非线性规划方法取得了长足进步，在理论和计算方法上取得了丰硕的成果。

非线性规划问题数学模型简记为：

目标函数　　$\text{Min}\, f(X)$

约束条件　$\begin{cases} g_i(X) \geqslant 0 \quad (i=1,2,\cdots,m) \\ h_j(X) = 0 \quad (j=1,2,\cdots,p) \\ X = (x_1,x_2,\cdots,x_n)^T \end{cases}$

满足约束条件的点称为问题的可行解。全体可行解所成的集合称为问题的可行集。对于一个可行解 X^*，如果存在 X^* 的一个邻域，使目标函数在

笔记

X^* 处的值 $f(X^*)$ 优于(指不大于)该邻域中任何其他可行解处的函数值,则称 X^* 为问题的局部最优解(简称局部解)。

如果 $f(X^*)$ 优于一切可行解处的目标函数值,则称 X^* 为问题的整体最优解(简称整体解)。实用非线性规划问题要求整体解,而现有解法大多只是求出局部解。

第二节　线性规划的图解法

对于只含有两个决策变量的线性规划模型,可以通过在平面上作图的方法来求解,即图解法。线性规划的图解法是借助几何图形来求解线性规划的一种方法。讨论两个变量的线性规划问题的图解法(graphical solution of LP problems),是为了更直观地了解线性规划问题及其解的基本概念,从而了解求解线性规划问题的一般方法。

一、图解法举例

例 2-4　求解例 2-1 中的线性规划问题

$$\text{Max } Z = 200x_1 + 300x_2$$

$$\text{s. t.} \begin{cases} 2x_1 + 2x_2 \leqslant 12 \\ x_1 + 2x_2 \leqslant 8 \\ 4x_1 \quad\quad \leqslant 16 \\ \quad\quad 4x_2 \leqslant 12 \\ x_1, x_2 \geqslant 0 \end{cases}$$

由于此问题是两个变量的线性规划问题,因而可用图解法求解。求解过程是先求出满足约束条件的可行解区域;然后从可行解区域中找出最优解。具体步骤如下。

第 1 步:建立平面直角坐标系。取 x_1 为横轴,x_2 为纵轴(图 2-1)

第 2 步:求满足约束条件的可行域。作直线①:$2x_1 + 2x_2 = 12$,第一个约束不等式的解由直线 $2x_1 + 2x_2 = 12$ 及其左下方半平面表示;作直线②:$x_1 + 2x_2 = 8$,第二个约束不等式的解由直线 $x_1 + 2x_2 = 8$ 及其左下方半平面表示;作直线③:$4x_1 = 16$,第三个约束不等式的解由直线 $4x_1 = 16$ 及其左下方半平面表示;作直线④:$4x_2 = 12$,第四个约束不等式的解由直线 $4x_2 = 12$ 及其下方半平面表示;x_1 和 x_2 变量非负条件的区域为第 1 象限。满足所有约束条件的可行域是由上述 5 个区域的公共部分表示,即图 2-1 中 $OABCD$ 的区域(包括边界)。在这个区域里的每一点(包括边界上的点)都是可行解。从图上可以看到这个可行域是一个凸多边形,称为凸集(如果在形体中任意取两点连接一根直线,若线段上所有的点都在这个形体中,则称该形体为凸集)。

第 3 步:作目标函数的等值线簇,确定目标函数值增加的方向(对于最小化

笔记

问题,则确定目标函数值减少的方向)。由目标函数 $Z = 200x_1 + 300x_2$ 可知,当 Z 值取不同的数值时,在图上可得到一簇以 Z 为参数的平行直线,见图 2-1 中的虚线。位于同一虚直线上的点,具有相等的目标函数值,因而称每条虚直线为"等值线"。当 Z 值由小变大时,目标函数等值线沿其法线方向向右上方移动(对于最小化问题,等值线沿其法线方向向左下方移动)。

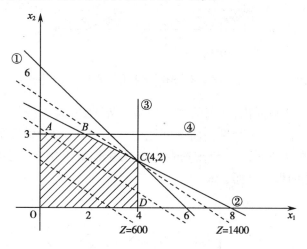

图 2-1 图解法求解例 2-1

第 4 步:从可行解区域内找满足目标函数的最优解。从图 2-1 中可以看到,当等值线 $200x_1 + 300x_2 = 600$ 按其法线方向平移到距原点最远(对于最小化问题,平移到距原点最近),且仍与可行域相交时,正好平移到 C 点,交点 C 便是使 Z 值取值最大的可行解对应的点,点 C 的坐标就是最优解。即最优解为:$x_1 = 4$,$x_2 = 2$;最优目标值 $Z = 1400$。或简单表示为:$X^* = (4 \quad 2)$,$Z^* = 1400$。

例 2-5 用图解法求解线性规划

$$\text{Max } Z = x_1 + 2x_2$$

$$\text{s. t.} \begin{cases} x_1 + 2x_2 \leqslant 10 \\ x_1 + x_2 \geqslant 1 \\ x_1 \quad\quad \geqslant 0 \\ x_2 \geqslant 0 \\ x_2 \leqslant 4 \end{cases}$$

解 按照例 2-4 的步骤作出图 2-2,求出凸五边形 $ABCDE$ 所围成的可行区域,并作目标函数的等值线,如 $x_1 + 2x_2 = 2(Z = 2)$,随着等值线按其法线方向向右上方平行移动,Z 值逐渐增大,最后与可行域的边 AB 重叠。所以线段 AB 上的每一点所对应的坐标 (x_1, x_2) 都为最优解,即该线性规划问题有无穷多个最优解,不过最优值是唯一的,$Z^* = 10$。

例 2-6 用图解法求解线性规划

$$\text{Max } Z = 3x_1 + 12x_2$$

$$\text{s. t.} \begin{cases} 10x_1 - 8x_2 \leqslant 80 \\ x_1, x_2 \geqslant 0 \end{cases}$$

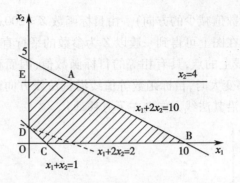

图 2-2 图解法求解例 2-5

解 从图 2-3 可看出,规划的可行域是无界的,并且无最优解(最优解无限大)。这个例子中出现的情况在实际问题中并不存在,因为资源是有限的,所以不可能取得无限大的收益。出现这种情况往往是由于建立数学模型时考虑不周,忽略了某些约束条件而造成。

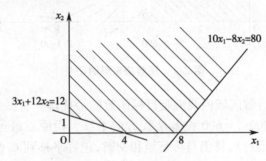

图 2-3 图解法求解例 2-6

例 2-7 用图解法求解线性规划。

$$\text{Max } Z = 2x_1 + 3x_2$$

$$\text{s. t.} \begin{cases} 4x_1 & \leqslant 16 \\ x_1 + 2x_2 \leqslant 8 \\ -2x_1 - x_2 \geqslant 4 \\ x_1, x_2 \geqslant 0 \end{cases}$$

解 从图 2-4 可以看出,可行域是一个空集,因此无可行解。这是由于本题中包括了相互矛盾的约束条件的缘故。

二、线性规划解的特征

由上面的图解法可以看出线性规划问题的解有以下 4 种情况:

(1)有唯一的最优解。这时最优解一定在可行域的某个顶点达到。

(2)有无穷多个最优解,但最优值唯一。这时最优解一定充满一个线段,此线段是可行域的一条边(可行域两个相邻顶点的连线)。

(3)有可行解,但没有最优解。这时可行域上的点能使目标函数趋向无穷大。

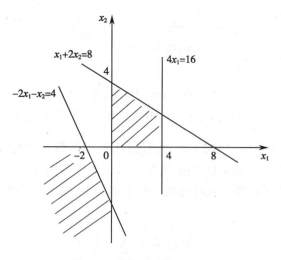

图2-4　图解法求解例2-7

（4）没有可行解。即线性规划问题是不可行的。

图解法不仅展示了线性规划问题解的各种情况,而且从它的解题思路和几何上得到的一些概念的判断,还可以直观地看出线性规划问题的解具有以下特征:①线性规划问题的可行域是凸多边形;②如果线性规划问题有最优解,那么最优解一定在可行域的顶点上达到;③如果可行域中一个顶点的目标函数值比其相邻顶点的目标函数值要好的话,那么它就比其他所有顶点的目标函数值都要好,或者说它就是一个最优解。以上这些特征对下一步求解一般线性规划问题有很大启示。

第三节　线性规划的单纯形法

图解法对于只有两个变量的线性规划问题是最简单的方法,但对三个以上变量的规划问题不再适用,因此必须寻求其他解法。本节介绍的单纯形法(simplex method)就是一种线性规划问题普遍适用的解法。下面先介绍单纯形法所需的基础知识。

一、线性规划标准型及非标准型的转化

由于线性规划问题性质的不同,线性规划模型也有不同的形式,如目标函数有求最大和最小,约束条件有大于、小于和等于,变量有非负限制和无符号限制等。这种多样性,给寻求线性规划模型的通用解法带来了困难。不过,人们发现,不同形式的线性规划模型之间可以相互转化,只需要给出其中一种形式的解法即可。因此,为了便于讨论和推出统一的算法,规定了线性规划模型的标准型,对于其他各种非标准型,可以先化成标准型,然后再用标准型的解法求解。

（一）线性规划模型的标准型

线性规划的标准型(standard form of LP)为:

$$\mathbf{Max}\ \boldsymbol{Z} = c_1 x_1 + c_2 x_2 + \cdots + c_n x_n$$

笔记

$$\text{s. t.} \begin{cases} a_{11}x_1 + a_{12}x_2 + \cdots + a_{1n}x_n = b_1 \\ a_{21}x_1 + a_{22}x_2 + \cdots + a_{2n}x_n = b_2 \\ \cdots\cdots\cdots\cdots\cdots\cdots\cdots\cdots\cdots\cdots \\ a_{m1}x_1 + a_{m2}x_2 + \cdots + a_{mn}x_n = b_m \\ x_1, x_2, \cdots, x_n \geqslant 0; b_i \geqslant 0 (i = 1, 2, \cdots, m) \end{cases} \qquad (2\text{-}1)$$

线性规划标准型(2-1)的主要特点是:①目标函数最大化;②所有的约束条件由等式表示;③所有的变量非负;④每一约束条件右端常数项非负。

为书写简便,可以将上述线性规划标准型(2-1)写成如下两种形式:

简缩形式

$$\mathbf{Max\ } Z = \sum_{j=1}^{n} c_j x_j$$

$$\text{s. t.} \begin{cases} \sum_{j=1}^{n} a_{ij}x_j = b_i & i = 1, 2, \cdots, m \\ x_j \geqslant 0 & j = 1, 2, \cdots, n \\ b_i \geqslant 0 & i = 1, 2, \cdots, m \end{cases}$$

矩阵和向量形式

$$\text{Max\ } Z = CX$$

$$\text{s. t.} \begin{cases} AX = \boldsymbol{b} \\ X \geqslant 0 \\ \boldsymbol{b} \geqslant 0 \end{cases}$$

其中 $C = (c_1, c_2, \cdots, c_n)$ 为价值向量,$X = \begin{pmatrix} x_1 \\ x_2 \\ \vdots \\ x_n \end{pmatrix} = (x_1 x_2 \cdots x_n)^T$ 为决策向量,

$A = \begin{pmatrix} a_{11} & a_{12} & \cdots & a_{1n} \\ a_{21} & a_{22} & \cdots & a_{2n} \\ \vdots & \vdots & \vdots & \vdots \\ a_{m1} & a_{m2} & \cdots & a_{mn} \end{pmatrix}$ 为约束条件系数矩阵,$\boldsymbol{b} = (b_1 b_2 \cdots b_m)^T$ 为限定向量(或

称右端常数向量),$X \geqslant 0$ 表示变量非负约束,$\boldsymbol{b} \geqslant 0$ 表示右端常数非负。

(二)非标准型的转化

1. 目标函数的转化 若线性规划的目标函数是最小化,即

$$\text{Min\ } Z = \sum_{j=1}^{n} c_j x_j$$

则令 $Z' = -Z$,即有

$$\text{Max\ } Z' = \text{Max}(-Z) = \text{Max} \sum_{j=1}^{n} (-c_j)x_j$$

2. 约束条件的转化 ①如果第 i 个资源约束有形式 $\sum_{j=1}^{n} a_{ij}x_j \leqslant b_i$,则引入新

的变量 $x_{n+i} \geq 0$(代表不等式左右端之间的差额),就可以转换成等式 $\sum\limits_{j=1}^{n} a_{ij}x_j + x_{n+i} = b_i$,$x_{n+i}$ 称为松弛变量;②如果第 k 个资源约束有形式 $\sum\limits_{j=1}^{n} a_{kj}x_j \geq b_k$,则可引入变量 $x_{n+k} \geq 0$,就可以转换成等式 $\sum\limits_{j=1}^{n} a_{kj}x_j - x_{n+k} = b_k$,$x_{n+k}$ 称为剩余变量。

必须指出的是,在引入松弛变量或剩余变量之后,它们与其他决策变量一样,都是线性规划问题的一部分,这些变量自始至终保持为非负值,而在最优解中松弛变量和剩余变量的值,对原线性规划的分析也是很有用的资料。

3. 变量的转化 若存在无非负限制的变量 x_k,这时为了满足标准型对变量的非负要求,可令 $x_k = x_k' - x_k''$,其中,$x_k' \geq 0$,$x_k'' \geq 0$。

4. 约束条件右端常数项的转化 当某一个约束条件右端常数项为负数时,只要把该等式两端同时乘以 -1,即得到约束条件右端常数项非负。

通过以上讨论,任何形式的线性规划模型都可以转化为标准型。

例 2-8 将下列线性规划模型转化为标准型。

$$\text{Min } f = -3x_1 + 5x_2 + 8x_3 - 7x_4$$

$$\text{s. t.} \begin{cases} 2x_1 - 3x_2 + 5x_3 + 6x_4 \leq 28 \\ 4x_1 + 2x_2 + 3x_3 - 9x_4 \geq 39 \\ 6x_2 + 2x_3 + 3x_4 = -58 \\ x_1, x_3, x_4 \geq 0, x_2 \text{ 无非负限制} \end{cases}$$

解 令 $Z = -f$,$x_2 = x_2' - x_2''$,并引入松弛变量 x_5 和剩余变量 x_6,则原线性规划模型的标准型为:

$$\text{Max } Z = 3x_1 - 5x_2' + 5x_2'' - 8x_3 + 7x_4$$

$$\text{s. t.} \begin{cases} 2x_1 - 3x_2' + 3x_2'' + 5x_3 + 6x_4 + x_5 = 28 \\ 4x_1 + 2x_2' - 2x_2'' + 3x_3 - 9x_4 - x_6 = 39 \\ -6x_2' + 6x_2'' - 2x_3 - 3x_4 = 58 \\ x_1, x_2', x_2'', x_3, x_4, x_5, x_6 \geq 0 \end{cases}$$

二、单纯形法的基本原理

(一) 典型方程组

一般线性规划标准型的约束条件方程组为

$$\sum_{j=1}^{n} a_{ij}x_j = b_i \qquad i = 1, 2, \cdots, m \qquad (2\text{-}2)$$

这是一个有 n 个未知数、m 个方程的线性方程组。如果这 m 个方程是线性无关的(即其中任一方程均不能由其他方程替代),则通过初等变换,方程组(2-2)必能化成如下形式的同解方程组:

$$\begin{cases} x_1' \qquad\qquad + a_{1m+1}'x_{m+1}' + a_{1m+2}'x_{m+2}' + \cdots + a_{1n}'x_n' = b_1' \\ \qquad x_2' \qquad + a_{2m+1}'x_{m+1}' + a_{2m+2}'x_{m+2}' + \cdots + a_{2n}'x_n' = b_2' \\ \cdots\cdots\cdots\cdots\cdots\cdots\cdots\cdots\cdots\cdots\cdots\cdots\cdots\cdots \\ \qquad\qquad x_m' + a_{mm+1}'x_{m+1}' + a_{mm+2}'x_{m+2}' + \cdots + a_{mn}'x_n' = b_m' \end{cases} \qquad (2\text{-}3)$$

方程组(2-3)中的 $x'_1, x'_2, \cdots, x'_n$ 是重新排序后的变量。方程组(2-3)称为典型方程组,其中每一个方程称为典型方程。即在一个线性无关的线性方程组中,如果每一个方程中都有一个变量的系数为1,并且这个变量在其他方程中的系数为零,则此方程组就是典型方程组。

(二)基变量和非基变量

如果变量 x_j 在某一方程中系数为1,而在其他一切方程中的系数为零,则称 x_j 为该方程中的基变量。在典型方程组中,m 个线性无关的方程就有 m 个基变量,其他 $n-m$ 个变量称为非基变量。如方程组(2-3)中的 $x'_1, x'_2, \cdots, x'_m$ 为基变量,$x'_{m+1}, x'_{m+2}, \cdots, x'_n$ 为非基变量。事实上,n 个变量中任意 m 个都可能作为基变量,由排列组合知识可知,基变量的组数为 c_n^m 个。

(三)基解和基可行解

在典型方程组中,设非基变量为零,求解基变量得到的解,称为基解。显然,在基解中变量取非零值的个数不大于方程数 m,故基解的个数至多 c_n^m 个。基变量为非负的一组基解称为基可行解,基可行解的个数最多不超过 c_n^m 个。

例如,对方程组

$$\begin{cases} x_1 + x_2 - x_3 + 2x_4 = 3 & ① \\ 2x_1 + x_2 \quad\quad -3x_4 = 1 & ② \end{cases}$$

施行初等变换 $[①\times(-2)+②]$,可以得到:

$$\begin{cases} x_1 + x_2 - x_3 + 2x_4 = 3 & ① \\ \quad -x_2 + 2x_3 - 7x_4 = -5 & ③ \end{cases}$$

$[③\times(-1)]$:

$$\begin{cases} x_1 + x_2 - x_3 + 2x_4 = 3 & ① \\ \quad x_2 - 2x_3 + 7x_4 = 5 & ④ \end{cases}$$

$[④\times(-1)+①]$:

$$\begin{cases} x_1 \quad\quad + x_3 - 5x_4 = -2 & ⑤ \\ \quad x_2 - 2x_3 + 7x_4 = 5 & ④ \end{cases}$$

⑤和④为典型方程组,基变量是 x_1 和 x_2,非基变量为 x_3 和 x_4。设非基变量 x_3 和 x_4 为零,则 x_1 和 x_2 分别等于 -2 和5,即对应于典型方程组⑤和④的基解为:

$$X = (-2 \quad 5 \quad 0 \quad 0)^T$$

在该基解中,因基变量 **$x_1 = -2$** 为负值,所以此解不是基可行解。由于方程组①和②有4个未知变量,因此通过初等变换可得到 **$c_4^2 = 6$** 组典型方程组和基解。若令 x_2 和 x_4 为基变量,通过初等变换,方程组①和②可变换为:

$$\begin{cases} 1.4x_1 + x_2 - 0.6x_3 \quad = 2.2 \\ -0.2x_1 \quad\quad -0.2x_3 + x_4 = 0.4 \end{cases}$$

此时,典型方程组的基变量为 x_2 和 x_4,非基变量为 x_1 和 x_3,基解为 $X = (0 \quad 2.2 \quad 0 \quad 0.4)^T$,因为基变量为非负值,所以此基解也为基可行解。

(四)单纯形法基本原理

理论上已经证明,线性规划的基可行解与可行域的顶点是一对一的。这就决定了线性规划可行域的顶点个数最多也不超过 c_n^m 个。由本章第二节图解法的讨论可知,如果线性规划有最优解,一定在可行域的某个顶点处达到。因此,单纯形法的基本思路是:根据线性规划的标准型,从可行域中的一个基可行解(一个顶点)开始,判断其是否为最优解,如果不是最优解,则转换到另一个使得其目标函数值更优的基可行解,再判断此解是否为最优解,直到找到最优解或能判断最优解不存在为止。

基于以上思路,单纯形法求解线性规划要解决以下 3 个方面的问题。

1. 确定初始基可行解　在用单纯形法求解时,首先应将线性规划问题化为标准型,约束方程组化为典型方程组,从而得到一个基可行解,这个最初得到的基可行解称为初始基可行解。

设线性规划的约束方程组经过变换,化为典型方程组:

$$\begin{cases} x_1 & + a'_{1m+1}x'_{m+1} + a'_{1m+2}x'_{m+2} + \cdots + a'_{1n}x'_n = b'_1 \\ & x_2 & + a'_{2m+1}x'_{m+1} + a'_{2m+2}x'_{m+2} + \cdots + a'_{2n}x'_n = b'_2 \\ & \cdots\cdots\cdots\cdots\cdots\cdots\cdots\cdots\cdots\cdots\cdots\cdots\cdots\cdots\cdots\cdots\cdots\cdots \\ & x_m + a'_{mm+1}x'_{m+1} + a'_{mm+2}x'_{m+2} + \cdots + a'_{mn}x'_n = b'_m \end{cases} \tag{2-4}$$

由方程组(2-4)得到的初始基可行解为:$X^{(0)} = (b'_1, \cdots, b'_m, 0, \cdots, 0)^T$。

2. 最优性检验　得到初始基可行解后,就要判断它是不是最优解,称为最优性检验。最优性检验的思路是:把目标函数 Z 用当前的非基变量来表达,然后看看还有哪个非基变量由当前的零增大时,能使 Z 得到改进(增大),如果所有的非基变量增大,都不能使 Z 值有更好的改进,则当前解就是最优解。

根据上述检验的思路,首先需要把目标函数 Z 用非基变量表达。为此把方程组(2-4)每一个方程移项化为

$$x_i = b'_i - \sum_{j=m+1}^n a'_{ij}x_j \qquad (i = 1, 2, \cdots, m) \tag{2-5}$$

由式(2-5)可以看出,每一个基变量都可以用非基变量来表示。将式(2-5)代入目标函数 $Z = \sum_{j=1}^n c_j x_j$,整理后得

$$Z = \sum_{i=1}^m c_i b'_i + \sum_{j=m+1}^n \left(c_j - \sum_{i=1}^m c_i a'_{ij} \right) x_j$$

上式是用非基变量表达的目标函数(此时基变量在目标函数中的系数为零)。令

$$Z_0 = \sum_{i=1}^m c_i b'_i, \quad Z_j = \sum_{i=1}^m c_i a'_{ij}, \quad j = m+1, m+2, \cdots, n$$

于是

$$Z = Z_0 + \sum_{j=m+1}^n (c_j - Z_j) x_j \tag{2-6}$$

在式(2-6)中,令 $\overline{C_j} = c_j - Z_j, (j = m+1, m+2, \cdots, n)$,则

$$Z = Z_0 + \sum_{j=m+1}^n \overline{C_j} x_j \tag{2-7}$$

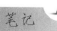
笔记

由式(2-7)可以看出:①如果存在$\overline{C_j}>0$,则x_j增加会使Z值也增加,即Z值还存在增大的可能,说明当前的基可行解不是最优解;②如果所有$\overline{C_j}<0$,则任一个x_j增加都会使Z值减少,即Z值没有增大的可能,说明当前的基可行解已是最优解。所以,由$\overline{C_j}$的正负可以检验当前解的最优性,故称$\overline{C_j}$为变量x_j的检验数。

综上所述,最优性检验需要2个步骤:

(1)求检验数$\overline{C_j}(j=m+1,m+2,\cdots,n)$:

$$\overline{C_j}=c_j-Z_j=c_j-\sum_{i=1}^{m}c_i a'_{ij}=c_j-(c_1\ c_2\cdots c_m)\begin{pmatrix}a'_{1j}\\a'_{2j}\\\vdots\\a'_{mj}\end{pmatrix} \tag{2-8}$$

(2)由$\overline{C_j}$的正负判断当前基可行解的最优性:如果存在$\overline{C_j}>0$,则当前的基可行解不是最优解;如果所有$\overline{C_j}\leqslant 0(j=m+1,m+2,\cdots,n)$,则当前的基可行解已是最优解。

若初始基可行解$X^{(0)}$不是最优解,则需要找一个新的基可行解,称为基可行解的改进。

3. 基可行解的改进

(1)确定进基变量:由上面最优性检验的分析过程可知,如果存在某个$\overline{C_j}>0$,则对应的x_j增加会使Z值也增加,为此,可考虑选择x_j进行解的改进,把原来的非基变量x_j改变为新的基变量,这样就可以使x_j从原来的非基变量取值为零,改变为基变量等于约束方程右端的常数,使得x_j增加,从而实现目标函数值的增加。若其中有两个以上的检验数为正,那么为了使目标函数值增加得快些,通常要用“最大增加原则”,选择最大的$\overline{C_k}[\max(\overline{C_j}>0)=\overline{C_k}]$对应的非基变量$x_k$作为新的基变量,称$x_k$为进基变量。进基变量$x_k$所在的$k$列称为枢列。

(2)确定出基变量:由于基变量只有m个,所以,当x_k进基后,原来的某个基变量就要被替换出来,称该变量为出基变量。那么如何确定出基变量呢?

在方程组(2-4)中,如果非基变量$x_{m+1},x_{m+2},\cdots,x_n$中除了进基变量$x_k$外,其他非基变量仍为零,则方程组(2-4)可写为

$$\begin{cases}x_1+a'_{1k}x_k=b'_1\\x_2+a'_{2k}x_k=b'_2\\\vdots\\x_m+a'_{mk}x_k=b'_m\end{cases}$$

由于基变量$x_1,x_2,\cdots,x_m$皆非负,从而有

$$\begin{cases}x_1=b'_1-a'_{1k}x_k\geqslant 0\\x_2=b'_2-a'_{2k}x_k\geqslant 0\\\vdots\\x_m=b'_m-a'_{mk}x_k\geqslant 0\end{cases}\quad 即\quad\begin{cases}a'_{1k}x_k\leqslant b'_1\\a'_{2k}x_k\leqslant b'_2\\\vdots\\a'_{mk}x_k\leqslant b'_m\end{cases} \tag{2-9}$$

由式(2-9)可知,当约束方程右端的常数项$b'_i\geqslant 0(i=1,2,\cdots,m)$时,$x_j$的增

加受到 $\min\left\{\dfrac{b_i'}{a_{ik}'} \mid a_{ik}' > 0\right\}$ 的限制,所以 $\min\left\{\dfrac{b_i'}{a_{ik}'} \mid a_{ik}' > 0\right\}$ 是 x_j 增加的上界(对于所有的 a_{ik}' 非正等特殊情况,后面单独讨论),不妨设

$$\min_i\left\{\frac{b_i'}{a_{ik}'} \mid a_{ik}' > 0 \, (i = 1, 2, \cdots, m)\right\} = \frac{b_l}{a_{lk}} = \theta_l \,(称\ \theta_l\ 为最小比值)$$

则 l 行对应的基变量 x_l 为出基变量。出基变量 x_l 所在的 l 行称为枢行。枢行与枢列交点处的元素 a_{lk}' 称为枢元。

(3)基可行解的改进:确定了进基变量和出基变量之后,则对方程组(2-4)实施初等变换,化为关于新的基变量的典型方程组,并求得新的基可行解。对于新的基可行解可再进行上述的最优性检验。

三、单纯形表解法

上面介绍的单纯形法原理看似复杂,但如用表格形式计算,则比较容易操作。单纯形法的表格形式是把单纯形法原理中,确定初始基可行解、最优性检验和基可行解的改进等步骤,都用表格的方式计算求出,其表格的形式有些像增广矩阵,称为单纯形表。下面以线性规划模型(2-10)为例,给出单纯形表的建立及其单纯形表解法步骤。

(一)单纯形表的建立

首先,需要将所给线性规划数学模型化为标准型,其约束方程组化为典型方程组:

$$\text{Max } Z = c_1 x_1 + c_2 x_2 + \cdots + c_n x_n$$

$$\text{s. t.} \begin{cases} x_1 \qquad\qquad + a_{1m+1}x_{m+1} + \cdots + a_{1n}x_n = b_1 \\ \qquad x_2 \qquad + a_{2m+1}x_{m+1} + \cdots + a_{2n}x_n = b_2 \\ \cdots\cdots\cdots\cdots\cdots\cdots\cdots\cdots\cdots\cdots\cdots \\ \qquad\qquad x_m + a_{mm+1}x_{m+1} + \cdots + a_{mn}x_n = b_m \\ x_1, x_2, \cdots, x_n \geq 0 \\ b_1, b_2, \cdots, b_m \geq 0 \end{cases} \qquad (2\text{-}10)$$

然后由模型(2-10)建立单纯形表(表2-3)。

表2-3　线性规划模型(2-10)的单纯形表

C_B	c_j / x_j / X_B	c_1 x_1	c_2 x_2	$\cdots$	c_m x_m	$\cdots$ x_{m+1}	$\cdots$	c_n x_n	b	θ
c_1	x_1	1	0	$\cdots$	0	a_{1m+1}	$\cdots$	a_1	b_1	
c_2	x_2	0	1	$\cdots$	0	a_{2m+1}	$\cdots$	a_2	b_2	
$\vdots$	$\vdots$	$\vdots$	$\vdots$	$\cdots$	$\vdots$	$\vdots$	$\cdots$	$\vdots$	$\vdots$	
c_m	x_m	0	0	$\cdots$	1	a_{mm+1}	$\cdots$	a_{mn}	b_m	
$\overline{C_j}$		0	0	$\cdots$	0	$\overline{C_{m+1}}$	$\cdots$	$\overline{C_n}$	Z	

23

其中第一行"c_j"是目标函数中的价值系数；第二行"x_j"是所有变量；第一列"C_B"是基变量在目标函数中的价值系数；第二列"X_B"是基变量；"b"列是约束方程右端的常数项；"θ"列表示相应的比值，即

$$\theta = \left\{ \frac{b_i}{a_{ik}} \mid a_{ik} > 0 (i = 1, 2, \cdots, m) \right\}$$

"$\overline{C_j}$"行是检验数；中间各行是各约束方程的系数；Z 为此时的目标函数值，$Z = C_B \cdot b$。

（二）单纯形表解法步骤

第 1 步：建立初始单纯形表，确定初始基可行解

初始单纯形表如表 2-3 所示，初始基可行解为：$X^{(0)} = (b_1, \cdots, b_m, \mathbf{0}, \cdots, \mathbf{0})^T$。

第 2 步：最优性检验

由式(2-8)求非基变量的检验数$\overline{C_j}(j = m + 1, m + 2, \cdots, n)$，基变量对应的检验数全部为零（表 2-3 中最后一行）。并根据检验数进行解的检验：

（1）若对所有的$\overline{C_j} \leq 0 (j = m + 1, m + 2, \cdots, n)$，则初始基可行解就是最优解，计算最优值 $Z = \sum\limits_{i=1}^{m} c_i b_i$，即可结束。

（2）若在所有$\overline{C_j} > 0$ 中，存在某个$\overline{C_k}$对应的 x_k 的系数列向量$(a_{1k} \quad a_{2k} \cdots a_{mk})^T$ 中，所有的 $a_{ik} \leq 0 (i = 1, 2, \cdots, m)$，则此问题无有限最优解（或称有无界解或无最优解），停止计算。

否则，转入下一步。

第 3 步：基可行解的改进

（1）确定进基变量：在所有$\overline{C_j} > 0$ 中，根据 $\max(\overline{C_j} > 0) = \overline{C_k}$，确定 x_k 为进基变量。

（2）确定出基变量：依据"最小比值规则"，即

$$\min_i \left\{ \frac{b_i}{a_{ik}} \mid a_{ik} > 0 (i = 1, 2, \cdots, m) \right\} = \frac{b_l}{a_{lk}} = \theta_l$$

确定 x_l 为出基变量。

（3）确定枢元：枢行与枢列交点处的元素 a_{lk} 为枢元。

（4）实施以枢元为中心的初等行变换（称为迭代运算）：把枢元化为 1，枢元所在列的其他系数化为零，得到新的单纯形表（即约束方程组变为关于新的基变量的典型方程组），从而确定了新的基可行解。

第 4 步：重复第 2 步和第 3 步，直到找到最优解或确定没有最优解为止。

对于最小化的线性规划模型：

$$\text{Min } Z = CX$$
$$\text{s. t. } \begin{cases} AX = b \\ X \geq 0 \end{cases}$$

只要把第 2 步到第 4 步中的检验数$\overline{C_j}$和 x_k 系数 a_{ik} 的正负号取相反符号，上述单纯形法的计算步骤仍有效。

例 2-9 用单纯形法求解例 2-1 中的线性规划模型。

$$\text{Max } Z = 200x_1 + 300x_2$$

笔记

$$\text{s. t.} \begin{cases} 2x_1 + 2x_2 \leqslant 12 \\ x_1 + 2x_2 \leqslant 8 \\ 4x_1 \quad\quad \leqslant 16 \\ \quad\quad 4x_2 \leqslant 12 \\ x_1, x_2 \geqslant 0 \end{cases}$$

解 （1）将线性规划模型化为标准型：引入松弛变量 x_3、x_4、x_5、x_6，则线性规划模型化为：

$$\text{Max } Z = 200x_1 + 300x_2 + 0x_3 + 0x_4 + 0x_5 + 0x_6$$

$$\text{s. t.} \begin{cases} 2x_1 + 2x_2 + x_3 \quad\quad\quad\quad\quad = 12 \\ x_1 + 2x_2 \quad + x_4 \quad\quad\quad = 8 \\ 4x_1 \quad\quad\quad\quad + x_5 \quad = 16 \\ \quad\quad 4x_2 \quad\quad\quad\quad + x_6 = 12 \\ x_1, x_2, x_3, x_4, x_5, x_6 \geqslant 0 \end{cases}$$

此时约束方程组已为典型方程组。

（2）建立初始单纯形表（表2-4），确定初始基可行解

表2-4　单纯形法求解例2-1的初始单纯形表

C_B	c_j x_j X_B	200 x_1	300 x_2	0 x_3	0 x_4	0 x_5	0 x_6	b	θ
0	x_3	2	2	1	0	0	0	12	6
0	x_4	1	2	0	1	0	0	8	4
0	x_5	4	0	0	0	1	0	16	
0	x_6	0	[4]	0	0	0	1	12	3
	$\overline{C_j}$	200	300	0	0	0	0	$Z=0$	

由初始单纯形表2-4可以看出，初始基可行解为

$$X^{(0)} = (x_1 \; x_2 \; x_3 \; x_4 \; x_5 \; x_6) = (0 \; 0 \; 12 \; 8 \; 16 \; 12)$$

此时目标函数值

$$Z^{(0)} = (200 \; 300 \; 0 \quad 0 \quad 0 \quad 0)(0 \; 0 \; 12 \; 8 \; 16 \; 12)^T = 0。$$

（3）最优性检验：①求对应的非基变量的检验数：

$$\overline{C_1} = c_1 - C_B \cdot P_1 = 200 - (0 \quad 0 \quad 0 \quad 0) \begin{pmatrix} 2 \\ 1 \\ 4 \\ 0 \end{pmatrix} = 200$$

$$\overline{C_2} = c_2 - C_B \cdot P_2 = 300 - (0 \quad 0 \quad 0 \quad 0) \begin{pmatrix} 2 \\ 2 \\ 0 \\ 4 \end{pmatrix} = 300$$

笔记

基变量的检验数 $\overline{C_3} = \overline{C_4} = \overline{C_5} = \overline{C_6} = 0$（基变量的检验数总等于零），见表2-4中最后一行；②最优性检验：由于 $\overline{C_1} > 0$，$\overline{C_2} > 0$，所以初始基可行解非最优解。

（4）基可行解的改进：①确定进基变量：根据最大增加原则，确定 $\overline{C_2}$ 对应的 x_2 为进基变量；②确定出基变量：求最小 θ 值，

$$\min\left\{\frac{b_i}{a_{ik}} \,\middle|\, a_{ik} > 0\right\} = \min\left\{\frac{12}{2}, \frac{8}{2}, \frac{12}{4}\right\} = \min\{6, 4, 3\} = 3$$

即从第4个方程中算出的商值最小，而第4个方程中的基变量是 x_6，于是确定 x_6 为出基变量；③确定枢元：第4个约束方程中 x_2 的系数4为枢元，并加上方括号以突出显示；④实施以枢元为中心的初等行变换：使枢元位置变成1，而枢列中的其他元素变为零。即把表2-4中对应的约束方程化为以 x_3、x_4、x_5 和 x_2 为基变量，x_1 和 x_6 为非基变量的典型方程组，得到第一次改进后的单纯形表（表2-5）。

表2-5 单纯形法求解例2-1的第一次改进表

C_B	c_j / x_j / X_B	200 x_1	300 x_2	0 x_3	0 x_4	0 x_5	0 x_6	b	θ
0	x_3	2	0	1	0	0	$-\dfrac{1}{2}$	6	3
0	x_4	[1]	0	0	1	0	$-\dfrac{1}{2}$	2	2
0	x_5	4	0	0	0	1	0	16	4
300	x_2	0	1	0	0	0	$\dfrac{1}{4}$	3	
	$\overline{C_j}$	200	0	0	0	0	-75	$Z = 900$	

表2-5给出的基可行解：$X^{(1)} = (x_1\ x_2\ x_3\ x_4\ x_5\ x_6) = (0\ 3\ 6\ 2\ 16\ 0)$，此时目标函数值 $Z^{(1)} = 900$。

类似的，可算出对应的非基变量的检验数 $\overline{C_1} = 200$，$\overline{C_6} = -75$，而基变量的检验数 $\overline{C_2} = \overline{C_3} = \overline{C_4} = \overline{C_5} = 0$，列于表2-5中最后一行。由于 $\overline{C_1} > 0$，所以此时基可行解非最优解。

重复以上步骤（3）和（4）（计算过程略），便求出第二次改进后的单纯形表（表2-6）和第三次改进后的单纯形表（表2-7）。

表2-6给出的基可行解：
$$X^{(2)} = (x_1\ x_2\ x_3\ x_4\ x_5\ x_6) = (2\ 3\ 2\ 0\ 8\ 0)$$
此时目标函数值 $Z^{(2)} = 1300$。

这里需要指出的是：在表2-6中出现了2个相同的最小比值4，这时可选择下标大的 x_5 为出基变量。对于这种特殊情况的讨论，详见下文相关内容。

表2-7给出的基可行解：$X^{(3)} = (x_1\ x_2\ x_3\ x_4\ x_5\ x_6) = (4\ 2\ 0\ 0\ 0\ 4)$，此时目标函数值 $Z^{(3)} = 1400$。由于此时所有的检验数 $\overline{C_j} \leqslant 0 (j = 1, 2, \cdots, 6)$，所以此基可行解

笔记

表2-6 单纯形法求解例2-1的第二次改进表

C_B	X_B	c_j	200	300	0	0	0	0	b	θ
		x_j	x_1	x_2	x_3	x_4	x_5	x_6		
0	x_3		0	0	1	-2	0	$\frac{1}{2}$	2	4
200	x_1		1	0	0	1	0	$-\frac{1}{2}$	2	2
0	x_5		0	0	0	-4	1	$[2]$	8	4
300	x_2		0	1	0	0	0	$\frac{1}{4}$	3	12
	$\overline{C_j}$		0	0	0	-200	0	25	\multicolumn{2}{c}{$Z = 1300$}

表2-7 单纯形法求解例2-1的第三次改进表

C_B	X_B	c_j	200	300	0	0	0	0	b	θ
		x_j	x_1	x_2	x_3	x_4	x_5	x_6		
0	x_3		0	0	1	-1	$-\frac{1}{4}$	0	0	
200	x_1		1	0	0	0	$\frac{1}{4}$	0	4	
0	x_6		0	0	0	-2	$\frac{1}{2}$	1	4	
300	x_2		0	1	0	$\frac{1}{2}$	$-\frac{1}{8}$	0	2	
	$\overline{C_j}$		0	0	0	-150	$-\frac{25}{2}$	0	\multicolumn{2}{c}{$Z = 1400$}

即为最优解,故最优解 $X^* = (4 \quad 2 \quad 0 \quad 0 \quad 0 \quad 4)$,最优值 $Z^* = 1400$。与前面图解法求解结果一致。

为了加深对单纯形法基本思想的理解,不妨将表2-4、表2-5、表2-6、表2-7和图2-1进行对照,可以发现表2-4给出的基可行解对应于图2-1中可行域顶点 O,表2-5给出的基可行解对应于顶点 A,表2-6给出的基可行解对应于顶点 B,表2-7给出的最优解对应于顶点 C。

一般线性规划问题有无穷多个可行解,应用单纯形法可以高效率地从可行解中找到最优解。

例2-10 用单纯形法求解下列线性规划问题。

$$\text{Min } Z = 3x_1 + x_2 + x_3 + x_4$$

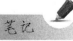

$$\text{s.t.}\begin{cases}-2x_1+2x_2+x_3&=4\\3x_1+x_2+x_4=6\\x_1,x_2,x_3,x_4\geqslant0\end{cases}$$

解 令 $Z'=-Z$，于是原线性规划标准型为：

$$\text{Max } Z'=-3x_1-x_2-x_3-x_4$$

$$\text{s.t.}\begin{cases}-2x_1+2x_2+x_3&=4\\3x_1+x_2+x_4=6\\x_1,x_2,x_3,x_4\geqslant0\end{cases}$$

由于约束方程组已是典型方程组，所以可直接进行单纯形表的求解，为了减少篇幅，可以把计算过程中得到的多个单纯形表合并成一个表（表2-8）。

表2-8　求解例2-10的单纯形表

C_B	c_j / x_j / X_B	-3 x_1	-1 x_2	-1 x_3	-1 x_4	b	θ
-1	x_3	-2	$[2]$	1	0	4	2
-1	x_4	3	1	0	1	6	6
	$\overline{C_j}$	-2	2	0	0	$Z'=-10$	
-1	x_2	-1	1	$\frac{1}{2}$	0	2	
-1	x_4	4	0	$-\frac{1}{2}$	1	4	
	$\overline{C_j}$	0	0	-1	0	$Z'^{*}=-6$	

由表2-8的计算，得最优解 $X^{*}=(x_1\ x_2\ x_3\ x_4)=(0\ 2\ 0\ 4)$。最优值为 $Z^{*}=-Z'^{*}=6$。

实际上，此线性规划问题也可直接用单纯形表求解最小化问题（表2-9）。

表2-9　直接求解例2-10最小化问题的单纯形表

C_B	c_j / x_j / X_B	3 x_1	1 x_2	1 x_3	1 x_4	b	θ
1	x_3	-2	$[2]$	1	0	4	2
1	x_4	3	1	0	1	6	6
	$\overline{C_j}$	2	-2	0	0	$Z=10$	
1	x_2	-1	1	$\frac{1}{2}$	0	2	
1	x_4	4	0	$-\frac{1}{2}$	1	4	
	$\overline{C_j}$	0	0	1	0	$Z^{*}=6$	

四、单纯形表解法中的一些特殊情况及其处理方法

线性规划的单纯形法求解中,还会遇到以下特殊情况:

1. 最终产生最优值的单纯形表中,某一非基变量 x_k 的检验数 $\overline{C}_k = 0$,由无穷多最优解判别定理,此时的最优解并不唯一,说明该线性规划问题有无穷多个最优解。

如例 2-10 在求得最优解时(表 2-9),非基变量 x_1 的检验数为 0,所以此例有多重最优解。如果将 x_1 进基,出基 x_4,可得到另一个最优解,目标函数的最优值不变,见表 2-10。

表 2-10　单纯形法求解例 2-10 的多重最优解

C_B	c_j / x_j / X_B	3 x_1	1 x_2	1 x_3	1 x_4	b	θ
1	x_2	0	1	$\dfrac{3}{8}$	$\dfrac{1}{4}$	3	
3	x_1	1	0	$-\dfrac{1}{8}$	$\dfrac{1}{4}$	1	
	$\overline{C}_j$	0	0	1	0	$Z^* = 6$	

由表 2-10 的计算得另一个最优解 $Y^* = (x_1 \ x_2 \ x_3 \ x_4) = (1 \ 3 \ 0 \ 0)$。则例 2-10 的多重最优解为:

$$W^* = \alpha X^* + (1-\alpha)Y^* = \alpha(0 \ 2 \ 0 \ 4) +$$
$$(1-\alpha)(1 \ 3 \ 0 \ 0) = (1-\alpha \ 3-\alpha \ 0 \ 4\alpha)$$

其中 $\alpha \in (0,1)$。最优值为 $Z^* = 6$。

2. 当枢列(进基变量所在列)中的每一项系数不是 0 就是负值时,说明所有约束条件对进基变量的增加都无约束作用,因此目标函数可以无限地增加。这种情况称为无有限最优解(或称有无界解或无最优解)。但在现实中,不可能有此情况,往往是模型建立错误,遗漏了一些约束条件所致。

3. 在选取进基变量时,有 2 个及 2 个以上变量的检验数 $\overline{C}_j$ 具有相同的最大正值(极小化问题为相同的最小负值),这时可任选其中一个变量进基。选择进基变量的不同,可能在达到最优解前迭代的次数也不同,但事先无法预测。

4. 计算 θ 值时,出现相同的最小比值,此时可从具有相同最小比值所对应的基变量中,选择下标最大的那个基变量为出基变量。这时有可能出现退化的基可行解,即至少有一个基变量为零(例 2-9 中的表 2-6 和表 2-7)。出现退化的基可行解对运算带来麻烦,理论上可能出现单纯形法陷入循环或闭环,在每次迭代中 Z 值保持不变,不能使基可行解趋向最优解。但幸运的是,在实际应用中从未遇到或发生过这种情况。

知识拓展

退化问题 在单纯形法计算过程中,基变量有时存在两个以上相同的最小比值,这样在下一次迭代中就有一个或几个基变量等于 0,即出现了退化。当线性规划存在最优解时,在非退化情况下,单纯形法的每次迭代都使目标函数值越来越优,经有限次迭代必达最优解;而对于退化情况,即使存在最优解,也可能出现循环现象,即迭代过程总是重复解的某一部分序列,目标函数值总是不变,永远达不到最优解。

对于出现循环的退化问题,就需要设法避免循环的发生。常用的解决方法有摄动法(A. Charnes,1952 年提出)和勃兰特法(Bland,1976 年提出)等。下面仅介绍勃兰特法。

在单纯形法计算过程中,一般松弛变量(或剩余变量)的下标号列在决策变量之后,人工变量的下标号列在松弛变量(或剩余变量)之后,这样在单纯形法计算中(最大化问题),勃兰特法的准则是:①在所有检验数大于零的非基变量中,选取下标最小的作为进基变量;②在最大化问题中,根据最小非负比值确定换出变量时,如果有几个比值同时达到最小,选取下标最大的基变量作为换出变量。这样就可以避免出现循环,当然,这样可能使迭代次数增多。

五、大 M 法

单纯形法求解的一个重要前提是:线性规划问题必须是标准型,并且约束条件必须化为典型方程组(即约束条件系数矩阵中要含有 m 阶单位子矩阵)。这样才能得到初始基可行解,并制作出初始的单纯形表。往往把一般线性规划问题化为标准型很容易,但要把约束条件方程组化为典型方程组却不容易,而且有些约束条件方程组根本就变换不成典型方程组。又由于有些线性规划问题形式比较复杂,往往不容易判别这一点,因此,在实际中,一般是先把约束条件化为标准型,然后采取直接加人工变量的方法把约束方程组化为典型方程组。

(一) 人工变量

在给定的线性规划的标准型中,如果某个约束方程没有明显的基变量,则对该约束方程直接加上一个非负变量作为基变量,使其成为典型方程。这种外加的变量不同于松弛变量(或剩余变量),它没有实际意义,只是以一种形式存在(本质上应当等于零),所以称为人工变量。因为人工变量是在约束方程已为等式的基础上人为加上去的一个新变量,所以加上人工变量以后,得到的基解不一定是原线性规划问题的基可行解。只有当所有人工变量都替换为非基变量取值为零时,此时对应的基可行解对原线性规划才有意义。因此,对加入了人工变量的线性规划数学模型,在用单纯形表求解时,首先要考虑的是:尽快将人工变量从基变量中替换出来,使其成为非基变量。为此,针对加入了人工变量的线性规划模型,人们设计了各种解法,如大 M 法和两阶段法。本节只介绍大 M 法。

笔记

（二）大 M 法求解

在一个加入了人工变量的线性规划模型中，为了尽快将人工变量从基变量中替换出来，可以考虑在目标函数中赋予人工变量一个绝对值极大的负系数。习惯上，这种系数记作 $-M$，其中 M 是极大的正数。这样只要基变量中还存在人工变量，目标函数就不可能实现最大化。同样，对于目标函数为最小化时，规定人工变量在目标函数中的系数为极大的正系数 M。这种方法称为大 M 法（big M method）。下面通过举例加以说明。

例 2-11 用大 M 法求解下列线性规划问题。

$$\text{Max } Z = 3x_1 + 5x_2$$

$$\text{s. t.} \begin{cases} x_1 \leqslant 4 \\ 2x_2 \leqslant 12 \\ 3x_1 + 2x_2 = 18 \\ x_1, x_2 \geqslant 0 \end{cases}$$

解 先通过加入松弛变量 x_3 和 x_4 使此线性规划问题化为标准型

$$\text{Max } Z = 3x_1 + 5x_2$$

$$\text{s. t.} \begin{cases} x_1 + x_3 = 4 \\ 2x_2 + x_4 = 12 \\ 3x_1 + 2x_2 = 18 \\ x_1, x_2, x_3, x_4 \geqslant 0 \end{cases}$$

在约束方程组中，只有第三个方程没有明显的基变量，因此，对第三个方程加入人工变量 x_5，使约束方程组变为典型方程组，并在目标函数中加入 $-Mx_5$，M 是一个很大的正数。则有

$$\text{Max } Z = 3x_1 + 5x_2 - Mx_5$$

$$\text{s. t.} \begin{cases} x_1 + x_3 = 4 \\ 2x_2 + x_4 = 12 \\ 3x_1 + 2x_2 + x_5 = 18 \\ x_1, x_2, x_3, x_4, x_5 \geqslant 0 \end{cases}$$

把 M 视为已知的很大的正常数，用单纯形法求解此线性规划模型，结果见表 2-11。

表 2-11　大 M 法求解例 2-11

C_B	c_j / x_j / X_B	3 x_1	5 x_2	0 x_3	0 x_4	$-M$ x_5	b	θ
0	x_3	[1]	0	1	0	0	4	4
0	x_4	0	2	0	1	0	12	
$-M$	x_5	3	2	0	0	1	18	6
	$\overline{C_j}$	$3+3M$	$5+2M$	0	0	0	$Z=-18M$	

笔记

C_B	X_B	c_j → x_1 (3)	x_2 (5)	x_3 (0)	x_4 (0)	x_5 ($-M$)	b	θ
3	x_1	1	0	1	0	0	4	
0	x_4	0	2	0	1	0	12	6
$-M$	x_5	0	[2]	-3	0	1	6	3
	$\overline{C_j}$	0	$5+2M$	$-3-3M$	0	0		
							$Z=12-6M$	
3	x_1	1	0	1	0	0	4	4
0	x_4	0	0	[3]	1	-1	6	2
5	x_2	0	1	$-\dfrac{3}{2}$	0	$\dfrac{1}{2}$	3	
	$\overline{C_j}$	0	0	$\dfrac{9}{2}$	0	$-\dfrac{5}{2}-M$	$Z=27$	
3	x_1	1	0	0	$-\dfrac{1}{3}$	$\dfrac{1}{3}$	2	
0	x_3	0	0	1	$\dfrac{1}{3}$	$-\dfrac{1}{3}$	2	
5	x_2	0	1	0	$\dfrac{1}{2}$	0	6	
	$\overline{C_j}$	0	0	0	$-\dfrac{3}{2}$	$-1-M$	$Z^*=36$	

由表 2-11 的计算,得出最优解 $x_1=2$,$x_2=6$,$x_3=2$,$x_4=0$,$x_5=0$。最优值 $Z^*=36$。

为了减少计算量,通常当人工变量被迭代出基后,在后面的计算中此人工变量所在列不必考虑。

例 2-12 设线性规划问题为

$$\text{Min } Z = -3x_1 + x_2 + x_3$$

$$s.t. \begin{cases} x_1 - 2x_2 + x_3 \leqslant 11 \\ -4x_1 + x_2 + 2x_3 \geqslant 3 \\ -2x_1 + x_3 = 1 \\ x_1, x_2, x_3 \geqslant 0 \end{cases}$$

试用大 M 法求解。

解 在上述约束条件中加入松弛变量、剩余变量和人工变量,得到

$$\text{Min } Z = -3x_1 + x_2 + x_3 + Mx_6 + Mx_7$$

$$s.t. \begin{cases} x_1 - 2x_2 + x_3 + x_4 = 11 \\ -4x_1 + x_2 + 2x_3 - x_5 + x_6 = 3 \\ -2x_1 + x_3 + x_7 = 1 \\ x_1, x_2, x_3, x_4, x_5, x_6, x_7 \geqslant 0 \end{cases}$$

这里 M 是一个很大的正数。大 M 法计算见表2-12。

表2-12 大 M 法计算例2-12

C_B	c_j / x_j / X_B	-3 x_1	1 x_2	1 x_3	0 x_4	0 x_5	M x_6	M x_7	b	θ
0	x_4	1	-2	1	1	0	0	0	11	11
M	x_6	-4	1	2	0	-1	1	0	3	$\dfrac{3}{2}$
M	x_7	-2	0	$[1]$	0	0	0	1	1	1
	$\overline{C}_j$	$-3+6M$	$1-M$	$1-3M$	0	M	0	0	$Z=4M$	
0	x_4	3	-2	0	1	0	0		10	
M	x_6	0	$[1]$	0	0	-1	1		1	1
1	x_3	-2	0	1	0	0			1	
	$\overline{C}_j$	-1	$1-M$	0	0	M	0		$Z=1+M$	
0	x_4	$[3]$	0	0	1	-2			12	4
1	x_2	0	1	0	0	-1			1	
1	x_3	-2	0	1	0	0			1	
	$\overline{C}_j$	-1	0	0	0	1			$Z=2$	
-3	x_1	1	0	0	$\dfrac{1}{3}$	$-\dfrac{2}{3}$			4	
1	x_2	0	1	0	0	-1			1	
1	x_3	0	0	1	$\dfrac{2}{3}$	$-\dfrac{4}{3}$			9	
	$\overline{C}_j$	0	0	0	$\dfrac{1}{3}$	$\dfrac{1}{3}$			$Z=-2$	

由表2-12 的计算,得出最优解 $x_1=4,x_2=1,x_3=9,x_4=x_5=x_6=x_7=0$。最优值 $Z=-2$。

值得注意的是:在用大 M 法求解时,如果得到人工变量不为零的最优解,则说明原问题不可行,即原问题无解。另外,若极小比值相等,则人工变量先出基。

知识拓展

两阶段法 对于约束方程组加入人工变量后化为典型方程组的线性规划数学模型,除可用大 M 法求解外,还可用两阶段法求解。

两阶段法是把含有人工变量的单纯形表迭代分成两个阶段进行:第一阶段通过单纯形表迭代,把人工变量从基变量中置换出来,从而找到原问题的一个基可行解,然后转入第二阶段对原目标函数继续迭代,直到求得最优解。为了能够在第一阶段把人工变量从基变量中全部置换出来,可考虑构造一个人工变量求和的目标函数 W,当人工变量逐步从基变量中置换出来时,此目标函数 W 逐步减小,直到为零,故目标函数 W 要求为最小。

设线性规划数学模型为:

$$\text{Max } Z = c_1 x_1 + c_2 x_2 + \cdots + c_n x_n$$

$$\text{s. t.} \begin{cases} a_{11} x_1 + a_{12} x_2 + \cdots + a_{1n} x_n = b_1 \\ a_{21} x_1 + a_{22} x_2 + \cdots + a_{2n} x_n = b_2 \\ \cdots\cdots\cdots\cdots\cdots\cdots\cdots\cdots\cdots \\ a_{m1} x_1 + a_{m2} x_2 + \cdots + a_{mn} x_n = b_m \\ x_1, x_2, \cdots, x_n \geqslant 0 \end{cases}$$

每个方程分别加入人工变量 $x_{n+1}, x_{n+2}, \cdots, x_{n+m}$,把约束方程组化为典型方程组

$$\text{s. t.} \begin{cases} a_{11} x_1 + a_{12} x_2 + \cdots + a_{1n} x_n + x_{n+1} \qquad\qquad = b_1 \\ a_{21} x_1 + a_{22} x_2 + \cdots + a_{2n} x_n \qquad\quad + x_{n+2} \qquad = b_2 \\ \cdots\cdots\cdots\cdots\cdots\cdots\cdots\cdots\cdots\cdots\cdots\cdots\cdots\cdots\cdots \\ a_{m1} x_1 + a_{m2} x_2 + \cdots + a_{mn} x_n \qquad\qquad\quad + x_{n+m} = b_m \\ x_1, x_2, \cdots, x_n, x_{n+1}, \cdots, x_{n+m} \geqslant 0 \end{cases}$$

第一阶段:先不考虑原目标函数,而是由人工变量构造一个新的最小化目标函数,进行单纯形表求解。即第一阶段先求解下列模型

$$\text{Min } W = x_{n+1} + x_{n+2} + \cdots + x_{n+m}$$

$$\text{s. t.} \begin{cases} a_{11} x_1 + a_{12} x_2 + \cdots + a_{1n} x_n + x_{n+1} \qquad\qquad = b_1 \\ a_{21} x_1 + a_{22} x_2 + \cdots + a_{2n} x_n \qquad\quad + x_{n+2} \qquad = b_2 \\ \cdots\cdots\cdots\cdots\cdots\cdots\cdots\cdots\cdots\cdots\cdots\cdots\cdots\cdots\cdots \\ a_{m1} x_1 + a_{m2} x_2 + \cdots + a_{mn} x_n \qquad\qquad\quad + x_{n+m} = b_m \\ x_1, x_2, \cdots, x_n, x_{n+1} \cdots, x_{n+m} \geqslant 0 \end{cases}$$

若得到 $W = 0$,这说明原问题存在基可行解,可以进行第二阶段的计算,否则,原问题无可行解。

第二阶段:在第一阶段得到的最优单纯形表中,略去人工变量列,将目标函数行的系数换为原目标函数的系数,作为第二阶段计算的初始表,继续单纯形表求解,直到求得最优解。

单纯形法是线性规划问题的通用解法。尽管求解效率较高,但在许多实际问题的应用过程中,往往由于决策变量和约束条件的增多,计算量非常大,使得人工计算难以承受。计算机技术的发展,解决了线性规划单纯形法求解的难题,极大地增强了线性规划方法解决实际问题的能力。本书第十二章就介绍了使用 WinQSB 软件对线性规划模型进行计算机求解的方法。

笔记

第四节　线性规划的对偶问题

线性规划是研究有限资源最优利用的理论。而有限资源的合理分配和利用包含以下两方面的含义：一是资源给定，要求最充分地利用这些资源，使完成的任务最大（产量、产值最大，利润最高）；二是任务给定，要求完成该项任务而消耗资源最少。因此，资源的最优利用可从上述两个方面提出问题，即对于求最大化的线性规划问题，相应地必存在一个求最小化的线性规划问题与其对应，且两者包含有相同的数据。如果把其中一个线性规划问题称为原问题，则另一个线性规划问题称为对偶问题。两者互为对偶线性规划问题。

对偶理论（the dual theorem）在线性规划理论中具有重要的意义。通过掌握对偶的性质不仅能深刻理解线性规划问题的本质，有助于我们更有效地获得问题的求解，同时它又具有经济学上的意义（影子价格）。本节从实例出发，介绍如何由原问题写出对偶问题，讨论对偶的性质及其引出的对偶单纯形法。

一、对偶问题及其基本概念

（一）对偶问题的提出

下面通过章前案例引出对偶线性规划的概念。在第一节中，已经建立了该制药厂的生产计划的数学模型：

$$\text{Max } Z = 200x_1 + 300x_2$$

$$\text{s. t.} \begin{cases} 2x_1 + 2x_2 \leqslant 12 \\ x_1 + 2x_2 \leqslant 8 \\ 4x_1 \quad\quad \leqslant 16 \\ \quad\quad 4x_2 \leqslant 12 \\ x_1, x_2 \geqslant 0 \end{cases} \tag{2-11}$$

假定该制药厂决定在计划期内不生产药品Ⅰ、Ⅱ，而将生产设备的有效台时全部租给其他公司，那么该公司就要考虑，应对设备 A、B、C、D 每小时付多少租金，才能使成本最小，而又能使制药厂所接受？

设公司租用该制药厂 A、B、C、D 四种设备的租金（元/小时）分别为 y_1、y_2、y_3 和 y_4。从租用设备的公司的角度考虑，所付的租金越低越好，即有

$$\text{Min } W = 12y_1 + 8y_2 + 16y_3 + 12y_4$$

为了能使制药厂接受，所付的租金必须满足

$$2y_1 + y_2 + 4y_3 + 0y_4 \geqslant 200$$
$$2y_1 + 2y_2 + 0y_3 + 4y_4 \geqslant 300$$

从而得到如下线性规划数学模型：

$$\text{Min } W = 12y_1 + 8y_2 + 16y_3 + 12y_4$$

$$\text{s. t.} \begin{cases} 2y_1 + y_2 + 4y_3 + 0y_4 \geqslant 200 \\ 2y_1 + 2y_2 + 0y_3 + 4y_4 \geqslant 300 \\ y_1, y_2, y_3, y_4 \geqslant 0 \end{cases} \tag{2-12}$$

笔记

　　若把制药厂利润最大的线性规划问题称为原问题,则租用设备公司租金最小的线性规划问题称为原问题的对偶问题(dual problem);反之,若把租用设备公司租金最小的线性规划问题称为原问题,则制药厂利润最大的线性规划问题称为原问题的对偶问题。

　　一般地,对偶问题的最优解称为原问题约束条件的影子价格(shadow price),即对偶问题的解 y_i 称为第 i 种资源的影子价格。影子价格并非资源的市场价格,它实际上是当系统达到最优状态时对资源价格的一种估价。影子价格的大小客观地反映了资源的稀缺程度,在最优利用条件下如果某资源有剩余,尽管它有实际的市场价格,但它的影子价格必定为零。这一事实表明,增加该资源的供应量无助于总收益的增加。如果某资源是稀缺资源,其影子价格必然大于零。当市场上某种资源的价格低于影子价格,那么应当购进这种资源,增加生产,提高利润。当市场上某种资源的价格高于影子价格,则应考虑售出这种资源,以求得更高的利润。由此可见,影子价格是进行经营决策的一个非常有用的参数。

(二) 对称的对偶线性规划

　　为了进一步探讨原问题与其对偶问题之间的关系,下面先给出对称的对偶线性规划的概念。

　　如果一个线性规划具备下面两个条件,则称它具有对称形式:①所有的变量都是非负的;②所有的约束条件都是不等式,而且在目标函数是求极大值的情况,不等式具有小于和等于(≤)的符号,在目标函数是求极小值的情况,不等式具有大于和等于(≥)的符号。即对称形式的线性规划具有"max,≤,变量皆非负"或"min,≥,变量皆非负"的形式。对称形式的原问题和对偶问题叫做对称的对偶线性规划(dual of a normal LP)。例如数学模型(2-1)和(2-12)是对称的对偶线性规划。

　　一般地,如果把线性规划

$$\text{Max } Z = c_1 x_1 + c_2 x_2 + \cdots + c_n x_n$$

$$\text{s. t.}\begin{cases} a_{11}x_1 + a_{12}x_2 + \cdots + a_{1n}x_n \leqslant b_1 \\ a_{21}x_1 + a_{22}x_2 + \cdots + a_{2n}x_n \leqslant b_2 \\ \cdots\cdots\cdots\cdots\cdots\cdots\cdots\cdots\cdots \\ a_{m1}x_1 + a_{m2}x_2 + \cdots + a_{mn}x_n \leqslant b_m \\ x_1, x_2, \cdots, x_n \geqslant 0 \end{cases} \tag{2-13}$$

称为原问题,则必同时存在另一线性规划问题:

$$\text{Min } W = b_1 y_1 + b_2 y_2 + \cdots + b_m y_m$$

$$\text{s. t.}\begin{cases} a_{11}y_1 + a_{21}y_2 + \cdots + a_{m1}y_m \geqslant c_1 \\ a_{12}y_1 + a_{22}y_2 + \cdots + a_{m2}y_m \geqslant c_2 \\ \cdots\cdots\cdots\cdots\cdots\cdots\cdots\cdots\cdots \\ a_{1n}y_1 + a_{2n}y_2 + \cdots + a_{mn}y_m \geqslant c_n \\ y_1, y_2, \cdots, y_m \geqslant 0 \end{cases} \tag{2-14}$$

线性规划(2-14)称为原问题(2-13)的对偶问题。

如果用矩阵形式表示,则原问题为

$$Max \ Z = CX$$

$$s. t. \begin{cases} AX \leq b \\ X \geq 0 \end{cases}$$

对偶问题为

$$Min \ W = Yb$$

$$s. t. \begin{cases} YA \geq C \\ Y \geq 0 \end{cases}$$

其中,$C = (c_1, c_2, \cdots, c_n)$,$X = (x_1 \ x_2 \cdots x_n)^T$,$b = (b_1 \ b_2 \cdots b_m)^T$,

$$A = \begin{pmatrix} a_{11} & a_{12} & \cdots & a_{1n} \\ a_{21} & a_{22} & \cdots & a_{2n} \\ \vdots & \vdots & \vdots & \vdots \\ a_{m1} & a_{m2} & \cdots & a_{mn} \end{pmatrix}, Y = (y_1, y_2, \cdots, y_m)$$

分析线性规划模型(2-13)和(2-14)可知,对称形式的原问题与对偶问题之间具体以下关系:

(1)如果原问题是求目标函数最大化且约束条件是"$\leq$",则对偶问题是求目标函数的最小化且约束条件则是"$\geq$";如果原问题是求目标函数最小化且约束条件是"$\geq$",则对偶问题是求目标函数的最大化且约束条件则是"$\leq$"。

(2)原问题约束条件的右端常数等于对偶问题目标函数中相应的价值系数;原问题目标函数中的价值系数等于对偶问题中相应约束条件的右端常数。

(3)原问题约束条件的每一行(列)正好对应于对偶问题的每一列(行),即如果原问题有 n 个变量和 m 个约束条件,则对偶问题有 n 个约束条件和 m 个变量。

(4)如果原问题约束条件中的系数矩阵为 A,则对偶模型约束条件中的系数矩阵为 A 转置矩阵 A^T。

(5)原问题和对偶问题中的变量皆非负。

掌握了对称形式的原问题和对偶问题之间的关系,就可以由一个问题的模型直接写出其对偶问题的模型。

例 2-13 设原问题为:

$$Min \ W = 2x_1 + 5x_2$$

$$s. t. \begin{cases} x_1 & \geq 4 \\ & x_2 \geq 3 \\ x_1 + 2x_2 \geq 8 \\ x_1, x_2 \geq 0 \end{cases}$$

试写出它的对偶问题。

解 原问题是对称形式的对偶问题。由原问题与对偶问题之间的对应关系,设对偶变量为 y_1, y_2, y_3,则对偶问题为

笔记

$$Max\ Z = 4y_1 + 3y_2 + 8y_3$$

$$s.t. \begin{cases} y_1 \quad + \quad y_3 \leqslant 2 \\ \quad y_2 + 2y_3 \leqslant 5 \\ y_1, y_2, y_3 \geqslant 0 \end{cases}$$

（三）非对称的对偶线性规划

由例 2-13 可知,对称的对偶线性规划模型之间很容易转化,那么非对称的对偶线性规划模型之间如何转化呢?为此,以下先分析对称形式与非对称形式线性规划模型的区别,然后给出非对称线性规划模型之间的转化。

由于"≤"(或"≥")的约束条件不等式总可以通过不等式两边乘以 -1,化为"≥"或"≤"的约束条件,所以,对称形式与非对称形式线性规划模型的区别主要在于"等式约束"和"变量无非负限制"。为此,把含有等式约束或含有变量无非负限制的线性规划称为非对称的对偶线性规划(dual of a nonnormal LP)。对于非对称形式的原问题,可按照下面的对应关系直接写出其对偶问题:

(1)将模型统一为"max,≤"或"min,≥"的形式,对于其中的等式约束和变量取值无非负限制这两种情况分别按下面(2)、(3)中的方法处理。

(2)若原问题的某个约束条件为等式约束,则在对偶问题中与此约束对应的那个变量没有非负限制。

(3)若原问题某个变量没有非负限制,则在对偶问题中与此变量对应的那个约束为等式约束。

例 2-14 设原问题为:

$$Max\ Z = 5x_1 + 3x_2 + 2x_3 + 4x_4$$

$$s.t. \begin{cases} 5x_1 + x_2 + x_3 + 8x_4 = 9 \\ 2x_1 - 4x_2 + 3x_3 + 2x_4 = 8 \\ x_1\ 无非负限制; x_2, x_3, x_4 \geqslant 0 \end{cases}$$

试写出它的对偶问题。

解 对偶问题为

$$Min\ W = 9y_1 + 8y_2$$

$$s.t. \begin{cases} 5y_1 + 2y_2 = 5 \\ y_1 - 4y_2 \geqslant 3 \\ y_1 + 3y_2 \geqslant 2 \\ 8y_1 + 2y_2 \geqslant 4 \\ y_1, y_2\ 无非负限制 \end{cases}$$

（四）一般原问题与对偶问题之间的关系及其转换

对于任意一个线性规划,其原问题与对偶问题之间具有以下的对应关系,见表 2-13。按照表 2-13,可以直接进行原问题与对偶问题之间的转换,而不需要考虑是否具有对称形式。

笔记

38

表2-13 原问题与对偶问题间的转换

原问题(或对偶问题)	对偶问题(或原问题)
目标函数 Max Z	目标函数 Min W
约束条件数:m 个	对偶变量数:m 个
第 i 个约束条件为"$\leqslant$"	对偶变量 $y_i \geqslant 0$
第 i 个约束条件为"$\geqslant$"	对偶变量 $y_i \leqslant 0$
第 i 个约束条件为"$=$"	对偶变量 y_i 无符号限制
变量 x_j 的数目:n 个	约束条件数:n 个
变量 $x_j \geqslant 0$	第 j 个约束条件为"$\geqslant$"
变量 $x_j \leqslant 0$	第 j 个约束条件为"$\leqslant$"
变量 x_j 无符号限制	第 j 个约束条件为"$=$"
限定向量 b	价值向量 C
价值向量 C	限定向量 b
系数矩阵 A	系数矩阵 A^T

例 2-15 设原问题为:

$$\text{Max } Z = 4x_1 + 5x_2$$

$$\text{s.t.} \begin{cases} 3x_1 + 2x_2 \leqslant 20 \\ 4x_1 - 3x_2 \geqslant 10 \\ x_1 + x_2 = 5 \\ x_1 \geqslant 0, x_2 \text{ 无符号限制} \end{cases}$$

解 可按表2-13的对应关系,由原问题直接写出它的对偶问题:

$$\text{Min } W = 20y_1 + 10y_2 + 5y_3$$

$$\text{s.t.} \begin{cases} 3y_1 + 4y_2 + y_3 \geqslant 4 \\ 2y_1 - 3y_2 + y_3 = 5 \\ y_1 \geqslant 0, y_2 \leqslant 0, y_3 \text{ 无符号限制} \end{cases}$$

(五)对偶问题的基本性质

可以证明,对偶问题具有以下基本性质(证明略):

性质 1 对偶问题的对偶是原问题(对称性)。

性质 2 对于原问题和对偶问题的可行解 $\overline{X}$ 和 $\overline{Y}$,都有 $C\overline{X} \leqslant \overline{Y}b$(弱对偶性)。

性质 3 如果 $\overline{X}$ 和 $\overline{Y}$ 分别是原问题和对偶问题的可行解,并且 $C\overline{X} = \overline{Y}b$ 时,则 $\overline{X},\overline{Y}$ 分别是原问题和对偶问题的最优解(最优性)。

性质 4 若原问题有最优解,那么对偶问题也有最优解,且目标函数值相等(强对偶性)。

性质 5 原问题的检验数对应于对偶问题的一个基解。

由对偶性质可知,在求解原问题的过程中,利用单纯形表每一次迭代所得的检验数与对偶问题的基解仅仅相差一个符号,于是原问题获得最优解时对应的单纯形表中检验数的相反数,即为对偶问题的最优解。

二、对偶单纯形法

(一)对偶单纯形法原理及解法

由对偶问题的基本性质可知,在用单纯形法进行迭代时,在 b 列得到的是原问题的基可行解,而在检验数($c_j - Z_j \leqslant 0$)行得到的是对偶问题的基解。通过迭代,当在检验数行得到的对偶问题的解也是可行解时,原问题与对偶问题都达到了最优解。所以,单纯形法的特点是:保持原问题解的可行性,通过迭代,使对偶问题的解由基解变成基可行解,这时原问题与对偶问题都达到了最优解。根据对偶问题的对称性,也可以把单纯形法的这一特点,换个角度考虑:若保持对偶问题的解是可行解(即 $c_j - Z_j \leqslant 0$),而原问题则从非可行解开始,通过迭代变成基可行解。这样也使原问题与对偶问题都达到了最优解。对偶单纯形法(dual simplex method)正是基于这一思路提出来的。它的优点是原问题的初始解不一定是基可行解,可以是非可行解。

下面用例子来说明对偶单纯形法。

例 2-16 用对偶单纯形法求解下列线性规划问题。

$$\text{Min } W = 1600x_1 + 2500x_2 + 400x_3$$

$$\text{s. t.} \begin{cases} 2x_1 + 5x_2 + x_3 \geqslant 4 \\ 2x_1 + 2.5x_2 \qquad \geqslant 3 \\ x_1, x_2, x_3 \geqslant 0 \end{cases} \tag{2-15}$$

解 先将原问题化为标准型。引入剩余变量 x_4, x_5,令 $Z = -W$,得

$$\text{Max } Z = -1600x_1 - 2500x_2 - 400x_3$$

$$\text{s. t.} \begin{cases} 2x_1 + 5x_2 + x_3 - x_4 \qquad = 4 \\ 2x_1 + 2.5x_2 \qquad - x_5 = 3 \\ x_1, x_2, x_3, x_4, x_5 \geqslant 0 \end{cases}$$

把约束条件方程组化为典型方程组。为此,将约束条件等式的两边都乘以(-1),得到

$$\text{Max } Z = -1600x_1 - 2500x_2 - 400x_3$$

$$\text{s. t.} \begin{cases} -2x_1 - 5x_2 - x_3 + x_4 \qquad = -4 \\ -2x_1 - 2.5x_2 \qquad + x_5 = -3 \\ x_1, x_2, x_3, x_4, x_5 \geqslant 0 \end{cases}$$

建立初始单纯形表。见表 2-14。

在初始单纯形表中,x_4、x_5 是基变量,初始单纯形表所对应的基解为 $\boldsymbol{x}^{(0)} = (x_1 \ x_2 \ x_3 \ x_4 \ x_5) = (0 \quad 0 \quad 0 \quad -4 \quad -3)$,它是一个不可行解。而全部检验数 $c_j - Z_j \leqslant 0$(即所对应的对偶问题的一个基解是一个可行解)。下面的迭代是在保持检验数小于等于零的条件下,逐步使 $x_j \geqslant 0, j = 1, 2, \cdots, 5$。为了满足上面要求,迭代的要点是:

1. 首先确定出基变量 选择负数最小者对应的基变量为出基变量。

表2-14　对偶单纯形法求解例2-15（1）

C_B	X_B / x_j	x_1 (−1600)	x_2 (−2500)	x_3 (−400)	x_4 (0)	x_5 (0)	b
0	x_4	−2	−5	−1	1	0	−4
0	x_5	−2	$-\dfrac{5}{2}$	0	0	1	−3
	$\overline{C_j}$	−1600	−2500	−400	0	0	$Z=0$

2. 确定进基变量　用出基变量那一行具有负值的系数分别去除同列的检验数，取绝对值最小者所对应的变量为进基变量；如果出基变量那一行无负值的系数，则原问题无可行解。

3. 确定枢元，并以枢元为中心进行迭代运算（初等行变换），得到新的单纯形表。

4. 进行最优性检查　如果所得的基解都是非负的，则此解即为最优解。如果基解中还有负的数值，则重复第1步继续迭代，直到所有基变量为非负的数值为止。

按上述迭代的要点，对表2-14继续运算，见表2-15。

表2-15　对偶单纯形法求解例2-15（2）

C_B	X_B / x_j	x_1 (−1600)	x_2 (−2500)	x_3 (−400)	x_4 (0)	x_5 (0)	b
0	x_4	−2	−5	[−1]	1	0	−4
0	x_5	−2	$-\dfrac{5}{2}$	0	0	1	−3
	$\overline{C_j}$	−1600	−2500	−400	0	0	$Z=0$
	θ	800	500	400			
−400	x_3	2	5	1	−1	0	4
0	x_5	−2	$\left[-\dfrac{5}{2}\right]$	0	0	1	−3
	$\overline{C_j}$	−800	−500	0	−400	0	$Z=-1600$
	θ	400	200				
−400	x_3	[−2]	0	1	−1	2	−2
−2500	x_2	$\dfrac{4}{5}$	1	0	0	$-\dfrac{2}{5}$	$\dfrac{6}{5}$
	$\overline{C_j}$	−400	0	0	−400	−200	$Z=-2200$
	θ	200			400		
−1600	x_1	1	0	$-\dfrac{1}{2}$	$\dfrac{1}{2}$	−1	1
−2500	x_2	0	1	$\dfrac{2}{5}$	$-\dfrac{2}{5}$	$\dfrac{2}{5}$	$\dfrac{2}{5}$
	$\overline{C_j}$	0	0	−200	−200	−600	$Z=-2600$

笔记

表2-15中b列数字全为非负,检验数全为非正,故最优解为$X^* = (1 \quad 0.4 \quad 0 \quad 0 \quad 0)$,最优值$W^* = 2600$。

由对偶问题的性质5可知,表2-15的最后一行检验数的相反数就是原问题(2-15)的对偶问题的最优解。事实上,若原问题(2-15)两个约束条件对应的对偶变量分别设为y_1和y_2,则对偶问题为:

$$\text{Max } Z = 4y_1 + 3y_2$$

$$\text{s. t.} \begin{cases} 2y_1 + 2y_2 \leqslant 1600 \\ 5y_1 + 2.5y_2 \leqslant 2500 \\ y_1 \qquad \leqslant 400 \\ y_1, y_2 \geqslant 0 \end{cases}$$

引入松弛变量y_3, y_4, y_5化为标准型,则

$$\text{Max } Z = 4y_1 + 3y_2$$

$$\text{s. t.} \begin{cases} 2y_1 + 2y_2 + y_3 = 1600 \\ 5y_1 + 2.5y_2 + y_4 = 2500 \\ y_1 \qquad + y_5 = 400 \\ y_1, y_2, y_3, y_4, y_5 \geqslant 0 \end{cases}$$

用单纯形法求解得最优解$Y^* = (y_1 \ y_2 \ y_3 \ y_4 \ y_5) = (200 \quad 600 \quad 0 \quad 0 \quad 200)$,最优值为2600。其中原问题中引入的剩余变量$x_4$和$x_5$对应的检验数是其对偶问题的决策变量$y_1$和$y_2$的值;原问题中的决策变量$x_1$、$x_2$、$x_3$对应的检验数是其对偶问题的松弛变量$y_3$、$y_4$、$y_5$的值。

(二)对偶单纯形法的优点及用途

由例2-16的求解过程可以看出,对偶单纯形法应用的前提是单纯形表检验数全部非正(即$c_j - Z_j \leqslant 0$),这给对偶单纯形法的使用带来了局限性。因为大多数线性规划问题,很难找到一个初始解使其所有检验数都小于等于零,因而这种方法在求解线性规划问题时很少单独应用。但对于解如下形式的线性规划问题:

$$\min f = \sum_{j=1}^{n} c_j x_j \quad (c_j \geqslant 0)$$

$$\text{或 } \max f = \sum_{j=1}^{n} c_j x_j \quad (c_j \leqslant 0)$$

$$\begin{cases} \sum_{j=1}^{n} a_{ij} x_j \geqslant b_i \quad i = 1, 2, \cdots, m \\ x_j \geqslant 0, j = 1, 2, \cdots, n \end{cases}$$

对偶单纯形法具有明显的优势:①初始解可以是非可行解,当检验数都是小于等于零时,就可以进行基变换,这样就避免了增加人工变量,使运算简化;②对变量较少,而约束条件很多的线性规划问题,可先将其变为对偶问题,再用对偶单纯形法求解,简化计算。

除此之外,在进行灵敏度分析方面,对偶单纯形法有其独到优势,见本章第五节。

丹捷格 乔治·伯纳德·丹捷格（GB. Dantzig, 1914—2005），美国数学家。因创造了单纯形法，被称为"线性规划之父"。他在去世之前拥有 3 个院士头衔（国家科学院、国家工程院和美国科学院）。他于 1936 年在马里兰大学科利奇帕克分校获得数学和物理学士学位，在密歇根大学获得数学硕士学位，1946 年在加利福尼亚大学伯克利分校获得博士学位。1976 年他在马里兰大学获得荣誉博士学位。

除了在线性规划和单纯形法的贡献外，丹捷格还推进了很多领域的发展，有分解论、灵敏度分析、互补主元法、大系统最优化、非线性规划和不确定规划。

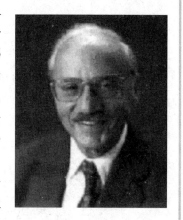

G. B. Dantzig

从 1982 年开始，为表彰丹捷格，国际数学规划协会特别设立丹捷格奖，1982 年起每三年颁给一至两位在数学规划方面有突出贡献的人。

2005 年 5 月 13 日，丹捷格因糖尿病和心血管疾病的并发症，在加利福尼亚州帕洛阿尔托的家中逝世，享年 91 岁。

第五节　灵敏度分析

灵敏度是指系统或事物本身对外界环境变化所产生的敏感程度。线性规划问题的灵敏度就是线性规划问题的最优解对系数或模型的变化所产生的敏感程度。在以前的讨论中，假定线性规划模型中系数矩阵 A、b、C 都是常数阵。然而在大多数实际问题中，这些系数往往是通过估计、预测或人为决策得到的，不可能十分准确，也不可能一成不变。例如，商品价格、资源投入和生产条件的变动会相应引起参数 c_j，b_i，a_{ij} 的变化。有时，由于市场需求的变化，需要生产一种新产品或增加一道新工序，相应地，线性规划问题需要引入一个新决策变量或增加一个新的约束条件。所谓线性规划灵敏度分析（sensitivity analysis of LP）就是要研究线性规划模型中某些系数变化或增减约束和变量时对最优解的影响。当然，变化后的问题可看成是一个新的线性规划问题，可从头计算求解，但这样做不仅费时费力，而且当参数连续变化时，问题的重新求解是不现实的。实际上，有些参数在一定范围内变化，并不影响最优解，即使最优解发生了变化，也应该用最简捷的方法，分析检查，快速找到最优解。事实上，单纯形法的迭代运算是从一组基向量变换为另一组基向量，单纯形法这一特点，使最终单纯形表和初始单纯形表之间存在一定的关系。为此，下面先通过单纯形表的矩阵表达式来探讨这个关系。

一、单纯形法的矩阵表达式

设有一线性规划问题,用矩阵表示为:

$$Max \ Z = CX$$

$$s.t. \begin{cases} AX \leqslant b \\ X \geqslant 0 \end{cases}$$

其中,A 为 $m \times n$ 矩阵,C 为 n 维行向量,X 为 n 维列向量,b 为 m 维列向量,0 为 n 维列向量。

现引入松弛变量

$$X_S = \begin{pmatrix} x_{n+1} \\ x_{n+2} \\ \cdots \\ x_{n+m} \end{pmatrix} = (x_{n+1}, x_{n+2}, \cdots, x_{n+m})^T$$

化为标准型:

$$Max \ Z = CX + 0_1 X_S$$

$$s.t. \begin{cases} AX + IX_S = b \\ X \geqslant 0, X_S \geqslant 0_2 \end{cases}$$

其中,0_1 为 m 维行向量,I 为 $m \times m$ 阶单位矩阵,0_2 为 m 维列向量,约束条件也可写成 $(A, I)\begin{pmatrix} X \\ X_S \end{pmatrix} = b$ 和 $\begin{pmatrix} X \\ X_S \end{pmatrix} \geqslant 0_3$,$0_3$ 为 $(n+m)$ 维列向量(特别强调,本章后续部分的零向量统一用 0 代替,不再做维度区分)。

已知 A 是约束条件的 $m \times n$ 阶系数矩阵,其秩为 m。将系数矩阵 A 进行分解,令 $A = (B, N)$。其中 B 是 A 中 $m \times m$ 阶可逆矩阵($|B| \neq 0$),B 也称基矩阵,对应于 B 的变量 $x_{B1}, x_{B2}, \cdots, x_{Bm}$ 为基变量,用向量 $X_B = (x_{B1}, x_{B2}, \cdots, x_{Bm})^T$ 表示,其他的变量则为非基变量,用向量 X_N 表示,则 X 也可分解为:

$$X = \begin{pmatrix} X_B \\ X_N \end{pmatrix} \geqslant 0$$

向量 C 也可分解为 $C = (C_B, C_N)$,其中 C_B 是基变量向量 X_B 在目标函数中对应系数构成的行向量,C_N 是非基变量向量 X_N 在目标函数中对应系数构成的行向量。

于是线性规划问题可以写成:

$$(C, 0)\begin{pmatrix} X \\ X_S \end{pmatrix} = (C_B, C_N, 0)\begin{pmatrix} X_B \\ X_N \\ X_S \end{pmatrix} = C_B X_B + C_N X_N + 0X_S$$

$$(A, I)\begin{pmatrix} X \\ X_S \end{pmatrix} = (B, N, I)\begin{pmatrix} X_B \\ X_N \\ X_S \end{pmatrix} = BX_B + NX_N + IX_S$$

$$Max \ Z = C_B X_B + C_N X_N + 0X_S$$

$$\text{s. t. } \begin{cases} BX_B + NX_N + IX_S = b \\ X_B, X_N, X_S \geq 0 \end{cases}$$

在单纯形法的每次迭代过程中,通过矩阵的行初等变换将基矩阵变成单位矩阵。由基矩阵 B 可逆,将上述约束方程的两边同时乘以基矩阵 B 的逆矩阵 B^{-1},于是可得:

$$B^{-1}BX_B + B^{-1}NX_N + B^{-1}IX_S = B^{-1}b \tag{2-16}$$

即

$$IX_B + B^{-1}NX_N + B^{-1}X_S = B^{-1}b \tag{2-17}$$

所以

$$X_B = B^{-1}b - B^{-1}NX_N - B^{-1}X_S \tag{2-18}$$

将式(2-18)代入目标函数可得:

$$Z = C_BB^{-1}b - C_BB^{-1}NX_N - C_BB^{-1}X_S + C_NX_N$$

或者

$$Z = C_BB^{-1}b + (C_N - C_BB^{-1}N)X_N - C_BB^{-1}X_S$$

从式(2-16)可知,在单纯形表每次迭代后,每个变量的系数列向量是 B 的逆矩阵 B^{-1} 乘以该变量的原始列向量而得到的,右端常数的列向量是 B 的逆矩阵 B^{-1} 乘以右端常数的原始列向量而得到的。从式(2-17)可见,其松弛变量的系数矩阵正好是基矩阵 B 的逆矩阵 B^{-1}。更一般地理解,在任一单纯形表中相应于初始基变量的那些列给出了相应于该表格的基矩阵的逆矩阵。

例如本章第一节的例2-9中,表2-4、表2-5、表2-6和表2-7给出了单纯形法的计算过程,其中表2-7为最优解单纯形表,其基变量是 x_3、x_1、x_6 和 x_2。对应于表2-7的基矩阵

$$B = \begin{pmatrix} 1 & 2 & 0 & 2 \\ 0 & 1 & 0 & 2 \\ 0 & 4 & 0 & 0 \\ 0 & 0 & 1 & 4 \end{pmatrix} \qquad B^{-1} = \begin{pmatrix} 1 & -1 & -\dfrac{1}{4} & 0 \\ 0 & 0 & \dfrac{1}{4} & 0 \\ 0 & -2 & \dfrac{1}{2} & 1 \\ 0 & \dfrac{1}{2} & -\dfrac{1}{8} & 0 \end{pmatrix}$$

所以,对应于表2-7的 x_2 列向量是

$$B^{-1} \times P_2 = \begin{pmatrix} 1 & -1 & -\dfrac{1}{4} & 0 \\ 0 & 0 & \dfrac{1}{4} & 0 \\ 0 & -2 & \dfrac{1}{2} & 1 \\ 0 & \dfrac{1}{2} & -\dfrac{1}{8} & 0 \end{pmatrix} \times \begin{pmatrix} 2 \\ 2 \\ 0 \\ 4 \end{pmatrix} = \begin{pmatrix} 0 \\ 0 \\ 0 \\ 1 \end{pmatrix}$$

其中 P_2 为初始单纯形表(表2-4)中对应于 x_2 的列向量。

对应于表2-7的 x_5 列向量是

笔记

$$B^{-1} \times P_5 = \begin{pmatrix} 1 & -1 & -\dfrac{1}{4} & 0 \\ 0 & 0 & \dfrac{1}{4} & 0 \\ 0 & -2 & \dfrac{1}{2} & 1 \\ 0 & \dfrac{1}{2} & -\dfrac{1}{8} & 0 \end{pmatrix} \times \begin{pmatrix} 0 \\ 0 \\ 1 \\ 0 \end{pmatrix} = \begin{pmatrix} -\dfrac{1}{4} \\ \dfrac{1}{4} \\ \dfrac{1}{2} \\ -\dfrac{1}{8} \end{pmatrix}$$

其中 P_5 为初始单纯形表(表 2-4)中对应于 x_5 的列向量。

对应于表 2-7 的 b 列向量是

$$B^{-1} \times b = \begin{pmatrix} 1 & -1 & -\dfrac{1}{4} & 0 \\ 0 & 0 & \dfrac{1}{4} & 0 \\ 0 & -2 & \dfrac{1}{2} & 1 \\ 0 & \dfrac{1}{2} & -\dfrac{1}{8} & 0 \end{pmatrix} \times \begin{pmatrix} 12 \\ 8 \\ 16 \\ 12 \end{pmatrix} = \begin{pmatrix} 0 \\ 4 \\ 4 \\ 2 \end{pmatrix}$$

其中 b 为初始单纯形表(表 2-4)中右端列向量。

最终,线性规划模型可以改写为:

$$\text{Max } Z = C_B B^{-1} b + (C_N - C_B B^{-1} N) X_N - C_B B^{-1} X_S$$

$$s.t. \begin{cases} I X_B + B^{-1} N X_N + B^{-1} X_S = B^{-1} b \\ X_B, X_N, X_S \geqslant 0 \end{cases}$$

列入单纯形表,见表 2-16:

表 2-16 最终单纯形表的矩阵表达式

		C	C_B	C_N	0	b
C_B	X_B	X_B	X_N	X_S	b	
C_B	X_B	I	$B^{-1} N$	B^{-1}	$B^{-1} b$	
	$\overline{C_j}$	0	$C_N - C_B B^{-1} N$	$-C_B B^{-1}$	$Z = -C_B B^{-1} b$	

对应于表 2-16 的非基变量的检验数是 $C_N - C_B B^{-1} N$,松弛变量的检验数是 $-C_B B^{-1}$。

当

$$X_B = B^{-1} b \geqslant 0 \tag{2-19}$$

$$C_N - C_B B^{-1} N \leqslant 0 \tag{2-20}$$

$$-C_B B^{-1} \leqslant 0 \tag{2-21}$$

同时成立时,表 2-16 为最优单纯形表,

基解 $X = \begin{pmatrix} X_B \\ X_N \\ X_S \end{pmatrix} = \begin{pmatrix} B^{-1} b \\ 0 \\ 0 \end{pmatrix}$ 为最优解,B 为最优基,最优值为 $Z = -C_B B^{-1} b$。

笔记

灵敏度分析就是要研究当系数矩阵变化后,(2-19)、(2-20)和(2-21)能否

同时成立,如果不能同时成立,如何寻求新的最优基和最优解。

二、系数变化的灵敏度分析

系数变化的灵敏度分析是在决策变量和约束条件个数不变时,研究各种系数的变化对最优解的影响。主要考虑两种情况:①当这些系数在什么范围内变化时,最优解或者最优基保持不变;②如果某些系数变化使最优解发生了变化,如何用最简便的方法找到新的最优解。下面分别讨论系数 c_j、b_i 和 a_{ij} 变化对最优解的影响。

(一)价值系数 c_j 变化的影响

价值系数 c_j 的变化对解 x_j 的取值不会产生直接影响,而会影响最终单纯形表中的检验数及目标函数值。所以只要保证最后的检验数仍是非正的,那么最优性不变。

不妨设目标函数中仅有变量 x_j 相应的系数 c_j 变为 $c'_j = c_j + \Delta c_j$,其他所有系数保持不变。

1. c_j 是非基变量 x_j 系数的情况　这种情况下,最优解条件中只有式(2-20)发生了变化;c_j 的变化,只会引起 x_j 的检验数 $\overline{C}_j$ 的变化。

设新的检验数为 $\overline{C'_j}$:$\overline{C'_j} = c'_j - Z_j = c_j + \Delta c_j - Z_j = \overline{C}_j + \Delta c_j$。

若 $\overline{C'_j} \leqslant 0$,即 $\Delta c_j \leqslant -\overline{C}_j$,则最优基和最优解不变;

若 $\overline{C'_j} > 0$,则原最优解不再是最优的了,以 x_j 为进基变量,把最终表上的 $\overline{C}_j$ 换成 $\overline{C'_j}$,c_j 换成 c'_j,继续用单纯形法求解。

2. c_j 是基变量 x_j 系数的情况　这种情况下,最优解条件中式(2-20)、(2-21)均发生了变化;基变量 x_j 的价值系数 c_j 的变化会影响到各个非基变量的检验数,而其自身的检验数保持不变。下面举例说明基变量系数 c_j 变化的影响。

例 2-17　以例 2-9 的最终计算表(表 2-7)为例。设基变量 x_2 在目标函数中的系数 c_2 变化了 Δc_2;这时表 2-7 的最终计算表便成为表 2-17 所示。

表 2-17　目标函数中基变量系数变化的灵敏度分析

C_B	c_j / X_B \ x_j	200 x_1	$300 + \Delta c_2$ x_2	0 x_3	0 x_4	0 x_5	0 x_6	b
0	x_3	0	0	1	-1	$-\dfrac{1}{4}$	0	0
200	x_1	1	0	0	0	$\dfrac{1}{4}$	0	4
0	x_6	0	0	0	-2	$\dfrac{1}{2}$	1	4
$300 + \Delta c_2$	x_2	0	1	0	$\dfrac{1}{2}$	$-\dfrac{1}{8}$	0	2
$\overline{C}_j$		0	0	0	$-150 - \dfrac{1}{2}\Delta c_2$	$-\dfrac{25}{2} + \dfrac{1}{8}\Delta c_2$	0	$Z = 1400$ $+ 2\Delta c_2$

要保持最优解不变,则必须满足下列不等式组:

$$\begin{cases} -150-\begin{pmatrix} 0 & 0 & 0 & \Delta c_2 \end{pmatrix}\begin{pmatrix} -1 & 0 & -2 & \dfrac{1}{2} \end{pmatrix}^T = -150-\dfrac{1}{2}\Delta c_2 \leqslant 0 \\[3mm] -\dfrac{25}{2}-\begin{pmatrix} 0 & 0 & 0 & \Delta c_2 \end{pmatrix}\begin{pmatrix} -\dfrac{1}{4} & \dfrac{1}{4} & \dfrac{1}{2} & -\dfrac{1}{8} \end{pmatrix}^T = -\dfrac{25}{2}+\dfrac{1}{8}\Delta c_2 \leqslant 0 \end{cases}$$

解不等式组,得 $-300 \leqslant \Delta c_2 \leqslant 100$。所以 Δc_2 在 $[-300,100]$ 之间变动时(即 c_2 的变化范围在 $[0,400]$ 时),最优解不变,只是制药厂的目标收益变化了。

(二)系数 b 变化的影响

由最优解条件式(2-19)可以看出,b 的变化会影响到原最优解的可行性或最优解的取值,而不会影响最终单纯形表中的其他系数。所以只要保证最后的解仍是非负的,那么它仍然是最优解,但目标函数值变化了。

设限定向量由 b 变为 $b'=b+\Delta b$,则

若 $B^{-1}b'=B^{-1}(b+\Delta b)=B^{-1}b+B^{-1}\Delta b \geqslant 0$,则原最优基 B 仍是最优基,但最优解和最优值要重新计算。新的最优解为:$X'_B=B^{-1}b'$。

若 $B^{-1}b'=B^{-1}(b+\Delta b)=B^{-1}b+B^{-1}\Delta b < 0$,则原最优基 B 对于新问题来说不再是可行基,但由于 b_i 的变化不影响检验数,故所有检验数 $\geqslant 0$,满足对偶可行性。因此,可用对偶单纯形法寻求新的最优解。

例 2-18 仍以例 2-9 为例。不妨设第三个约束条件 b_3 发生了变化,变化量为 Δb_3,为了使最后的解仍为可行解,Δb_3 应满足下列不等式组:

$$B^{-1}b+B^{-1}\Delta b = \begin{pmatrix} 0 \\ 4 \\ 4 \\ 2 \end{pmatrix}+\begin{pmatrix} 1 & -1 & -\dfrac{1}{4} & 0 \\ 0 & 0 & \dfrac{1}{4} & 0 \\ 0 & -2 & \dfrac{1}{2} & 1 \\ 0 & \dfrac{1}{2} & -\dfrac{1}{8} & 0 \end{pmatrix}\begin{pmatrix} 0 \\ 0 \\ \Delta b_3 \\ 0 \end{pmatrix} = \begin{pmatrix} 0 \\ 4 \\ 4 \\ 2 \end{pmatrix}+\begin{pmatrix} -\dfrac{1}{4}\Delta b_3 \\ \dfrac{1}{4}\Delta b_3 \\ \dfrac{1}{2}\Delta b_3 \\ -\dfrac{1}{8}\Delta b_3 \end{pmatrix} = \begin{pmatrix} -\dfrac{1}{4}\Delta b_3 \\ 4+\dfrac{1}{4}\Delta b_3 \\ 4+\dfrac{1}{2}\Delta b_3 \\ 2-\dfrac{1}{8}\Delta b_3 \end{pmatrix} \geqslant 0$$

解不等式组,得 $-8 \leqslant \Delta b_3 \leqslant 0$。所以 Δb_3 在 $[-8,0]$ 之间变动时(即 b_3 的变化范围在 $[8,16]$ 时),原最优基不变,但最优解的值发生变化。例如,Δb_3 为 -2 时(即 $b_3=14$),新最优基为

$$B^{-1}b+B^{-1}\Delta b = \begin{pmatrix} 0 \\ 4 \\ 4 \\ 2 \end{pmatrix}+\begin{pmatrix} 1 & -1 & -\dfrac{1}{4} & 0 \\ 0 & 0 & \dfrac{1}{4} & 0 \\ 0 & -2 & \dfrac{1}{2} & 1 \\ 0 & \dfrac{1}{2} & -\dfrac{1}{8} & 0 \end{pmatrix}\begin{pmatrix} 0 \\ 0 \\ \Delta b_3 \\ 0 \end{pmatrix} = \begin{pmatrix} -\dfrac{1}{4}\Delta b_3 \\ 4+\dfrac{1}{4}\Delta b_3 \\ 4+\dfrac{1}{2}\Delta b_3 \\ 2-\dfrac{1}{8}\Delta b_3 \end{pmatrix} = \begin{pmatrix} \dfrac{1}{2} \\ \dfrac{7}{2} \\ 3 \\ \dfrac{9}{4} \end{pmatrix}$$

最优解 $X^*=\begin{pmatrix} \dfrac{7}{2} & \dfrac{9}{4} & \dfrac{1}{2} & 0 & 0 & 3 \end{pmatrix}^T$,最优值 $Z^*=1375$,见表 2-18。

笔记

表2-18 右端常数变化后的最优解

C_B	X_B	x_1 200	x_2 300	x_3 0	x_4 0	x_5 0	x_6 0	b	θ
0	x_3	0	0	1	-1	$-\frac{1}{4}$	0	$\frac{1}{2}$	
200	x_1	1	0	0	0	$\frac{1}{4}$	0	$\frac{7}{2}$	
0	x_6	0	0	0	-2	$\frac{1}{2}$	1	3	
300	x_2	0	1	0	$\frac{1}{2}$	$-\frac{1}{8}$	0	$\frac{9}{4}$	
$\overline{C_j}$		0	0	0	-150	$-\frac{25}{2}$	0	$Z=1375$	

如果 Δb_3 的变化超出了 $[-8,0]$ 的范围,这时最优基就发生变化。在这种情况下要用对偶单纯形法继续迭代求出新的最优解。

例如 Δb_3 为 2 时(即 $b_3=18$),则

$$B^{-1}b + B^{-1}\Delta b = \begin{pmatrix} 0 \\ 4 \\ 4 \\ 2 \end{pmatrix} + \begin{pmatrix} 1 & -1 & -\frac{1}{4} & 0 \\ 0 & 0 & \frac{1}{4} & 0 \\ 0 & -2 & \frac{1}{2} & 1 \\ 0 & \frac{1}{2} & -\frac{1}{8} & 0 \end{pmatrix} \begin{pmatrix} 0 \\ 0 \\ \Delta b_3 \\ 0 \end{pmatrix} = \begin{pmatrix} -\frac{1}{4}\Delta b_3 \\ 4+\frac{1}{4}\Delta b_3 \\ 4+\frac{1}{2}\Delta b_3 \\ 2-\frac{1}{8}\Delta b_3 \end{pmatrix} = \begin{pmatrix} -\frac{1}{2} \\ \frac{9}{2} \\ 5 \\ \frac{7}{4} \end{pmatrix}$$

则最终单纯形表变为表2-19。

表2-19 右端常数变化后的对偶单纯形法求解

C_B	X_B	x_1 200	x_2 300	x_3 0	x_4 0	x_5 0	x_6 0	b
0	x_3	0	0	1	-1	$-\frac{1}{4}$	0	$-\frac{1}{2}$
200	x_1	1	0	0	0	$\frac{1}{4}$	0	$\frac{9}{2}$
0	x_6	0	0	0	-2	$\frac{1}{2}$	1	5
300	x_2	0	1	0	$\frac{1}{2}$	$-\frac{1}{8}$	0	$\frac{7}{4}$
$\overline{C_j}$		0	0	0	-150	$-\frac{25}{2}$	0	$Z=1425$
θ					150	50		

笔记

续表

C_B	c_j / x_j / X_B	200 x_1	300 x_2	0 x_3	0 x_4	0 x_5	0 x_6	b
0	x_5	0	0	-4	4	1	0	2
200	x_1	1	0	1	-1	0	0	4
0	x_6	0	0	2	-4	0	1	4
300	x_2	0	1	$-\dfrac{1}{2}$	1	0	0	2
	$\overline{C_j}$	0	0	-50	-100	0	0	$Z=1400$

新的最优解 $X^* = (4\ \ 2\ \ 0\ \ 0\ \ 2\ \ 4)^T$,最优值 $Z^* = 1400$。

（三）系数 a_{ij} 变化的影响

当 a_{ij} 是非基变量的系数时,它的变化不会改变 B^{-1},计算较简单;当 a_{ij} 是基变量的系数时,它的变化会引起 B^{-1} 的改变,最终单纯形表也要发生变化。下面分别讨论。

1. a_{ij} 是非基变量系数的情况　这种情况指初始表中的 P_j 列数据改变为 P_j',而第 j 个列向量在原最终表上是非基变量。这一变化不会改变基矩阵 B 和它的逆矩阵 B^{-1},但会影响到最优解条件式(2-20),即最终表上第 j 列数据和第 j 个检验数。换句话说,原最优解还是可行解,但未必还是最优。最终表上第 j 列数据变为 $B^{-1}P_j'$,而新的检验数为 $\overline{C_j'} = c_j - C_B B^{-1} P_j'$。

若 $\overline{C_j'} \leqslant 0$,则最优基和最优解不变。

若 $\overline{C_j'} > 0$,则原最优基在非退化情况下不再是最优基。这时,应在原最终表的基础上,换上改变后的第 j 列数据和第 j 个检验数,以 x_j 为进基变量,用单纯形法继续迭代。

2. a_{ij} 是基变量系数的情况　这种情况指初始表中的 P_j 列数据改变为 P_j',而第 j 个列向量在原最终表上是基变量。这一变化会改变基矩阵 B 和它的逆矩阵 B^{-1},最优解条件中式(2-19)、(2-20)和(2-21)都会发生变化。换句话说,原最优基的可行性和最优性都会遭到破坏,有可能出现原问题和对偶问题均为非可行解的情况。出现这种情况,需引入人工变量将原问题的解转化为可行解,再用单纯形法求解,问题会变得异常复杂,故一般不去修改原来的最终表,而是重新计算。

三、决策变量增加的灵敏度分析

决策变量的增加,对原最优解的可行性没有影响。如果新增一个决策变量 x_{n+1},将其视为非基变量,最优解条件中式(2-20)会发生变化,即会影响原最优基的最优性。设这个新变量的检验数为 $\overline{C_{n+1}} = c_{n+1} - C_B B^{-1} P_{n+1}$。

若 $\overline{C_{n+1}} \leqslant 0$,则最优基和最优解不变。

笔记

若 $\overline{C}_{n+1} > 0$，则原最优解不再是最优解，这时，把 $\overline{P}_{n+1} = B^{-1}P_{n+1}$ 加入到原最终表内，并以新变量 x_{n+1} 作为进基变量，按单纯形法继续迭代求出最优解。

例2-19 在例2-1中，设该制药厂除生产药品Ⅰ、Ⅱ以外，还有第三种药品可供选择。生产药品Ⅲ每千克需要使用 $A、B、C、D$ 设备的台时分别为3,2,6,3；每千克可得利润500元。问该制药厂的计划中要不要安排这种药品的生产，若要安排，应当生产多少？

解 设 x_7 表示计划期内生产药品Ⅲ的数量（单位为千克），对应于 x_7 的检验数为

$$\overline{C}_7 = c_7 - C_B B^{-1} P_7 = 500 - (0,200,0,300) \begin{pmatrix} 1 & -1 & -\dfrac{1}{4} & 0 \\ 0 & 0 & \dfrac{1}{4} & 0 \\ 0 & -2 & \dfrac{1}{2} & 1 \\ 0 & \dfrac{1}{2} & -\dfrac{1}{8} & 0 \end{pmatrix} \begin{pmatrix} 3 \\ 2 \\ 6 \\ 3 \end{pmatrix} = 125$$

检验数为正值，原最优解不再是最优解，将原最终单纯形表（表2-7）中增加一列，这新的一列为：

$$P'_7 = B^{-1}P_7 = \begin{pmatrix} 1 & -1 & -\dfrac{1}{4} & 0 \\ 0 & 0 & \dfrac{1}{4} & 0 \\ 0 & -2 & \dfrac{1}{2} & 1 \\ 0 & \dfrac{1}{2} & -\dfrac{1}{8} & 0 \end{pmatrix} \begin{pmatrix} 3 \\ 2 \\ 6 \\ 3 \end{pmatrix} = \begin{pmatrix} -\dfrac{1}{2} \\ \dfrac{3}{2} \\ 2 \\ \dfrac{1}{4} \end{pmatrix}$$

见表2-20。继续迭代，最后得最优解 $X^* = (1 \quad 1.5 \quad 1 \quad 0 \quad 0 \quad 0 \quad 2)^T$，最优值 $Z^* = 1650$ 元，比原计划增加利润250元。

表2-20 增加变量的灵敏度分析

C_B	c_j / X_B \ x_j	200	300	0	0	0	0	500	b	θ
		x_1	x_2	x_3	x_4	x_5	x_6	x_7		
0	x_3	0	0	1	-1	$-\dfrac{1}{4}$	0	$-\dfrac{1}{2}$	0	
200	x_1	1	0	0	0	$\dfrac{1}{4}$	0	$\dfrac{3}{2}$	4	$\dfrac{8}{3}$
0	x_6	0	0	0	-2	$\dfrac{1}{2}$	1	2	4	2
300	x_2	0	1	0	-2	$-\dfrac{1}{8}$	0	$\dfrac{1}{4}$	2	8
$\overline{C}_j$		0	0	0	-150	$-\dfrac{25}{2}$	0	125	$Z = 1400$	

续表

C_B	c_j x_j X_B	200 x_1	300 x_2	0 x_3	0 x_4	0 x_5	0 x_6	500 x_7	b	θ
0	x_3	0	0	1	$-\dfrac{3}{2}$	$-\dfrac{1}{8}$	$\dfrac{1}{4}$	0	1	
200	x_1	1	0	0	$\dfrac{3}{2}$	$-\dfrac{1}{8}$	$-\dfrac{3}{4}$	0	1	
500	x_7	0	0	0	-1	$\dfrac{1}{4}$	$\dfrac{1}{2}$	1	2	
300	x_2	0	1	0	$\dfrac{3}{4}$	$-\dfrac{3}{16}$	$-\dfrac{1}{8}$	0	$\dfrac{3}{2}$	
	$\overline{C_j}$	0	0	0	-25	$-\dfrac{175}{4}$	$-\dfrac{125}{2}$	0	$Z=1650$	

四、约束条件增加的灵敏度分析

约束条件的增加是指在原规划问题中增加一个或多个约束条件。增加约束条件后,或使可行域减小,或使可行域保持不变,而绝对不会使可行域增大。若原最优解满足新增的约束,则新问题最优解保持不变。若原最优解不满足新增的约束,则需要重新寻找最优解,即将新增约束反映到原最终单纯形表中,利用对偶单纯形法继续迭代求出新的最优解。

例 2-20 以例 2-1 为例,若制药厂为了提高药品质量,考虑给药品 I、II 增加一道精加工工序,并在设备 E 上进行。I、II 两种药品分别需要的加工台时数为 2 和 2.4,已知设备 E 的计划工作时间为 12 个台时。试问增加一道精加工工序后,对原计划有何影响?

解 上述问题相当于在原问题的基础上增加了一个约束条件
$$2x_1 + 2.4x_2 \leqslant 12$$
原问题的最优解为 $X^* = (4 \quad 2)^T$,不能满足新增的约束条件,故需要重新寻找最优解。

设 x_7 为新增的松弛变量,则得到
$$2x_1 + 2.4x_2 + x_7 = 12$$
原最终单纯形表(表 2-7)新增一行和一列,见表 2-21。此时原最终单纯形表中的 x_1 和 x_2 的系数列向量不再是单位向量了,所以继续进行行变换。在行变换后得到的新单纯形表中,检验数均小于等于零,但右端项出现负值,所以可用对偶单纯形法继续运算。最后得最优解 $X^* = (3 \quad 2.5 \quad 1 \quad 0 \quad 4 \quad 2)^T$,最优值 $Z^* = 1350$ 元。

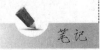
笔记

表2-21　增加约束条件的灵敏度分析

C_B	X_B	x_1 (200)	x_2 (300)	x_3 (0)	x_4 (0)	x_5 (0)	x_6 (0)	x_7 (0)	b
0	x_3	0	0	1	-1	$-\dfrac{1}{4}$	0	0	0
200	x_1	1	0	0	0	$\dfrac{1}{4}$	0	0	4
0	x_6	0	0	0	-2	$\dfrac{1}{2}$	1	0	4
300	x_2	0	1	0	$\dfrac{1}{2}$	$-\dfrac{1}{8}$	0	0	2
0	x_7	2	$\dfrac{12}{5}$	0	0	0	0	1	12
$\overline{C_j}$									
0	x_3	0	0	1	-1	$-\dfrac{1}{4}$	0	0	0
200	x_1	1	0	0	0	$\dfrac{1}{4}$	0	0	4
0	x_6	0	0	0	-2	$\dfrac{1}{2}$	1	0	4
300	x_2	0	1	0	$\dfrac{1}{2}$	$-\dfrac{1}{8}$	0	0	2
0	x_7	0	0	0	$-\dfrac{6}{5}$	$-\dfrac{1}{5}$	0	1	$-\dfrac{4}{5}$
$\overline{C_j}$		0	0	0	-150	$-\dfrac{25}{2}$	0	0	
θ					125	$\dfrac{125}{2}$			
0	x_3	0	0	1	$\dfrac{1}{2}$	0	0	$-\dfrac{5}{4}$	1
200	x_1	1	0	0	$-\dfrac{3}{2}$	0	0	$\dfrac{5}{4}$	3
0	x_6	0	0	0	-5	0	1	$\dfrac{5}{2}$	2
300	x_2	0	1	0	$\dfrac{5}{4}$	0	0	$-\dfrac{5}{8}$	$\dfrac{5}{2}$
0	x_5	0	0	0	6	1	0	-5	4
$\overline{C_j}$		0	0	0	-75	0	0	$-\dfrac{125}{2}$	$Z=1350$

笔记

知识拓展

数据包络分析 在人们的生产活动和社会活动中常常会遇到这样的问题:经过一段时间之后,需要对具有相同类型的部门或单位(称为决策单元)进行评价,其评价的依据是决策单元的"输入"数据和"输出"数据。输入数据是指决策单元在某种活动中需要消耗的某些量,例如投入的资金总额、投入的总劳动力数、占地面积等等;输出数据是决策单元经过一定的输入之后,产生的表明该活动成效的某些信息量,例如不同类型的产品数量、产品质量、经济效益等等。根据输入数据和输出数据来评价决策单元的优劣,即所谓评价部门(或单位)间的相对有效性。

1978 年由著名的运筹学家 A. Charnes, WW. Cooper 和 E. Rhodes 首先提出了一个被称为数据包络分析(data envelopment analysis,DEA)的方法,以此评价部门间的相对有效性(因此被称为 DEA 有效)。这一方法是线性规划模型的应用之一。它的模型是个分式规划模型,需要转化为线性规划才能求解。DEA 方法的第一个模型被命名为 C^2R 模型,并成功应用于对弱智儿童开设公立学校的项目评估中。此后,不断有专家和学者对该模型进行完善和更新,使得数据包络分析成为了运筹学的一个新的研究领域。应用范围已扩展到美国军用飞机的飞行、基地维修与保养,以及陆军征兵、城市、银行等各个方面。

第六节 案例分析

线性规划在卫生管理领域的应用非常广泛,限于篇幅,这里仅举数例。对于每一道案例题,重点放在建模和单纯形法求解过程上。

案例 2-1(营养搭配问题) 有甲、乙、丙三种食品,都含有不同成分的维生素,其单位含量和单价如表 2-22 所示。为了保证人们的健康,不同成分的维生素的日供给量不少于所规定的最低需要量,问应该如何搭配各种食品才能使所花的费用最少?

表 2-22 食品维生素含量及单价

维生素	甲	乙	丙	每人每天最低需要量
$A(g)$	1	4	2	8(g)
$B(mg)$	3	2	0	6(mg)
单价(元)	2	3	1	

分析:设决策变量 x_1, x_2 和 x_3 分别代表每天采购甲、乙和丙三种食品的数量,采购各种食品的总花费为 Z,则

目标函数:Min $Z = 2x_1 + 3x_2 + x_3$

约束条件:

54

（1）维生素 A 每人每天最低需要量 $8g$：$x_1 + 4x_2 + 2x_3 \geq 8$

（2）维生素 B 每人每天最低需要量 $6mg$：$3x_1 + 2x_2 \geq 6$

所以，该问题的数学模型为：

$$\text{Min } Z = 2x_1 + 3x_2 + x_3$$

$$\text{s. t.} \begin{cases} x_1 + 4x_2 + 2x_3 \geq 8 \\ 3x_1 + 2x_2 \geq 6 \\ x_1, x_2, x_3, x_4 \geq 0 \end{cases} \tag{2-22}$$

在上述约束条件中添加剩余变量、人工变量，得到其典型方程组：

$$\text{Min } Z = 2x_1 + 3x_2 + x_3 + Mx_6 + Mx_7$$

$$\text{s. t.} \begin{cases} x_1 + 4x_2 + 2x_3 - x_4 + x_6 = 8 \\ 3x_1 + 2x_2 - x_5 + x_7 = 6 \\ x_1, x_2, x_3, x_4, x_5, x_6, x_7 \geq 0 \end{cases}$$

利用大 M 法求解，如表2-23。

表2-23　大 M 法求解食品营养搭配问题

C_B	c_j / x_j / X_B	2 x_1	3 x_2	1 x_3	0 x_4	0 x_5	M x_6	M x_7	b	θ
M	x_6	1	4	2	-1	0	1	0	8	2
M	x_7	3	2	0	0	-1	0	1	6	3
	$\overline{C_j}$	$2-4M$	$3-6M$	$1-2M$	M	M	0	0	$Z=14M$	
3	x_2	$\frac{1}{4}$	1	$\frac{1}{2}$	$-\frac{1}{4}$	0	$\frac{1}{4}$	0	2	8
M	x_7	$\frac{5}{2}$	0	-1	$\frac{1}{2}$	-1	$-\frac{1}{2}$	1	2	$\frac{4}{5}$
	$\overline{C_j}$	$\frac{5}{4}-\frac{5}{2}M$	0	$-\frac{1}{2}+M$	$\frac{3}{4}-\frac{1}{2}M$	M	$-\frac{3}{4}+\frac{3}{2}M$	0	$Z=2M+6$	
3	x_2	0	1	$\frac{3}{5}$	$-\frac{3}{10}$	$\frac{1}{10}$	$\frac{3}{10}$	$-\frac{1}{10}$	$\frac{9}{5}$	
2	x_1	1	0	$-\frac{2}{5}$	$\frac{1}{5}$	$-\frac{2}{5}$	$-\frac{1}{5}$	$\frac{2}{5}$	$\frac{4}{5}$	
	$\overline{C_j}$	0	0	0	$\frac{1}{2}$	$\frac{1}{2}$	$M-\frac{1}{2}$	$M-\frac{1}{2}$	$Z=7$	

因为非基变量 x_3 的检验数为 0，所以有多重最优解，其中一个最优解为 $X^* = \left(\dfrac{4}{5} \quad \dfrac{9}{5} \quad 0 \quad 0 \quad 0 \quad 0 \quad 0 \right)^T$，最优值为 $Z^* = 7$。即甲食品购买 $\dfrac{4}{5}$ 份，乙食品购买 $\dfrac{9}{5}$ 份，既可以满足维生素需求，又使得总花费最少为 7 元。

该问题的数学模型（2-22）也可以用对偶单纯形法求解，这样就避免了增加

笔记

人工变量,使运算简化。

案例 2-2(放射科的业务安排) A 医院放射科目前可以开展 X 线平片检查和 CT 检查业务,现拟购买磁共振仪,以增设磁共振检查业务。为此 A 医院收集了有关信息,以决策是否购买磁共振仪。经过资料收集,A 医院估计今后放射科如果开展此 3 项业务,在现有放射科医务人员力量和患者需求的情况下,每月此 3 项业务的最多提供量为 1800 人次。平均每人次检查时间、每月机器实际可使用时间、平均每人次检查利润见表 2-24。

表 2-24 放射科 3 项检查时间与利润及机器可使用时间

项目	放射科业务		
	X 线平片检查	CT 检查	磁共振检查
平均每人次检查时间(小时/次)	0.1	0.25	0.5
每月机器实际可使用时间(小时)	300	120	120
平均每人次检查利润(元/次)	20	60	10

分析:设决策变量 x_1、x_2 和 x_3 分别代表每月 X 线平片检查、CT 检查和磁共振检查的业务量,放射科业务总收入为 Z,则

目标函数:$\text{Max } Z = 20x_1 + 60x_2 + 10x_3$

约束条件:

(1)X 光机每月使用时间不可超过 300 小时:$0.1x_1 \leqslant 300$

(2)CT 机每月使用时间不可超过 120 小时:$0.25x_2 \leqslant 120$

(3)磁共振仪每月使用时间不可超过 120 小时:$0.5x_3 \leqslant 120$

(4)放射业务每月最大提供量为 1800 人次:$x_1 + x_2 + x_3 \leqslant 1800$

所以,该问题的数学模型为:

$$\text{Max } Z = 20x_1 + 60x_2 + 10x_3$$

$$\text{s. t.}\begin{cases} 0.1x_1 & & & \leqslant 300 \\ & 0.25x_2 & & \leqslant 120 \\ & & 0.5x_3 & \leqslant 120 \\ x_1 & + x_2 & + x_3 & \leqslant 1800 \\ x_1, x_2, x_3 \geqslant 0 \end{cases}$$

利用单纯形法可得最终单纯形表表 2-25。

最优解 $X^* = (1320 \quad 480 \quad 0 \quad 168 \quad 0 \quad 120 \quad 0)^T$,最优值 $Z^* = 55200$。

从最终单纯形表上可读出如下信息:

1. A 医院从放射科收益的角度考虑,不应购买磁共振机。

2. 在每月 X 线平片检查和 CT 检查业务量各为 1320 人次和 480 人次时,放射科利润最大,达 55 200 元。

3. 在最优业务安排情况下,每月 X 光机仍有 168 小时未实际利用,故它的影子价格为 0 元/小时;每月 CT 机可使用的时间已完全利用,它的影子价格为 160 元/小时,如果市场上能租到 CT 机的价格低于影子价格 160 元/小时,那么就应

表2-25 放射科业务安排最终单纯形表

C_B	X_B	c_j 20 x_1	60 x_2	10 x_3	0 x_4	0 x_5	0 x_6	0 x_7	b
0	x_4	0	0	$-\dfrac{1}{10}$	1	$\dfrac{2}{5}$	0	$-\dfrac{1}{10}$	168
60	x_2	0	1	0	0	4	0	0	480
0	x_6	0	0	$\dfrac{1}{2}$	0	0	1	0	120
20	x_1	1	0	1	0	-4	0	1	1320
$\overline{C_j}$		0	0	-10	0	-160	0	-20	$Z^*=55200$

当租用 CT 机,增加 CT 检查业务,以求得更高的利润。如果医院购买了磁共振机,而在最优业务安排情况下,并无利用,所以其影子价格为 0 元/小时。

4. 在最优业务安排情况下,每月 X 线平片检查和 CT 检查的服务量已达到现有医务人员服务提供和患者需求的最大量。A 医院如果想通过从人才市场上聘用医务人员以增加放射科的服务能力,并通过宣传扩大患者对其医院医疗服务(包括放射科业务)的需求,则只有当增加一个患者的服务量所需额外增加的人员招聘费和宣传费低于 20 元时,才是适宜的,可使放射科的利润更高。

案例 2-3(医用试管生产的灵敏度分析) 用甲、乙两种原料生产 A、B、C 三种型号医用试管,各单位产品对原材料的消耗、现有的原材料数、单位产品的利润值如表2-26 所示,问:

(1)如何组织生产,才能使总利润值最大?

(2)如果市场需求变化使得 A 型号试管单位利润发生变化,那这个变化应在什么范围,才能使原生产计划保持不变?

(3)若生产需要增加电力约束,假定每生产一个单位的 A、B、C 试管对电力的消耗分别为 1、3、2 个单位,若供电量控制在 10 个单位之内,应如何组织生产,才能使利润值最大?

(4)有一种新型号试管 D,它对原材料甲、乙的消耗分别为 4 和 7,单位利润为 6 万元,问是否安排生产 D? 如何安排?

表2-26 生产试管所需原材料、单位消耗和利润值

原材料	A	B	C	原材料总量(千克)
甲	3	10	5	35
乙	2	15	6	40
单位利润(万元)	5	20	7	

分析:设决策变量 x_1、x_2 和 x_3 分别代表试管 A、B、C 计划生产数,试管利润值为 Z,则

目标函数:Max $Z = 5x_1 + 20x_2 + 7x_3$

约束条件:

(1)原料甲消耗量不可超过 35 千克: $3x_1 + 10x_2 + 5x_3 \leqslant 35$

(2)原料乙消耗量不可超过 40 千克: $2x_1 + 15x_2 + 6x_3 \leqslant 40$

所以,该问题的数学模型为:

$$\text{Max } Z = 5x_1 + 20x_2 + 7x_3$$

$$\text{s. t.} \begin{cases} 3x_1 + 10x_2 + 5x_3 \leqslant 35 \\ 2x_1 + 15x_2 + 6x_3 \leqslant 40 \\ x_1, x_2, x_3 \geqslant 0 \end{cases}$$

引入松弛变量 x_4、x_5,利用单纯形法可得最终单纯形表(见表2-27)。

表2-27　最终单纯形表

C_B	c_j / x_j / X_B	5 x_1	20 x_2	7 x_3	0 x_4	0 x_5	b
5	x_1	1	0	$\frac{3}{5}$	$\frac{3}{5}$	$-\frac{2}{5}$	5
20	x_2	0	1	$\frac{8}{25}$	$-\frac{2}{25}$	$\frac{3}{25}$	2
	$\overline{C_j}$	0	0	$-\frac{12}{5}$	$-\frac{7}{5}$	$-\frac{2}{5}$	$Z = 65$

(1)从表上可以看出,生产 A 型号试管 5 个单位,B 型号试管 2 个单位,C 型号试管不生产,可获得最大利润值 65 万元。

(2)设 A 型号试管单位利润由 **5→5 $+ \Delta c_1$**,则最终单纯形表变为表2-28。

表2-28　基变量系数变化的灵敏度分析

C_B	c_j / x_j / X_B	$5 + \Delta c_1$ x_1	20 x_2	7 x_3	0 x_4	0 x_5	b
$5 + \Delta c_1$	x_1	1	0	$\frac{3}{5}$	$\frac{3}{5}$	$-\frac{2}{5}$	5
20	x_2	0	1	$\frac{8}{25}$	$-\frac{2}{25}$	$\frac{3}{25}$	2
	$\overline{C_j}$	0	0	$-\frac{12}{5} - \frac{3}{5}\Delta c_1$	$-\frac{7}{5} - \frac{3}{5}\Delta c_1$	$-\frac{2}{5} + \frac{2}{5}\Delta c_1$	$Z = 65 + 5\Delta c_1$

要保持最优解不变,则必须满足下列不等式:

$$\begin{cases} -\dfrac{12}{5} - \dfrac{3}{5}\Delta c_1 \leqslant 0 \\[2mm] -\dfrac{7}{5} - \dfrac{3}{5}\Delta c_1 \leqslant 0 \\[2mm] -\dfrac{2}{5} + \dfrac{2}{5}\Delta c_1 \leqslant 0 \end{cases}$$

所以 Δc_1 在 $\left[-\dfrac{7}{3}, 1\right]$ 之间变动时,原生产计划不变。

(3)增加电量控制相当于在原问题的基础上增加了一个约束条件

$$x_1 + 3x_2 + 2x_3 \leqslant 10$$

原问题的最优解为 $X^* = (5 \quad 2 \quad 0)^T$,不能满足新增的约束条件,故需要重新寻找最优解。

设 x_6 为新增的松弛变量,则得到

$$x_1 + 3x_2 + 2x_3 + x_6 = 10$$

原最终单纯形表(表 2-27)新增一行和一列,见表 2-29。此时原最终单纯形表中的 x_1 和 x_2 的系数列向量不再是单位向量了,所以继续进行行变换。在行变换后得到的新单纯形表中,检验数均小于等于零,但右端项出现负值,所以可用对偶单纯形法继续运算。最后得最优解 $X^* = \left(\dfrac{10}{3} \quad \dfrac{20}{9} \quad 0\right)^T$,最优值 $Z^* = 61.1$ 万元。

表 2-29 增加约束条件的灵敏度分析

C_B	c_j / x_j / X_B	5 x_1	20 x_2	7 x_3	0 x_4	0 x_5	0 x_6	b
5	x_1	1	0	$\dfrac{3}{5}$	$\dfrac{3}{5}$	$-\dfrac{2}{5}$	0	5
20	x_2	0	1	$\dfrac{8}{25}$	$-\dfrac{2}{25}$	$\dfrac{3}{25}$	0	2
0	x_6	1	3	2	0	0	1	10
5	x_1	1	0	$\dfrac{3}{5}$	$\dfrac{3}{5}$	$-\dfrac{2}{5}$	0	5
20	x_2	0	1	$\dfrac{8}{25}$	$-\dfrac{2}{25}$	$\dfrac{3}{25}$	0	2
0	x_6	0	0	$\dfrac{11}{25}$	$-\dfrac{9}{25}$	$\dfrac{1}{25}$	1	-1
$\overline{C_j}$		0	0	$-\dfrac{12}{5}$	$-\dfrac{7}{5}$	$-\dfrac{2}{5}$	0	
θ					$\dfrac{35}{9}$			

笔记

续表

C_B	c_j / x_j / X_B	5 x_1	20 x_2	7 x_3	0 x_4	0 x_5	0 x_6	b
5	x_1	1	0	$\frac{4}{3}$	0	$-\frac{1}{3}$	$\frac{5}{3}$	$\frac{10}{3}$
20	x_2	0	1	$\frac{2}{9}$	0	$\frac{1}{9}$	$-\frac{2}{9}$	$\frac{20}{9}$
0	x_4	0	0	$-\frac{11}{9}$	1	$-\frac{1}{9}$	$-\frac{25}{9}$	$\frac{25}{9}$
	$\overline{C_j}$	0	0	$-\frac{37}{9}$	0	$-\frac{5}{9}$	$-\frac{35}{9}$	$Z=\frac{550}{9}$

(4) 设 x_7 表示 D 型号试管的生产数量,对应于 x_7 的检验数为

$$\overline{C_7} = c_7 - C_B B^{-1} P_7 = 6 - (5,20)\begin{pmatrix} 3 & 10 \\ 2 & 15 \end{pmatrix}^{-1}\begin{pmatrix} 4 \\ 7 \end{pmatrix} = -\frac{12}{5}$$

检验数为负值,最优基和最优解不变,不考虑生产 D 型号试管。

知识链接

线性规划发展大事记

1939 年,苏联数学家康托洛维奇出版《生产组织和计划中的数学方法》一书。

1947 年,美国数学家丹捷格提出了线性规划问题的单纯形求解方法。

1950~1956 年,线性规划的对偶理论出现。

1952 年,A. Charnes 提出了退化问题中避免循环发生的摄动法。

1960 年,丹捷格与沃尔夫(P. Wolfe)建立大规模线性规划问题的分解算法。

1975 年,康托洛维奇与库普曼斯因"最优资源配置理论的贡献"荣获诺贝尔经济学奖。

1976 年,Bland 提出了一种用单纯形法进行计算时避免循环出现的勃兰特法,被认为是线性规划领域中一项很好的成果。

1978 年,苏联数学家哈奇扬(LG. Khachian)提出求解线性规划问题的多项式时间算法(内点算法),具有重要理论意义。

1984 年,在美国贝尔实验室工作的印度裔数学家卡玛卡(N. Karmarkar)提出可以有效求解实际线性规划问题的多项式时间算法——Karmarkar 算法。

笔记

本章小结

1. 线性规划的数学模型包括三要素 决策变量、目标函数和约束条件。

2. 线性规划问题的解有 4 种情况 ①有唯一的最优解;②有无穷多个最优解,但最优值唯一;③有可行解,但没有最优解;④没有可行解。

3. 线性规划模型标准型 ①目标函数最大化;②所有的约束条件是等式;③所有的决策变量非负;④每一约束条件右端常数项非负。

4. 典型方程组 在线性方程组中,每一个方程中都有一个变量系数为 1,并且这个变量不再出现在其他方程中。

5. 单纯形法基本思路 ①确定初始基可行解;②最优性检验;③确定进基变量、出基变量和枢元;④实施以枢元为中心的初等变换,得到新的基可行解,直到找到最优解或确定没有最优解为止。

6. 当线性规划模型的约束条件方程组不含明显的基变量时,可采用加入人工变量的方法把约束条件方程组化成典型方程组,然后用大 M 法进行求解。

7. 具有"max,≤,变量皆非负"和"min,≥,变量皆非负"形式的线性规划是对称的对偶线性规划。

8. 对偶单纯形法迭代的要点 ①确定换出变量;②确定换入变量;③确定枢元,实施以枢元为中心的初等变换;④进行最优解检查。

9. 灵敏度分析用来确定某一参数不影响最优解的可变范围;它也可用于考察增加或减少变量和约束条件所带来的变化。

关键术语

线性规划(linear programming,LP)
线性规划数学模型(model of LP)
线性规划问题的图解法(graphical solution of LP problems)
线性规划的标准型(standard form of LP)

单纯形法(simplex method)
大 M 法(big M method)
对偶理论(the dual theorem)
对偶单纯形法(dual simplex method)
影子价格(shadow price)
灵敏度分析(sensitivity analysis of LP)

习题

1. 单项选择题

(1)线性规划问题的基本可行解 X 对应于可行域 D 的(   )。

A 外点 B 所有点 C 内点

D 内点和外点 E 顶点

(2)设线性规划标准形式中,约束方程组的系数矩阵为 $A_{m \times n}$,其秩为 m,则该问题的某一个基可行解含有(   )。

A $n-m$ 个零分量 B $n-m$ 个正分量

C 至少 $n-m$ 个零分量 D 至少 $n-m$ 个正分量

E 最多 $n-m$ 个零分量

(3)对偶问题的对偶是( )。

A 基本问题 B 基本解问题 C 对偶问题

D 原问题 E 对称问题

(4)单纯形法求解最大化线性规划问题时,当( )时可断定问题无可行解。

A 全部变量的检验数非负

B 最终的单纯形表的基变量中含有人工变量,且其取值不为零

C 某个检验数为正的非基变量,其系数列向量不存在正分量

D 非基变量全部非正,且某个非基变量的检验数为零

E 基变量存在两个以上相同的最小比值

(5)对偶单纯形法解最大化线性规划问题时,每次迭代要求单纯形表中( )

A 检验数都不大于零 B 检验数都大于零 C 检验数都不小于零

D 常数列元素不小于零 E 常数列元素都不大于零

2. 多项选择题

(1)线性规划模型的特点( )。

A 有一个目标函数 B 目标求最大 C 变量非负

D 有等式或不等式约束 E 所有函数都是线性函数

(2)下面命题正确的是( )。

A 线性规划的基本可行解是最优解 B 基本可行解一定是基本解

C 线性规划一定有可行解 D 线性规划的最优值至多有一个

E 线性规划的最优解至多有一个

(3)一个线性规划问题(α)与它的对偶问题(β)有关系( )。

A(α)有最优解,则(β)也有最优解

B(α)(β)互为对偶

C(α)的检验数对应于(β)的一个基解

D(α)、(β)均有可行解则都有最优解

E(α)有可行解则(β)有最优解

(4)线性规划的标准型有特点( )。

A 右端项非零 B 不等式约束 C 变量均非负

D 变量非零 E 右端项非负

3. 用图解法求下列线性规划问题,并指出问题具有唯一最优解、无穷多最优解、无界解还是无可行解。

$$(1) \quad \text{Min } z = 2x_1 + 3x_2$$
$$\text{s. t.} \begin{cases} 4x_1 + 6x_2 \geq 6 \\ 4x_1 + 2x_2 \geq 4 \\ x_1, x_2 \geq 0 \end{cases}$$

$$(2) \quad \text{Max } z = 3x_1 + 2x_2$$
$$\text{s. t.} \begin{cases} 2x_1 + x_2 \leq 2 \\ 3x_1 + 4x_2 \geq 12 \\ x_1, x_2 \geq 0 \end{cases}$$

笔记

$$\text{Max } z = x_1 + x_2$$

$$(3)\quad \text{s. t.} \begin{cases} 6x_1 + 10x_2 \leqslant 120 \\ 5 \leqslant x_1 \leqslant 10 \\ 3 \leqslant x_2 \leqslant 8 \end{cases}$$

$$\text{Max } z = 3x_1 + 9x_2$$

$$(4)\quad \text{s. t.} \begin{cases} x_1 + 3x_2 \leqslant 22 \\ -x_1 + x_2 \leqslant 4 \\ x_2 \leqslant 6 \\ 2x_1 - 5x_2 \leqslant 0 \\ x_1, x_2 \geqslant 0 \end{cases}$$

4. 将下列线性规划问题化为标准型

$$\text{Max } z = 3x_1 + 5x_2 - 4x_3 + 2x_4$$

$$(1)\quad \text{s. t.} \begin{cases} 2x_1 + 6x_2 - x_3 + 3x_4 \leqslant 18 \\ x_1 - 3x_2 + 2x_3 - 2x_4 \geqslant 13 \\ -x_1 + 4x_2 - 3x_3 - 5x_4 = 9 \\ x_1, x_2, x_3, x_4 \geqslant 0 \end{cases}$$

$$\text{Min } f = 3x_1 + x_2 + 4x_3 + 2x_4$$

$$(2)\quad \text{s. t.} \begin{cases} 2x_1 + 3x_2 - x_3 - 2x_4 \leqslant -51 \\ 3x_1 - 2x_2 + 2x_3 - x_4 \geqslant -7 \\ 2x_1 + 4x_2 - 3x_3 + 2x_4 = 15 \\ x_1, x_2 \geqslant 0, x_3 \text{ 无符号限制}, x_4 \leqslant 0 \end{cases}$$

$$\text{Max } Z = 3x_1 - x_2 + 2x_3$$

$$(3)\quad \text{s. t.} \begin{cases} 2x_1 - x_2 + x_3 \geqslant 4 \\ -4x_1 + x_2 + 3x_3 = 8 \\ 3x_1 + 2x_2 + x_3 \leqslant 9 \\ x_1, x_2 \geqslant 0, x_3 \text{ 自由变量} \end{cases}$$

5. 用单纯形法求解以下线性规划问题

$$\text{Max } z = x_2 - 2x_3$$

$$(1)\quad \text{s. t.} \begin{cases} x_1 + 3x_2 + 4x_3 = 12 \\ 2x_2 - x_3 \leqslant 12 \\ x_1, x_2, x_3 \geqslant 0 \end{cases}$$

$$\text{Min } z = -x_2 + 2x_3$$

$$(2)\quad \text{s. t.} \begin{cases} x_1 - 2x_2 + x_3 = 2 \\ x_2 - 3x_3 \leqslant 1 \\ x_2 - x_3 \leqslant 2 \\ x_1, x_2, x_3 \geqslant 0 \end{cases}$$

6. 用大 M 法求解以下线性规划问题

$$\text{Max } z = x_1 + 3x_2 + 4x_3$$

$$(1)\quad \text{s. t.} \begin{cases} 3x_1 + 2x_2 \leqslant 13 \\ x_2 + 3x_3 \leqslant 17 \\ 2x_1 + x_2 + x_3 = 13 \\ x_1, x_2, x_3 \geqslant 0 \end{cases}$$

$$\text{Min } z = 2x_1 + 3x_2 + x_3$$

$$(2)\quad \text{s. t.} \begin{cases} x_1 + 4x_2 + 2x_3 \geqslant 8 \\ 3x_1 + 2x_2 \geqslant 6 \\ x_1, x_2, x_3 \geqslant 0 \end{cases}$$

7. 某工厂生产过程中需要长度为 3.1 米、2.5 米和 1.7 米的同种棒料毛坯分别为 200 根、100 根和 300 根。现有的原料为 9 米长棒材,问如何下料可使废料最少?

8. 有 1、2、3、4 四种零件均可在设备 A 或设备 B 上加工,已知在这两种设备上分别加工一个零件的费用如表 2-30 所示。又知设备 A 或 B 只要有零件加工均需要设备的启动费用,分别为 100 元和 150 元。现要求加工 1、2、3、4 零件各三件,问应如何安排使总的费用最小(只建立线性规划模型)。

笔记

表2-30 在两种设备上分别加工一个零件的费用（元）

设备 \ 零件	1	2	3	4
A	50	80	90	40
B	30	100	50	70

9. 写出下列问题的对偶规划

(1) $\text{Max } Z = -3x_1 + 5x_2$

s. t. $\begin{cases} -x_1 + 2x_2 \leq 5 \\ x_1 + 3x_2 \leq 2 \\ x_1, x_2 \geq 0 \end{cases}$

(2) $\text{Max } Z = x_1 + 2x_2 - 3x_3 + 4x_4$

s. t. $\begin{cases} -x_1 + x_2 - x_3 - 3x_4 = 5 \\ 6x_1 + 7x_2 - x_3 + 5x_4 \geq 8 \\ 12x_1 - 9x_2 + 7x_3 + 6x_4 \leq 10 \\ x_1, x_3 \geq 0, x_2, x_4 \text{ 无符号限制} \end{cases}$

(3) $\text{Min } Z = 2x_1 + 2x_2 + 4x_3$

s. t. $\begin{cases} 2x_1 + 3x_2 + 5x_3 \geq 2 \\ 3x_1 + x_2 + 7x_3 \leq 3 \\ x_1 + 4x_2 + 6x_3 \leq 5 \\ x_1, x_2, x_3 \geq 0 \end{cases}$

(4) $\text{Max } Z = 6x_1 + 4x_2 + x_3 + 7x_4 + 5x_5$

s. t. $\begin{cases} 3x_1 + 7x_2 + 8x_3 + 5x_4 + x_5 = 2 \\ 2x_1 + x_2 + 3x_3 + 2x_4 + 9x_5 = 6 \\ x_1, x_2, x_3, x_4 \geq 0, x_5 \text{ 自由变量} \end{cases}$

10. 用对偶单纯形方法，求解下面问题

(1) $\text{Min } f = 5x_1 + 2x_2 + 4x_3$

s. t. $\begin{cases} 3x_1 + x_2 + 2x_3 \geq 4 \\ 6x_1 + 3x_2 + 5x_3 \geq 10 \\ x_1, x_2, x_3 \geq 0 \end{cases}$

(2) $\text{Max } Z = -x_1 - 2x_2 - 3x_3$

s. t. $\begin{cases} 2x_1 - x_2 + x_3 \geq 4 \\ x_1 + x_2 + 2x_3 \leq 8 \\ x_2 - x_3 \leq 2 \\ x_1, x_2, x_3 \geq 0 \end{cases}$

11. 某药厂计划利用三种资源生产甲、乙两种药品，已知生产单位药品的资源消耗、单位药品的利润等数据见表2-31。假定市场需求无限制。问：

（1）该药厂决策者应如何安排生产计划才能使该厂利润最大？

（2）若甲药品的单位利润降至85元，而乙药品的单位利润增至95元，该药厂的最优生产计划有何变化？

（3）若设备和材料B的现有资源不变，而材料A的现有资源增至51千克时，该药厂的最优生产计划是什么？

（4）该药厂进行工艺改进后，生产单位甲药品所需设备台时及原材料A和B变为1、2、0，该药品的单位利润变为100元，求最优生产计划？

（5）该药厂计划推出一种新药品丙，生产单位丙药品耗费的设备台时及原料A和B分别为1、4、4，该药品预期单位利润为115元，试分析该种产品是否值得投产；如果投产，该药厂的最优生产计划是什么？

（6）假定药品生产完成后还需要经过一道检测环节。单位甲、乙药所需检测时间分别为2和1.5小时，而检测时间拥有量为24小时。试分析该药厂的最优生产计划?

表2-31　生产药品所需原材料、单位消耗和利润值

资源	甲	乙	现有资源
设备(台时)	1	1	16
材料 A(千克)	3	2	36
材料 B(千克)	0	5	65
单位利润(元)	90	70	

（魏赟鹏　李　丹）

几种特殊的线性规划问题及其解法

通过本章的学习,你应该能够:

掌握　运输问题的表上作业法和指派问题的匈牙利解法。

熟悉　运输问题数学模型的特殊结构,0-1规划及指派问题的特点。

了解　整数规划概念、模型及其解法,0-1变量的应用。

章前案例

　　某制药集团在全国不同地区设有3个某种中药材的种植加工基地,分别为 A_1、A_2、A_3;这3个基地每月药材生产加工量分别为9、5和7吨。该集团从这些种植加工基地每月将加工好的药材分别运往位于全国4个不同地区的该集团下属药厂 B_1、B_2、B_3 和 B_4;这4个药厂每月药材的需求量分别为3、8、4和6吨,用于生产成药。已知从每个基地到各药厂每吨药材的运价如表3-1所示,则该集团应如何安排运输,使在满足各药厂需求的前提下总运费最少?

表3-1　药材产量、需求量及运价　　　　单位(百元)

		药厂			产量(吨)
		B_1	B_2	B_3	B_4	
种植基地	A_1	2	9	10	7	9
	A_2	1	3	4	2	5
	A_3	8	4	2	5	7
需求量(吨)		3	8	4	6	21

　　章前案例属于线性规划问题,可以建立线性规划模型,并用单纯形法求解。但使用单纯表来计算工作量非常大,所以对于特殊结构的线性规划模型,人们探讨了更为简便的求解方法,从而大大简化了计算。如章前案例就属于一个运输问题,其数学模型具有特殊的结构,可以采用简化了的单纯形法进行求解。本章将介绍运输问题、0-1规划与指派问题等几种特殊的线性规划问题及其对应的特殊解法。

笔记

第一节 运输问题及表上作业法

人员、物资的流动在社会生产实践中是极其频繁且普遍的。人们经常需要把某些货物从一些地方运送到另一些地方。根据各地的生产量和需要量及各地之间的单位运输费用,制定一个使总的运输费用最小的运输方案,这样的问题称为运输问题。运输问题属于线性规划范畴,由于运输模型的特殊性,人们找到了更为简便的求解方法,如表上作业法和图上计算法,本节将详细介绍表上作业法。

一、运输问题的模型和特征

运输问题(transportation problem)可一般描述为:某种物资有 m 个产地:A_1,A_2,$\cdots$,A_m,需要运到 n 个销地 B_1,B_2,$\cdots$,B_n;A_i 的产量为 a_i;B_j 的销量为 b_j,并且 $\sum\limits_{i=1}^{m} a_i = \sum\limits_{j=1}^{n} b_j$(即产销平衡。否则为产销不平衡,产销不平衡运输问题可经适当调整转化为产销平衡问题来解决)。若已知货物从 A_i 到 B_j 的单位运费为 c_{ij}($i = 1,2,\cdots,m,j = 1,2,\cdots,n$),试问如何组织调运,既能满足供需要求,又能使总运费为最少?

令决策变量 x_{ij}($i = 1,2\cdots,m,j = 1,2\cdots,n$)表示从 A_i 运到 B_j 的物资数量,运输问题可更直观地用表 3-2 的形式表示,称为运输表。

表3-2 运输表

销地 产地	B_1		B_2		$\cdots$		B_n		产量
A_1		c_{11}		c_{12}				c_{1n}	a_1
	x_{11}		x_{12}				x_{1n}		
A_2		c_{21}		c_{22}				c_{2n}	a_2
	x_{21}		x_{22}				x_{2n}		
$\vdots$									$\vdots$
A_m		c_{m1}		c_{m2}				c_{mn}	a_m
	x_{m1}		x_{m2}				x_{mn}		
销量	b_1		b_2		$\cdots$		b_n		

该问题要求:至少找到一组 $x_{ij} \geq 0$,$i = 1,2,\cdots,m$;$j = 1,2,\cdots,n$ 使总运费 $\sum\limits_{i=1}^{m}\sum\limits_{j=1}^{n} c_{ij}x_{ij}$ 最少。该问题的数学模型为:

$$\text{Min } Z = \sum_{i=1}^{m}\sum_{j=1}^{n} c_{ij}x_{ij}$$

笔记

$$\begin{cases} \sum_{j=1}^{n} x_{ij} = a_i, i = 1,2,\cdots,m & (1) \\ \sum_{i=1}^{m} x_{ij} = b_j, j = 1,2,\cdots,n & (2) \\ x_{ij} \geqslant 0, i = 1,2,\cdots,m; j = 1,2,\cdots,n \end{cases}$$

上述模型中约束条件方程组(1)可解释为由某一产地 i 运往 n 个销地的运量之和恰好等于该产地的产量 a_i;方程组(2)可解释为由 m 个产地运往某一销地 j 的运量之和恰好等于该销地的销量 b_j。

对于章前案例所描述的运输问题,其线性规划数学模型为:

$$\text{Min } Z = 2x_{11} + 9x_{12} + 10x_{13} + 7x_{14} + x_{21} + 3x_{22} +$$
$$4x_{23} + 2x_{24} + 8x_{31} + 4x_{32} + 2x_{33} + 5x_{34}$$

$$\text{s. t.} \begin{cases} x_{11} + x_{12} + x_{13} + x_{14} = 9 \\ x_{21} + x_{22} + x_{23} + x_{24} = 5 \\ x_{31} + x_{32} + x_{33} + x_{34} = 7 \\ x_{11} + x_{21} + x_{31} = 3 \\ x_{12} + x_{22} + x_{32} = 8 \\ x_{13} + x_{23} + x_{33} = 4 \\ x_{14} + x_{24} + x_{34} = 6 \\ x_{ij} \geqslant 0, i = 1,2,3; j = 1,2,3,4 \end{cases}$$

很显然,运输问题是一个有 $m \times n$ 个变量、$m + n$ 个约束方程的线性规划问题,其约束方程组的系数矩阵 A 如下:

$$x_{11} x_{12} \cdots x_{1n} \quad x_{21} x_{22} \cdots \quad x_{2n} \cdots \quad x_{m1} x_{m2} \cdots x_{mn}$$

$$A = \begin{pmatrix} 1 & 1 & \cdots & 1 & & & & & & & & & \\ & & & & 1 & 1 & \cdots & 1 & & & & & \\ & & & & & & & & \cdots & & & & \\ & & & & & & & & & 1 & 1 & \cdots & 1 \\ 1 & & & & 1 & & & & & 1 & & & \\ & 1 & & & & 1 & & & & & 1 & & \\ & & \ddots & & & & \ddots & & & & & \ddots & \\ & & & 1 & & & & 1 & & & & & 1 \end{pmatrix} \begin{matrix} \left. \vphantom{\begin{matrix}1\\1\\1\\1\end{matrix}} \right\} m\,\text{行} \\ \left. \vphantom{\begin{matrix}1\\1\\1\\1\end{matrix}} \right\} n\,\text{行} \end{matrix}$$

显然,其约束方程组的系数矩阵 A 中的元素只有 0 和 1,且 A 的每一列只有两个非零元素。由于其模型结构的特殊性,m 个产地、n 个销地的产销平衡运输问题具有如下特征:①一定有可行解,且有最优解;②当产量与销量均为整数时,一定有整数最优解;③有 $m + n - 1$ 个基变量。

需要指出的是,并非任意 $m + n - 1$ 个变量都能构成基变量,那么在运输表中如何判断 $m + n - 1$ 个变量是否构成基变量呢?为此,给出"闭回路"的概念。

所谓"闭回路"是运输表中的一个变量序列,序列中任何两个相邻变量处于运输表的同一行或者同一列,而任何三个相邻的变量不会处于同一行或同一列中;序列中的最后一个变量与第一个变量位于运输表的同一行或同一列。将序列中相邻的两个变量依次相连,并将最后一个变量与第一个变量相连,可形成一个闭合的回路,称为闭回路。

设 $m=4,n=5$,则变量序列 $\{x_{21},x_{23},x_{43},x_{41}\}$ 与 $\{x_{11},x_{13},x_{43},x_{44},x_{34},x_{31}\}$ 分别形成如图 3-1(a)、(b) 所示的两个闭回路。显然,序列中的变量均处于闭回路的转折位置,故称为闭回路的顶点,序列中相邻两个变量的连线称为闭回路的边。

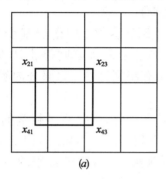 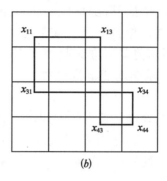

(a)   (b)

图 3-1 闭回路示意图

有了闭回路的概念,就可以判断 $m+n-1$ 个变量是否构成基变量。

定理 3-1 运输问题的 $m+n-1$ 个变量构成基变量的充要条件是它不包含任何闭回路。即所有顶点都是基变量的闭回路不存在(证明略)。

相应的,如果以某一个非基变量为起点(第一个顶点),而其他顶点都是基变量,则一定能找到唯一一条闭回路。

知识链接

中国的第一个运筹学研究小组是在钱学森、许国志先生的推动下于 1956 年在中国科学院力学研究所成立的,1958 年建立了专门的运筹学研究室。五十年代后期,运筹学在中国的应用集中在运输问题上,由于在应用单纯形法解决粮食合理运输问题时遇到了困难,我国运筹工作者于是创立了运输问题的"图上作业法"。另一个广为流传容易明白的例子就是"打麦场的选址问题",目的在于解决当时在以手工收割为主的情况如何节省人力和时间。国际上著名的"中国邮路问题"模型也是在那个时期由管梅谷教授提出来的。所以,现在非常热门的"物流学"在当时就有一些雏形的研究,但可惜中国的大工业落后,又不是市场环境,使我们在相当长的时期中远离了当代"物流学"发展的主流。

二、用表上作业法求解运输问题

基于运输问题的上述特殊性,求解运输问题的单纯形法就可以大大简化,对求极小化问题来说,这种解法能直接在运输表上进行,即所谓的表上作业法(table- manipulation method）。

　　需要注意的是,运输问题的表上作业法与一般线性规划问题的单纯形法基本原理是一致的,区别在于使用的工具是运输表而非单纯形表,操作方法也有所不同。因此,表上作业法基本步骤类似于单纯形法:

　　1. 编制初始调运方案　确定初始基本可行解,即在运输表中确定 $m+n-1$ 个初始基变量及其取值,常用的方法有西北角法、最小元素法及 Vogel 法（在此仅介绍最小元素法,其他两种方法的介绍见光盘）。

　　2. 最优性检验　对当前的基可行解（调运方案）求出非基变量的检验数,以判断当前调运方案是否为最优解,如已是最优解则停止计算,否则转入步骤 3。求非基变量检验数的常用方法有闭回路法（此部分内容见光盘）和位势法。

　　3. 解的改进　若当前的调运方案不是最优解,则需要进行解的改进或调整（相当于单纯形法中的基变换）,调整后得到新基可行解,返回到第 2 步,直至取得最优解为止（运输问题一定存在最优解）。解改进常用的方法为闭回路法。

　　下面以章前案例为例介绍表上作业法的具体操作过程。

　　（一）编制初始调运方案

　　首先将原始运输问题转化为运输表的形式。与单纯形法一样,表上作业法也需要先找出一组初始基可行解,即所谓初始调运方案。其中的关键是找出 $m+n-1=3+4-1=6$ 个非负数作为基变量取值填入运输表的相应格中,使之满足约束条件。例如表 3-3 给出的 6 个数,满足产地和销地的供需,所以它是一个可行的调运方案,即基可行解。其中 6 个数对应的 6 个变量是基变量,其他没填数字的空格对应的变量为非基变量（取值为零）。因此,在运输表中,基变量也称为数字格,非基变量也称为空格。那么如何得到一个初始基本可行解呢? 下面介绍确定初始基可行解的最小元素法。

表 3-3　药材调运问题的一个基可行解

销地 产地	B_1	B_2	B_3	B_4	产量
A_1	2	9　**5**	10	7　**4**	9
A_2	1　**3**	3	4　**2**	2	5
A_3	8	4　**3**	2　**4**	5	7
销量	3	8	4	6	

　　最小元素法的思想是就近供应,即从运输表中单位运价最小的 c_{ij} 对应的变量 x_{ij} 开始优先赋值,令 $x_{ij}=\min\{a_i,b_j\}$,划去无法赋值的格,再从剩下的格中最小

运价对应的变量赋值并满足约束,依此类推,直到最后给出一个初始基可行解为止。本例中,单位运费最小为 $c_{21}=1$,故首先给 x_{21} 赋值,令 $x_{21}=\min\{a_2,b_1\}=\min\{5,3\}=3$,即基地 A_2 生产的药材首先满足了药厂 B_1 的全部需要,在表中将 B_1 需求量改为 0,而 A_2 的供应量改为 $5-3=2$,并将 B_1 列的其他格打×;从剩余未被填写数字或打×的格中再次寻找单位运费最小者为 $c_{24}=2$(因有多于 1 个最小运价,故任选其一对应的变量赋值),令 $x_{24}=\min\{a_2,b_4\}=\min\{2,6\}=2$,表示由 A_2 调运 2 吨给 B_4,但只能满足 B_4 的部分需求,其余 $6-2=4$ 吨由其他基地供应,将 A_2 对应的供应量改为 0,并将 A_2 行的其余格打×,B_4 列对应的需求量改为 4 吨;依此类推,得初始调运方案如表 3-4 所示。

表3-4 药材调运问题的初始调运方案——最小元素法

产地 ＼ 销地	B_1	B_2	B_3	B_4	产量
A_1	2 ×	9 5	10 ×	7 4	950
A_2	1 3	3 ×	4 ×	2 2	520
A_3	8 ×	4 3	2 4	5 ×	730
销量	30	850	40	640	

这个初始调运方案对应的运输费用为:

$9\times5+7\times4+1\times3+2\times2+4\times3+2\times4=100$(百元)。

注意,得到初始方案后,应检查最终数字格的个数是否恰好为 $m+n-1$,如果数字格的个数不等于 $m+n-1$,则后面的计算无法进行。

(二)最优性的检验

得到运输问题的初始调运方案后,与单纯形法一样,仍然要利用检验数来判断该方案是否为最优方案。由于运输问题目标函数是求极小值,故当所有非基本变量的检验数均为非负时,对应的运输方案为最优解。利用运输表求非基变量检验数的常用方法有闭回路法和位势法两种,仍以章前案例加以说明,记 x_{ij} 的检验数为 σ_{ij},在表 3-4 所示初始基可行解的基础上进行计算。

利用闭回路法判断一个方案是否为最优,需要通过每一个空格寻找闭回路,以及根据闭回路求出每个空格的检验数。当一个运输问题的产地和销地数很多时,用这个方法计算检验数的工作量会十分繁重。下面介绍一种比较简便的求检验数的方法——位势法,位势法是根据线性规划对偶理论推导出来的一种方法。

设产销平衡运输问题数学模型为

笔记

$$\text{Min } Z = \sum_{i=1}^{m} \sum_{j=1}^{n} c_{ij} x_{ij}$$

$$\text{s. t.} \begin{cases} \sum_{j=1}^{n} x_{ij} = a_i, i = 1, 2, \cdots, m \\ \sum_{i=1}^{m} x_{ij} = b_j, j = 1, 2, \cdots, n \\ x_{ij} \geq 0, i = 1, 2, \cdots, m; j = 1, 2, \cdots, n \end{cases}$$

设前 m 个约束对应的对偶变量为 $u_i(i = 1, 2, \cdots, m)$，后 n 个约束对应的对偶变量为 $v_j(j = 1, 2, \cdots, n)$，则运输问题的对偶问题模型为

$$\text{Max } W = \sum_{i=1}^{m} a_i u_i + \sum_{j=1}^{n} b_j v_j$$

$$u_i + v_j \leq c_{ij}, i = 1, 2, \cdots, m; j = 1, 2, \cdots, n$$

根据对偶有关理论（略），运输问题决策变量 x_{ij} 的检验数是对偶问题的松弛变量 σ_{ij}。于是，在每个约束中加入松弛变量 σ_{ij} 将其转化为等式后再变形可得

$$\sigma_{ij} = c_{ij} - (u_i + v_j) i = 1, 2, \cdots, m; j = 1, 2, \cdots, n \tag{3-1}$$

式(3-1)可作为计算运输问题检验数的公式，但必须首先确定对偶变量 u_i 和 v_j 的一组值。根据单纯形法，当 x_{ij} 为基变量时，其检验数 σ_{ij} 必为零，于是当 x_{ij} 为基变量时，式(3-1)转化为

$$u_i + v_j = c_{ij} \quad i = 1, 2, \cdots, m; j = 1, 2, \cdots, n \tag{3-2}$$

根据运输问题的特征③，运输问题有 $m + n - 1$ 个基变量，即方程组(3-2)有 $m + n - 1$ 个方程；又由特征①及对偶理论可知，其对偶问题必存在可行解，即至少可以找到 u_i 和 v_j 的一组值使其满足方程组(3-2)。由于(3-2)的未知量个数比方程个数多1，该方程组必有无穷多组解。为找到 u_i 及 v_j 的一组解，任选一个变量作为自由未知量并取值，为简单起见，一般令 $u_1 = 0$，再由方程组(3-2)可确定其他对偶变量 u_i 及 v_j 的一组值。例如根据表3-4中初始调运方案（初始基变量为 $x_{12}, x_{14}, x_{21}, x_{24}, x_{32}, x_{33}$），可得：

$$\begin{cases} u_1 + v_2 = c_{12} = 9 \\ u_1 + v_4 = c_{14} = 7 \\ u_2 + v_1 = c_{21} = 1 \\ u_2 + v_4 = c_{24} = 2 \\ u_3 + v_2 = c_{32} = 4 \\ u_3 + v_3 = c_{33} = 2 \end{cases} \tag{3-3}$$

令 $u_1 = 0$，解得

$$\begin{cases} u_1 = 0 \\ u_2 = -5 \\ u_3 = -5 \\ v_1 = 6 \\ v_2 = 9 \\ v_3 = 7 \\ v_4 = 7 \end{cases}$$

于是有

$$\sigma_{11} = c_{11} - (u_1 + v_1) = 2 - (0 + 6) = -4$$
$$\sigma_{13} = c_{13} - (u_1 + v_3) = 10 - (0 + 7) = 3$$
$$\sigma_{22} = c_{22} - (u_2 + v_2) = 3 - (-5 + 9) = -1$$
$$\sigma_{23} = c_{23} - (u_2 + v_3) = 4 - (-5 + 7) = 2$$
$$\sigma_{31} = c_{31} - (u_3 + v_1) = 8 - (-5 + 6) = 7$$
$$\sigma_{34} = c_{34} - (u_3 + v_4) = 5 - (-5 + 7) = 3$$

这一过程也可在运输表中直接进行。由于对偶变量 $u_i(i=1,2,\cdots,m)$ 分别对应运输问题的 m 个产地约束，$v_j(j=1,2,\cdots,n)$ 则分别与 n 个销地约束对应，而运输表中各行表示产地信息，各列表示销地信息，所以称 u_i 为行位势，v_j 为列位势，并将它们分别写在其对应行的最后一列及对应列的最后一行上。令 $u_1 = 0$，根据式(3-3)计算其他位势值填入表中，见表3-5。

表3-5 检验数的计算——位势法（1）

销地\产地	B_1	B_2	B_3	B_4	行位势
A_1	2 / 5	9 / ①$v_2=9-u_1$	10	7 / 4 ②$v_4=7-u_1$	$u_1=0$
A_2	1 / 3 ④$v_1=1-u_2$	3	4	2 / 2 ③$u_2=2-v_4$	$u_2=-5$
A_3	8	4 / 3 ⑤$u_3=4-v_2$ 4	2 / ⑥$v_2=2-u_1$	5	$u_3=-5$
列位势	$v_1=6$	$v_2=9$	$v_3=7$	$v_4=7$	

求出位势值后，可进一步利用公式(3-1)在表上计算空格的检验数，见表3-6。

表3-6 检验数的计算——位势法（2）

销地\产地	B_1	B_2	B_3	B_4	行位势
A_1	$2-(u_1+v_1)=-4$ 2 (-4) / 5	9	$10-(u_1+v_3)=3$ 10 (3)	7 / 4	$u_1=0$
A_2	1 / 3	3 (-1)	4 (2)	2 / 2	$u_2=-5$
A_3	8 (7)	4 / 3	2 / 4	5 (3) $5-(u_3+v_4)=3$	$u_3=-5$
列位势	$v_1=6$	$v_2=9$	$v_3=7$	$v_4=7$	

$8-(u_3+v_1)=7$ $3-(u_2+v_2)=-1$ $4-(u_2+v_3)=2$

（三）基可行解的改进

由于非基本变量 x_{ij} 的检验数为 σ_{ij} 表示当 x_{ij} 增加一个单位时总费用的增加量,因此,当某一非基本变量 x_{lk} 的检验数 $\sigma_{lk} < 0$ 时,说明可以将 x_{lk} 由非基变量换入成基变量,使总费用下降。即当 $\sigma_{lk} < 0$ 时,基可行解不是最优解,需要对运输方案进行基可行解的改进或调整。

从表3-6可看出,当前方案存在检验数小于0的非基变量,故应对该方案进行改进。改进的方法是从检验数为负值的空格出发(有两个以上负检验数时,选绝对值最大的负检验数格),构造一条其他顶点均为数字格的闭回路,按照使闭回路起点的变量取值尽可能大(使运费尽量降低),并保证产销平衡的原则,对闭回路其他顶点的数字进行调整,称为闭回路法。

在表3-6中,由空格 x_{11} 出发构造闭回路 $\{x_{11}, x_{14}, x_{24}, x_{21}\}$,见表3-7。从起点开始,分别在顶点上交替标上符号 + 、 - 、 + 、 - (" + "表示经调整后值将增加的变量," - "则正好相反。为保证产销平衡,在同一行或列的调整中,增加的变量值与减少的变量值应正好相等)。在所有标负号的数字格中找出最小的基变量值作为调整量 θ,即令 $\theta = \min\{x_{14}, x_{21}\} = \min\{4, 3\} = 3$,该调整量也是经调整后变量 x_{11} 的取值。调整的过程是对于标" + "号的顶点对应的变量值均增加 θ,而标有" - "号的顶点对应的变量值均减少 θ。如果 $\theta > 0$,则闭回路上所有顶点对应变量的取值都会发生变化,而不在顶点上的变量(包括基变量)值则不改变。调整的过程及经调整后得到的新基可行解分别见表3-7和表3-8。

表3-7 运输方案的调整——闭回路法（1）

产地＼销地	B_1	B_2	B_3	B_4	行位势
A_1	+ ⌐ 2 ⌐ (-4)	9 5	10	- 7 4	$u_1=0$
A_2	- 1 3	3	4	+ 2 2	$u_2=-5$
A_3	8	4 3	2 4	5	$u_3=-5$
列位势	$v_1=6$	$v_2=9$	$v_3=7$	$v_4=7$	

$$x_{11} = 0 + \theta = 0 + 3 = 3, x_{14} = 4 - \theta = 1, x_{24} = 2 + \theta = 5, x_{21} = 3 - \theta = 0$$

参照前述步骤重新计算行位势与列位势,并重新计算检验数,结果见表3-8。

该基可行解的检验数仍有负值,故需要继续调整。本例经再次调整后达到最优解(表3-9),该最优方案为 $x_{11} = 3, x_{14} = 6, x_{22} = 5, x_{32} = 3, x_{33} = 4$,相应的最小运费为83(百元)。

表3-8 运输方案的调整——闭回路法（2）

销地\产地	B_1		B_2		B_3		B_4		行位势
A_1	3	2	5	9	(3)	10	1	7	$u_1=0$
A_2	(4)	1	(−1)	3	(2)	4	5	2	$u_2=-5$
A_3	(11)	8	3	4	4	2	(3)	5	$u_3=-5$
列位势	$v_1=2$		$v_2=9$		$v_3=7$		$v_4=7$		

表3-9 药材运输问题的最优方案

销地\产地	B_1		B_2		B_3		B_4		行位势
A_1	3	2	0	9	(3)	10	6	7	$u_1=0$
A_2	(5)	1	5	3	(3)	4	(1)	2	$u_2=-6$
A_3	(11)	8	3	4	4	2	(3)	5	$u_3=-5$
列位势	$v_1=2$		$v_2=9$		$v_3=7$		$v_4=7$		

（四）特殊情况的处理

1. 退化情况 在基可行解中出现基变量取值为零的情况称为基可行解的退化。利用表上作业法求解平衡运输问题时，在确定初始方案及方案的改进过程中都有可能出现退化的情况。

（1）初始方案的确定：运输问题中基变量的个数一般为 $m+n-1$ 个。用最小元素法给出初始方案时，一般调运方案中每填一个数，划去单位运价表中的一行或一列。但有时会出现下述情况，当选定最小元素后，发现该元素所在行的产地产量等于所在列的销地的销量，这时在最小元素所在格填入二者最小值后，相应的产量和销量均变为0，运价表上就要同时划去一行和一列。为了使调运方案中有数字的格仍为 $m+n-1$ 个，需要在同时划去的该行或该列的任一空格位置补填一个"0"，如表3-10所表示的运输问题。

首先在 x_{21} 处填入3，此时 A_2 剩余的产量和 B_1 剩余的需求量均为0，但不能同时划去第一列余下的两格和第二行余下的三格，为了使数字格的数目不致减少，应保留一格填入"0"。例如，令 $x_{24}=0$。按最小元素法将其余格填好，这个填写"0"的格被当作数字格看待，即基变量取值为零的退化情况。

笔记

75

表 3-10 初始基可行解的退化情况

产地＼销地	B_1	B_2	B_3	B_4	产量
A_1	2 ×	9 3	10 ×	7 6	~~9~~~~9~~0
A_2	1 3	3 ×	4 ×	2 0	~~9~~0
A_3	8 ×	4 5	2 4	5 ×	~~9~~~~9~~0
销量	~~9~~0	~~9~~~~9~~0	~~9~~0	~~9~~0	

（2）运输方案调整时出现的退化：用闭回路法对运输方案进行调整时，在标有"－"号的顶点数字中选择最小者作为调整量 θ，该最小数字对应的变量也作为换出变量经调整后变成非基变量。而当标"－"号的顶点数字中最小值有两个或更多个时，调整时减去 θ 后会出现两个或两个以上取值为零的变量。为了保证基变量的个数不减少，只能任选其一出基变为空格，而其他的则作为取值为零的数字格，见表 3-9 所示情况，即出现退化。

2. 多重最优解的情况 由于非基变量的检验数表明当该变量取值增加一个单位时，运输费用增加的数量。因此，当所有空格的检验数均为非负时，说明该运输方案是最优的。但此时，如果某一空格的检验数恰好为"0"，则说明增加该变量的值，总运费不会增加。于是，以该空格为起点作闭回路并进行运量的调整，会得到一个新的调运方案，且新方案的总运费与原方案相同，二者均为最优方案。而如果运输的物资是可以拆散与分割的话，就存在无穷多个最优的调运方案了。

三、其他运输问题的处理

前面的讨论都是以产销平衡（即 $\sum_{i=1}^{m} a_i = \sum_{j=1}^{n} b_j$）为前提的，但在实际问题中，这一条件常常不能满足，称为不平衡型运输问题。不平衡运输问题包括产大于销（$\sum_{i=1}^{m} a_i > \sum_{j=1}^{n} b_j$）和销大于产（$\sum_{i=1}^{m} a_i < \sum_{j=1}^{n} b_j$）两种情况，为了应用表上作业法计算，就需要将产销不平衡的问题化为产销平衡的问题。下面只讨论第一种，另一种情况可类似推出。由于"供大于销"有：$\sum_{i=1}^{m} a_i > \sum_{j=1}^{n} b_j$。这时可虚设一个销地 B_{n+1}，B_{n+1} 的需求量为总供给与总需求的差，即 $b_{n+1} = \sum_{i=1}^{m} a_i - \sum_{j=1}^{n} b_j$，单位运费 $c_{in+1} = 0(i=1,2,\cdots,m)$；这样原问题就转化成供销平衡模型的运输问题了。另一种情况可类似虚设一个供给地。

容易理解，这里虚设了一个运费等于零的销地 B_{n+1}，因为运费为零物资是运不走的。所以本质上多余的物资,仍留在产地。

例3-1 某制药公司在全国设有 4 个药厂,其中某种药品的日产量为:药厂 A_1 600 箱,药厂 A_2 400 箱,药厂 A_3 300 箱,药厂 A_4 500 箱。这些药厂每天将这些药分别运往 4 个地区的经销部门,各经销部门每天的需求量为:B_1 在 200~600 箱之间,B_2 在 500~700 箱之间,B_3 和 B_4 分别为 350 箱和 450 箱。从各药厂到各经销部门每箱药品的单位运价如表 3-11 所示,问该制药公司应如何调运,使在满足销售的同时总运费最少?

表3-11 药品的单位运价 （单位:元/箱）

药厂	经销部门			
	B_1	B_2	B_3	B_4
A_1	5	9	2	3
A_2	10	4	7	8
A_3	3	6	4	2
A_4	4	8	10	11

分析:①各药厂该药品的总产量为 1800 箱,而经销部门 B_1、B_2、B_3、B_4 的最低需求量为 1500 箱（200 + 500 + 350 + 450 = 1500）,这时属于产大于销;②B_1、B_2、B_3、B_4 的最高需求量是 2100 箱（600 + 700 + 350 + 450 = 2100）,这时属于销大于产;③虚设一个产地 A_5,产量是 2100 - 1800 = 300,由于 B_3、B_4 的需求必须满足,不能由虚拟产地供应,故 A_5 的产量只能供应 B_1 或 B_2;④将 B_1 与 B_2 各分成两部分,B_{11}、B_{12} 及 B_{21}、B_{22},B_{11} 和 B_{21} 需求量分别是 200 和 500（最低需求）,而 B_{12} 和 B_{22} 需求量分别是 400 和 200（超出最低需求的部分）,最低需求量不能由虚拟产地来满足,故 B_{11} 和 B_{21} 必须由 A_1、A_2、A_3、A_4 供应,而 B_{12} 和 B_{22} 可以由 A_1、A_2、A_3、A_4 和 A_5 共同供应;⑤不能由 A_5 供应某部门时,单位运价以 M 表示（M 是任意大的正数）,其余情况单位运价为零。由上述分析得到平衡运输表 3-12。

表3-12 例3-1的产销平衡运输表

药厂 \ 经销部	B_{11}	B_{12}	B_{21}	B_{22}	B_3	B_4	供应量
A_1	5 x_{11}	5 x_{12}	9 x_{13}	9 x_{14}	2 x_{15}	3 x_{16}	600
A_2	10 x_{21}	10 x_{22}	4 x_{23}	4 x_{24}	7 x_{25}	8 x_{26}	400
A_3	3 x_{31}	3 x_{32}	6 x_{33}	6 x_{34}	4 x_{35}	2 x_{36}	300
A_4	4 x_{41}	4 x_{42}	8 x_{43}	8 x_{44}	10 x_{45}	11 x_{46}	500
A_5	M x_{51}	0 x_{52}	M x_{53}	0 x_{54}	M x_{55}	M x_{56}	300
需求量	200	400	500	200	350	450	

笔记

在有些实际问题中,由于客观条件的限制,一些产地生产的物资并不能运往所有销地。解决的办法是,假如物资无法从产地 i 运往销地 j,则在运输表中令 $c_{ij} = M$(M 为任意大的正数),表示这样运输的费用会相当高,于是为了使总运费尽可能小,在最终运输方案中将不会出现 $x_{ij} > 0$ 的情况。

表上作业法主要用于手工计算,但运输问题也可以由计算机求解,在第十二章中介绍了一种用计算机求解运输问题的方法。

第二节　0-1 规划问题

人们在探讨线性规划问题时,常常会有实际问题要求全部或部分决策变量必须为非负整数。例如决策变量表示人数、车辆数、机床数等,这样的线性规划问题,称为整数线性规划或整数规划(integer programming)。在整数规划中,如果所有变量都限制为(非负)整数,则称为纯整数规划;如果仅一部分变量限制为(非负)整数,则称为混合整数规划。对于整数规划解决的方法常有分支定界法和割平面法。鉴于本书篇幅所限,不作介绍,有兴趣的读者可参阅有关文献。但作为整数规划中的特殊情况——0-1 规划及其指派问题,因为有特殊解法,下面作简要介绍。同样整数规划的计算机求解也是很成功的,见第十二章。

一、0-1 规划的概念

整数规划中若有变量的取值被限制为 0 或 1 的,称此变量为 0-1 变量或二进制变量。对于全部变量都是 0-1 变量的线性规划问题,就称为 0-1 规划(0-1 programming)问题,0-1 规划属于特殊的整数规划问题。

例 3-2　某大型集团公司正在考虑企业扩张计划,希望向多个行业同时发展,并准备从几个备选方案中选择一个或若干个付诸实施。备选方案包括:收购一个医药行业上市公司进入医药领域;进军服装及配饰生产、销售行业;向 IT 行业扩张;进入旅游行业;进入食品及饮料行业。由于各行业不同特点及多种因素的限制,进入不同行业的投资周期有所不同,一般需要 3 ~ 5 年时间。投资不同行业的每年所需投资额和 10 年后各行业的净收益现值如表 3-13 所示。

表 3-13　某集团未来战略发展计划投资与收益预算

备选方案	预计 10 年后净收益 现值(百万元)	预计每年投资额(百万元)				
		1	2	3	4	5
1. 医药	140	120	60	40	–	–
2. 服装	120	60	80	30	30	–
3. IT	160	30	60	60	50	50
4. 旅游	80	50	50	30	30	30
5. 食品	100	40	60	40	40	20
每年可用资金(百万元)		200	200	150	120	100

笔记

如果仅从收益角度考虑投资计划,则该集团应选择哪些行业投资?

解 这一问题可以用一个 0-1 整数规划模型来表示:设

$$x_j = \begin{cases} 1, & \text{投资第 } j \text{ 个方案} \\ 0, & \text{不投资第 } j \text{ 个方案} \end{cases} \quad j = 1,2,3,4,5$$

Z 为 10 年后总的净收益现值,于是该问题的数学模型为

$$\text{Max } Z = 140x_1 + 120x_2 + 160x_3 + 80x_4 + 100x_5$$

$$\text{s. t.} \begin{cases} 120x_1 + 60x_2 + 30x_3 + 50x_4 + 40x_5 \leqslant 200 \\ 60x_1 + 80x_2 + 60x_3 + 50x_4 + 60x_5 \leqslant 200 \\ 40x_1 + 30x_2 + 60x_3 + 30x_4 + 40x_5 \leqslant 150 \\ 30x_2 + 50x_3 + 30x_4 + 40x_5 \leqslant 120 \\ 50x_3 + 30x_4 + 20x_5 \leqslant 100 \\ x_j = 0 \text{ 或 } 1 \end{cases}$$

一般地,称下面形式的数学模型为 0-1 规划的标准型

$$\text{Max } Y = \sum_{j=1}^{n} c_j x_j$$

$$\text{s. t.} \begin{cases} \sum_{j=1}^{n} a_{ij} x_j \leqslant b_i & (i = 1,2,\cdots,m) \\ x_j = 0,1. & (j = 1,2,\cdots,n) \end{cases}$$

如果 0-1 规划模型不是标准型,总可以通过适当的变换,使其化为标准型。

对于 0-1 规划模型的求解可采用隐枚举法(此部分内容见配套光盘)。

知识拓展

在讨论线性规划问题时,如果研究的对象具有互相对立的两种可能情况,那么引入 0-1 变量,将有助于问题的解决。0-1 变量可以数量化地描述诸如开与关、取与弃、有与无等现象所反映的离散变量间的逻辑关系、顺序关系以及互斥的约束条件,因此 0-1 规划非常适合描述和解决如线路设计、医院选址、计划安排、人员安排、课程选择等多种问题。

任意一个非负整数 x 都可以采用二进制记数法用若干个 0-1 变量 $y_i (i = 1,2,\cdots,k)$ 表示:

$$x = y_0 + 2y_1 + 2^2 y_2 + \cdots + 2^k y_k \cdot y_i = 0 \text{ 或 } 1 (i = 1,2,\cdots,k)$$

所以凡是有界变量的整数规划都可以转化为 0-1 规划来处理。

由于 0-1 规划具有深刻的背景和广泛的应用,几十年来一直受到人们的重视,特别在求解相互排斥的计划问题、相互排斥的约束条件问题、固定费用问题和分派问题等方面发挥了越来越重要的作用。

笔记

二、0-1 变量的应用

0-1 变量可以很方便地将诸如选择与放弃、开与关、有与无、是与否等二选一决策转化为数量关系,因此在实际问题中有广泛应用。

在例3-2 中,如果集团在综合考虑多种因素的情况下,决定不能同时对服装行业与食品行业进行投资,并且如果决定投资旅游行业,则必须首先进入 IT 行业。此时,需要在模型中表示两种情况,一是从方案 2 和方案 5 中最多选择一个进行投资,即二者是互斥的;二是方案 4 的选择是以方案 3 的选择为前提的,即若不选方案 3,则也不能选方案 4,后者依赖前者,称为相依关系或相依决策。

情况一,可以通过在模型中增加约束条件:$x_2 + x_5 \leqslant 1$ 来表示。一般地,设

$$x_j = \begin{cases} 1, & \text{选择第 } j \text{ 个方案} \\ 0, & \text{不选择第 } j \text{ 个方案} \end{cases} \quad j = 1, \cdots, n$$

如果表示从 n 个决策方案中选择(至多/至少选择)一个,可以通过在模型中加入约束条件 $\sum_{j=1}^{n} x_j = (\leqslant, \geqslant) 1$ 来解决。

情况二,当 $x_3 = 1$ 时,x_4 可以取 1 或 0;而当 x_3 取 0 时,x_4 也只能取 0。因此,可通过在模型中加入约束:$x_4 \leqslant x_3$ 来实现这一要求。一般地,当决策 i 必须在决策 j 的结果为"是"时才可以在"是"和"否"中进行选择,否则决策 i 的结果只能为"否",可表示为 $x_i \leqslant x_j$;如果决策 i 与决策 j 是完全一致的,则表示为 $x_i = x_j$。

考虑了以上两种情况后,原模型变为如下形式:

$$\text{Max } Z = 140x_1 + 120x_2 + 160x_3 + 80x_4 + 100x_5$$

$$\text{s. t.} \begin{cases} 120x_1 + 60x_2 + 30x_3 + 50x_4 + 40x_5 \leqslant 200 \\ 60x_1 + 80x_2 + 60x_3 + 50x_4 + 60x_5 \leqslant 200 \\ 40x_1 + 30x_2 + 60x_3 + 30x_4 + 40x_5 \leqslant 150 \\ 30x_2 + 50x_3 + 30x_4 + 40x_5 \leqslant 120 \\ 50x_3 + 30x_4 + 20x_5 \leqslant 100 \\ x_2 + x_5 \leqslant 1 \\ -x_3 + x_4 \leqslant 0 \\ x_j = 0 \text{ 或 } 1 \end{cases}$$

例3-3 某药品厂新近开发了两种新药,药品 A 和药品 B。药厂现有三个车间,车间 1、车间 2 和车间 3,可供生产两种新药的生产能力分别为每周 4、12 和 18 小时。生产每件药品 A 需要车间 1 生产能力 1 小时和车间 3 生产能力 3 小时;生产每件药品 B 需要车间 2 和车间 3 生产能力各 2 小时。预计药品 A、B 的单位利润分别为 300 元/件和 500 元/件,工厂每周生产一批药品,对于每一种药品,如果在开始生产前要为安装设备支出一次性的准备成本,分别为 700 元和 1300 元。①应如何安排一周的生产使新药品获利最大?②假如两种药品可相互替代,是互相竞争的,因此管理层决定不同时生产两种药品,即最多只选择其中的一种进行生产,当然选择产生利润最大的一种生产,应如何考虑?③工厂最近

又新建了一个车间 4，可替代车间 3 对两种药品进行加工，生产每件药品 A 和药品 B 需要车间 4 的生产能力分别为 2 小时和 4 小时，车间 4 的可用能力为 28 小时。但是，为了方便管理，管理层决定只选择车间 3 和车间 4 其中之一生产新药品，但要选取能获得产品组合最大利润的那一车间生产，应如何考虑？

分析：设药品 A、B 每周的产量分别为 x_1 和 x_2 件，显然它们应为非负整数，Z 为两种新药的总利润。如果在生产前需要一次性的准备成本，对于每一准备成本，都只有两种可能：发生或不发生。注意不能直接将两种药品的准备成本从目标函数中减掉，因为如果某种药品最终并未生产，则不需要花费准备费用。因此，针对每种药品，引入一个取值是 0 或 1 的逻辑变量 y_j，代表是否对该药品的生产进行了准备：

$$y_j = \begin{cases} 1, & \text{对药品 } j \text{ 的生产进行了准备} \\ 0, & \text{未对药品 } j \text{ 的生产进行准备} \end{cases} \quad j = 1, 2$$

其中 $j = 1, 2$ 分别对应药品 A 和药品 B。目标函数可写成：

$$\text{Max } Z = 300x_1 + 500x_2 - 700y_1 - 1300y_2$$

这样可以准确地表示只有当准备费用实际发生的情况下，才从总利润中扣除这部分固定费用。如果 $y_j = 0$，即未发生准备费用（未做好生产前准备），显然不能进行药品 j 的生产，则必有 $x_j = 0$；而若 $y_j = 1$，即做好了生产前准备，则药品 j 的产量 $x_j \geq 0$（即允许 $x_j > 0$）。药品产量与是否发生准备费用之间的这种关系可用约束 $x_j \leq My_j$（M 为任意大的正数）来表示，问题①模型如下：

$$\text{Max } Z = 300x_1 + 500x_2 - 700y_1 - 1300y_2$$

$$\text{s.t.} \begin{cases} x_1 & \leq 4 \\ & 2x_2 \leq 12 \\ 3x_1 + 2x_2 \leq 18 \\ x_1 \leq My_1 \\ x_2 \leq My_2 \quad (M \text{ 为任意大正数}) \\ y_1, y_2 = 0 \text{ 或 } 1 \\ x_1, x_2 \geq 0, \text{ 且均为整数} \end{cases}$$

更一般地，如果生产成本函数为：

$$C_j(x_j) = \begin{cases} K_j + c_j x_j & x_j > 0 \\ 0 & x_j = 0 \end{cases}$$

其中 x_j 为第 j 种产品的产量，K_j 为第 j 种产品的固定成本（产量在一定范围内时与产量无关），$c_j x_j$ 为第 j 种产品的可变成本（随产量线性增加）。如果问题的目标是使所有产品的总生产成本最小，即

$$\text{Min } Z = \sum_{j=1}^{n} C_j(x_j)$$

显然，上式并非线性函数，为使其符合线性规划模型的要求，需要在模型中引入 0-1 逻辑变量 y_j，及特殊的约束条件 $x_j \leq My_j$，并将目标函数修改为：

$$\text{Min } Z = \sum_{j=1}^{n} (K_j y_j + c_j x_j)$$

笔记

问题②要求只能选择两种药品中的一种进行生产,即要么 $x_1 = 0$,要么 $x_2 = 0$,在线性规划和整数规划中都不允许有这种二选一的约束条件。如果 x_1 和 x_2 均为 0-1 变量,就可以用 $\boldsymbol{x_1 + x_2 \leq 1}$,来表示上述约束。但这里 x_1 和 x_2 表示的是产量,在 0、1 之外还有更多取值,这种方法就不适用了。对于是否生产某一产品,只能有两种可能:生产或不生产,可以为每一种可能分配一个 0-1 逻辑变量 y_j,即令

$$y_j = \begin{cases} 1, & \text{可以生产药品 } j,\text{即允许 } x_j > 0 \\ 0, & \text{不能生产药品 } j,\text{即不允许 } x_j > 0 \end{cases} \quad j = 1, 2$$

并在模型中加入约束: $\boldsymbol{y_1 + y_2 \leq 1}$。实际上,这组逻辑变量 y_j 与问题①中引入的逻辑变量作用是相同的,都是控制是否允许第 j 种药品的生产,因此可以将它们合并到一起。问题的模型如下:

$$\text{Max } Z = 300x_1 + 500x_2 - 700y_1 - 1300y_2$$

$$\text{s. t.} \begin{cases} x_1 \leq 4 \\ 2x_2 \leq 12 \\ 3x_1 + 2x_2 \leq 18 \\ x_1 \leq My_1 \\ x_2 \leq My_2 \ (M \text{ 为任意大正数}) \\ y_1 + y_2 \leq 1 \\ y_1, y_2 = 0 \text{ 或 } 1 \\ x_1, x_2 \geq 0,\text{且均为整数} \end{cases}$$

对于问题③,为讨论方便暂不考虑存在固定费用和产品竞争的情况。可将该问题的模型写成:

$$\text{Max } Z = 300x_1 + 500x_2$$

$$\text{s. t.} \begin{cases} x_1 \leq 4 \\ 2x_2 \leq 12 \\ 3x_1 + 2x_2 \leq 18 \text{ 或 } 2x_1 + 4x_2 \leq 28 \\ x_1, x_2 \geq 0,\text{且均为整数} \end{cases}$$

模型中第三个约束条件显然不符合线性规划或整数规划的要求。因此,考虑引入 0-1 逻辑变量 y,

$$y = \begin{cases} 1 & \text{选择车间 4 生产} \\ 0 & \text{选择车间 3 生产} \end{cases}$$

并将模型中的第三个约束替换为:

$$\begin{cases} 3x_1 + 2x_2 \leq 18 + My & \quad (1) \\ 2x_1 + 4x_2 \leq 28 + M(1 - y) & \quad (2) \end{cases}$$

当 y 取 1 时约束(1)右端是任意大的正数,相当于约束(1)对 x_1、x_2 未产生任何限制,即约束(1)不起作用,但此时约束(2)右端仍为 28,即原来车间 4 的约束;而当 y 取 0 时则正好相反。本问题最终模型为:

$$\text{Max } Z = 300x_1 + 500x_2$$

$$\text{s. t.} \begin{cases} x_1 \leqslant 4 \\ 2x_2 \leqslant 12 \\ 3x_1 + 2x_2 \leqslant 18 + My \\ 2x_1 + 4x_2 \leqslant 28 + M(1-y) \\ y = 0 \text{ 或 } 1, M \text{ 为任意大正数} \\ x_1, x_2 \geqslant 0, \text{ 且均为整数} \end{cases}$$

也可以同时引入两个 0-1 逻辑变量 y_1、y_2：

$$\begin{cases} 3x_1 + 2x_2 \leqslant 18 + My_1 \\ 2x_1 + 4x_2 \leqslant 28 + My_2 \\ y_1 + y_2 = 1 \end{cases}$$

其作用与前述约束(1)、(2)效果相同。

一般地,当 m 个约束条件中只有 k 个起作用时,可做如下处理:

设 m 个约束条件为 $\sum_{j=1}^{n} a_{ij}x_j \leqslant (\geqslant) b_i, (i = 1, 2, \cdots, m)$,定义:

$$y_i = \begin{cases} 1 & \text{假定第 } i \text{ 个约束条件不起作用} \\ 0 & \text{假定第 } i \text{ 个约束条件起作用} \end{cases}$$

设 M 为任意大的正数,将原来的约束改为:

$$\text{s. t.} \begin{cases} \sum_{j=1}^{n} a_{ij}x_j \leqslant b_i + My_j \\ \left(\sum_{j=1}^{n} a_{ij}x_j \geqslant b_i - My_j \right) \\ i = 1, 2, \cdots, m, M \text{ 为任意大正数} \\ \sum_{j=1}^{n} y_j = m - k \end{cases}$$

第三节 指派问题

线性规划中有一类重要的问题称为指派问题(assignment problem)或分派问题,它既是一类特殊的 0-1 规划问题,同时其模型也符合运输模型的特征。指派问题用途广泛,由于其模型的特殊性,它有自己更有效的特殊解法。

一、指派问题及其数学模型

管理中经常遇到一些人员分工问题,如何根据个人的特长和具体条件的限制,做出最合理的安排? 例如:有 n 项不同的任务,需要 n 个人分别完成其中的一项,但由于任务的性质和各人的专长不同,因此各人去完成不同任务的效率(或花费的时间、费用)也有所不同,假设第 i 个人完成 j 项任务的效率为 c_{ij}。于是产生了一个问题,应指派哪个人去完成哪项任务,使完成 n 项任务的总效率最

笔记

高(或所需时间、费用最少),这类问题就是指派问题。

标准的指派问题需要满足以下假设:①被指派者的数量与任务的数量相同;②每一项任务只能由一个人来完成;③每一个指派者只能完成一项任务;④每一个指派者和每一项任务的组合都会有一个相关的成本(收益);⑤目标是确定怎样的指派能使总成本达最小(或总效率最高)。

例3-4 某医院的四名化验员(甲、乙、丙、丁)完成四项化验任务(A、B、C、D)所消耗的时间见表3-14。问哪个化验员承担哪项化验任务,可使所需总时间最少?

表3-14 化验任务分工问题

化验员	完成任务所需时间 单位(分钟)			
	A	B	C	D
甲	2	15	13	4
乙	10	4	14	15
丙	9	14	16	13
丁	7	8	11	9

这是一个标准指派问题,令 $i = 1$、2、3、4 分别表示化验员甲、乙、丙、丁,$j = 1$、2、3、4 分别表示 A, B, C, D 4 项任务,并定义 0-1 变量 x_{ij}:

$$x_{ij} = \begin{cases} 1 & \text{安排第 } i \text{ 名化验员承担第 } j \text{ 项任务} \\ 0 & \text{不安排第 } i \text{ 名化验员承担第 } j \text{ 项任务} \end{cases} \quad (i,j = 1,2,3,4)$$

用 Z 表示完成全部任务的总时间,则问题的数学模型为:

$$\text{Min } Z = \sum_{i=1}^{4} \sum_{j=1}^{4} c_{ij} x_{ij}$$

$$\text{s.t.} \begin{cases} \sum_{j=1}^{4} x_{ij} = 1 & (i = 1,2,3,4) \\ \sum_{i=1}^{4} x_{ij} = 1 & (j = 1,2,3,4) \\ x_{ij} = 0 \text{ 或 } 1 & (i,j = 1,2,3,4) \end{cases}$$

其中

$$(c_{ij}) = \begin{pmatrix} 2 & 15 & 13 & 4 \\ 10 & 4 & 14 & 15 \\ 9 & 14 & 16 & 13 \\ 7 & 8 & 11 & 9 \end{pmatrix}$$

由于目标函数是求 Z 的最小值,所以本问题也称为极小化指派问题。

一般地,标准的极小化指派问题的数学模型是:

$$\text{Min } Z = \sum_{i=1}^{n} \sum_{j=1}^{n} c_{ij} x_{ij}$$

$$\text{s.t.} \begin{cases} \sum_{j=1}^{n} x_{ij} = 1 & (i = 1,2,\cdots,n) \\ \sum_{i=1}^{n} x_{ij} = 1 & (j = 1,2,\cdots,n) \\ x_{ij} = 0 \text{ 或 } 1 & (i,j = 1,2,\cdots,n) \end{cases}$$

笔记

其中

$$C = (c_{ij}) = \begin{pmatrix} c_{11} & c_{12} & \cdots & c_{1n} \\ c_{21} & c_{22} & \cdots & c_{2n} \\ \vdots & \vdots & \cdots & \vdots \\ c_{n1} & c_{n2} & \cdots & c_{nn} \end{pmatrix}$$

称为指派问题的效率矩阵。

模型中约束条件的第一组等式表示每人只能被安排一项任务,而第二组等式表示每项任务只能由一个人来完成;显然,极小化指派问题可以看成是有 n 个产地 n 销地,各产地供应量和各销地需求量均为1,运量为0或1的特殊运输问题。

指派问题的可行解可以用一个 n 阶矩阵表示,该矩阵的每行、每列均只含一个1,其余元素均为0,称为解矩阵(或指派矩阵)。如例3-4的一个可行解为:

$$X = \begin{pmatrix} 0 & 1 & 0 & 0 \\ 1 & 0 & 0 & 0 \\ 0 & 0 & 1 & 0 \\ 0 & 0 & 0 & 1 \end{pmatrix}$$

该矩阵代表的指派方式为:甲→B、乙→A、丙→C、丁→D,对应的总时间为 $c_{12} + c_{21} + c_{33} + c_{44} = 15 + 10 + 16 + 9 = 50$(分钟)。其中 $c_{12}, c_{21}, c_{33}, c_{44}$ 在效率矩阵中的位置与可行解 X 中元素"1"所对应的位置相同。因此,求解极小化指派问题就是要找出效率矩阵 C 中位于不同行、不同列的 n 个元素,并使其和最小,这就是匈牙利算法的基本思想。

二、极小化指派问题的匈牙利算法

1955 年,美国数学家 W. W. Kuhn(库恩)提出了指派问题的匈牙利算法(Hungarian method),该法基于匈牙利数学家 D. Konig(康尼格)证明的以下两个定理(匈牙利法也由此得名)。

定理3-2 如果从指派问题效率矩阵 $C = (c_{ij})$,$c_{ij} \geqslant 0$ 的每一行元素中分别减去(或加上)一个常数 u_i,从每一列分别减去(或加上)一个常数 v_j,得到一个新的效率矩阵 $B = (b_{ij})$,其中 $b_{ij} = c_{ij} - u_i - v_j$,$b_{ij} \geqslant 0$。则分别以 C 和 B 作为效率矩阵的两个指派问题具有相同的最优解。

定理3-3 若矩阵 C 的元素可分为"0"与"非0"两部分,则覆盖"0"元素的最少直线数等于位于不同行不同列的"0"元素(称为独立0元素)的最大个数。

利用定理3-2,总可以将一个效率矩阵变换为一个每行每列都至少有一个零元素的非负矩阵,其方法是将效率矩阵的每一行都减去该行的最小元素后,再将所得矩阵的每一列减去该列的最小元素。由于新矩阵与原矩阵对应的指派问题最优解相同,所以,只要找到新矩阵中位于不同行不同列的 n 个零元素,令对应解矩阵相应位置元素为1(其余元素均为0),即找到了最优解。

下面通过例3-4说明匈牙利法的具体求解步骤。

1. 按照上述方法对效率矩阵进行变换,使其每行每列均至少出现一个"0"

笔记

$$(c_{ij}) = \begin{pmatrix} 2 & 15 & 13 & 4 \\ 10 & 4 & 14 & 15 \\ 9 & 14 & 16 & 13 \\ 7 & 8 & 11 & 9 \end{pmatrix} \begin{matrix} -2 \\ -4 \\ -9 \\ -7 \end{matrix} \rightarrow \begin{pmatrix} 0 & 13 & 11 & 2 \\ 6 & 0 & 10 & 11 \\ 0 & 5 & 7 & 4 \\ 0 & 1 & 4 & 2 \end{pmatrix} \rightarrow \begin{pmatrix} 0 & 13 & 7 & 0 \\ 6 & 0 & 6 & 9 \\ 0 & 5 & 3 & 2 \\ 0 & 1 & 0 & 0 \end{pmatrix} = (b_{ij})$$

$$-4 \quad -2$$

2. 进行试指派,找最优解　①先从含最少"0"元素的行或列开始,将找到的一个"0"画圈(Ⓞ),并将其所在行和列的其他"0"元素划掉;若同时有几行(列)含最少"0"元素,则选择这几行(列)中"0"元素最少的那个列(行)上的"0"画圈,若个数相同,则任圈一个。②对未被划掉的行和列继续执行步骤①,直到所有的"0"元素均被画圈或划掉为止。若矩阵中圈"0"的个数等于矩阵的阶数,则对应的指派方案最优。

对例 3-2 变换后的矩阵进行试指派

$$\begin{pmatrix} 0 & 13 & 7 & 0 \\ 6 & 0 & 6 & 9 \\ 0 & 5 & 3 & 2 \\ 0 & 1 & 0 & 0 \end{pmatrix} \rightarrow \begin{pmatrix} \cancel{0} & 13 & 7 & Ⓞ \\ 6 & Ⓞ & 6 & 9 \\ Ⓞ & 5 & 3 & 2 \\ \cancel{0} & 1 & Ⓞ & \cancel{0} \end{pmatrix} \xrightarrow{\text{最优解}} X^* = \begin{pmatrix} 0 & 0 & 0 & 1 \\ 0 & 1 & 0 & 0 \\ 1 & 0 & 0 & 0 \\ 0 & 0 & 1 & 0 \end{pmatrix}$$

由于已得到 4 个位于不同行、不同列的Ⓞ,指派问题的最优解已求出,即指派甲、乙、丙、丁分别接受任务 D、B、A、C,可使他们完成任务的总时间最少为 28 分钟。

若矩阵中圈"0"的个数小于矩阵的阶数,则需要继续进行下面步骤3。

3. 作最少的直线覆盖"0"元素　根据定理 3-3,覆盖所有"0"元素的最少直线数等于最多独立"0"元素的个数(即Ⓞ的个数)。可按以下步骤进行:①对没有Ⓞ的行打"√";②对已打"√"行上的所有被划掉的"0"元素所在列打"√";③再对已打"√"的列上有Ⓞ的行打"√"号;④重复②、③直到找不出新的打"√"的行列为止;⑤对没有打"√"的行画横线,所有打"√"的列画纵线,即为覆盖所有零元素的最少直线集合。

例如:效率矩阵为

$$(c_{ij}) = \begin{pmatrix} 4 & 10 & 7 & 5 \\ 2 & 7 & 6 & 3 \\ 3 & 3 & 4 & 4 \\ 4 & 6 & 6 & 3 \end{pmatrix}$$

则先按照步骤 1,2 得到

$$(c_{ij}) = \begin{pmatrix} 4 & 10 & 7 & 5 \\ 2 & 7 & 6 & 3 \\ 3 & 3 & 4 & 4 \\ 4 & 6 & 6 & 3 \end{pmatrix} \begin{matrix} -4 \\ -2 \\ -3 \\ -3 \end{matrix} \rightarrow \begin{pmatrix} 0 & 6 & 3 & 1 \\ 0 & 5 & 4 & 1 \\ 0 & 0 & 1 & 1 \\ 1 & 3 & 3 & 0 \end{pmatrix} \rightarrow \begin{pmatrix} Ⓞ & 6 & 2 & 1 \\ \cancel{0} & 5 & 3 & 1 \\ \cancel{0} & Ⓞ & \cancel{0} & 1 \\ 1 & 3 & 2 & Ⓞ \end{pmatrix}$$

$$-1$$

因为只得到了 3 个Ⓞ,执行步骤3,打"√"号并做最小直线覆盖所有"0"元

笔记

86

素,得到下面矩阵:

$$\begin{pmatrix} ⓪ & 6 & 2 & 1 \\ \not0 & 5 & 3 & 1 \\ \not0 & ⓪ & \not0 & 1 \\ 1 & 3 & 2 & ⓪ \end{pmatrix} \rightarrow \begin{pmatrix} 0 & 6 & 2 & 1 \\ 0 & 5 & 3 & 1 \\ 0 & 0 & 0 & 1 \\ 1 & 3 & 2 & 0 \end{pmatrix} \begin{matrix} \checkmark \\ \checkmark \\ \\ \end{matrix} \rightarrow \begin{pmatrix} 0 & 6 & 2 & 1 \\ 0 & 5 & 3 & 1 \\ 0 & 0 & 0 & 1 \\ 1 & 3 & 2 & 0 \end{pmatrix} \begin{matrix} \checkmark \\ \checkmark \\ \\ \end{matrix}$$

4. 继续变换效率矩阵以制造更多的"0"元素　在没有被直线覆盖的部分元素中找出最小元素,对没有画直线的行的各元素都减去这个最小元素,对已画直线的列的各元素都加上这个最小元素,得到新的效率矩阵。回到第二步的试指派过程,直到最后矩阵中⓪的个数等于矩阵的阶数,求得最优解。

$$\begin{pmatrix} 0 & 6 & 2 & 1 \\ 0 & 5 & 3 & 1 \\ 0 & 0 & 0 & 1 \\ 1 & 3 & 2 & 0 \end{pmatrix} \begin{matrix} -1 \\ -1 \\ \\ \end{matrix} \rightarrow \begin{pmatrix} ⓪ & 5 & 1 & \not0 \\ \not0 & 4 & 2 & \not0 \\ 1 & 0 & 0 & 1 \\ 2 & 3 & 2 & ⓪ \end{pmatrix} \begin{matrix} \checkmark \\ \checkmark \\ \\ \checkmark \end{matrix} \rightarrow \begin{pmatrix} 0 & 5 & 1 & 0 \\ 0 & 4 & 2 & 0 \\ 1 & 0 & 0 & 1 \\ 2 & 3 & 2 & 0 \end{pmatrix} \begin{matrix} -1 \\ -1 \\ \\ -1 \end{matrix} \rightarrow \begin{pmatrix} \not0 & 4 & ⓪ & \not0 \\ ⓪ & 3 & 1 & \not0 \\ 2 & ⓪ & \not0 & 2 \\ 2 & 2 & 1 & ⓪ \end{pmatrix}$$

最优解为:$X^* = \begin{pmatrix} 0 & 0 & 1 & 0 \\ 1 & 0 & 0 & 0 \\ 0 & 1 & 0 & 0 \\ 0 & 0 & 0 & 1 \end{pmatrix}$,最优值 $Z^* = 15$。

三、指派问题的进一步讨论

(一)极大化指派问题

指派问题若要求目标函数取最大值,则称为极大化指派问题。由于匈牙利法只给出了极小化指派问题的解法,且要求效率矩阵的元素必须是非负的,故对于极大化指派问题,需要转化为极小化问题解决,并保证新的效率矩阵非负。方法是找出 n 阶效率矩阵(c_{ij})中的最大元素 $M = \max\limits_{i,j} c_{ij}$,令 $b_{ij} = M - c_{ij}$(称 b_{ij} 为 c_{ij} 的缩减矩阵),于是:

$$Z = \sum_{i=1}^{n} \sum_{j=1}^{n} c_{ij} x_{ij} = \sum_{i=1}^{n} \sum_{j=1}^{n} (M - b_{ij}) x_{ij}$$

$$= M \sum_{i=1}^{n} \sum_{j=1}^{n} x_{ij} - \sum_{i=1}^{n} \sum_{j=1}^{n} b_{ij} x_{ij} = nM - \sum_{i=1}^{n} \sum_{j=1}^{n} b_{ij} x_{ij}$$

等式利用了约束条件 $\sum\limits_{j=1}^{n} x_{ij} = 1, \sum\limits_{i=1}^{n} x_{ij} = 1$,这样求 Z 的极大化问题就转化成了求 $Z' = \sum\limits_{i=1}^{n} \sum\limits_{j=1}^{n} b_{ij} x_{ij}$ 的极小化问题。

例如:极大化指派问题的效率矩阵为

笔记

$$C = \begin{pmatrix} 15 & 17 & 9 & 6 \\ 11 & 7 & 8 & 12 \\ 4 & 13 & 14 & 11 \\ 11 & 9 & 7 & 13 \end{pmatrix}$$

将其转化为等价的极小化指派问题,过程为:

(1)首先找出效率矩阵 C 中的最大元素 $M = \max_{i,j} c_{ij} = 17$;

(2)计算其缩减矩阵:

$$B = (b_{ij}) = \begin{pmatrix} 17 & 17 & 17 & 17 \\ 17 & 17 & 17 & 17 \\ 17 & 17 & 17 & 17 \\ 17 & 17 & 17 & 17 \end{pmatrix} - \begin{pmatrix} 15 & 17 & 9 & 6 \\ 11 & 7 & 8 & 12 \\ 4 & 13 & 14 & 11 \\ 11 & 9 & 7 & 13 \end{pmatrix} = \begin{pmatrix} 2 & 0 & 8 & 11 \\ 6 & 10 & 9 & 5 \\ 13 & 4 & 3 & 6 \\ 6 & 8 & 10 & 4 \end{pmatrix}$$

(3)求以 B 作为效率矩阵的极小化指派问题,其最优解即原始极大化问题的最优解。

(二)非标准指派问题的转化

标准的指派问题要求被指派者的数量与任务数量一致,且每个指派者都有能力完成各项任务,但实际情况往往并不完全满足这样严格的假设条件,通常会出现人与任务的数量不匹配,或某些人没有能力完成其中部分任务的情况。无论是哪种情况,都需要将其转化为标准的极小化指派问题来处理。转化的思路与运输问题中特殊情况的处理方法类似,如人与任务数量不匹配的情况可采取虚设被指派者或虚设任务的方法使之匹配,但要令对应的 $c_{ij} = M$(M 为任意大的正数),因为虚设的人不可能完成任何任务,而虚设的任务也不能由任何被指派者完成;同理,当某些人没有能力完成某些特定任务时,也要令相应的 $c_{ij} = M$。经转化后的问题就可采用匈牙利法求解了。

第四节 案 例 分 析

案例 3-1(医用物资仓库的设立问题) 新兴医药批发公司正考虑选择四个城市:北京、上海、广州和武汉设立仓库的计划,当然每个城市最多只能建一个仓库。这些仓库建成后负责向华北、华中和华南三个地区发运药品和卫生材料等医用物资。在不同城市设立仓库的每月运营成本及医用物资的处理量会有所不同,由于与目的地距离不同,从不同城市的仓库向不同地区发运物资的运输成本也不相同。每个仓库向不同地区发运物资的单位运费(千元/吨)、每个仓库每月可处理的物资量及运营成本、各地区的月平均需求见表3-15。

表3-15 仓库发货及运营相关数据　　　　　　　　　　单位:千元

	华北地区	华中地区	华南地区	处理能力(件)	运行成本
北京	0.20	0.40	0.50	1000	45
上海	0.30	0.25	0.45	1100	60

续表

	华北地区	华中地区	华南地区	处理能力(件)	运行成本
广州	0.60	0.40	0.25	1300	70
武汉	0.30	0.15	0.35	900	40
需求量(件)	600	600	800		

公司要求这些仓库建成后必须能保证各地区医用物资的需求量,但又希望尽量控制总费用(包括运营成本及运费),所以应选择最为合适的地点进行建设。此外,公司对仓库设立的地理位置还有一些附带的特殊要求,包括:①如果在上海设立仓库,则必须先在武汉设立仓库;②武汉和广州不能同时设立仓库;③四个城市最多设立两个仓库。请协助该公司确定仓库的选址地点并最佳发货方案。

分析:本问题如果不考虑仓库设立及其运营成本的话,则是一个单纯的不平衡运输问题,模型可直接写为:

$$\text{Min } Z = 0.2x_{11} + 0.4x_{12} + 0.5x_{13} + 0.3x_{21} + 0.25x_{22} + 0.45x_{23} +$$
$$0.6x_{31} + 0.4x_{32} + 0.25x_{33} + 0.3x_{41} + 0.15x_{42} + 0.35x_{43}$$

$$\text{s. t.} \begin{cases} x_{11} + x_{12} + x_{13} \leqslant 1000 & (1) \\ x_{21} + x_{22} + x_{23} \leqslant 1100 & (2) \\ x_{31} + x_{32} + x_{33} \leqslant 1300 & (3) \\ x_{41} + x_{42} + x_{43} \leqslant 900 & (4) \\ x_{11} + x_{21} + x_{31} + x_{41} = 600 \\ x_{12} + x_{22} + x_{32} + x_{42} = 600 \\ x_{13} + x_{23} + x_{33} + x_{43} = 800 \\ x_{ij} \geqslant 0, i = 1,2,3,4; j = 1,2,3 \text{ 取整数} \end{cases}$$

但根据已知的信息,公司并未打算在四个城市均设立仓库,并且如果设立了仓库,在总费用中还要考虑仓库的日常运营费用。在未设立仓库的城市,其实际的物资处理能力为0,这应在约束条件中加以体现,但事先并不知道究竟应在哪些城市中设立仓库;同时也只有已设立的仓库会发生运营费用,在事先无法确定的情况下,也不能在总费用中直接加入全部四个仓库的运营费用。因此,需要再引入一组表示是否在某一城市设立仓库的0-1决策变量,假定用 $i = 1,2,3,4$ 分别表示北京、上海、广州和武汉,设:

$$x_i = \begin{cases} 1 & \text{在城市 } i \text{ 设立仓库} \\ 0 & \text{未在城市 } i \text{ 设立仓库} \end{cases}$$

则可以用 $x_{11} + x_{12} + x_{13} \leqslant 1000x_1$ 来代替上述模型中的约束条件(1),表示如果在北京设立了仓库($x_1 = 1$),则处理能力为1000吨/月,但若未设立仓库($x_1 = 0$),则处理能力为0。其余约束(2)~(4)也可做类似处理。各仓库的运营费用,以北京为例,可在总费用中加入 $45x_1$,代表当且仅当在北京设立了仓库,运营费用才会体现在总费用中。

笔记

此外,按照公司对仓库地理位置的特殊要求,分别以约束条件 $x_2 \leq x_4$,$x_3 + x_4 \leq 1$,$x_1 + x_2 + x_3 + x_4 \leq 2$ 来表示要求①、②和③。

最后,问题的模型如下:

$$\text{Min } Z = 0.2x_{11} + 0.4x_{12} + 0.5x_{13} + 0.3x_{21} + 0.25x_{22} + 0.45x_{23} +$$
$$0.6x_{31} + 0.4x_{32} + 0.25x_{33} + 0.3x_{41} + 0.15x_{42} + 0.35x_{43} +$$
$$45x_1 + 60x_2 + 70x_3 + 40x_4$$

$$\text{s. t.} \begin{cases} x_{11} + x_{12} + x_{13} \leq 1000x_1 \\ x_{21} + x_{22} + x_{23} \leq 1100x_2 \\ x_{31} + x_{32} + x_{33} \leq 1300x_3 \\ x_{41} + x_{42} + x_{43} \leq 900x_4 \\ x_{11} + x_{21} + x_{31} + x_{41} = 600 \\ x_{12} + x_{22} + x_{32} + x_{42} = 600 \\ x_{13} + x_{23} + x_{33} + x_{43} = 800 \\ x_2 - x_4 \leq 0 \\ x_3 + x_4 \leq 1 \\ x_1 + x_2 + x_3 + x_4 \leq 2 \\ x_{ij} \geq 0, x_i = 1 \text{ 或 } 0, i = 1,2,3,4; j = 1,2,3 \text{ 取整数} \end{cases}$$

该问题最优解为:$x_1 = 1$,$x_2 = 0$,$x_3 = 1$,$x_4 = 0$,$x_{11} = 600$,$x_{12} = 100$,$x_{32} = 500$,$x_{33} = 800$;最小总费用为 675 千元。

案例 3-2(选课问题) 某校卫生管理专业设置选修课程供学生选修,见表 3-16。要求至少选两门数学类课程、三门运筹学类课程和两门计算机类课程。如果某学生希望既满足选修课程要求,又使得所选课程越少越好,那么他应学习哪些课程?

表 3-16 卫生管理专业选修课程设置

课号	课名	学分	所属类别	选修课要求
1	微积分	5	数学	
2	线性代数	4	数学	
3	最优化方法	4	数学;运筹学	微积分;线性代数
4	数据结构	3	数学;计算机	计算机编程
5	应用统计	4	数学;运筹学	微积分;线性代数
6	计算机模拟	3	计算机;运筹学	计算机编程
7	计算机编程	2	计算机	
8	预测理论	2	运筹学	应用统计
9	数学实验	3	运筹学;计算机	

笔记

分析:设决策变量 $x_j = \begin{cases} 1, & \text{选修第 } j \text{ 号课程} \\ 0, & \text{不选第 } j \text{ 号课程} \end{cases}$ $(j = 1,2,\cdots,9)$

目标函数(选修课程总数最少)：$\text{Min } Y = \sum\limits_{j=1}^{9} x_j$

约束条件：

(1)最少2门数学课 $x_1 + x_2 + x_3 + x_4 + x_5 \geqslant 2$

(2)3门运筹学课 $x_3 + x_5 + x_6 + x_8 + x_9 \geqslant 3$

(3)2门计算机课 $x_4 + x_6 + x_7 + x_9 \geqslant 2$

所以,该问题的数学模型为

$$\text{Min } Y = \sum\limits_{j=1}^{9} x_j$$

$$\text{s.t.} \begin{cases} x_1 + x_2 + x_3 + x_4 + x_5 \geqslant 2 \\ x_3 + x_5 + x_6 + x_8 + x_9 \geqslant 3 \\ x_4 + x_6 + x_7 + x_9 \geqslant 2 \\ x_1, x_2, \cdots, x_9 = 0 \text{ 或 } 1 \end{cases}$$

该问题的决策变量仅取整数0或1,是0-1规划问题。

最优解：$x_1 = x_2 = x_3 = x_6 = x_7 = x_9 = 1$,其他为0;6门课程,总学分21。

补充案例见光盘。

本章小结

1. 运输问题、0-1规划及其指派问题都是线性规划问题,它们都可以用单纯形法求解。但由于它们模型具有特殊数学结构,因此它们有更加简捷的求解方法。

2. m个产地和n个销地的运输问题的数学模型特点包括：①约束条件系数矩阵中元素等于0或1,②约束条件系数矩阵的每一列有两个非0元素。

3. 对于产销平衡的运输问题,还有以下特点：①各产地的产量之和等于各销地的销量之和;②所有的模型约束方程都是等式;③基变量有$m+n-1$个;④一定有可行解,且有最优解;⑤当产量与销量均为整数时,一定有整数最优解。

4. 表上作业法基本步骤有：①求初始基本可行解;②最优性检验;③解的改进。

5. 产销不平衡的运输问题可增加虚拟销地(或产地)化为产销平衡的运输问题。

6. 最小化指派问题的标准形式是：有n个人和n件事,要求确定人和事之间的一一对应的指派方案,使完成这n件事的总费用最小。

7. 标准形式的指派问题求解步骤包括：①使效率矩阵的每行每列都有0元素;②判断是否已得到最优解;③画直线覆盖0元素;④未被直线覆盖的元素中找出最小值产生新的0元素,返回第二步。

8. 对非标准形式的指派问题先转化为标准形式,然后用匈牙利法求解。

笔记

关键术语

运输问题(transportation problem)　　　　匈牙利算法(hungarian method)

整数规划(integer programming)　　　　表上作业法(table-manipulation method)

指派问题(assignment problem)　　　　0-1 规划(0-1 programming)

习题

一、简答题

1. m 个产地、n 个销地的产销平衡运输问题,其线性规划模型中有多少个约束条件、变量、基变量、行位势和列位势?

2. 运输问题的特殊结论有哪些?

3. 什么是闭回路?

4. 最小元素法的思想是什么?

5. 位势法求检验数的原理和过程是什么?

6. 如何判定运输问题已达最优?

7. 如何利用闭回路法进行基可行解的改进?

8. 产销不平衡的运输问题应如何处理?

9. 什么是整数规划问题?

10. 什么是 0-1 规划?

11. 标准指派问题的假设条件有哪些?

二、判断题

1. 运输问题是一种特殊的线性规划模型,因而求解结果也可能出现下列四种情况之一:有唯一最优解,有无穷多最优解,无界解,无可行解。

2. 表上作业法实质上就是求解运输问题的单纯形法。

3. 按最小元素法给出的初始基可行解,从每一空格出发可以找出而且仅能找出唯一的闭回路。

4. 如果运输表中空格的检验数全部非负,则对应的调运方案最优。

5. 产销平衡的运输问题有 $m+n-1$ 个基变量。

6. 如果运输问题单位运价表的某一行(或某一列)元素分别加上一个常数 k,最优调运方案将不会发生变化。

7. 对于有 m 个产地、n 个销地并且总产量等于总销量的运输问题,其约束方程组的系数矩阵每行有 n 个 1。

8. 对于有 m 个产地、n 个销地并且总产量等于总销量的运输问题,其约束方程组的系数矩阵每列有 2 个 1。

9. 指派问题数学模型的形式同运输问题十分相似,故也可以用表上作业法求解。

三、分析与判断

请判断表 3-17 和表 3-18 中给出的运输方案能否作为表上作业法的初始基可行解并说明原因。

表3-17　运输方案（1）

产地 ＼ 销地	B_1	B_2	B_3	B_4	B_5	产量
A_1	150			200		350
A_2		200	250			450
A_3			150		150	300
A_4	90	210				300
A_5				80	20	100
销量	240	410	400	280	70	350

表3-18　运输方案（2）

产地 ＼ 销地	B_1	B_2	B_3	B_4	产量
A_1	5	10			15
A_2			15	10	25
A_3	0	5			5
销量	5	15	15	10	

四、利用 0-1 变量表示模型中的特殊要求, 使之符合线性假设

1. 请表示下列约束条件中至少有两个成立：

$$\begin{cases} 5x_1 + 3x_2 + 3x_3 - x_4 \leqslant 30 \\ 2x_1 + 5x_2 - x_3 + 3x_4 \leqslant 30 \\ -x_1 + 3x_2 + 5x_3 + 3x_4 \leqslant 30 \\ 3x_1 - x_2 + 3x_3 + 5x_4 \leqslant 30 \end{cases}$$

2. $2x_2 + x_3$ 只能取 5, 6, 9 和 12 中的一个值。

3. 目标函数表达式为 Min $Z = f_1(x) + f_2(x)$, 其中

$$f_1(x) = \begin{cases} 10 + 5x_1 & x_1 > 0 \\ 0 & x_1 = 0 \end{cases}, \qquad f_2(x) = \begin{cases} 15 + 3x_2 & x_2 > 0 \\ 0 & x_2 = 0 \end{cases}$$

五、解答题

1. 已知极小化运输问题的产销平衡及单位运价表如表 3-19、表 3-20 和表 3-21 所示, 用最小元素法求各问题的初始调运方案并用表上作业法求最优解。

笔记

表3-19 运输问题的产销平衡及单位运价表（1）

产地	销地				产量
	B_1	B_2	B_3	B_4	
A_1	8	4	1	2	7
A_2	6	9	4	7	25
A_3	5	3	4	3	26
销量	10	13	20	15	

表3-20 运输问题的产销平衡及单位运价表（2）

产地	销地				产量
	B_1	B_2	B_3	B_4	
A_1	9	8	12	13	18
A_2	10	10	12	14	24
A_3	8	9	11	12	6
A_4	10	10	11	12	12
销量	6	14	35	5	

表3-21 运输问题的产销平衡及单位运价表（3）

产地	销地				产量
	B_1	B_2	B_3	B_4	
A_1	4	12	4	11	16
A_2	2	10	3	9	10
A_3	8	5	11	6	22
销量	8	14	12	14	

2. 已知极小化指派问题的效率矩阵为 $C = c_{(ij)}$，极大化指派问题的收益矩阵为 $B = b_{(ij)}$，试用匈牙利法找出下列指派问题的指派矩阵。

$$(1)\, C = \begin{pmatrix} 10 & 12 & 9 & 11 \\ 5 & 10 & 7 & 8 \\ 12 & 14 & 13 & 11 \\ 8 & 15 & 11 & 9 \end{pmatrix} \qquad (2)\, C = \begin{pmatrix} 10 & 2 & 8 & 6 \\ 9 & 5 & 11 & 9 \\ 12 & 7 & 14 & 14 \\ 3 & 1 & 4 & 2 \end{pmatrix}$$

$$(3)\, B = \begin{pmatrix} 10 & 12 & 4 & 1 \\ 7 & 3 & 4 & 8 \\ 1 & 10 & 11 & 8 \\ 9 & 7 & 5 & 11 \end{pmatrix}$$

3. 某医院的五位大夫 A_1、A_2、A_3、A_4 和 A_5 从家中直接出诊，各去五个家庭病床 B_1、B_2、B_3、B_4 和 B_5 中的一个。从每位大夫的家到每个家庭临床的路程见表3-22。

笔记

怎样安排他们的出诊任务方能使其总路程最短?

表3-22 路程表

	B_1	B_2	B_3	B_4	B_5
	路程(km)				
A_1	11	14	24	21	21
A_2	14	19	15	29	25
A_3	20	17	7	28	11
A_4	10	18	16	15	19
A_5	19	12	19	28	17

4. 某中医院准备指派赵、钱、孙、李充当老中医大夫周、吴、郑、王的助手。根据过去的经验,他们在一起工作的效率如表3-23所示。如何搭配可使他们的总工作效率最高?

表3-23 工作效率表

	周	吴	郑	王
	工作效率			
赵	11	9	10	1
钱	1	9	3	13
孙	5	8	5	12
李	8	1	10	11

5. 某医学院为了活跃学术气氛,决定下周举办能源、交通、材料和生物工程四个专题讲座。每个讲座在下周下午各举办一次,每个下午不许多于一个讲座。根据详细的调查资料,估计每天下午不能出席的学生人数如表3-24所示。试从缺席的学生人数最少着想,设计一个讲座日程表。

表3-24 缺席人数表

	能源	交通	材料	生物工程
	缺席人数			
星期一	40	60	20	50
星期二	30	40	30	40
星期三	20	30	20	60
星期四	30	20	30	30
星期五	20	10	30	10

6. 某医疗器械厂拟派四名推销员甲、乙、丙、丁各去四座城市 A、B、C、D 推销产品。由于这些推销员的能力和经验各不相同,他们去各地推销而使该厂获取

的利润预计如表 3-25 所示。试制定可获最大利润的指派方案。

表 3-25 利润表

	A	B	C	D
	利润(万元)			
甲	37	27	28	35
乙	40	34	29	28
丙	33	24	32	35
丁	28	32	25	24

（戴力辉）

笔记

目标规划

通过本章的学习,你应该能够:

掌握 用偏差变量表示目标函数及其建立目标规划模型的方法;目标规划的单纯形法解法。

熟悉 目标期望值与偏差变量的意义,目标规划解的概念,求解只有两个决策变量的目标规划的图解法。

了解 多目标规划在现实中的意义;多目标规划计算机求解方法。

章前案例

　　某工厂在计划期内要生产甲、乙两种产品,现有的资源及两种产品的技术消耗定额、单位利润如表4-1所示。如何确定计划期内的生产计划,使利润最大,同时厂领导为适应市场需求,尽可能扩大甲产品的生产,减少乙产品的生产。

表4-1　产品的资源、技术消耗定额、单位利润表

	甲(每件)	乙(每件)	现有资源
钢材(kg)	9.2	4	3600
木材(m³)	4	5	2000
设备负荷(台小时)	3	10	3000
单位产品利润(元)	70	120	

　　上述问题是资源给定,如何制订合理的生产计划,使利润达到最大且甲产品的产量最大和乙产品的产量最小的三个目标的规划问题。本章介绍的目标规划,就是解决这类多个目标规划问题的有效方法。

　　在第二章介绍的线性规划问题中,研究的都是只有一个目标函数的最优决策问题。然而现实生活中,衡量一个决策方案优劣的目标往往不止一个,而且这些目标之间往往不协调,甚至是相互冲突的,没有一种方案使所有目标全部实现最优。目标规划(goal programming)正是为适应这种复杂的多目标最优决策的需要而逐步发展起来的,它是解决多目标规划问题的一种较为完善和成熟的有效方法。目标规划又分为线性目标规划、非线性目标规划和线性整数目标规划等,本章只涉及线性目标规划,即每个目标都是决策变量的线性函数。

笔记

目标规划方法是由美国著名运筹学家查恩斯（A. Charnes）和库朴（W. W. Cooper）于 1961 年提出来的,他强调寻找一个"尽可能"满足所有目标的解,而不是绝对满足这些目标的解。用目标规划方法处理多目标规划问题时,决策者首先要对众多的目标分别确定一个希望实现的目标值(期望值),然后按目标的重要程度(级别)依次进行考虑与计算,以求得最接近各目标预定数值的方案。如果某些目标由于种种约束不能完全实现,它也能指出目标值不能实现的程度以及原因,以供决策者参考。

第一节 目标规划的基本概念与模型建立

本节将通过章前案例等实际问题,说明如何建立多个目标的线性规划模型,进而给出一般目标规划的数学模型。

例 4-1 见章前案例。

解 设 x_1, x_2 分别是计划期内甲、乙产品的产量。则该问题的数学模型为

$$\begin{cases} \text{Max } y_1 = 70x_1 + 120x_2 \\ \text{Max } y_2 = x_1 \\ \text{Min } y_3 = x_2 \end{cases} \quad \text{s. t.} \begin{cases} 9.2x_1 + 4x_2 \leqslant 3600 \\ 4x_1 + 5x_2 \leqslant 2000 \\ 3x_1 + 10x_2 \leqslant 3000 \\ x_1, x_2 \geqslant 0 \end{cases}$$

对于这样有三个目标的规划问题,用线性规划方法求解,需作三次,而且所得的解很难一致,极有可能出现以下情况:对于第一个目标,第一个方案的结果优于第二方案;而对于第二目标,第二方案优于第一方案。就是说很难找到一个方案使所有目标同时达到最优,特别当约束条件中有矛盾方程时,线性规划方法是无法解决的。实际中,一般采取"不求最好,但求满意"的策略,为此,针对这种问题并在线性规划的基础上建立了一种新的数学规划方法——目标规划。

一、目标规划的基本概念

由例 4-1 的模型不难得出,多个目标的规划问题一般形式如下(简记为:GP)

$$\begin{cases} \text{Max } y_1 = c_{11}x_1 + c_{12}x_2 + \cdots + c_{1n}x_n \underline{\Delta} C_1 X \\ \text{Max } y_2 = c_{21}x_1 + c_{22}x_2 + \cdots + c_{2n}x_n \underline{\Delta} C_2 X \\ \vdots \qquad\qquad \vdots \qquad\qquad \vdots \\ \text{Max } y_m = c_{m1}x_1 + c_{m2}x_2 + \cdots + c_{mn}x_n \underline{\Delta} C_m X \end{cases}$$

$$\text{s. t} \begin{cases} a_{11}x_1 + a_{12}x_2 + \cdots + a_{1n}x_n \leqslant b_1 \\ a_{21}x_1 + a_{22}x_2 + \cdots + a_{2n}x_n \leqslant b_2 \\ \vdots \qquad\qquad \vdots \qquad\qquad \vdots \\ a_{k1}x_1 + c_{k2}x_2 + \cdots + c_{kn}x_n \leqslant b_k \\ x_1, x_2, \cdots, x_n \geqslant 0 \end{cases}$$

矩阵表示为:$\text{Max } Y = CX$,约束条件:$\begin{cases} AX \leqslant B \\ X \geqslant 0 \end{cases}$ （GP） (4-1)

其他情况:如目标函数为 $\text{Min } y$,约束条件为"$\geqslant$",都可作适当的变换,调整

为(4-1)的形式。下面也称式(4-1)为多个目标的规划模型的一般形式。

理论上,使所有目标同时达到最优值的可行解是多目标规划的最优解。如果用线性规划方法求解模型(4-1),那么有多少个目标,就要用多少次线性规划求解,这样就有可能出现满足约束条件的各目标的最优解不一致。如图4-1中的可行解域为 R,目标 1 和目标 2 都是求最大,最优解不能同时达到。甚至有的约束条件还会出现矛盾,针对

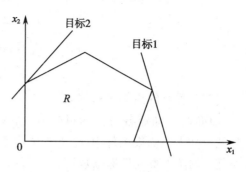

图4-1 目标规划解集示意图

多个目标规划的这些问题,实际中解决的思路是退而求其次,对目标函数和约束条件作适当处理,即分别对各目标确定一个目标值,把各实际值与目标值的差距总和最小为新的目标函数,并根据目标之间的相对重要程度,分等级和权重,求出相对最优解——有效解(满意解)。为此先引入以下概念。

(一)决策变量与偏差变量

决策变量也称控制变量,用 x_1、x_2、$\cdots$、x_n 表示,如例4-1中的 x_1、x_2 等。在多个目标的规划问题中,由于目标之间可能存在冲突或约束条件中可能存在矛盾方程,可以设想降低目标要求或"放松"严格的约束条件,即从实际出发,根据经验、历史资料、市场的需求和上级部门的任务下达等来给每个目标确定一个希望达到的目标值 e_i,$(i=1,2,\cdots,m)$。一般说来,这些值 e_i 的确定并不要求十分精确或严格,允许决策的实际值大于或小于 e_i。实际值与目标值的差距称为偏差变量(deviation variable)。用 d_i^+ 和 d_i^- 表示。

d_i^+——第 i 个目标的实际值超出目标值的部分,称为正偏差变量。

d_i^-——第 i 个目标的实际值不足目标值的差距,称为负偏差变量。规定 d_i^+ 和 $d_i^- \geq 0$,$(i=1,2,\cdots,m)$。

实际操作中,当目标值确定时,所做的决策只可能出现以下三种情况:即由 d_i^+ 和 d_i^- 所构成的 3 种不同组合表示的含义:①$d_i^+ > 0, d_i^- = 0$ 表示第 i 个目标的实际值超出目标值;②$d_i^+ = 0, d_i^- > 0$ 表示第 i 个目标的实际值未达到目标值;③$d_i^+ = 0, d_i^- = 0$ 表示第 i 个目标的实际值恰好等于目标值。并且无论发生哪种情况均有:$d_i^+ \cdot d_i^- = 0$。

如在例4-1中,若提出目标 y_1 的期望值 $e_1 = 45\,000$ 元,y_2 的期望值 $e_2 = 250$ 件,y_3 的期望值 $e_3 = 200$ 件,则可引入偏差变量 d_i^+, d_i^- $(i=1,2,3)$,d_1^+ 表示利润超过 45 000 元的数量,d_1^- 则表示利润距 45 000 元还缺少的数量,d_2^+ 表示甲产品产量超过 250 件的部分,……这样可得三个目标函数方程

笔记

$$\begin{cases} 70x_1 + 120x_2 + d_1^- - d_1^+ = 45000 \\ x_1 + d_2^- - d_2^+ = 250 \\ x_2 + d_3^- - d_3^+ = 200 \\ d_1^-, d_1^+, d_2^-, d_2^+, d_3^-, d_3^+ \geq 0 \end{cases} \tag{4-2}$$

（二）目标约束与绝对约束

前面通过确定各目标的目标值、引入偏差变量，把目标函数转化成约束方程，从而并入原约束条件中，称这类具有机动余地的约束为目标约束（goal restrictions）。如例4-1的目标函数转化为目标约束（4-2）。因它具有一定的弹性，一般目标约束不会不满足，只是可能偏差要大一些，故也称为软约束。

绝对约束（absolute restrictions）是指必须严格满足的等式或不等式约束，也称为系统约束。它对应于线性规划中的约束条件（如资源、客观条件约束等），不能满足绝对约束的解即为不可行解，因此也称为硬约束。

在一个规划问题中，有时会因为资源的短缺等原因，在约束条件中出现互相矛盾的方程。此时，可行解集合是空集。应用一般的线性规划方法，只能得出无解的结论。而在实际的决策问题里，决策者需要采取一定的措施，或增加资源，或减少产量，综合平衡各方面的因素，寻求可行的方案。而要找出哪种资源短缺，哪个产量指标过高，仍是解决问题的前提，采取一般的线性规划单纯形法解决这个问题显得十分困难。而在目标规划中，将比较容易解决这个问题。设想将约束条件"放松"，对约束方程也引入偏差变量，使矛盾的方程不再矛盾！然后通过适当的方法，找出问题的关键，即需要增加的资源品种与数量或需降低的产品产量等，就会获得较好的决策效果。这说明两种约束在一定条件下可以转换。

如在例4-1中，若再增加约束条件：甲、乙两产品总的生产件数大于510，即：$x_1 + x_2 \geq 510$，显然它与约束条件中的：$4x_1 + 5x_2 \leq 2000$ 矛盾，这样可行解域成了空集。但若对新加入的约束条件引入正、负偏差变量 $d_7^+, d_7^- \geq 0$，可得约束方程

$$x_1 + x_2 + d_7^- - d_7^+ = 510$$

由于 d_7^+, d_7^- 的作用，约束条件不再矛盾，可行解域就非空了，便可继续求出相应的解，从而找出发生矛盾的关键因素及相应的数量，为进一步进行决策提供有力的依据。

当不易发现约束条件中是否有矛盾方程时，更一般的方法是对所有绝对约束都引入偏差变量，从而把约束条件全部变为等式。

（三）目标规划的目标函数

通过引入偏差变量，使原规划问题中的目标函数变成了目标约束，那么现在问题的目标是什么呢？从决策者角度看，对于满足绝对约束和目标约束的所有解（即可行解），判断其优劣的依据是决策值与目标值的偏差越小越好。从而目标规划的目标函数就可由偏差变量构成。它有三种基本表现形式：

①要求恰好达到目标值的，即正、负偏差变量都要尽可能小。构造目标函数为：$\text{Min } Z = d_i^+ + d_i^-$。②要求不能超过目标值的，即允许达不到目标值，但即使

超过,一定要越小越好。构造目标函数为:$\text{Min } Z = d_i^+$。③要求超过目标值的,即允许超过目标值,但即使不足,一定要使缺少量越少越好。构造目标函数为:$\text{Min } Z = d_i^-$。这样根据各个目标的不同要求,确定出总的目标函数

$$\text{Min } Z = \sum_{i,j}(d_i^+ + d_j^-)。$$

如例 4-1 中的目标函数可表示为 $\text{Min } Z = d_1^- + d_2^- + d_3^+$。其目标规划模型为

$$\text{Min } Z = d_1^- + d_2^- + d_3^+$$

$$\text{s. t.} \begin{cases} 70x_1 + 120x_2 + d_1^- - d_1^+ = 45000 \\ x_1 \qquad\qquad + d_2^- - d_2^+ = 250 \\ \qquad x_2 + d_3^- - d_3^+ = 200 \\ 9.2x_1 + 4x_2 \leqslant 3600 \\ 4x_1 + 5x_2 \leqslant 2000 \\ 3x_1 + 10x_2 \leqslant 3000 \\ x_1, x_2 \geqslant 0, d_i^-, d_i^+ \geqslant 0, \quad (i = 1, 2, 3) \end{cases}$$

(四) 优先因子与权系数

在多个目标的规划问题中,当决策者要求实现多个目标时,由于目标函数要求所有偏差总和最小,而这些目标的偏差可能相互替代或抵消;又考虑到实际问题中的目标之间也有主次、轻重、缓急之区别,决策者往往有一些最重要的,第一位要求达到的目标,为此,可以通过赋予它优先因子(factor of priority)P_1 的方式,在它实现的前提下再去解决次要目标。依次把第二位达到的目标赋予优先因子 P_2……,并规定 $P_k \gg P_{k+1}$,即不管 P_{k+1} 乘以一个多大的正数 M,总成立 $P_k > MP_{k+1}$,表示 P_k 比 P_{k+1} 具有绝对的优先权。因此,不同的优先因子代表着不同的优先等级。在实现多个目标时,首先保证 P_1 级目标的实现,这时可不考虑其他级别目标,而 P_2 级目标是在保证 P_1 级目标满足的前提下考虑的。决不能因为要使 P_2 级目标更好地实现,而去降低 P_1 级目标的实现值。一般地在目标规划模型中,绝对约束相应的目标函数,其优先等级一定是 P_1 级。

若要进一步区别具有相同优先级的多个目标,则可分别赋予它们不同的权系数 ω_j(ω_j 可取一确定的非负实数),根据目标的重要程度而给它们赋值,重要的目标,赋值较大,反之 ω_j 值就小。如例 4-1 中,可以把利润视作第一位重要,甲、乙产品的产量分配视作第二位,并且甲的产量越大越好,权重分别为 10 和 2,则目标函数为:$\text{Min } Z = P_1 d_1^- + P_2(10d_2^- + 2d_3^+)$。

由上面分析看到,目标规划比起线性规划来适应面要灵活得多。它可同时考虑多个目标,而且目标的计量单位也可以多种多样。目标规划的目标约束,给决策方案的选择带来很大的灵活性。并且由于目标规划中划分优先级和权系数的大小,使决策者可根据外界条件变化,通过调整目标优先级和权系数,求出不同方案以供选择。但是,用目标规划来处理问题也存在困难,主要表现在构造模型时需事先拟定目标值、优先级和权系数,而这些信息来自人的主观判断,往往带有模糊性,很难定出一个绝对的数值。

笔记

二、目标规划的数学模型

通过上面分析,目标规划问题的数学模型已经清晰可见,如例 4-1 中问题的模型为

$$\text{Min } Z = P_1 d_1^- + P_2 (10 d_2^- + 2 d_3^+)$$

$$\text{s.t.} \begin{cases} 70x_1 + 120x_2 + d_1^- - d_1^+ = 45000 \\ x_1 \qquad\qquad + d_2^- - d_2^+ = 250 \\ \qquad\qquad x_2 + d_3^- - d_3^+ = 200 \\ 9.2x_1 + 4x_2 \leqslant 3600 \\ 4x_1 + 5x_2 \leqslant 2000 \\ 3x_1 + 10x_2 \leqslant 3000 \\ x_1, x_2 \geqslant 0, d_i^-, d_i^+ \geqslant 0, (i = 1, 2, 3) \end{cases}$$

一般地,对于 n 个决策变量,m 个目标约束,目标函数中有 k_0 个优先级的多个目标的规划问题,其目标规划的数学模型为:

$$\text{Min } Z = \sum_{i=1}^{k_o} P_i \sum_{k=1}^{m} (\omega_{ik}^- d_k^- + \omega_{ik}^+ d_k^+)$$

$$\text{s.t.} \begin{cases} \sum_{j=1}^{n} c_{ij}x_j + d_i^- - d_i^+ = e_i \\ \sum_{j=1}^{n} a_{lj}x_j \leqslant b_l \\ x_j, d_i^-, d_i^+ \geqslant 0 \\ (i = 1, 2, \cdots, m; j = 1, 2, \cdots, n; l = 1, 2, \cdots, t) \end{cases}$$

其中:P_i 为优先等级;$\omega_{ik}^-, \omega_{ik}^+$ 为权系数。

综上所述,一个实际问题的目标规划模型的建立步骤为:

第一步:根据问题设定决策变量,列出各目标与条件。

第二步:确定各目标的目标值(期望值),引入偏差变量,把各目标转化成约束方程,并列出目标约束与绝对约束。

第三步:构造最小化目标函数:①各目标按三种情况取值: a. 恰好达到目标值,取 $d_i^+ + d_i^-$; b. 允许超过目标值,取 d_i^-; c. 不允许超过目标值,取 d_i^+;②给各级目标赋予相应的优先因子 P_i;③对同一优先级的各目标,按重要程度不同,赋予相应的权系数 ω_{ik};然后构造一个由优先因子、权系数与偏差变量线性组合的最小化目标函数。

注意:最重要的目标、必须严格实现的目标及无法再增加的资源约束均应列入 P_1 级,其余按重要程度分别列入后面各级,并在同一级中确定权系数。一般地,如果问题的 P_1 级目标不能完全实现,则认为该问题无可行解。

例 4-2 某制药公司有甲、乙两个工厂,现要生产 A、B 两种药品均需在两个工厂生产。每单位药品 A 在甲厂加工 2 小时,然后送到乙厂检测包装 2.5 小时

才能成品,每单位药品 B 在甲厂加工 4 小时,再到乙厂检测包装 1.5 小时才能成品。每单位药品 A、B 在公司内的每月存贮费分别为 8 元和 15 元。甲厂有 12 台制造机器,每台每天工作 8 小时,每月正常工作 25 天,乙厂有 7 台检测包装机,每天每台工作 16 小时,每月正常工作 25 天,每台机器每小时运行成本:甲厂为 18 元,乙厂为 15 元,单位药品 A 销售利润为 20 元,B 为 23 元,依市场预测次月 A、B 销售量估计分别为 1500 单位和 1000 单位。

该公司依下列次序为目标的优先次序,以实现次月的生产与销售目标。

P_1:厂内的储存成本不超过 23000 元。

P_2:A 销售量必须完成 1500 单位。

P_3:甲、乙两工厂的设备应全力运转,避免有空闲时间,两厂的单位运转成本当作它们的权系数。

P_4:甲厂设备的超时工作时间全月份不宜超过 30 小时。

P_5:B 药的销量必须完成 1000 单位。

问 A、B 药各生产多少,使目标达到最好。试建立该问题的目标规划模型。

解 设 x_1,x_2 分别表示次月份 A、B 药品的生产量,d_i^+ 和 d_i^- 为相应目标约束的正、负偏差变量。

(1)甲、乙两厂设备运转时间约束:甲的总时间为 $8 \times 12 \times 25 = 2400$(小时),乙的总工作时间为 $16 \times 7 \times 25 = 2800$(小时),则:

$$2x_1 + 4x_2 + d_1^- - d_1^+ = 2400, \quad 2.5x_1 + 1.5x_2 + d_2^- - d_2^+ = 2800$$

(2)公司内储存成本约束:$8x_1 + 15x_2 + d_3^- - d_3^+ = 23000$

(3)销售目标约束:$x_1 + d_4^- - d_4^+ = 1500, \quad x_2 + d_5^- - d_5^+ = 1000$

(4)甲厂超时作业约束:$d_1^+ + d_6^- - d_6^+ = 30$

(5)目标函数:

$$\text{Min } Z = P_1 d_3^+ + P_2 d_4^- + P_3(6d_1^- + 5d_2^-) + P_4 d_6^+ + P_5 d_5^-$$

其中:$6:5 = 18:15$ 为运转成本比率。

综合上述过程,可得该问题的目标规划模型:

$$\text{Min } Z = P_1 d_3^- + P_2 d_4^- + P_3(6d_1^- + 5d_2^-) + P_4 d_6^+ + P_5 d_5^-$$

$$\text{s.t.} \begin{cases} 2x_1 + 4x_2 + d_1^- - d_1^+ = 2400 \\ 2.5x_1 + 1.5x_2 + d_2^- - d_2^+ = 2800 \\ 8x_1 + 15x_2 + d_3^- - d_3^+ = 23000 \\ x_1 + d_4^- - d_4^+ = 1500 \\ x_2 + d_5^- - d_5^+ = 1000 \\ d_1^+ + d_6^- - d_6^+ = 30 \\ x_1, x_2 \geq 0, d_i^-, d_i^+ \geq 0, (i = 1,2,3,4,5,6) \end{cases}$$

笔记

知识链接

多目标规划的基本解法　把多目标规划问题转化为单目标规划问题去处理,是求解多目标规划的基本算法之一。实现这种转化,除了本章正文中介绍的目标规划方法之外,常用的方法还有:

1. 线性加权法　事先按各个目标函数的重要程度给出一组权系数,然后进行求和运算。使多目标规划问题转化为传统的单目标规划问题。

2. 理想点法　对每一个目标函数都能提出所期望的值,以各实际值与期望值的偏差平方和最小来选择问题的解。即距理想点最近的点作为最优解。

3. 约束法　在多个目标中选定一个主要目标,而对其他各目标给出一个可供选择的范围,则这些目标就可以作为约束条件而被排除出目标组,进入约束条件组中。则该多目标规划就可转化为求主要目标最优值的单目标规划问题。

4. 分层序列法　把多个目标按其重要程度排序,先求出第一个目标的最优解,再在达到此目标的条件下求第二个目标的最优解,依此类推直到最后一个求解结束即得到最优解。

5. 功效系数法　对不同类型的目标函数统一量纲,分别得到一个功效系数函数,然后求所有功效系数乘积的最优解。

此外,还有极小极大法、乘除法、目标达到法等。

第二节　目标规划的图解法

由于目标规划是在线性规划的基础上建立,并弥补了部分不足。所以两种规划模型结构没有本质区别,解法也非常类似。形式上的区别主要在于:①线性规划只能处理一个目标,而目标规划能统筹兼顾地处理多个目标关系,以求得切合实际需求的解;②线性规划是求满足所有约束条件的最优解,而目标规划是要在相互矛盾的目标或约束条件下找到尽量好的满意解;③线性规划的约束条件是不分主次地同等对待,而目标规划可根据实际需要给予轻重缓急的考虑。

比如关于最优解:线性规划是在可行解域内寻找某一点,使单个目标达到最优值(最大值或最小值)。而目标规划是在可行域内,首先寻找到一个使 P_1 级目标均满足的区域 R_1,然后再在 R_1 中寻找一个使 P_2 级目标均满足或尽最大可能满足的区域 R_2($R_2 \subseteq R_1$),再在 R_2 中寻找一个满足 P_3 的各目标的区域 R_3($R_3 \subseteq R_2 \subseteq R_1$),…,如此下去,直到寻找到一个区域 R_k($R_k \subseteq R_{k-1} \subseteq \cdots \subseteq R_1$),满足 P_k 级的各目标,这个 R_k 即为所求的解域,如果某一个 R_i($1 \leqslant i \leqslant k$)已退化为一点,则计算终止,这一点即为满意解,它只能满足 $P_1,\cdots,P_i$ 级目标,而无法进一步改进,当然,此时或许有低于 P_i 级目标被满足,这纯属巧合。

对于只有2个决策变量的目标规划,其图解法的具体演算过程与线性规划图解法类似。

第1步:根据2个决策变量建立平面直角坐标系,画出所有(软、硬)约束条件的直线图形(暂不考虑正负偏差变量)。

第2步:在目标约束所对应的直线上,用垂直于直线的箭头标出目标函数中与该直线相关的偏差变量增大时直线的平移方向。

第3步:如果有绝对约束,则确定绝对约束所满足的可行解区域 R_0。

第4步:对目标约束,根据各目标优先级别,先对 P_1 级的各目标,确定解区域 $R_1(R_1 \subseteq R_0)$。

第5步:对下一个优先级别 P_i 级各目标,确定它的解区域 R_i,但必须是 $R_i \subseteq R_{i-1}(i=2,3,\cdots)$。

第6步:在这个过程中,如果某解区域 R_i 减小到一点,则可结束这个过程(此时没有进一步改进的可能)。

第7步:重复第5、6步过程,直到解区域 R_i 减少到一点或满足了所有 k 个级别的目标为止,此时,R_k 即为这个目标规划的最优解区域,其中的任何一点均为目标规划的满意解。

例4-3 求解下面目标规划:

$$\text{Min } Z = P_1 d_1^- + P_2 d_2^+ + P_3 d_3^-$$

$$\text{s.t} \begin{cases} 5x_1 + 10x_2 \leqslant 60 & (l_1) \\ x_1 - 2x_2 + d_1^- - d_1^+ = 0 & (l_2) \\ 4x_1 + 4x_2 + d_2^- - d_2^+ = 36 & (l_3) \\ 6x_1 + 8x_2 + d_3^- - d_3^+ = 48 & (l_4) \\ x_1, x_2 \geqslant 0, \quad d_i^-, d_i^+ \geqslant 0, \quad (i=1,2,3) \end{cases}$$

解 将约束方程以直线形式画在图上,这里只使用决策变量(即 x_1, x_2),偏差变量在画直线时暂不考虑,直线画好后,在该直线上用箭头标出目标函数中与该直线相关的偏差变量增大时直线的平移方向(图4-2)。

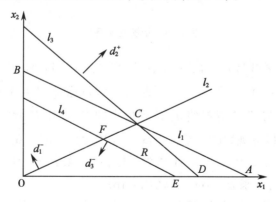

图4-2 图解法示意图

首先,根据 $5x_1 + 10x_2 \leqslant 60$ 和 $x_1, x_2 \geqslant 0$ 确定绝对约束的可行解域 $\triangle OAB$。

其次,按优先级高低,先考虑 P_1 级目标要求 $\min d_1^-$,即在可行解域 $\triangle OAB$ 中进一步缩小为 $\triangle OAC$,记作 R_1;再考虑 P_2 级目标要求 $\min d_2^+$,得解区域为 $\triangle OCD$,

记作 R_2；最后考虑 P_3 级要求 $\min d_3^-$，由图 4-2 可知 R_3 为四边形 $CDEF$ 区域，这个区域内的任一点均是该问题的满意解，可使目标函数 $\min z = 0$。

由于 C、D、E、F 坐标分别为 $(6,3)$、$(9,0)$、$(8,0)$、$(4.8,2.4)$，故满意解可表示为：

$$(x_1, x_2) = \alpha_1(6,3) + \alpha_2(9,0) + \alpha_3(8,0) + \alpha_4(4.8,2.4)$$
$$= (6\alpha_1 + 9\alpha_2 + 8\alpha_3 + 4.8\alpha_4, 3\alpha_1 + 2.4\alpha_4)$$

其中：$\alpha_1 + \alpha_2 + \alpha_3 + \alpha_4 = 1$，$\alpha_i \geq 0$ $(i = 1, 2, 3, 4)$

这种满足目标函数中所有目标要求的情况，即：$\min z = 0$，在实际中并不多见，很多目标规划问题只能满足前面几级目标要求。

例 4-4 用图解法求解下面目标规划问题：

$$\text{Min } Z = P_1 d_1^+ + P_2 d_2^- + P_3 d_3^-$$

$$\text{s.t.} \begin{cases} x_1 + x_2 + d_1^- - d_1^+ = 10 & (l_1) \\ 2x_1 + x_2 + d_2^- - d_2^+ = 26 & (l_2) \\ -x_1 + 2x_2 + d_3^- - d_3^+ = 6 & (l_3) \\ x_1, x_2 \geq 0, d_i^-, d_i^+ \geq 0, (i = 1, 2, 3) \end{cases}$$

解 作图 4-3：

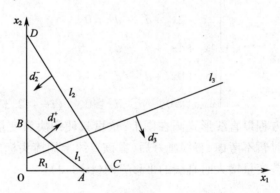

图 4-3 图解法示意图

满足 P_1 级的区域为 R_1，即 $\triangle OAB$；接下来考虑 P_2 级目标，由于直线 l_2 与 R_1 不相交，所以在 R_1 内无法使 $d_2^- = 0$，在不退化 P_1 级目标时，不可能使 P_2 级目标完全满足。为此，只能在 R_1 中寻找使 d_2^- 达到最小的点，这样 R_2 就缩为一点，为 R_1 中的 C 点。故得该目标规划的满意解为：$x^* = (10, 0)$，$d_2^- = 6$。

由于 R_2 仅含有一个点，所以对 P_3 级目标，已经无法进一步的选择与考虑，可求得 $d_3^- = 16$，即目标函数为：$\min z = 6P_2 + 16P_3$。

在例 4-4 中，解区域 R_2 退缩为一个点，从而无法使 P_2，P_3 级目标达成。实际中可能因为 P_2 级目标的期望值定得过高。如果将它的目标值从 26 降到 14，则可考虑到 P_3 级目标，见图 4-4。

满足 P_1、P_2 级目标的可行解域为 $\triangle ACG$，进一步考察 P_3 级目标可得解区域 $\triangle EFG$，对该区域中任意一点，均同时能使 P_1，P_2，P_3 级目标完全满足，这时问题的满意解不唯一。

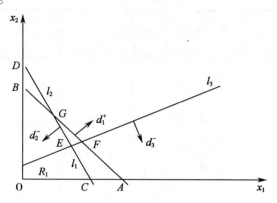

图4-4 调整后的图解法

一般地,目标要求定得越低,可供选择的解越多,目标定得太高,满意解的选择余地也越小,甚至一些低级别的目标无法实现。

另外,值得一提的是,在目标规划中,考虑低级别目标时,不能破坏已经满足的高级别目标,这是基本原则。

第三节 目标规划的单纯形解法

由目标规划数学模型可看出,它实质上是最小化的线性规划,所以可用单纯形法求解。这时,应该把目标优先等级系数 $P_i(i=1,2,\cdots,k)$ 理解为一种特殊的正常数,且注意到各等级系数之间的关系:$P_1 \gg P_2 \gg \cdots \gg P_k$。检验数就是各优先因子 $P_1,P_2,\cdots,P_k$ 的线性组合,当所有检验数都满足最优性条件($\overline{C}_j = c_j - z_j \geqslant 0$)时,从最终表上即可得出目标规划的解。

例4-5 用单纯形法求例4-3的解

解 引入松弛变量 x_3,将模型化为线性规划的标准型:

$$\text{Min } Z = P_1 d_1^- + P_2 d_2^+ + P_3 d_3^-$$

$$\text{s. t.} \begin{cases} 5x_1 + 10x_2 + x_3 = 60 \\ x_1 - 2x_2 + d_1^- - d_1^+ = 0 \\ 4x_1 + 4x_2 + d_2^- - d_2^+ = 36 \\ 6x_1 + 8x_2 + d_3^- - d_3^+ = 48 \\ x_1,x_2,x_3 \geqslant 0, d_i^-, d_i^+ \geqslant 0, (i=1,2,3) \end{cases}$$

建立单纯形表,见表4-2。并把检验数 $\overline{C}_j = c_j - z_j$ 用代数和表示,如:$P_1 + 2P_2 + 3P_3$

表示为:$\begin{pmatrix} P_1 \\ P_2 \\ P_3 \end{pmatrix} \otimes \begin{pmatrix} 1 \\ 2 \\ 3 \end{pmatrix}$,其中"$\otimes$"是一种运算符号,表示向量的数量积运算。

表4-2 单纯形表

$c_j \rightarrow$		0	0	0	P_1	0	0	P_2	P_3	0	
C_B	X_B	x_1	x_2	x_3	d_1^-	d_1^+	d_2^-	d_2^+	d_3^-	d_3^+	b
0	x_3	5	10	1	0	0	0	0	0	0	60
P_1	d_1^-	[1]	-2	0	1	-1	0	0	0	0	0←
0	d_2^-	4	4	0	0	0	1	-1	0	0	36
P_3	d_3^-	6	8	0	0	0	0	0	1	-1	48
		-1↑	2	0	0	1	0	0	0	0	P_1
$\bar{C}_j = c_j - z_j$		0	0	0	0	0	0	1	0	0	P_2
		-6	-8	0	0	0	0	0	0	1	P_3
0	x_3	0	20	1	-5	5	0	0	0	0	60
0	x_1	1	-2	0	1	-1	0	0	0	0	0
0	d_2^-	0	12	0	-4	4	1	-1	0	0	36
P_3	d_3^-	0	[20]	0	-6	6	0	0	1	-1	48←
		0	0	0	1	0	0	0	0	0	P_1
$\bar{C}_j = c_j - z_j$		0	0	0	0	0	0	1	0	0	P_2
		0	-20↑	0	6	-6	0	0	0	1	P_3
0	x_3	0	0	1	1	-1	0	0	-1	1	12
0	x_1	1	0	0	2/5	-2/5	0	0	1/10	-1/10	24/5
0	d_2^-	0	0	0	-2/5	2/5	1	-1	-3/5	3/5	36/5
0	x_2	0	1	0	-3/10	3/10	0	0	1/20	-1/20	12/5
		0	0	0	1	0	0	0	1	0	P_1
$\bar{C}_j = c_j - z_j$		0	0	0	0	0	0	1	0	0	P_2
		0	0	0	0	0	0	0	0	0	P_3

计算步骤说明：

1. 确定初始"基"（同线性规划单纯形法），计算检验数矩阵

$$\bar{C}_{11} = 0 - (0, P_1, 0, P_3)\begin{pmatrix} 5 \\ 1 \\ 6 \\ 4 \end{pmatrix} = -P_1 - 6P_3 = \begin{pmatrix} P_1 \\ P_2 \\ P_3 \end{pmatrix} \otimes \begin{pmatrix} -1 \\ 0 \\ -6 \end{pmatrix}, 同理可求出：\bar{C}_{12}, \cdots \bar{C}_{19}.$$

2. 最优性检验   目标规划的最优性检验是分优先级进行的，从 P_1 级开始依次到 P_k 级为止，具体检验 P_i 级目标时，可能有下述三种情况。

（1）若检验数矩阵的 P_i 行系数均 $\geqslant 0$，则 P_i 级目标已达最优，应转入对 P_{i+1} 级目标的寻优，直到 $i = k$，计算结束。如本题中第二段检验数部分，P_1 行各系数均 $\geqslant 0$，故 P_1 目标已达最优：$d_1^+ = d_1^- = 0$。

笔记

（2）若检验数矩阵的 P_i 中有负系数，且负系数所在列的前 $i-1$ 行优先因子的系数全为 0，可判定该检验数为负，则选该系数（若此类负系数有多个，则可选绝对值最大者）所在列对应的非基变量为入基变量，继续进行基变换。如本题中初始基确定后，从检验数可确定出 x_1 为入基变量，经变换后，再从检验数行看出，P_3 行的系数有两个负数 -20 和 -6，它们所对应列的前两行元素全为 0，故选 -20 对应的变量 x_2 为入基变量，继续进行迭代变换。

（3）若检验数矩阵的 P_i 行中有负系数，但负系数所在列的前 $i-1$ 行优先因子的系数有 0，也有正数（没有负数），即整个检验数的值可判为正（因 $P_{i-1} \gg P_i$），故也应转入对 P_{i+1} 级目标的寻优，否则会使高优先级别的目标函数值劣化。

3. 基变换　①入基变量的确定：依步骤 2 可确定入基变量。②出基变量的确定：按最小非负比值规则确定出基变量，同线性规划的单纯形法。③主元素的确定：同线性规划的单纯形法。④迭代变换：同线性规划的单纯形法。

4. 从表中找到基本可行解和相应于各优先级的目标函数值，每个单纯形表中常数列 b，即为各基变量的相应取值，非基变量取 0。本题最后一个单纯形表已为最优，它对应的基本可行解：$x_1 = 24/5$，$x_2 = 12/5$，$x_3 = 12$，$d_2^- = 36/5$，即为最优解。这与图解法得到结果一致。

值得一提的是：①在最优单纯形表中非基变量 d_1^+ 和 d_3^+ 的检验数都是零，故知本题有多个最优解。如以 d_1^+ 为入基变量继续迭代，可得单纯形表 4-3，如以 d_3^+ 为入基变量继续迭代，可得单纯形表 4-4。②目标规划可以用计算机进行数值逼近求解，只要适当注意优先因子与权系数的取值，就如同线性规划计算机求解一样，见第十二章。

表 4-3　续单纯形表 4-2

$c_j \rightarrow$		0	0	0	P_1	0	0	P_2	P_3	0	
C_B	X_B	x_1	x_2	x_3	d_1^-	d_1^+	d_2^-	d_2^+	d_3^-	d_3^+	b
0	x_3	0	10/3	1	0	0	0	0	$-5/6$	5/6	20
0	x_1	1	4/3	0	0	0	0	0	1/6	$-1/6$	8
0	d_2^-	0	$-4/3$	0	0	0	1	-1	$-2/3$	2/3	4
0	d_1^+	0	10/3	0	-1	1	0	0	1/6	$-1/6$	8
		0	0	0	1	0	0	0	0	0	P_1
	$\overline{C_j}$	0	0	0	0	0	0	1	0	0	P_2
		0	0	0	0	0	0	0	1	0	P_3

表 4-4　续单纯形表 4-2

$c_j \rightarrow$		0	0	0	P_1	0	0	P_2	P_3	0
C_B	X_B	x_1	x_2	x_3	d_1^-	d_1^+	d_2^-	d_2^+	d_3^-	d_3^+	b
0	d_3^+	0	0	1	1	-1	0	0	-1	1	12
0	x_1	1	0	1/10	1/2	$-1/2$	0	0	0	0	6
0	d_2^-	0	0	$-3/5$	-1	1	1	-1	0	0	0
0	x_2	0	1	1/20	$-1/4$	1/4	0	0	0	0	3
		0	0	0	1	0	0	0	0	0	P_1
$\overline{C_j}$		0	0	0	0	0	0	1	0	0	P_2
		0	0	0	0	0	0	0	1	0	P_3

例 4-6　某公司生产 A、B 两种药品,这两种药品每小时的产量均为 1000 盒,该公司每天采用两班制生产,每周最大工作时间为 80 小时,按预测每周市场最大销量分别为 70 000 盒和 45 000 盒。A 种药每盒的利润为 2.5 元,B 种为 1.5 元。试确定公司每周 A、B 两种药品生产量 x_1 和 x_2(单位:千盒),使公司的下列目标得以实现:

P_1:避免每周 80 小时生产能力的过少使用。

P_2:加班的时间限制在 10 小时以内。

P_3:A、B 两种药品的每周产量尽量分别达到 70 000 盒和 45 000 盒,但不得超出,其权系数依它们每盒的利润为准。

P_4:尽量减少加班时间。

解　先建立这个问题的线性规划模型,依题意分别建立各项目标约束。

$$\begin{cases} x_1 + x_2 + d_1^- - d_1^+ = 80 \\ d_1^+ + d_4^- - d_4^+ = 10 \\ x_1 + d_2^- = 70 \\ x_2 + d_3^- = 45 \\ x_1, x_2 \geq 0, d_i^-, d_i^+ \geq 0, (i = 1, 2, 3, 4) \end{cases}$$

权系数是指它们在目标函数中的重要程度,由 2.5 : 1.5 = 5 : 3,故:目标函数为:

$$\text{Min } Z = P_1 d_1^- + P_2 d_4^+ + P_3 (5d_2^- + 3d_3^-) + P_4 d_1^+$$

建立单纯形表运算如下(表 4-5):

表4-5　单纯形表

$c_j\rightarrow$		0	0	P_1	$5P_3$	$3P_3$	0	P_4	P_2	
C_B	X_B	x_1	x_2	d_1^-	d_2^-	d_3^-	d_4^-	d_1^+	d_4^+	b
P_1	d_1^-	1	1	1	0	0	0	-1	0	80
$5P_3$	d_2^-	[1]	0	0	1	0	0	0	0	70←
$3P_3$	d_3^-	0	1	0	0	1	0	0	0	45
0	d_4^-	0	0	0	0	0	1	1	-1	10
		$-1\uparrow$	-1	0	0	0	0	1	0	P_1
	$\overline{C}_j$	0	0	0	0	0	0	0	1	P_2
		-5	-3	0	0	0	0	0	0	P_3
		0	0	0	0	0	0	1	0	P_4
P_1	d_1^-	0	[1]	1	-1	0	0	-1	0	10←
0	x_1	1	0	0	1	0	0	0	0	70
$3P_3$	d_3^-	0	1	0	0	1	0	0	0	45
0	d_4^-	0	0	0	0	0	1	1	-1	10
		0	$-1\uparrow$	0	1	0	0	1	0	P_1
	$\overline{C}_j$	0	0	0	0	0	0	0	1	P_2
		0	-3	0	5	0	0	0	0	P_3
		0	0	0	0	0	0	1	0	P_4
0	x_2	0	1	1	-1	0	0	-1	0	10
0	x_1	1	0	0	1	0	0	0	0	70
$3P_3$	d_3^-	0	0	-1	1	1	0	1	0	35
0	d_4^-	0	0	0	0	0	1	[1]	-1	10←
		0	0	1	0	0	0	0	0	P_1
	$\overline{C}_j$	0	0	0	0	0	0	0	1	P_2
		0	0	3	2	0	0	$-3\uparrow$	0	P_3
		0	0	0	0	0	0	1	0	P_4
0	x_2	0	1	1	-1	0	1	0	-1	20
0	x_1	1	0	0	1	0	0	0	0	70
$3P_3$	d_3^-	0	0	-1	1	1	-1	0	1	25
P_4	d_1^+	0	0	0	0	0	1	1	-1	10
		0	0	1	0	0	0	0	0	P_1
	$\overline{C}_j$	0	0	0	0	0	0	0	1	P_2
		0	0	3	2	0	3	0	-3	P_3
		0	0	0	0	0	-1	0	1	P_4

至此，由于 $P_1 \gg P_2 \gg P_3 \gg P_4$，可知各检验数均非负，从而得最优解为：$x_1 = 70, x_2 = 20, d_1^- = 0, d_1^+ = 10, d_2^- = 0, d_3^- = 25, d_4^- = 0, d_4^+ = 0$。即生产 A 种药品 70 000 盒，B 种药品 20 000 盒，P_1, P_2 级目标可完全实现。因 $d_1^+ = 10$，故每周需加班 10 小时，每周利润为 $70000 \times 2.5 + 20000 \times 1.5 = 205000$（元）。

知识拓展

非线性目标规划举例　某医院拟用 1000 万元投资于 A、B 两个项目的技术改造。设 x_1, x_2 分别表示分配给 A、B 项目的投资额（万元）。据估计，投资项目 A、B 的年收益分别为投资额的 60% 和 70%；但投资风险损失与总投资和单项投资均有关系：

$$0.001x_1^2 + 0.002x_2^2 + 0.001x_1x_2$$

据医疗市场调查显示，A 项目的投资前景好于 B 项目，因此希望 A 项目的投资额不小于 B 项目。试问应该如何在 A、B 两个项目之间分配投资，才能既使年利润最大，又使风险损失为最小？

这是一个非线性多目标规划问题，其数学模型为：

$$\begin{cases} \text{Max } f_1(x_1, x_2) = 0.60x_1 + 0.70x_2 \\ \text{Min } f_2(x_1, x_2) = 0.001x_1^2 + 0.002x_2^2 + 0.001x_1x_2 \end{cases}$$

$$s.t \begin{cases} x_1 + x_2 = 1000 \\ -x_1 + x_2 \leqslant 0 \\ x_1, x_2 \geqslant 0 \end{cases}$$

如果决策者提出期望目标是：①每一年的总收益不小于 600 万元；②希望投资风险损失不超过 800 万元；③两个目标同等重要。

那么，借助计算机应用软件中的优化计算工具进行求解，可以得到一个满意解为：$x_1 = 646.3139$ 万元，$x_2 = 304.1477$ 万元。

此方案的投资风险损失为 799.3082 万元，每一年总收益为 600.6918 万元。

第四节　案例分析

案例 4-1　某高校有各类教职员工如下：助教、助研、讲师、教授助理、副教授、教授、兼职教师、专家及职工，各类人员所承担的工作性质、工作量和工资各不相同，预计在下一学年要招收一定数量的本科生与研究生，现应用目标规划来确定聘用各类人员的人数，既要保持各类人员之间的适当比例，完成学校的各项工作，同时又要取得最好的经济效益。设聘用各类人员的人数如下：

x_1 助研（可由研究生兼任） y_1 教授助理（有博士学位）

x_2 助教（可由研究生兼任） y_2 副教授（有博士学位）

x_3 讲师 y_3 教授（有博士学位）

x_4 教授助理（无博士学位） y_4 兼职教师（有博士学位）

x_5 副教授（无博士学位） y_5 专家（有博士学位）

x_6 教授（无博士学位） w_1 所有教职工的工资总基数

x_7 兼职教师（无博士学位） w_2 所有教职工的工资比上一年的总增加数

x_8 专家（无博士学位）

x_9 职工

现各类人员承担的工作量，工资及所占比例见表4-6。校方确定的各级决策目标为：

表4-6　各类人员工作量，工资及所占比例表

变量	承担的教学工作量（学时/周）		所占教师的百分比（%）		年工资（美元）
	本科生	研究生	最大	最小	
x_1	0	0	—	—	3000
x_2	6	0	7	—	3000
x_3	12	0	7	—	8000
x_4	9	0	15	—	13000
x_5	9	0	5	—	15000
x_6	6	0	2	—	17000
x_7	3	0	1	—	2000
x_8	0	3	—	1	30000
x_9	—	—	—	—	4000
y_1	6	3	—	21	13000
y_2	6	3	—	14	15000
y_3	3	3	—	23	17000
y_4	0	3	2	—	2000
y_5	0	3	—	2	30000

P_1：要求教师有一定的学术水平，即75%的教师是专职的，担任本科生教学工作的教师中，至少有40%的人具有博士学位。担任研究生教学的至少有75%的人具有博士学位。

P_2：要求各类人员增加工资的总额不得超过176000美元，其中 x_1, x_2 和 x_9 增

笔记

加的工资数为其原工资数的6%,而其他人员为8%。

P_3:要求能完成学校的各项教学工作,即学校计划招收本科生1820名、研究生100名。要求为本科生每周开课共910学时,研究生每周开课100学时,并要求本科生教师与学生人数比为1:20,研究生教师与学生人数比为1:10。

P_4:要求各类教学人员之间有适当的比例,即x_2所占全体教师比例不超过7%,x_3不超过7%,x_4不超过15%,x_5不超过5%,x_6不超过2%,x_7不超过1%,x_8不低于1%,y_1不低于21%,y_2不低于14%,y_3不低于23%,y_4不超过2%,y_5不低于2%。

P_5:要求教师与行政管理职工x_9之比不超过4:1。

P_6:要求教师与助研x_1之比不超过5:1。

P_7:要求所有人员总工资基数尽可能地小。

分析 根据题意可得如下各约束条件:

(1)75%的教师是专职的:

$$\sum_{i=3}^{6} x_i + x_8 + \sum_{i=1}^{3} y_i + y_5 - 0.75\left(\sum_{i=1}^{8} x_i + \sum_{i=1}^{5} y_i \right) + d_1^- - d_1^+ = 0$$

本科生教学中至少40%有博士学位:$\sum_{i=1}^{3} y_i - 0.40\left(\sum_{i=2}^{7} x_i + \sum_{i=1}^{3} y_i \right) + d_2^- - d_2^+ = 0$

研究生教学中至少75%有博士学位:$\sum_{i=1}^{5} y_i - 0.75\left(x_8 + \sum_{i=1}^{5} y_i \right) + d_3^- - d_3^+ = 0$

(2)教学任务

本科生:$6x_2 + 12x_3 + 9x_4 + 9x_5 + 6x_6 + 3x_7 + 6y_1 + 6y_2 + 3y_3 + d_4^- - d_4^+ = 910$

研究生:$3x_8 + 3y_1 + 3y_2 + 3y_3 + 3y_4 + 3y_5 + d_5^- - d_5^+ = 100$

教师数:$\sum_{i=2}^{7} x_i + \sum_{i=1}^{3} y_i + d_6^- - d_6^+ = 91$,$x_8 + \sum_{i=1}^{5} y_i + d_7^- - d_7^+ = 10$

(3)教学人员比例:令 $T = \sum_{i=2}^{8} x_i + \sum_{i=1}^{5} y_i$

$$0.07T - x_2 + d_8^- - d_8^+ = 0$$

$$0.07T - x_3 + d_9^- - d_9^+ = 0$$

$$0.15T - x_4 + d_{10}^- - d_{10}^+ = 0$$

$$0.05T - x_5 + d_{11}^- - d_{11}^+ = 0$$

$$0.02T - x_6 + d_{12}^- - d_{12}^+ = 0$$

$$0.01T - x_7 + d_{13}^- - d_{13}^+ = 0$$

$$0.01T - x_8 + d_{14}^- - d_{14}^+ = 0$$

$$0.21T - y_1 + d_{15}^- - d_{15}^+ = 0$$

$$0.14T - y_2 + d_{16}^- - d_{16}^+ = 0$$

$$0.23T - y_3 + d_{17}^- - d_{17}^+ = 0$$

$$0.02T - y_4 + d_{18}^- - d_{18}^+ = 0$$

$$0.02T - y_5 + d_{19}^- - d_{19}^+ = 0$$

（4）教师与职工（x_9）之比不超过 4：1：$T - 4x_9 + d_{20}^- - d_{20}^+ = 0$

（5）教师与助研（x_1）之比不超过 5：1：$T - 5x_1 + d_{21}^- - d_{21}^+ = 0$

（6）全体人员工资增加总额

$0.06\left[3000\left(x_1 + x_2\right) + 4000x_9\right] + 0.08\left(8000x_3 + 13000x_4 + 15000x_5 + 17000x_6 +$
$2000x_7 + 30000x_8 + 13000y_1 + 15000y_2 + 17000y_3 + 2000y_4 + 30000y_5\right) - \bar{\omega}_2 + d_{22}^- - d_{22}^+ = 0$

这里助研 x_1，助教 x_2 和职工 x_9 的工资增长率为 6%，其他人员的工资增长率为 8%，$\bar{\omega}_2 = 176000$ 为目标期望值。

（7）全体人员工资总基数约束

$3000\left(x_1 + x_2\right) + 8000x_3 + 13000x_4 + 15000x_5 + 17000x_6 + 2000x_7 + 30000x_8 +$
$4000x_9 + 13000y_1 + 15000y_2 + 17000y_3 + 2000y_4 + 30000y_5\right) - \bar{\omega}_1 + d_{23}^- - d_{23}^+ = 0$

其中 $\bar{\omega}_1 = 1850000$ 为目标期望值。

目标优先级别如前面要求，在 P_3 级中，校方认为有关研究生开设的课与师生之比的重要性是本科生的 2 倍，建立目标函数如下

$$\text{Min } Z = P_1 \sum_{i=1}^{3} d_i^+ + P_2 d_{22}^+ + P_3\left(2d_5^- + 2d_7^- + d_4^- + d_6^-\right)$$
$$+ P_4\left(\sum_{i=8}^{13} d_i^- + d_{18}^- + \sum_{i=14}^{17} d_i^+ + d_{19}^+\right) + P_5 d_{20}^+ + P_6 d_{21}^+ + P_7 d_{23}^+$$

经计算可得这个问题的解为

$x_1 = 32$，$x_2 = 10$，$x_3 = 10$，$x_4 = 22$，$x_5 = 7$，$x_6 = 0$，$x_7 = 1$，$x_8 = 1$，$x_9 = 38$，
$y_1 = 42$，$y_2 = 20$，$y_3 = 34$，$y_4 = 0$，$y_5 = 3$，$\omega_1 = 2471000$，$\omega_2 = 176000$。

各级目标实现情况：

P_1 级：（基本实现）教师的学术水平实现。

P_2 级：增加工资总额实现。

P_3 级：完成学校的各项教学工作目标实现，师生数比例实现。

P_4 级：各类教师之间的比例实现。

P_5 级：教师与行政人员之比目标实现。

P_6 级：教师与助研人员之比例目标实现。

P_7 级：全体人员工资总基数超过了预期目标。（未实现）

这时，学校只要能争取到充分的经费，达到 2471000 美元，则以上 7 个目标都能实现。如校方无法得到比 1850000 美元多的经费。则说明经费限制很重要，即不应当把工资总数目标放在最低的 P_7 级而应提升到 P_2 级，将原 $P_2 \sim P_6$ 级目标均降一级，再将无博士学位的教授占全体教师的百分比由最多 2% 改为至少 2%，因为在前面求解中 $x_6 = 0$。这样新的目标函数为：

$$\text{Min } Z = P_1 \sum_{i=1}^{3} d_i^+ + P_2 d_{23}^+ + P_3 d_{22}^+ + P_4\left(2d_5^- + 2d_7^- + d_4^- + d_6^-\right)$$

$$+ P_5\left(\sum_{i=8}^{11} d_i^- + d_{13}^- + d_{18}^+ + d_{12}^+ + \sum_{i=14}^{17} d_i^+ + d_{19}^+\right) + P_6 d_{20}^+ + P_7 d_{21}^+$$

可计算出解为

$x_1 = 0$, $x_2 = 9$, $x_3 = 20$, $x_4 = 20$, $x_5 = 7$, $x_6 = 1$, $x_7 = 1$, $x_8 = 0$, $x_9 = 0$,

$y_1 = 28$, $y_2 = 18$, $y_3 = 30$, $y_4 = 0$, $y_5 = 0$, $\omega_1 = 1850000$, $\omega_2 = 135000$.

各级目标实现情况

P_1级:教师学术水平目标实现。

P_2级:全体人员工资总基数目标实现。

P_3级:全体人员工资增长总数目标实现。

P_4级:学校各项工作任务完成及师生比例目标实现。

P_5级:教师中各类人员的比例未实现。

P_6级:没实现(因 $x_9 = 0$,即没有职工)。

P_7级:没实现(因 $x_1 = 0$,即没有助研)。

显然,这会使学校工作不能正常开展。必须再争取经费,同时为保证教学工作的正常开展,目标级别再作适当调整,如将教师与职工数比例提为 P_4 级,教师与助研人数比例提为 P_5 级,将完成学校日常工作及师生人数之比目标降为 P_6 级,将教师中各类人员之比降为 P_7 级,当经费达到 1970000 美元时,再计算,可使各目标基本满足,只有 P_7 级(教师中各类人员之比)未满足。但不太影响学校工作正常运行。

本章小结

1. 目标规划方法是求解多目标规划问题的基本方法之一,其基本思想是:给出每个目标的期望值以及实现这些目标的优先顺序,在有限的资源条件下,使总的偏离目标值的偏差最小。

2. 目标规划模型中的目标函数是偏差变量的函数。其中偏差变量的取值有三种:①要求恰好达到目标值,即正、负偏差变量都要尽可能小;②要求不能超过目标值,即正偏差变量要尽可能小;③要求超过目标值,即负偏差变量要尽可能小。

3. 建立目标规划模型的步骤 ①设决策变量,列出各目标与条件;②确定目标值,引入偏差变量,把各目标转化成约束方程,并列出目标约束与绝对约束;③构造最小化目标函数:a. 各目标按三种情况之一,确定偏差变量;b. 给各级目标赋予相应的优先因子和权系数;c. 构造一个由优先因子、权系数与偏差变量线性组合的最小化目标函数。

4. 两个决策变量的目标规划图解法步骤 ①画出所有约束条件的直线图形;②标出偏差变量增大时直线的平移方向;③确定绝对约束所满足的可行解区域;④对目标约束,根据各目标优先级别,依次确定对应的解区域,直到满足了所有级别的目标或解区域减少到一点为止。

笔记

5. 用单纯形法求解目标规划与求解线性规划的过程基本相同,只是最优性检验有所不同:①目标规划的检验数是各目标的优先因子的线性组合(检验数矩阵);②最优性检验是分优先级进行的,其中 $P_1 \gg P_2 \gg \cdots \gg P_k$。

关键术语

目标规划(goal programming)　　　　绝对约束(absolute restrictions)

偏差变量(deviation variable)　　　　优先因子(factor of priority)

目标约束(goal restrictions)

习题

1. 试述目标规划问题与一般线性规划问题有什么区别与联系。

2. 为什么求解目标规划时要提出满意解的概念,它同最优解有什么区别?

3. 目标规划的数学模型在化为标准形时为什么要建立新的目标函数?

4. 某医用器械厂生产甲、乙两种仪器,甲仪器每件可获利 600 元,乙每件可获利 400 元。生产过程中每件甲、乙所需台时数分别为 2 和 3 个单位,需劳动工时数分别为 4 和 2 个单位。设厂方在计划期内可提供机器台时数 100 个单位,劳动工时数 120 个单位,如果劳动力不足尚可组织工人加班,厂领导制定了下列目标:

第一、计划期内利润达 18000 元;

第二、机器台时数充分利用;

第三、尽量减少加班的工时数;

第四、甲产品产量达 22 件,乙产品产量达 18 件。

试给出该多目标问题的数学模型。

5. 地市级电视台考虑怎么安排娱乐、新闻和商业节目的播出时间,以获得最好效益。依据法律,该台每天允许广播 12 小时,其中商业节目用以赢利,每分钟可收入 250 美元,新闻节目每分钟需支出 40 美元,娱乐节目每播送 1 分钟消耗 17.5 美元。按法律规定,正常情况下商业节目只能占广播时间的 20%,每小时至少安排 5 分钟新闻节目。问每天的广播节目该如何安排? 优先级如下: P_1:满足法律要求; P_2:每天的纯收入最大。试建立该问题的目标规划模型。

6. 用图解法找出下列目标规划问题的满意解:

(1) Min $Z = p_1 d_1^+ + p_2 d_3^+ + p_3 d_2^+$

s.t. $\begin{cases} -x_1 + 2x_2 + d_1^- - d_1^+ = 4 \\ x_1 - 2x_2 + d_2^- - d_2^+ = 4 \\ x_1 + 2x_2 + d_3^- - d_3^+ = 8 \\ x_1, x_2 \geq 0; \quad d_i^+, d_i^- \geq 0 (i = 1, 2, 3) \end{cases}$

笔记

(2) Min $Z = p_1 d_3^+ + p_2 d_2^- + p_3 (d_1^+ + d_1^-)$

s.t. $\begin{cases} 6x_1 + 2x_2 + d_1^- - d_1^+ = 24 \\ x_1 + x_2 + d_2^- - d_2^+ = 5 \\ 5x_2 + d_3^- - d_3^+ = 15 \\ x_1, x_2 \geq 0; \quad d_i^+, d_i^- \geq 0 (i = 1, 2, 3) \end{cases}$

(3) Min $Z = P_1(d_1^+ + d_2^+) + P_2 d_3^- + P_3 d_4^-$

s.t. $\begin{cases} x_1 + x_2 + d_1^- - d_1^+ = 400 \\ x_1 + 2x_2 + d_2^- - d_2^+ = 500 \\ x_1 + d_3^- - d_3^+ = 300 \\ 0.4x_1 + 0.3x_2 + d_4^- - d_4^+ = 240 \\ x_1, x_2 \geq 0; \quad d_i^+, d_i^- \geq 0 \ (i = 1, 2, 3, 4) \end{cases}$

7. 用单纯形法求解本章习题中第 4 题的解。

8. 试用单纯形法求解下列目标规划：

(1) Min $Z = P_1 d_1^+ + P_2(d_2^- + d_2^+) + P_3 d_3^-$

s.t. $\begin{cases} 2x_1 + x_2 + x_3 = 11 \\ x_1 - x_2 + d_1^- - d_1^+ = 0 \\ x_1 + 2x_2 + d_2^- - d_2^+ = 10 \\ 8x_1 + 10x_2 + d_3^- - d_3^+ = 56 \\ x_i \geq 0; \quad d_i^+, d_i^- \geq 0 (i = 1, 2, 3) \end{cases}$

(2) Min $Z = p_1 d_1^- + p_2 d_2^+ + p_3(d_3^- + d_3^+)$

s.t. $\begin{cases} 3x_1 + x_2 + x_3 + d_1^- - d_1^+ = 60 \\ x_1 - x_2 + 2x_3 + d_2^- - d_2^+ = 10 \\ x_1 + x_2 - x_3 + d_3^- - d_3^+ = 20 \\ x_i \geq 0; \quad d_i^+, d_i^- \geq 0 (i = 1, 2, 3) \end{cases}$

(3) Min $Z = p_1(d_1^+ + d_2^+) + p_2 d_3^- + p_3 d_4^+$

s.t. $\begin{cases} x_1 + 2x_2 + d_1^- - d_1^+ = 4 \\ 4x_1 + 3x_2 + d_2^- - d_2^+ = 12 \\ x_1 + x_2 + d_3^- - d_3^+ = 8 \\ x_1 + d_4^- - d_4^+ = 2 \\ x_1, x_2 \geq 0; \quad d_i^+, d_i^- \geq 0 (i = 1, 2, 3, 4) \end{cases}$

笔记

9. 某企业生产两种产品 A、B，产品 A 售出后每件可获利 10 元，产品 B 售出后每件可获利 8 元。生产每件产品 A 需 3 小时的装配时间，每件产品 B 需 2 小时的装配时间。可用的装配时间共计为每周 120 小时，但允许加班。在加班时间内生产的产品每件的获利分别降低 1 元。加班时间限定每周不超过 40 小时，企业希望总获利最大。试凭自己经验确定优先级别，并建立该问题的目标规划模型。

（刘国旗）

第五章

动态规划

学习目标

通过本章的学习,你应该能够:

掌握　动态规划的最优化原理;动态规划建模的特点及其求解步骤。

熟悉　几种常见的动态规划问题模型的特点、结构及求解方法。

了解　动态规划的基本理论及其应用;多阶段决策过程的数学描述。

章前案例

医院药品存贮问题

某医院要制订明年 $1 \sim 4$ 月份某种药品的采购方案,预计每月对该药品的需求量以及各月的固定订货费和单位存贮费用如表 5-1 所示。如果每件药品的价格是 8 千元,该院在每月初采购,问应如何安排每月的采购量,才能使总成本最小?

表 5-1　药品统计表(单位:千元)

月份	需求量 u_k	固定订货费 y_k	单位存贮费 h_k
1	2	2.0	0.5
2	2	1.5	0.4
3	1	1.0	0.4
4	4	1.0	0.4

上述模型是医院药品存贮问题,由于要制订每月的采购量,所以可以把 4 个月看成 4 个阶段,属于多阶段决策问题,动态规划就是解决多阶段决策问题的有效方法。动态规划无论在工程技术、企事业管理,还是在工农业生产及军事等部门都有广泛的应用。特别在管理方面,动态规划可用于资源分配问题、最短路径问题、存贮问题、背包问题、设备更新问题、最优控制问题等等。所以动态规划是现代管理学中进行科学决策不可缺少的工具。本章主要介绍动态规划的基本概念、理论和方法,并通过几种特殊的多阶段决策问题实例,说明这些理论和方法的应用。

在线性规划和非线性规划中,决策变量都是以集合的形式被一次性处理的。但实际中,有时也会面对决策变量需分期、分批处理的多阶段决策问题。所谓多阶段决策过程(multistep decision process)是指这样一类活动过程:它可以分解为若干个互相联系的阶段,在每一阶段分别对应着一组可供选取的决策集合,即构成过程的每个阶段都需要进行一次决策。将各个阶段的决策综合起来构成一个决策序列,称为一个策略。显然,由于各个阶段选取的决策不同,对应整个过程可以有一系列不同的策略。当某个过程采取某个具体策略时,相应可以得到一个确定的效果,采取不同的策略,就会得到不同的效果。多阶段的决策问题,就是要在所有可能采取的策略中选取一个最优的策略,以便得到最佳的效果。动态规划(dynamic programming)是一种求解多阶段决策问题的系统技术,其优点在于,它把一个多维决策问题转化为若干个一维最优化(optimization)问题,而对一维最优化问题一个一个地去解。这种方法是许多求极值方法所做不到的,它几乎优于所有现存的优化方法。除此之外,动态规划能求出全局极大或极小,这一点也优于其他优化方法。需要指出的是,动态规划是求解最优化问题的一种方法,是解决问题的一种途径,而不是一种新的算法。比如在第二章介绍的求解线性规划问题的单纯形法,就有统一的数学模型和算法。凡是具备线性规划特征的决策问题,都可以建立统一的数学模型,并用单纯形法去求解。而动态规划问题的求解却没有统一的模型和算法。因此在用动态规划求解最优化问题时,除了要对基本概念和方法正确理解外,必须对具体问题具体分析处理,针对不同的问题,以丰富的想象力去建立模型,用创造性的技巧去求解。可以通过对若干有代表性的问题的动态规划解法进行分析、讨论,逐渐学会并掌握这一设计方法。

动态规划问题可以根据时间变量是离散的还是连续的,分为离散决策过程和连续决策过程;又可以根据决策过程的演变是确定性的还是随机性的,分为确定型的决策过程和随机型的决策过程。从而,动态规划就可分为离散确定型、离散随机型、连续确定型、连续随机型四种决策过程模型。本章主要研究的是离散确定型模型。

第一节　多阶段决策过程最优化分析

多阶段决策过程最优化法,是动态规划问题中经常使用的一种行之有效的方法,下面以章前案例为例,分析多阶段决策过程的最优化问题。

例 5-1(存贮问题)　见章前案例。

分析　设 s_k 为第 k 个月存贮量,x_k 为第 k 个月采购数量,u_k 为第 k 个月需求量,y_k 为第 k 个月固定订货费,h_k 为第 k 个月单位存贮费。$f_k(s_k)$ 为前 k 个月存贮量为 s_k 的最低成本费($k=1,2,3$)。

1. 第一个月 $u_1=2,0 \leqslant s_1 \leqslant 2+1+4=7$ 最优解的情况见表 5-2。表中数据计算如下:如 $s_1=2,x_1=4,f_1(s_1)=35$。本月采购 4 件,用去 2 件,存贮 2 件,本月固定订货费 2 千元,药品每件 8 千元,单位存贮费 0.5 千元,故成本费 $f_1(s_1)=f_1(2)=8 \times 4+2+0.5 \times 2=35$ 千元。其他数据由此类推。

表5-2 第一阶段决策表(单位: 千元)

s_1	x_1									最优解	
	2	3	4	5	6	7	8	9		$f_1(s_1)$	x_1^*
0	18									18	2
1		26.5								26.5	3
2			35							35	4
3				43.5						43.5	5
4					52					52	6
5						60.5				60.5	7
6							69			69	8
7									77.5	77.5	9

2. 第二个月 $u_2 = 2, 0 \leqslant s_2 \leqslant 1 + 4 = 5$ 最优解的情况见表5-3。

表中数据计算如下:如 $s_2 = 2, x_2 = 1$ 表明上月买了5件,存贮3件,这时成本为43.5(见表5-2),本月又采购1件,用2件后存贮2件,本月固定订货费1.5千元,药品每件8千元,单位存贮费0.4千元,故成本费为:$43.5 + 1 \times 8 + 1.5 + 2 \times 0.4 = 43.5 + 10.3 = 53.8$ 千元。同理可算出 $s_2 = 2$ 时, x_2 取其他值时的成本费。而 $s_2 = 2$ 时的最低成本为 $f_2(2) = \min\{52.8, 53.8, 53.3, 52.8, 52.3\} = 52.3$ 千元。表5-3中其他数据由此类推。

3. 第三个月 $u_1 = 1, 0 \leqslant s_3 \leqslant 4$ 最优解的情况见表5-4。

表中数据计算如下:如 $s_3 = 3, x_3 = 2$ 表明本月买了2件,用1件,存贮3件,本月固定订货费1千元,药品每件8千元,单位存贮费0.4千元,本月初存贮2件,由表5-3知 $f_2(2) = 52.3$ 千元,故成本费为 $f_2(2) + 2 \times 8 + 1 + 3 \times 0.4 = 52.3 + 18.2 = 70.5$ 千元。同理可算出 $s_3 = 3, x_3$ 取其他值时的成本费。而 $s_3 = 3$ 时的最低成本为 $f_3(3) = \min\{70.3, 70.9, 70.5, 70.1, 69.2\} = 69.2$ 千元。

表5-4中其他数据由此类推。

4. 第四个月 $u_1 = 4, s_4 = 0$ 最优解的情况见表5-5。

表5-5中数据的计算与表5-3,表5-4类似。下面求问题的最优解。由表5-5可知 $x_4^* = 4$,而 $f_4(0) = 33 + 43.9 = 76.9$,再由表5-4知,$f_3(s_3) = 43.9$ 对应 $x_3^* = 0$,而43.9在表5-3中对应 $x_2^* = 0$ 或3,而 $x_2^* = 0$ 对应 $x_1^* = 5$; $x_2^* = 3$ 对应 $x_1^* = 2$。故所求最优解为:$(x_1^*, x_2^*, x_3^*, x_4^*) = (2,3,0,4)$ 或 $(x_1^*, x_2^*, x_3^*, x_4^*) = (5,0,0,4)$,最小总成本都是76.9千元。

笔记

表 5-3　第二阶段决策表(单位:千元)

s_2	x_2 0	1	2	3	4	5	6	7	最优解 $f_2(s_2)$	x_2^*
0	0+35=35								35	0
1	0.4+43.5 =43.9	9.9+35 =44.9	17.9+26.5 =44.4	25.9+18 =43.9					43.9	0,3
2	0.8+52 = 52.8	10.3+43.5 =53.8	18.3+35 = 53.3	26.3+26.5 =52.8	34.3+18 = 52.3				52.3	4
3	1.2+60.5 =61.7	10.7+52 = 62.7	18.7+43.5 =62.2	26.7+35 = 61.7	34.7+26.5 =61.2	42.7+18 = 60.7			60.7	5
4	1.6+69 = 70.6	11.1+60.5 =70.6	19.1+52 = 71.1	27.1+43.5 =70.6	35.1+35 = 70.1	43.1+26.5 =69.6	51.1+18 = 69.1		69.1	6
5	2+77.5 = 79.5	11.5+69 = 80.5	19.5+60.5 =80	27.5+52 =79.5	35.5+43.5 =79	43.5+35 = 78.5	51.5+26.5 =78	59.5+18 = 77.5	77.5	7

笔记

123

表5-4 第三阶段决策表（单位：千元）

| s_3 | x_3 | | | | | | 最优解 | |
	0	1	2	3	4	5	$f_3(s_3)$	x_3^*
0	43.9	44					43.9	0
1	52.7	53.3	52.4				52.4	2
2	61.5	61.1	61.7	60.8			60.8	3
3	70.3	70.9	70.5	70.1	69.2		69.2	4
4	79.1	79.7	79.3	78.9	78.5	77.6	77.6	5

表5-5 第四阶段决策表（单位：千元）

| s_4 | x_4 | | | | | 最优解 | |
	0	1	2	3	4	$f_4(s_4)$	x_4^*
0	77.6	78.2	77.8	77.4	76.9	76.9	4

例 5-2（最短路线问题） 如图 5-1，位于 A 城市的某药厂要把一批产品运往位于 E 城市的销售部。途中可能经过的城市有 8 个：B_1、B_2、B_3；C_1、C_2、C_3；D_1、D_2。图中两连线上方的数字表示两城市之间的距离。从 A 到 E 走不同的路线，则所经过的城市不同，因而总路程也不同，试求一条从 A 到 E 的运输路线，使总路程最短。

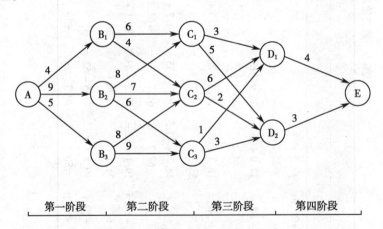

图 5-1 A 城到 E 城的路线图

分析 这个问题的解决可分为四个阶段来考虑。第一阶段，从 A 到 B（B 含三个城市 B_1、B_2、B_3）；第二阶段，从 B 到 C（C 含三个城市 C_1、C_2、C_3）；第三阶段，从 C 到 D（D 含二个城市 D_1、D_2）；第四阶段，从 D 到 E。这是一个四阶段决策过程的最优化问题。用动态规划解决这个问题的方法是把这个四阶段决策问题，转化为几个容易解决的单阶段决策问题，而每个单阶段的决策是整个决策过程不可缺少的一个环节，因此它既影响本阶段的优化结果，还要影响全局的优化质量。

为解决例5-2的问题,采用从后向前的逆序解法。即从最后一个阶段开始从终点 E 向始点 A 方向逐段逆推,直至找到众多线路中的最短线路,也就是问题的最优解。

1. 首先从第四阶段开始。在这个阶段中有两个始点 D_1、D_2,终点只有一个点 E,于是无论始点是 D_1 还是 D_2,最优终点都将选择 E 点;从图5-1可知点 D_1 到点 E 的距离是4,D_2 到点 E 的距离是3,虽然不能确定最优路线经过 D_1 还是 D_2,但下一步肯定是从 D_1 或 D_2 到点 E。将第四阶段的决策过程及优化结果用表5-6表示。

表5-6　第四阶段决策表

| 始点 | 终点及始点到 E 的距离 | 到 E 的最短距离 | 本阶段最佳终点（最优决策） |
	E		
D_1	4	4	E
D_2	3	3	E

2. 在第三阶段中共有三个始点 C_1、C_2、C_3,两个终点 D_1、D_2,从图5-1中可知若以 C_1 为始点经 D_1 到 E,则从 C_1 到 E 的距离为 $3+4=7$;而以 C_1 为始点经 D_2 到 E,则从 C_1 到 E 的距离为 $5+3=8$。可见,以 C_1 为始点,若取最短路线为最佳则必选择 D_1 为终点。虽然不能确定最优路线是否经过点 C_1,但如果经过点 C_1 则最优路线必为 $C_1 \rightarrow D_1 \rightarrow E$。

用类似的方法可讨论点 C_2,C_3 的情况,具体结果见表5-7。表中给出第三阶段的决策过程及优化结果。

表5-7　第三阶段决策表

| 始点 | 本阶段终点及始点到 E 的距离 | | 到 E 的最短距离 | 本阶段最佳终点（最优决策） |
	D_1	D_2		
C_1	$3+4=7$	$5+3=8$	7	D_1
C_2	$6+4=10$	$2+3=5$	5	D_2
C_3	$1+4=5$	$3+3=6$	5	D_1

从表5-7可知,若全过程的最优路线经过 C_2 点,则最优路线必为 $C_2 \rightarrow D_2 \rightarrow E$;若全过程的最优路线经过 C_3 点,则最优路线必为 $C_3 \rightarrow D_1 \rightarrow E$。

3. 第二阶段中共有三个始点 B_1、B_2、B_3,三个终点 C_1、C_2、C_3。从图5-1中可知,若以 B_1 为始点经 C_1 到 E,则从 B_1 到 E 的距离为 $6+7=13$;而以 B_1 为始点经 C_2 到 E,则从 B_1 到 E 的距离为 $4+5=9$;可见,以 B_1 为始点,若取最短路线为最佳,则必选择 C_2 为终点。虽然不能确定最优路线是否经过点 B_1,但如果经过点 B_1,则最优路线必为 $B_1 \rightarrow C_2 \rightarrow D_2 \rightarrow E$。

用同样的方法可讨论点 B_2、B_3 的情况,具体结果见表5-8。表中给出第二阶段的决策过程及优化结果。

笔记

表5-8 第二阶段决策表

始点	本阶段终点及始点到 E 的距离			到 E 的最短距离	本阶段最佳终点
	C_1	C_2	C_3		
B_1	$6+7=13$	$4+5=9$		9	C_2
B_2	$8+7=15$	$7+5=12$	$6+5=11$	11	C_3
B_3		$8+5=13$	$9+5=14$	13	C_2

从表5-8可以看出,如果全过程的最优路线经过 B_2 点,那么最优路线必为 $B_2 \to C_3 \to D_1 \to E$;若全过程的最优路线经过 B_3 点,则最优路线一定是 $B_3 \to C_2 \to D_2 \to E$。

4. 第一阶段中只有一个始点 A,三个终点 B_1、B_2、B_3。从图5-1中可知,若以 A 为始点经 B_1 到 E,则从 A 到 E 的距离为 $4+9=13$;若以 A 为始点经 B_2 到 E,则从 A 到 E 的距离为 $9+11=20$;若以 A 为始点经 B_3 到 E,则从 A 到 E 的距离为 $5+13=18$。具体结果见表5-9。

表5-9 第一阶段决策表

始点	本阶段终点及始点到 E 的距离			到 E 的最短距离	本阶段最佳终点
	B_1	B_2	B_3		
A	13	20	18	13	B_1

经过上面四个阶段的寻找得到了问题的最短路线(最优解):$A \to B_1 \to C_2 \to D_2 \to E$。这条最短路线的距离是13。

例5-3(资源分配问题) 某医药公司准备在甲、乙、丙三个地区设置四个销售点。根据预测资料,在各地区设置个数不同销售点后,每月所得到的利润(单位:千元)见表5-10。应如何确定在各地区销售点个数,才能使每个月所获得的总利润最大。

分析 用 s_k 表示前 k 个地区设置的销售点个数,x_k 表示阶段 k 设置的销售点个数,$f_k(s_k)$ 表示前 k 个阶段时销售点个数为 s_k 的最大利润值($k=1,2,3$)。

表5-10 利润统计表(单位:千元)

地区	销售点个数				
	0	1	2	3	4
甲	0	16	28	40	50
乙	0	13	24	34	42
丙	0	12	22	36	47

第一阶段 $s_1=0,1,2,3,4$,最优解的情况见表5-11。

这一阶段只在甲地区设置销售点,最优解可参照表5-11而得到。

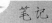

表5-11　第一阶段决策表（单位：千元）

s_1	x_1					最优解	
	0	1	2	3	4	$f_1(s_1)$	x_1^*
0	0					0	0
1		16				16	1
2			28			28	2
3				40		40	3
4					50	50	4

　　第二阶段　$s_2 = 0,1,2,3,4$，最优解的情况见表5-12。

表5-12　第二阶段决策表（单位：千元）

s_2	x_2					最优解	
	0	1	2	3	4	$f_2(s_2)$	x_2^*
0	$0+0=0$					0	0
1	$0+16=16$	$13+0=13$				16	0
2	$0+28=28$	$13+16=29$	$24+0=24$			29	1
3	$0+40=40$	$13+28=41$	$24+16=40$	$34+0=34$		41	1
4	$0+50=50$	$13+40=53$	$24+28=52$	$34+16=50$	$42+0=42$	53	1

　　表5-12中数据是这样得到的，如：$s_2 = 3$，$x_2 = 1$，表明前两个地区（甲，乙）设置三个销售点，而乙地区设置一个，甲地区设置2个，故这三个销售点获利润值为：$13 + 28 = 41$，而 $f_2(3) = \max\{40,41,40,34\} = 41$。同理，可得表中$f_2(0)$，$f_2(1)$，$f_2(2)$，$f_2(4)$。

　　第三阶段　$s_3 = 4$，最优解的情况见表5-13。

表5-13　第三阶段决策表（单位：千元）

s_3	x_3					最优解	
	0	1	2	3	4	$f_3(s_3)$	x_3^*
4	$0+53=53$	$12+41=53$	$22+29=51$	$36+16=52$	$47+0=47$	53	0,1

　　表5-13中数据计算方法是，如：$s_3 = 4$，$x_3 = 3$，表明三个地区设置四个销售点，而丙地区设置3个，利润为36；甲、乙两地区设置1个最大利润为16（见表5-12）。故这四个销售点获利润值为 $36 + 16 = 52$，而 $f_3(4) = \max\{53,53,51,52,47\} = 53$。最优解为 $(x_1^*, x_2^*, x_3^*) = (3,1,0)$ 或 $(x_1^*, x_2^*, x_3^*) = (2,1,1)$，这时最大利润为53000元。

笔记

知识链接

贝尔曼（R. Bellman 1920—1984） 美国著名数学家，美国全国科学院院士，动态规划的创始人。1920 年 8 月 26 日生于美国纽约。1984 年 3 月 19 日逝世。1941 年在布鲁克林学院毕业，获理学学士学位，1943 年在威斯康星大学获理学硕士学位，1946 年在普林斯顿大学获博士学位。1946～1948 年在普林斯顿大学任助理教授，1948～1952 年在斯坦福大学任副教授，1953～1956 年在美国兰德公司任研究员，1956 年开始在南加利福尼亚大学任数学教授、电气工程教授和医学教授。

贝尔曼因在研究多段决策过程中提出动态规划而闻名于世。20 世纪 40 年代末 50 年代初，当时在兰德公司（Rand Corporation）从事研究工作的贝尔曼首先提出了动态规划的概念。1957 年贝尔曼发表了数篇研究论文，并出版了他的第一部著作《动态规划》。该书是动态规划方面的第一本著作。

1955 年后贝尔曼开始研究算法、计算机仿真和人工智能，把建模与仿真等数学方法应用到工程、经济、社会和医学等方面，取得许多成就。贝尔曼对稳定性的矩阵理论、时滞系统、自适应控制过程、分岔理论、微分和积分不等式等方面都有过贡献。

贝尔曼曾是《数学分析与应用杂志》及《数学生物科学杂志》的主编，《科学与工程中的数学》丛书的主编。已出版 30 本著作和 7 本专著，发表了 600 多篇学术论文。

第二节　动态规划的基本概念与原理

从第一节的几个实例的求解过程可以看出，尽管具体意义各不相同，但有一些共同的特点，即都可以看成一个多阶段决策问题。可以按时间、空间等标志把它分成几个阶段，寻找各阶段最优，从而使得整个过程达到最优。这就是动态规划求解多阶段问题的决策过程。本节将给出动态规划求解多阶段决策问题的数学描述。为此，下面先介绍动态规划的一些基本概念。

一、基本概念

1. **阶段** 在动态规划解决问题时，首先将问题的全过程分成几个互相联系的阶段（stage）。一般阶段是按时间和空间划分的，以便能按一定的次序去求解。由于阶段往往不是一个，因此可把阶段看成阶段变量（stage variable），常用 k 表示。如在例 5-2 中的问题可分成四个阶段：第一阶段的起点为 A，终点可以是 B 区三个城市 B_1、B_2、B_3 中的任何一个，产品可经三条路线 AB_1、AB_2 或 AB_3 到达 B 区。第二阶段的起点为 B 区三个城市 B_1、B_2、B_3 中的任何一个，终点可以是 C 区三个城市 C_1、C_2、C_3 中的任何一个，本阶段共有七条路线，B_1C_1、B_1C_2、B_2C_1、B_2C_2、B_2C_3、B_3C_2、B_3C_3。第三阶段的起点为 C 区三个城市 C_1、C_2、C_3 中的任何一个，终

点可以是 D 区二个城市 D_1、D_2 中的任何一个,本阶段共有六条路线,C_1D_1、C_1D_2、C_2D_1、C_2D_2、C_3D_1、C_3D_2。最后一个阶段有两条路线,D_1E、D_2E。

2. **状态** 状态(state)是指每个阶段开始时所处的客观条件和自然状况,即每个阶段的起点。状态常取不同的值,它能描述过程的变化,能描述过程的过去、现在和将来的状况,因此,状态是变量,称为状态变量(state variable),记作 s_k,它表示第 k 阶段所处的状态。如例5-2中某个阶段的状态就是某个阶段的始点,它既是该阶段某支路的起点,又是前一阶段另一支路的终点。第一个阶段有 1 个状态(始点),即 s_1 可取 A;第二个阶段有 3 个状态,即 s_2 可取 3 个值 B_1、B_2、B_3。状态变量取值的全体称为状态集合(state set),记作 S_k。显然 $S_1 = \{A\}$,$S_2 = \{B_1, B_2, B_3\}$,$S_3 = \{C_1, C_2, C_3\}$,$S_4 = \{D_1, D_2\}$。

状态变量具有下面的重要性质:它即能描述过程的演变特征,又必须满足无后效性。无后效性是指:如果某阶段状态给定后,则该阶段以后过程的发展不受此阶段以前各阶段状态的影响,而只与当前的状态有关,与过程过去的历史以及过去如何发展无关。这一性质又叫马尔科夫性。如例5-2中,若目前正处在 B_2 的位置上,就只需考虑从 B_2 经哪一点走哪条线路到终点 E 最短,而不用考虑从始点 A 怎样到达 B_2 才最好。

状态变量的无后效性要求,在处理实际问题中必须正确地选择状态变量,使它确定的过程满足无后效性。只有这样才能正确地建立动态规划的模型,得到问题的最优解。

3. **决策** 决策(decision)是某一阶段内的抉择。在多阶段决策过程中对每一阶段及其每一状态,往往可以做出不同的抉择,使过程按决策的方式转移到下一阶段的某一个状态。第 k 个阶段决策与第 k 个阶段状态有关,或者说决策是随状态的变化而不同,因此决策是变量,称为决策变量(decision variable)。通常用 $x_k(s_k)$ 表示第 k 个阶段处于 s_k 状态时的决策,而这个决策又决定了第 $k+1$ 阶段时的状态,显然决策变量是状态 s_k 的函数。如例5-2中,$x_2(B_2) = C_2$ 表示第 2 阶段处于 B_2 为始点的状态下选择了由 B_2 到 C_2 的决策(即选择了 C_2 为 B_2 的终点)。显然 $x_2(B_2) = C_2$ 决定了第 3 阶段的状态为 C_2,同样也可以选择由 B_2 到 C_3 的决策 $x_2(B_2) = C_3$(即选择了 C_3 为 B_2 的终点),而 $x_2(B_2) = C_3$ 决定了第 3 阶段的状态为 C_3。

决策变量一般可取若干个不同的值,决策变量取值的全体称为允许决策集合,第 k 阶段在状态 s_k 的允许决策集合记为 $D_k(s_k)$。在例5-2,$D_2(B_2) = \{C_1, C_2, C_3\}$,表示第 2 阶段在状态 B_2 的允许决策集合,而 $D_2(B_1) = \{C_1, C_2\}$,表示第 2 阶段在状态 B_1 的允许决策集合,显然 $x_2(B_2) = C_2 \in D_2(B_2)$。

4. **策略** 设多阶段决策过程的阶数为 n,则由所有各阶段的决策组成的任一个可行的决策序列,称为全过程的一个策略(strategy),简称策略,记为 $p_{1,n}(s_1)$。即 $p_{1,n}(s_1) = \{x_1(s_1), x_2(s_2), \cdots, x_n(s_n)\}$。从第 k 阶段开始到最后阶段的决策所组成的决策序列称为 k 子过程策略,简称子策略(substrategy),记为 $p_{k,n}(s_k)$,则 $p_{k,n}(s_k) = \{x_k(s_k), x_{k+1}(s_{k+1}), \cdots, x_n(s_n)\}$。能达到全过程最优的策略叫做最优策略(optimal strategy)。如例5-2中,每一条线路(从 A 到 E 的走法)都是一个策略。其中 $A \to B_1 \to C_2 \to D_2 \to E$ 是一个最优策略,而 $B_1 \to C_2 \to D_2 \to E$ 则是一个最优子策略。

所有可行的全过程策略构成的集合称为策略集合(strategy set),记作 $P_{1,n}(s_1)$,所有可行的子策略构成的集合称为子策略集合,记作 $P_{k,n}(s_k)$。

5. 指标函数　动态规化是为了解决多阶段决策过程最优化问题而提出的,因此需要有一个用来衡量过程优劣的数量指标,以实现对某一选定策略的评价,称这样的数量指标为指标函数(index function)。问题不同,指标的含义往往也不同,如例5-1中指标是成本,例5-2中指标是距离,而例5-3中指标是利润。一般把从第 k 阶段始点 s_k 到终点 $x_k(s_k)$ 的阶段指标记为 $d_k(s_k, x_k)$;而把从第 k 阶段的状态 s_k 开始,选定子策略 $p_{k,n}(s_k)$ 的指标函数,记作 $V_{k,n}(s_k, p_{k,n}(s_k))(k=1, 2, \cdots n)$ 显然它是状态变量 s_k,决策变量 $p_{k,n}(s_k)$ 的函数。

当 $k=1$ 时,$V_{1,n}(s_1, p_{1,n}(s_1))$ 表示初始状态为 s_1,采用策略 $p_{1,n}(s_1)$ 时的全过程的指标函数值;

当 $k>1$ 时 $V_{k,n}(s_k, p_{k,n}(s_k))$,表示在 k 阶段状态为 s_k,采用子策略 $p_{k,n}(s_k)$ 时的子过程的指标函数值。

例5-2中 $(n=4)$,$V_{k,n}(s_k, p_{k,n}(s_k))$ 表示在 k 阶段状态 s_k 为始点,以 E 为终点的线路长度,如 $V_{2,4}(s_2, p_{2,4}(s_2))$ 表示在第二阶段,以状态 $B(B_1$、B_2、$B_3)$ 为始点,以 E 为终点的线路长度。由于状态 B 的选择有 3 种$(B_1$、B_2、$B_3)$,又每一个 $B_i(i=1, 2, 3)$ 经过状态 $C(C_1$、C_2、$C_3)$,再经状态 $D(D_1$、$D_2)$ 到达终点 E,都有多种走法(子策略)。因此,指标函数 $V_{2,4}(s_2, p_{2,4}(s_2))$ 可取许多数值,如 $B_1 \to C_1 \to D_2 \to E$ 这种走法(见图5-1),它的线路长 14 就是这些数值中的一个。而 $d_2(B_1, C_2)=4$,则表示第二阶段从状态 B_1 开始经过决策 $x_2(B_1)$ 到达终点 C_2 的阶段指标值(即线段 B_1C_2 的长度)。

指标函数的最优值称为最优指标函数(optimal index function),记作 $f_k(s_k)$。如例5-1中,$f_k(s_k)$ 表示从 k 阶段状态 s_k 点到终点的最低成本;例5-2中 $f_k(s_k)$ 表示从 k 阶段 s_k 点到终点 E 的最短距离,如 $f_1(s_1)=13$ 是全过程的始点 A 到终点 E 的最短距离,即问题的最优解。而 $f_2(B_1)=9$ 是从 2 阶段状态点 B_1 到终点 E 的最短距离;例5-3中 $f_k(s_k)$ 则表示从 k 阶段状态 s_k 点到终点(最后一个地区)的最大利润。根据 $f_k(s_k)$ 的定义可知

$$f_k(s_k) = \underset{p_{k,n}(s_k) \in P_{k,n}(s_k)}{opt} V_{k,n}(s_k, p_{k,n}(s_k))$$

其中 opt 可根据实际问题取 min 或 max。

6. 状态转移方程　由前面的例题可以看到,多阶段决策过程是一个序贯决策过程,前一阶段的终点就是后一阶段的始点,若已选定第 k 阶段的状态变量 s_k,且本阶段的决策变量 $x_k(s_k)$ 也确定之后,第 $k+1$ 阶段的状态变量 s_{k+1} 也随之确定,即状态变量 s_{k+1} 是 s_k 及 $x_k(s_k)$ 的函数,记作

$$s_{k+1} = T_k(s_k, x_k(s_k))$$

这一关系式确定了由过程的第 k 阶段到第 $k+1$ 阶段的状态转移规律,称为状态转移方程(state transform equation)或状态转移函数。

如例5-2中,由于前一阶段的终点与后一阶段的始点为同一点,这就决定了

130

状态转移方程为 $s_{k+1} = x_k(s_k)$

二、最优化原理

动态规划的最优化原理(optimization principle)是美国学者 R. Bellman 首先提出的,其表述如下:"作为整个过程的最优策略应具有这样的性质,无论过去的状态和决策如何,对于前面的决策所形成的状态而言,余下的诸决策必须构成最优策略"。也就是说最优策略的任一子策略都是最优的。如例5-2中,最优解问题即是求最短路线问题,其最优解为 $A \rightarrow B_1 \rightarrow C_2 \rightarrow D_2 \rightarrow E$,这是一条从始点 A 到终点 E 的最短路线,而在这条最短路线上任意状态 s_k 到终点 E 的那一段,可能有几条线路,如以 B_1 状态为始点,则有四条路线到达终点 E: $B_1 \rightarrow C_2 \rightarrow D_2 \rightarrow E$, $B_1 \rightarrow C_2 \rightarrow D_1 \rightarrow E$, $B_1 \rightarrow C_1 \rightarrow D_2 \rightarrow E$, $B_1 \rightarrow C_1 \rightarrow D_1 \rightarrow E$。根据最优化原理在这四条路线(四个子策略)中必应选择最短的一条,才能构成全过程的最优策略(最短路线),显然应选择 $B_1 \rightarrow C_2 \rightarrow D_2 \rightarrow E$ 这个最优子策略。

最优化原理还阐述这样一个事实,对全过程的任一状态点 s_k,不考虑 s_k 以前的决策,只保证 s_k 以后的决策是最优的。如例5-2中,对 B_1 状态而言,不关心从全过程始点 A 到状态 B_1 是如何决策的,只关注 B_1 状态后的决策,只保证 B_1 后的决策是最优的即可。显然,由于 k 的任意性($k = 1, 2, \cdots, n$)就保证了全过程的决策是最优的。最优化原理为动态规划从最后阶段的优化开始,逐步向前一阶段优化扩展直至第一阶段,从而达到全程优化的方法奠定了理论基础。

三、动态规划问题的建模与求解方法

根据动态规划的概念及前面所述的例子不难看出,在用动态规划方法解决实际问题时,必须首先明确本问题中的阶段、状态、决策、策略以及考察指标,并建立状态转移方程,然后根据 k 阶段最优指标的大小找出与之对应的最优子策略,直至找出问题的最优解。我们把找出实际问题中的阶段、状态、决策、策略以及考察指标,并建立状态转移方程这一过程称为建立动态规划模型。应该说建立动态规划模型是解决动态规划问题的第一步,也是非常重要的一步。模型建立得是否简捷、准确,直接关系到问题最优解的筛选及准确性。

用动态规划解决问题与线性规划不同,线性规划问题有统一的模型和解法,而动态规划模型没有统一的模式,它必须对具体问题具体分析,建立与问题相应的动态规划模型。在解决实际问题中,为建好模型常常需要注意如下几点:

1. 阶段、状态及决策问题 要解决的实际问题应由几个相互联系的阶段组成,而每个阶段始点往往存在几个可供选择的不同状态,对每一阶段都必须进行决策,同时要求能写出状态移动方程。如例5-2中的最短路线问题,共有四个阶段组成,除第一阶段始点 A 外,其他三个阶段的始点 B、C、D 分别有状态(B_1、B_2、B_3)、(C_1、C_2、C_3)、(D_1、D_2)可供选择,同时还必须对每一阶段根据线路的长短做出相应决策,从而找出最优策略。

有些实际问题阶段的组成并不明显,需要仔细地观察和人为地划分。在例

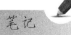

5-1 求总成本最低问题中,不同阶段的界线不如例 5-2 中不同线路那样清楚,这时需人为地指定不同阶段,如:指定第一个月为第一阶段、第二个月为第二阶段、第三个月为第三阶段、第四个月为第四阶段等。当然也可以重新指定。而第 k 个月存贮量 s_k 是第 k 阶段所处的状态,第 k 个月采购数量 x_k 则是第 k 个阶段所做的决策。如:$0 \leqslant s_1 \leqslant 2 + 1 + 4 = 7, 2 \leqslant x_1 \leqslant 9$,表示在第一阶段(第一个月)存贮量 s_1 可取 $0,1,2,3,4,5,6,7$ 共 8 种状态,而决策变量 x_1 可取 $2,3,4,5,6,7,8,9$ 共 8 种数值(决策),对每一种状态可根据决策变量取值所对应的成本大小做出决策,进而找出最优策略(最低成本)。

2. 策略和指标函数问题 在动态规划求解中不可避免的需要确定问题的策略、子策略和指标函数。一般来说,要解决的问题不同,策略和子策略的内容也不同;而指标函数的含义也随问题的改变而改变。如在例 5-1 最低成本问题中,策略或子策略是确定从状态点 s_k(第 k 个月)到终点(第 4 个月)的采购量如何确定;函数指标是各月所用成本,最优策略则是求全过程(从第 1 个月到第 4 个月)的所用总成本最少问题;在例 5-2 最短路线问题中,策略或子策略是确定从状态点 s_k 到终点 E 如何走,即如何确定线路;指标函数是各线段的长度,最优策略则是求全过程(从 A 到 E)的线路长度最短问题;在例 5-3 最大利润中,策略或子策略是确定从状态点 s_k(第 k 个地区)到终点(第 3 个区)的销售点个数如何确定;指标函数是销售点个数设置后所获得的利润,最优策略则是求全过程(从第 1 个地区到第 3 个地区)销售点个数如何设置,才能使所获得的利润最大。

3. 动态规划问题的求解方法 由最后一个阶段的优化开始,按逆向顺序逐步向前一阶段优化扩展,并将后一阶段的优化结果带到前一个阶段中去,依次逐步向前递推,直至全过程的优化结束。这种逆向逐步向前递推的方法可简称为逆序递推法,它是解动态规划问题中经常采用的一种方法。其步骤可归纳如下:

第 1 步:将所要解决的问题恰当地划分为若干阶段,经常是按事物发展的时间和空间来划分不同阶段,各阶段的首尾要互相衔接。

第 2 步:正确地选择状态变量 s_k,确定它在每一阶段的取值范围。

第 3 步:对每个状态变量 $s_k (k = 1, 2, \cdots, n)$,找出与其对应的决策变量 $x_k (s_k)$ 以及允许决策集合 $D_k(s_k)$。

第 4 步:对每一状态变量 s_k,及对应的决策变量 $x_k(s_k)$ 计算出本阶段的各个指标值。

第 5 步:正确写出状态转移方程 $s_{k+1} = T_k(s_k, x_k(s_k))$。

第 6 步:对每一对 $s_k, x_k(s_k)$ 计算不同指标值 $d_k(s_k, x_k) + f_{k+1}(s_{k+1})$。把这些指标值进行比较取出最优的一个,所谓最优是根据实际问题的需要确定指标值的最大者或最小者,即

$$f_k(s_k) = \mathop{opt}\limits_{x_k \in D_k(s_k)} \{d_k(s_k, x_k) + f_{k+1}(s_{k+1})\}$$

由 $k = n, n-1, \cdots, 2, 1$ 将上式依次逐步递推,直至全过程的优化结束,即可求出动态规划问题的最优策略及最优指标值。

132

知识拓展

动态规划的优点

(1)能够得到全局最优解。动态规划方法把全过程化为一系列结构相似的子问题,每个子问题变量个数大大减少,约束集合也简单得多,易于得到全局最优解。

(2)能够得到一族最优解。动态规划得到的是全过程及所有后部子过程的各个状态的一族最优解。有些实际问题需要这样的解族,比如,当最优策略由于某些原因不能实现时,这样的解族可以用来寻找次优策略。

(3)能够利用经验提高求解效率。动态规划方法反映了过程逐段演变的前后联系和动态特征,在计算中可以利用实际知识和经验提高求解效率。如在策略迭代法中,实际经验能够帮助选择较好的初始策略,提高收敛速度。

动态规划的主要缺点

(1)没有统一的标准模型,也没有构造模型的通用方法。对于较复杂的问题在选择状态、确定状态转移规律等方面需要丰富的想象力和灵活的技巧,这就带来了应用上的局限性。

(2)应用条件苛刻。在构造动态规划模型时,状态变量必须满足"无后效性",这一条件不仅依赖于状态转移律,还依赖于允许决策集合和指标函数的结构,不少实际问题并不满足这一条件,这就降低了动态规划的通用性。

(3)状态变量存在"维数障碍"。最优指标函数是状态变量的函数,当状态变量维数增加时,最优指标函数的计算量将成指数倍增长;因此,对于稍大的实际问题的计算往往是不现实的。

第三节 几种常见的动态规划问题的解法

本节对卫生管理中几种常见的动态规划问题,给出其模型的建立与求解。

例5-4(生产存贮问题) 某药厂定期为某医药公司提供某种药品,该医药公司采取预订方式购买,因此药厂可以预测未来几个月的需求量(单位:件)。为保证需求,药厂为下一年前4个月制定一项生产计划,而这4个月医药公司的需求情况见表5-14。

表5-14 需求量表

月份	需求量(件)
1	2
2	4
3	1
4	3

该药厂的生产成本随生产数量的变化而变化。生产准备费为 4（单位：万元），若每月生产不超过 2 件，每件成本为 2；若超过 2 件，则超过 2 件的部分每件成本为 1，而前 2 件每件成本仍为 2。药厂的最大生产能力每月为 4 件，件数与成本的关系见表 5-15。

已知每件药品在仓库中每月的存贮费为 1，仓库的最大存贮能力为 3 件，此外，又知道在 1 月初时仓库里存有 1 件药品，要求 4 月末仓库的存贮量为零。现要使得下一年前 4 个月的生产成本和库存费总费用最少，问该药厂应如何安排生产计划？

表 5-15 生产成本表

生产件数	成本（万元）
0	0
1	6
2	8
3	9
4	10

解 1. 首先选定动态规划的有关参数。设：第 k 个月为第 k 个阶段：$(k=1, 2,3,4)$；s_k 表示第 k 阶段开始时的库存量（状态变量）；x_k 表示第 k 阶段的生产量（决策变量）；y_k 表示第 k 阶段的需求量；$h_k(s_k,x_k)$ 表示第 k 阶段的存储费；$c_k(x_k)$ 表示从第 k 阶段到第 4 阶段所用的生产成本；$d_k(s_k,x_k)$ 表示从第 k 阶段到第 4 阶段所用的总费用（指标值）；$f_k(s_k)$ 表示从第 k 阶段到第 4 阶段的最低总费用。显然

$$d_k(s_k,x_k) = h_k(s_k,x_k) + c_k(x_k)$$

2. 写出状态转移方程。由已知 $s_1=1$，可得

$$s_2 = s_1 + x_1 - y_1 = 1 + x_1 - y_1$$
$$s_3 = s_2 + x_2 - y_2;$$
$$s_4 = s_3 + x_3 - y_3;$$
$$s_5 = s_4 + x_4 - y_4,$$

又因为 $s_5=0$（根据 4 月末仓库的存贮量为零），于是 $s_4 + x_4 - y_4 = 0$。

3. 求最优解

根据问题的要求，必有 $s_k + x_k \geq y_k (k=1,2,3,4)$，也就是 $x_k \geq y_k - s_k$。

因为药厂每月最大生产能力为 4 件，即 $x_k \leq 4$；同时，$x_k \leq \sum_{i=k}^{4} y_i - s_k$，即

$$x_k \leq \min\left\{\left(\sum_{i=k}^{4} y_i\right) - s_k, 4\right\} \tag{5-1}$$

下面分四个阶段求解。

第四阶段 $k=4$：从 $s_4 + x_4 - y_4 = 0$，可以求出 $x_4 = y_4 - s_4 = 3 - s_4$，于是

$$f_4(s_4) = \min_{x_4 \in D_4(s_4)} d_4(s_4,x_4) = \min_{x_4 \in D_4(s_4)} d_4(s_4,3-s_4)$$

当状态变量 s_4 的取值确定时，变量 x_4 的取值只有一个，故有

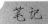
笔记

$$f_4(s_4) = \min_{x_4 \in D_4(s_4)} d_4(s_4, 3-s_4) = d_4(s_4, 3-s_4)$$

例如状态变量 $s_4 = 1$ 时，表明 4 月份开始时的存贮量为 1，而 4 月份的需求量为 3，同时问题要求 4 月末的库存量为零，所以，四月份的生产量 x_4 只能按 $x_4 = 3 - s_4$ 取 2。

因为要求 4 月末的存贮量为零，所以第 4 阶段的存储费 $h_4(s_4, x_4) = 1 \times 0 = 0$，而总费用 $d_k(s_k, x_k) = h_k(s_k, x_k) + c_k(x_k)$，故有 $d_4(s_4, x_4) = h_4(s_4, x_4) + c_4(x_4)$，即

$$d_4(s_4, 3-s_4) = h_4(s_4, 3-s_4) + c_4(3-s_4) = c_4(3-s_4)$$

由此可见，第 4 阶段的最低总费用：$f_4(s_4) = c_4(3-s_4)$。

对于每个 s_4 的取值，生产件数 $x_4 = 3 - s_4$ 的值随之确定，于是，根据表 5-15 可确定成本 $c_4(3-s_4)$ 的取值。

如当 $s_4 = 1$ 时，则 4 月份需要生产 $s_4 = 3 - s_4 = 3 - 1 = 2$ 件，由表 5-15 可确定成本 $c_4(2)$ 的取值为 8，即 $f_4(1) = 8$。由此类推，可分别求出当 $s_4 = 0, 2, 3$ 时的 $f_4(s_4)$ 值，详见表 5-16。

表 5-16 第四阶段决策表

s_4	x_4				$f_4(s_4)$	x_4^*
	0	1	2	3		
0				9	9	3
1			8		8	2
2		6			6	1
3	0				0	0

第三阶段 $k = 3$：$d_3(s_3, x_3) = h_3(s_3, x_3) + c_3(x_3)$，由于第四阶段存贮量 $s_4 = s_3 + x_3 - y_3$，而第三阶段的需求量 $y_3 = 1$，又每月每件的存储费为 1，所以本阶段的存贮费为 $h_3(s_3, x_3) = 1 \times (s_3 + x_3 - 1)$；而 $c_3(x_3)$ 可由查表 5-15 得到。如 $s_3 = 0$，$x_3 = 2$，则 $h_3(s_3, x_3) = 1 \times (s_3 + x_3 - 1) = 1 \times 1 = 1$；$c_3(x_3) = c_3(2) = 8$。而

$$\begin{aligned} f_3(s_3) &= \min_{x_3 \in D_3(s_3)} \{d_3(s_3, x_3) + f_4(s_4)\} \\ &= \min_{x_3 \in D_3(s_3)} \{c_3(x_3) + 1 \times (s_3 + x_3 - 1) + f_4(s_4)\} \end{aligned}$$

又因为 $s_4 = s_3 + x_3 - y_3$，故

$$f_3(s_3) = \min_{x_3 \in D_3(s_3)} \{c_3(x_3) + 1 \times (s_3 + x_3 - 1) + f_4(s_3 + x_3 - 1)\}$$

例如，当第三阶段初存贮量 $s_3 = 2$，生产件数 $x_3 = 1$ 时，$s_3 + x_3 - y_3 = 2 + 1 - 1 = 2$，由表 5-15 知生产件数 $x_3 = 1$ 时的生产成本为 6，第三阶段末存贮量 $s_3 + x_3 - y_3 = 2$ 时的存贮费为 $1 \times 2 = 2$，查表 5-16 可知 $f_4(s_4) = f_4(s_3 + x_3 - y_3) = f_4(2) = 6$，于是可计算出

$$\begin{aligned} d_3(2, 1) + f_4(2) &= h_3(s_3, x_3) + c_3(x_3) + f_4(2) \\ &= h_3(2, 1) + c_3(1) + f_4(2) = 2 + 6 + 6 = 14 \end{aligned}$$

由式 (5-1) 可知，这时 x_3 取值不能大于 2。于是可算出 $s_3 = 2, x_3 = 0, 2$ 时的总成本值。

笔记

$$d_3(2,0) + f_4(1) = h_3(2,0) + c_3(0) + f_4(1) = 1 \times 1 + 0 + 8 = 9,$$
$$d_3(2,2) + f_4(3) = h_3(2,2) + c_3(2) + f_4(3) = 1 \times 3 + 8 + 0 = 11,$$

而

$$f_3(2) = \min_{x_3 \in D_3(s_3)} \{c_3(x_3) + 1 \times (s_3 + x_3 - 1) + f_4(s_3 + x_3 - 1)\}$$
$$= \min\{9, 14, 11\} = 9$$

$f_3(2) = 9$ 列于表 5-17。同理可以计算当第三阶段初存贮量 $s_3 = 0, 1, 3$,生产件数 x_3 取一切可行值时的 $f_3(s_3)$ 的值,见表 5-17。

表 5-17　第三阶段决策表

s_3	x_3					$f_3(s_3)$	x_3^*
	0	1	2	3	4		
0		6+0+9=15	8+1+8=17	9+2+6=17	10+3+0=13	13	4
1	0+0+9=9	6+1+8=15	8+2+6=16	9+3+0=12		9	0
2	0+1+8=9	6+2+6=14	8+3+0=11			9	0
3	0+2+6=8	6+3+0=9				8	0

第二阶段 $k=2$:本阶段(2 月份)需求量 $y_2=4$,$s_3 = s_2 + x_2 - y_2$,于是

$$f_2(s_2) = \min_{x_2 \in D_2(s_2)} \{d_2(s_2, x_2) + f_3(s_3)\}$$
$$= \min_{x_2 \in D_2(s_2)} \{c_2(x_2) + h_2(s_2, x_2) + f_3(s_3)\}$$
$$= \min_{x_2 \in D_2(s_2)} \{c_2(x_2) + h_2(s_2 + x_2 - y_2) + f_3(s_2 + x_2 - y_2)\}$$
$$= \min_{x_2 \in D_2(s_2)} \{c_2(x_2) + 1 \times (s_2 + x_2 - 4) + f_3(s_2 + x_2 - 4)\}$$

当第二阶段初存贮量 $s_2 = 0, 1, 2, 3$,生产件数 x_2 取一切可行值时,可计算出 $f_2(0), f_2(1), f_2(2), f_2(3)$ 的值,见表 5-18。

表 5-18　第二阶段决策表

s_3	x_2					$f_2(s_2)$	x_2^*
	0	1	2	3	4		
0					10+0+13=23	23	4
1				9+0+13=22	10+1+9=20	20	4
2			8+0+13=21	9+1+9=19	10+2+9=21	19	3
3		6+0+13=19	8+1+9=18	9+2+9=20	10+3+8=21	18	2

第一阶段 $k=1$:需求量 $y_1=2$,$s_1=1$,$s_2 = s_1 + x_1 - y_1 = 1 + x_1 - y_1$,于是

$$f_1(s_1) = f_1(1) = \min_{1 \le x_1 \le 4} \{d_1(s_1, x_1) + f_2(s_2)\}$$
$$= \min_{1 \le x_1 \le 4} \{c_1(x_1) + h_1(s_1, x_1) + f_2(s_2)\}$$
$$= \min_{1 \le x_1 \le 4} \{c_1(x_1) + h_1(1, x_1) + f_2(s_1 + x_1 - 1)\}$$

当第一阶段初存贮量 $s_1 = 1$,生产件数 x_1 取一切可行值时 $(x_1 = 0,1,2,3,4)$,

可计算出 $f_1(1)$ 的值,见表 5-19。

表 5-19 第一阶段决策表

s_1	x_1					$f_1(s_1)$	x_1^*
	0	1	2	3	4		
1		$6+0+23=29$	$8+1+20=29$	$9+2+19=30$	$10+3+18=31$	29	1;2

由于表 5-19 中 x_1^* 的值有两个,即 $x_1^*=1, x_1^*=2$,再根据递推关系按表 5-19,表 5-18,表 5-17,表 5-16 的顺序最后得到两组最优解:$(x_1^*, x_2^*, x_3^*, x_4^*)=(1,4,4,0)$ 或 $(x_1^*, x_2^*, x_3^*, x_4^*)=(2,4,0,3)$。

当第一个月生产 1 件,第二个月生产 4 件,第三个月生产 4 件,第四个月生产 0 件;或第一个月生产 2 件,第二个月生产 4 件,第三个月生产 0 件,第四个月生产 3 件时总成本最少,这时最低总成本为 29 万元。

例 5-5(背包问题) 某药厂安排 10 个工作日生产 4 种类型药品,每种类型药品的待生产件数、生产每件药品所需的工作日数,及生产每件药品所获得的利润(万元)见表 5-20。

由表 5-20 可知该药厂不可能在 10 天内生产完所有待生产件数,药厂可以挑选一些药品类型去做,剩余的介绍给其他药厂做,问该药厂应如何安排生产,才能使该药厂在 10 天内所获利润最大?

表 5-20 工作日数利润统计表

药品类型	待生产件数	生产每件药品所需的工作日数	生产每件药品所获得的利润(万元)
1	4	1	2
2	3	3	8
3	2	4	11
4	2	7	20

这个问题属于动态规划中的背包问题,首先简要介绍背包问题的模型。

有一个旅行者,有 n 种物品供他选择装入背包中。每种物品的重量及使用价值由表 5-21 给出。又知这位旅行者只能携带重量不超过 a 千克的物品,他应如何选择 n 种物品的件数,才能使得所选物品的使用价值最大。

表 5-21 重量使用价值

物品	1	2	$\cdots$	j	$\cdots$	n
每件物品的重量	a_1	a_2	$\cdots$	a_j	$\cdots$	a_n
每件物品的使用价值	c_1	c_2	$\cdots$	c_j	$\cdots$	c_n

设旅行者选取第 j 种物品的数量为 x_j 件,$j=1,2\cdots,n$。于是该问题可划成如下形式的整数线性规划问题。

$$\text{Max } Z = \sum_{j=1}^{n} c_j x_j$$

$$\text{s.t.} \begin{cases} \sum_{j=1}^{n} a_j x_j \leqslant a \\ x_j \geqslant 0 \end{cases} \tag{5-2}$$

这一问题可以用整数线性规划模型去求解,也可以用动态规划方法求解。下面通过例5-5,来说明背包问题的解法。

解 首先将这一问题写成式(5-2)的模型

$$\text{Max } Z = 2x_1 + 8x_2 + 11x_3 + 20x_4$$

$$\text{s.t} \begin{cases} x_1 + 3x_2 + 4x_3 + 7x_4 \leqslant 10 \\ x_i \geqslant 0 \end{cases}$$

现在的问题为,当 $x_1,x_2,x_3,x_4 (x_i \geqslant 0)$ 分别取何值时 Z 值最大。下面分四个阶段求问题的最优解。

将药品类型作为阶段变量,$k=1,2,3,4$。设:

x_k 表示在第 k 阶段生产的第 k 类药品的数量(第 k 阶段的决策变量);

s_k 表示从第 k 阶段到第四阶段的所用的总工作日(第 k 阶段的状态变量);

$d_k(s_k, x_k)$ 表示从第 k 阶段到第4阶段所获得的总利润(指标值)。

已知 $s_1 = 10$,状态转移方程如下:$s_2 = T_1(s_1, x_1) = s_1 - x_1$;$s_3 = T_2(s_2, x_2) = s_2 - 3x_2$;$s_4 = T_3(s_3, x_3) = s_3 - 4x_3$,并且 $s_4 = 7x_4$。

用逆序递推法,从第四阶段开始进行递推:

第四阶段 $k=4$:状态变量 $s_4 = 0,1,2,\cdots,10$。由表5-20可知第四种类型药品利润最高,应尽量多生产第四种类型药品,由于 $s_4 = 7x_4$,则决策变量 $x_4 = 0,1$;又因为第四阶段是最后阶段,于是

$$f_4(s_4) = \max_{x_4 \in D_4(s_4)} \{d_4(s_4, x_4) = \max_{x_4 = 0,1} \{d_4(s_4, x_4)\}$$

如
$$f_4(7) = \max_{x_4 = 0,1} \{d_4(7, x_4)\} = \max\{d_4(7,0), d_4(7,1)\}$$
$$= \max\{0, 20\} = 20$$

其中 $d_4(7,0), d_4(7,1)$ 为利润值,类似的方法可求出其他 $f_4(s_4) (s_4 = 0,1,2,\cdots, 10)$ 的值,见表5-22。

表5-22 第四阶段决策表

s_4	x_4		$f_4(s_4)$	x_4^*
	0	1		
0	0		0	0
1	0		0	0
2	0		0	0
3	0		0	0

s_4	x_4		$f_4(s_4)$	x_4^*
	0	1		
4	0		0	0
5	0		0	0
6	0		0	0
7	0	20	20	1
8	0	20	20	1
9	0	20	20	1
10	0	20	20	1

第三阶段 $k=3$:状态变量 $s_3 = 0,1,2,\cdots,10$。由方程 $s_4 = T_3(s_3,x_3) = s_3 - 4x_3$ 可知,本阶段决策变量 $x_3 = 0,1,2$。而

$$f_3(s_3) = \max_{x_3 \in D_3(s_3)} \{d_3(s_3,x_3) + f_4(s_4)\}$$
$$= \max_{x_3 = 0,1,2} \{d_3(s_3,x_3) + f_4(s_3 - 4x_3)\}$$

如 $f_3(9) = \max_{x_3=0,1,2} \{d_3(9,x_3) + f_4(9 - 4x_3)\}$,当 x_3 分别取 $1,2,3$ 时,$d_3(9,x_3) + f_4(9 - 4x_3)$ 的相应值为 $20,11,22$。于是

$$f_3(9) = \max_{x_3=0,1,2} \{d_3(9,x_3) + f_4(9 - 4x_3)\} = \max\{20,11,22\} = 22$$

类似的方法可求出其他 $f_3(s_3)$ 值,见表5-23。

表5-23　第三阶段决策表

s_3	x_3			$f_3(s_3)$	x_3^*
	0	1	2		
0	0 + 0 = 0			0	0
1	0 + 0 = 0			0	0
2	0 + 0 = 0			0	0
3	0 + 0 = 0			0	0
4	0 + 0 = 0	11 + 0 = 11		11	1
5	0 + 0 = 0	11 + 0 = 11		11	1
6	0 + 0 = 0	11 + 0 = 11		11	1
7	0 + 20 = 20	11 + 0 = 11		20	0
8	0 + 20 = 20	11 + 0 = 11	22 + 0 = 22	22	2
9	0 + 20 = 20	11 + 0 = 11	22 + 0 = 22	22	2
10	0 + 20 = 20	11 + 0 = 11	22 + 0 = 22	22	2

第二阶段 $k=2$:状态变量 $s_2 = 0,1,2,\cdots,10$。由状态转移方程 $s_3 = T_2(s_2,x_2) =$

笔记

139

$s_2 - 3x_2$可知,该阶段决策变量 $x_2 = 0,1,2,3$。而

$$f_2(s_2) = \max_{x_2 \in D_2(s_2)} \{d_2(s_2,x_2) + f_3(s_3)\}$$
$$= \max_{x_2 = 0,1,2,3} \{d_3(s_3,x_3) + f_4(s_3 - 4x_3)\}$$

与第三阶段类似的方法可求出 $f_2(s_2)$ 的值,见表5-24。

表5-24　第二阶段决策表

s_2	x_2				$f_2(s_2)$	x_2^*
	0	1	2	3		
0	0 + 0 = 0				0	0
1	0 + 0 = 0				0	0
2	0 + 0 = 0				0	0
3	0 + 0 = 0	8 + 0 = 8			8	1
4	0 + 11 = 11	8 + 0 = 8			11	0
5	0 + 11 = 11	8 + 0 = 8			11	0
6	0 + 11 = 11	8 + 0 = 8	16 + 0 = 16		16	2
7	0 + 20 = 20	8 + 11 = 19	16 + 0 = 16		20	0
8	0 + 22 = 22	8 + 11 = 19	16 + 0 = 16		22	0
9	0 + 22 = 22	8 + 11 = 19	16 + 0 = 16	24 + 0 = 24	24	3
10	0 + 22 = 22	8 + 20 = 28	16 + 11 = 27	24 + 0 = 24	28	1

第一阶段 $k = 1$:本阶段状态变量 $s_1 = 10$。由状态转移方程 $s_2 = T_1(s_1,x_1) = s_1 - x_1$,可知该阶段决策变量 $x_1 = 0,1,2,\cdots,10$。而

$$f_1(s_1) = \max_{x_1 \in D_1(s_1)} \{d_1(s_1,x_1) + f_2(s_2)\}$$
$$= \max_{x_1 = 0,1\cdots,10} \{d_1(s_1,x_1) + f_2(s_1 - x_1)\}$$

与前面类似的方法可求出 $f_1(s_1)$ 的值,见表5-25。

表5-25　第一阶段决策表

s_1	x_1					$f_1(s_1)$	x_1^*
	0	1	$\cdots$	9	10		
10	0 + 28	2 + 24	$\cdots$	18 + 0	20 + 0	28	0

从表5-25 可知 $f_1(10) = 28$,而相对应的 $x_1^* = 0$,再根据递推关系按表5-24、表5-23、表5-22 的顺序最后得到问题最优解:$(x_1^*,x_2^*,x_3^*,x_4^*) = (0,1,0,1)$。

按这样的方法安排生产可使药厂在 10 日内获得最大利润,此时的最大利润为 28 万元。

本节的前几个例题均采用逆序递推法求最优解,实际上也可用顺序递推法求动态规划最优解问题,如案例 5-1 使用顺序递推法求动态规划的最优解。

笔记

知识拓展

线性规划、非线性规划和动态规划同属数学规划范围。线性规划和非线性规划所研究的问题通常与时间无关,因此又称为静态规划。对于某些静态的问题,可以人为地引入时间变量,把它看作是按阶段进行的动态规划问题,这使得动态规划成为求解某些线性、非线性规划的有效方法。特别是非线性规划问题的求解是非常困难的,如果转化为用动态规划来求解则十分方便。

例如:用动态规划求解:

$$\text{Max } Z = x_1 \cdot x_2^2 \cdot x_3$$

$$\text{s.t.} \begin{cases} x_1 + x_2 + x_3 = 36 \\ x_1, x_2, x_3 \geq 0 \end{cases}$$

解:将问题按变量个数化为 3 个阶段,即 $k = 1, 2, 3$;取 x_k 为决策变量;设状态变量 S_k 代表第 k 阶段的约束右端项,即从 x_k 到 x_3 占有的份额;最优函数 $f_k(S_k)$ 表示为第 k 阶段的初始状态为 S_k 时,从阶段 k 到阶段 3 所得到的最大值。状态转移律:$S_{k+1} = S_k - x_k$;边界条件:$S_1 = 36, f_4(S_4) = 1$;允许决策集合:$0 \leq x_k \leq S_k$。

当 $k = 3$ 时:$f_3(S_3) = \max\limits_{0 \leq x_3 \leq S_3} \{x_3 \times f_4(S_4)\} = \max\limits_{0 \leq x_3 \leq S_3} \{x_3\} = S_3$, $x_3^* = S_3$

当 $k = 2$ 时:$f_2(S_2) = \max\limits_{0 \leq x_2 \leq S_2} \{x_2^2 \times f_3(S_3)\} = \max\limits_{0 \leq x_2 \leq S_2} \{x_2^2 (S_2 - x_2)\}$

设 $h = x_2^2(S_2 - x_2)$,由 $\dfrac{dh}{dx_2} = 2x_2(S_2 - x_2) - x_2^2 = 0$,可得 $x_2 = 0$ 或 $\dfrac{2}{3}S_2$。代入二阶导数可知,$x_2 = \dfrac{2}{3}S_2$ 是 $f_2(S_2)$ 的极大值点。于是:

$$f_2(S_2) = \frac{4}{27}S_2^3, \quad x_2^* = \frac{2}{3}S_2$$

当 $k = 1$ 时:$f_1(S_1) = \max\limits_{0 \leq x_1 \leq S_1} \{x_1 \times f_2(S_2)\} = \max\limits_{0 \leq x_1 \leq S_1} \left\{ x_1 \times \dfrac{4}{27}(S_1 - x_1)^3 \right\}$,同样可得:$f_1(S_1 = 36) = \dfrac{1}{64}S_1^4 = \dfrac{1}{64} \times 36^4 = 26244 \big|_{x_1^* = \frac{1}{4}S_1 = 9}, x_1^* = \dfrac{1}{4}S_1 = 9$

由 $S_2 = S_1 - x_1^* = 27$,有 $x_2^* = \dfrac{2}{3}S_2 = 18$;由 $S_3 = S_2 - x_2^* = 9$,有 $x_3^* = S_3 = 9$,于是得到最优解 $X^* = (x_1, x_2, x_3) = (9, 18, 9)$,最优值 $z^* = 26244$。

第四节 案例分析

案例 5-1(投资分配问题) 某药厂投资 60 万元,用于改造 4 个车间扩建。每个车间扩建后所得的利润与投资额的大小有关,投资后利润与投资额的关系见表5-26。问：如何确定各车间的投资额，才能使投资后所获得的总利润达到最大？

表5-26　投资利润表（单位：十万元）

投资x／利润	0	10	20	30	40	50	60
$g_1(x)$	0	20	50	65	80	85	85
$g_2(x)$	0	20	40	50	55	60	65
$g_3(x)$	0	25	60	85	100	110	115
$g_4(x)$	0	25	40	50	60	65	70

分析　将问题按车间分为四个阶段（$k=1,2,3,4$）。

状态变量 s_k 表示分配给第 k 个车间至第四个车间的资金数（或分配给前 $k-1$ 个车间后剩余的资金数）；决策变量 x_k 表示分配给第 k 个车间的资金数；$g_k(x_k)$ 表示第 k 个车间得到数量为 x_k 的资金后，所能提供的利润值（指标值）；$f_k(x)$ 表示以数量为 x 的资金分配给前 k 个车间，所得到的最大利润值。

状态转移方程：已知 $s_1=60$ 且有 $s_2=T_1(s_1,x_1)=s_1-x_1$；$s_3=T_2(s_2,x_2)=s_2-x_2$；$s_4=T_3(s_3,x_3)=s_3-x_3$，又知 $s_4=x_4$。

下面使用顺序递推法求问题的最优解。

1. 当 $k=1$ 时，$f_1(x)$ 表示以数量为 x 的资金分配给第一个车间，所得到的最大利润值。因为只有一个车间，故 $f_1(x)=g_1(x)$；

2. 设分配给第 k 个车间数量为 x_k（万元）的资金（其中 $0 \leqslant x_k \leqslant x$），此时还剩 $x-x_k$（万元）的资金分配给前 $k-1$ 个车间，所得到的最大利润为 $f_{k-1}(x-x_k)$，因此总利润为：

$$g_k(x_k)+f_{k-1}(x-x_k)$$

当变量 x_k 只取非负整数 $0,10,20,\cdots,x$ 时，得到此时的最优解

$$f_k(x)=\max_{x_k=0,10,20,\cdots,x}\{g_k(x_k)+f_{k-1}(x-x_k)\}$$

其中 $k=2,3,4$。

3. 求问题的最优解

第一阶段求 $f_1(x)$：显然有 $f_1(x)=g_1(x)$。于是，得到此时的最优化策略，见表5-27。

表5-27　第一阶段决策表

x	0	10	20	30	40	50	60
$f_1(x)$	0	20	50	65	80	85	85
最优策略	0	10	20	30	40	50	60

第二阶段求 $f_2(x)$。此时要考虑对第一、第二个车间如何进行投资分配，以取得最大的总利润。

若第一、第二个车间共投资 x 万元，可计算出 x_2 取不同数值 $0, 10, 20, \cdots, x$ 时的 $f_2(x)$ 值。

（1）求 $f_2(60)$：这时对前两个车间共投资 60 万元。计算结果及最大利润值见表 5-28。

表 5-28　第二阶段决策表（1）

x_2	0	10	20	30	40	50	60	最大利润值 $f_2(60)$
$g_2(x_2)$	0	20	40	50	55	60	65	
$f_1(x-x_2)$	85	85	80	65	50	20	0	120
$g_2(x_2)+f_1(x-x_2)$	85	105	120	115	105	80	65	

由上表可以看到当 $x_2 = 20$，$x - x_2 = 60 - 20 = 40$ 时，利润值最大。最优策略为 $(40, 20)$，即对第一个车间投资 40（万元），对第二个车间投资 20（万元）。此时最大利润为 120（万元）。

（2）求 $f_2(50)$：这时对前两个车间共投资 50 万元。计算结果及最大利润值见表 5-29。

表 5-29　第二阶段决策表（2）

x_2	0	10	20	30	40	50	最大利润值 $f_2(50)$
$g_2(x_2)$	0	20	40	50	55	60	
$f_1(x-x_2)$	85	80	65	50	20	0	105
$g_2(x_2)+f_1(x-x_2)$	85	100	105	100	75	60	

由上表可以看到当 $x_2 = 20$，$x - x_2 = 50 - 20 = 30$ 时，利润值最大。最优策略为 $(30, 20)$，即对第一个车间投资 30（万元），对第二个车间投资 20（万元）。此时最大利润为 105（万元）。

（3）用完全相同的方法可分别计算出：$f_2(40) = 90$、$f_2(30) = 70$、$f_2(20) = 50$ 及对应的最优策略解 $(20, 20)$、$(20, 10)$、$(20, 0)$；而 $f_2(10) = 20$ 对应的最优策略解为 $(10, 0)$ 和 $(0, 10)$；$f_2(0) = 0$ 对应的最优策略解为 $(0, 0)$。于是得到最优策略解，见表 5-30。

表 5-30　第二阶段决策表（3）

x	0	10	20	30	40	50	60
最大利润值 $f_2(x)$	0	20	50	70	90	105	120
最优策略解	$(0,0)$	$(10,0)$ $(0,10)$	$(20,0)$	$(20,10)$	$(20,20)$	$(30,20)$	$(40,20)$

第三阶段求 $f_3(x)$。此时要考虑对第一、第二个及第三车间如何进行投资分配，以取得最大的总利润。若第一、第二个及第三车间共投资 x 万元，则

$$f_3(x) = \max_{x_k = 0, 10, 20, \cdots, x} \{ g_3(x_k) + f_2(x - x_k) \}$$

可计算出 x_3 取不同数值 $0,10,20,\cdots,x$ 时的 $f_3(x)$ 值。

（1）求 $f_3(60)$：这时对前三个车间共投资 60 万元。计算结果及最大利润值见表 5-31。

表 5-31　第三阶段决策表（1）

x_2	0	10	20	30	40	50	60	最大利润值 $f_2(60)$
$g_3(x_3)$	0	25	60	85	100	110	115	
$f_2(x-x_3)$	120	105	90	70	50	20	0	155
$g_3(x_3)+f_2(x-x_3)$	120	130	150	155	150	130	115	

由上表可以看到当 $x_3=30$，$x-x_3=60-30=30$ 时，利润值最大。最优策略为 $(20,10,30)$，即对第一个车间投资 20（万元），对第二个车间投资 10（万元），对第三个车间投资 30（万元），此时最大利润为 155（万元）。

上面最优策略解 $(20,10,30)$ 是这样得到的，由表 5-39 可知 $f_3(60)$ 的最大利润值为 155，其对应的 $x_3=30$，而 $f_2(x-x_3)=f_2(60-30)=f_2(30)$；再由表 5-38 可知 $f_2(30)=70$ 对应的最优策略解 $(20,10)$，故 $f_3(60)=155$ 的最优策略解 $(20,10,30)$。

（2）求 $f_3(50)$：这时对前三个车间共投资 50 万元。计算结果及最大利润值见表 5-32。

表 5-32　第三阶段决策表（2）$f_3(50)$

x_3	0	10	20	30	40	50	最大利润值 $f_3(50)$
$g_3(x_3)$	0	25	60	85	100	110	
$f_2(x-x_3)$	105	90	70	50	20	0	135
$g_3(x_3)+f_2(x-x_3)$	105	115	130	135	120	110	

由表 5-32 可以看到当 $x_3=30$，$x-x_3=50-30=20$ 时，利润值最大。最优策略为 $(20,0,30)$，即对第一个车间投资 20（万元），对第二个车间投资 0（万元），对第三个车间投资 30（万元），此时最大利润为 135（万元）。

（3）求 $f_3(40)$、$f_3(30)$、$f_3(20)$、$f_3(10)$、$f_3(0)$ 及它们所对应的最优策略解：见表 5-33 与表 5-34。

表 5-33　第三阶段决策表（3）

x_3	0	10	20	30	40	最大利润值 $f_3(40)$
$g_3(x_3)$	0	25	60	85	100	
$f_2(x-x_3)$	90	70	50	20	0	110
$g_3(x_3)+f_2(x-x_3)$	90	95	110	105	100	
x_3	0	10	20	30		最大利润值 $f_3(30)$
$g_3(x_3)$	0	25	60	85		85

x_3	0	10	20	30	最大利润值 $f_3(30)$
$f_2(x-x_3)$	70	50	20	0	
$g_3(x_3)+f_2(x-x_3)$	70	75	80	85	85

x_3	0	10	20		最大利润值 $f_3(20)$
$g_3(x_3)$	0	25	60		
$f_2(x-x_3)$	50	20	0		
$g_3(x_3)+f_2(x-x_3)$	50	45	60		60

x_3	0	10			最大利润值 $f_3(10)$
$g_3(x_3)$	0	25			
$f_2(x-x_3)$	20	0			
$g_3(x_3)+f_2(x-x_3)$	20	25			25

x_3	0				最大利润值 $f_3(20)$
$g_3(x_3)$	0				
$f_2(x-x_3)$	0				
$g_3(x_3)+f_2(x-x_3)$	0				0

表5-34　第三阶段决策表（4）

x	0	10	$\cdots$	40	50	60
$f_3(x)$	0	25	$\cdots$	110	135	155
最优策略解	(0,0,0)	(0,0,10)	$\cdots$	(20,0,20)	(20,0,30)	(20,10,30)

第四阶段求 $f_4(60)$。此时要考虑对全部四个车间如何进行投资分配，以取得最大的总利润。这正是我们要解决的问题。

若全部四个车间共投资 60 万元，则：

$$f_4(60) = \max_{x_k=0,10,20,\cdots,60}\{g_3(x_k)+f_3(60-x_k)\}$$

可计算出 x_4 取不同数值 $0,10,20,\cdots,60$ 时的 $g_4(x_4)+f_3(60-x_4)$ 值，从而求出 $f_4(60)$ 值，见表5-35。

表5-35　第四阶段决策表

x_4	0	10	20	30	40	50	60	最大利润值 $f_4(60)$
$g_4(x_4)$	0	25	40	50	60	65	70	
$f_3(60-x_4)$	155	135	110	85	60	25	0	160
$g_4(x_4)+f_3(60-x_4)$	155	160	150	135	120	90	70	

其中 $g_4(x_4)$ 及 $f_3(60-x_4)$ 的值，分别由表5-33 和表5-34 得到。所求问题的最大总利润 $f_4(60)=160$，所对应的最优策略解应从 $x_4=10$ 及 $f_3(50)$ 去求得。而

笔记

$f_3(50)$所对应的最优策略解为$(20,0,30)$（见表5-34）。故本问题的最优策略解为$(20,0,30,10)$。也就是说当药厂投资60万元时，对第一个车间投资20万元，对第二个车间投资0万元，对第三个车间投资30万元，对第四个车间投资10万元，此时会得到最大的利润值为160万元。

案例5-2（设备更新问题） 某医院要考虑一种设备在5年内的更新问题。在每年年初需作出决策，是继续使用还是更新。如果继续使用，则需支付维修费用。已知使用了不同年限后的设备每年所需的维修费用如表5-36所示。

表5-36 维修费用表（单位：万元）

使用年数	0 ~ 1	1 ~ 2	2 ~ 3	3 ~ 4	4 ~ 5
每年维修费用	5	6	8	11	18

如果要更新设备，则已知在各年年初该种设备的价格如表5-37所示。

表5-37 设备价格表

年份	1	2	3	4	5
价格（万元）	11	11	12	12	13

（1）如果开始时设备已使用1年，问：每年年初应怎样做出决策，才能使5年内该项设备的购置和维修费最少？

（2）用逆序递推法求解时，函数指标值$f_4(2)$应如何取？

分析 （1）以每年作为一个阶段，共分5个阶段：

状态变量s_k：第k年年初设备已使用的年限（$k=1,2,3,4,5$）。如$s_1=1$，表示第一年年初设备已使用的年限为1；$s_2=1,2$则表示当上年设备更新$s_2=1$，当上年设备继续使用$s_2=2$。

决策变量x_k：在每一阶段每一状态所需作出的决策只有两个，继续使用（keep）或更新（replacement）。

状态转移方程：

$$s_{k+1}=\begin{cases}s_k+1, & x_k=K \\ 1, & x_k=R\end{cases}$$

其中$x_k=K$表示设备继续使用，$x_k=R$表示更新设备。

由于阶段k的状态变量s_k表示第k年年初设备已使用的年限，于是可得到各阶段不同状态下的最优解。

对$k=5$，当决策继续使用时，函数指标值为$R(s_5)$；当决策更新时函数指标值为$C_5+R(0)$。而

$$f_5(s_5)=\min\{R(s_5),C_5+R(0)\}$$

对$k<5$，当决策继续使用时，函数指标值为$R(s_k)+f_{k+1}(s_k+1)$；当决策更新时函数指标值为$C_k+R(0)+f_{k+1}(1)$。而

$$f_k(s_k)=\min\{R(s_k)+f_{k+1}(s_k+1),C_k+R(0)+f_{k+1}(1)\}$$

其中$R(s_k)$，C_k的值可根据表5-36和表5-37得到，见表5-38。

笔记

146

表5-38 维修费用设备价格表

s_k状态	0	1	2	3	4
$R(s_k)$维修费	5	6	8	11	18
k 年份	1	2	3	4	5
C_k设备价格	11	11	12	12	13

用逆序递推法求问题的最优解。

第五阶段 $k=5$：状态变量 $s_5=1,2,3,4,5$。根据 $f_5(s_5)$ 的计算公式及表5-38 可得到 $f_5(s_5)$ 在 s_5 取不同值时的指标值，见表5-39。

表5-39 第五阶段决策表

s_5	x_5		$f_5(s_5)$	x_5^*
	继续使用	更新		
1	6	18	6	继续使用
2	8	18	8	继续使用
3	11	18	11	继续使用
4	18	18	18	继续使用或更新
5		18	18	更新

第四阶段 $k=4$：状态变量 $s_4=1,2,3,4$。根据 $f_k(s_k)$ 的计算公式及表5-38 可得到 $f_4(s_4)$ 在 s_4 取不同值时的指标值，见表5-40。

表5-40 第四阶段决策表

s_4	x_4		$f_4(s_4)$	x_4^*
	继续使用	更新		
1	6+8=14	12+5+6=23	14	继续使用
2	8+11=19	12+5+6=23	19	继续使用
3	11+18=29	12+5+6=23	23	更新
4	18+18=36	12+5+6=23	23	更新

当 $s_4=2,x_4$ 为继续使用，则

$$R(s_4)+f_5(s_4+1)=R(2)+f_5(2+1)=8+11=19;$$

当 $s_4=2,x_4$ 为更新，则

$$C_4+R(0)+f_5(1)=12+5+6=23;$$

而 $f_4(2)=\min\{19,23\}=19$，由此类推可得到表5-40 中的其他数据。

第三阶段 $k=3$：状态变量 $s_3=1,2,3$。根据 $f_k(s_k)$ 的计算公式及表5-38 可得到 $f_3(s_3)$ 在 s_3 取不同值时的指标值，见表5-41。

表5-41　第三阶段决策表

s_3	x_3		$f_3(s_3)$	x_3^*
	继续使用	更新		
1	$6+19=25$	$12+5+14=31$	25	继续使用
2	$8+23=31$	$12+5+14=31$	31	继续使用,更新
3	$11+23=34$	$12+5+14=31$	31	更新

第二阶段 $k=2$:状态变量 $s_2=1,2$。根据 $f_k(s_k)$ 的计算公式及表5-38 可得到 $f_2(s_2)$ 在 s_2 取不同值时的指标值,见表5-42。

表5-42　第二阶段决策表

s_2	x_2		$f_2(s_2)$	x_2^*
	继续使用	更新		
1	$6+31=37$	$11+5+25=41$	37	继续使用
2	$8+31=39$	$11+5+25=41$	39	继续使用

第一阶段 $k=1$:状态变量 $s_1=1$。根据 $f_k(s_k)$ 的计算公式及表5-38 可得到 $f_1(s_1)$ 在 s_1 取 $=1$ 时的指标值,见表5-43。

表5-43　第一阶段决策表

s_1	x_1		$f_1(s_1)$	x_1^*
	继续使用	更新		
1	$6+39=45$	$11+5+37=53$	45	继续使用

最优决策为:第一年继续使用,第二年继续使用,第三年更新,第四年继续使用,第五年继续使用,这时总成本最小,最小总成本为45 万元。

(2)由表5-40 可知,用逆序递推法求解时,函数指标值 $f_4(2)$ 可取 19 或 23。以上案例也可用 WinQSB 软件求解,见光盘。

本 章 小 结

1.动态规划是用来解决多阶段决策过程最优化的一种数量方法。其特点在于:将问题的全过程分成几个互相联系的阶段,在不同阶段,根据系统所处的状态,不断地做出最优决策以及整个过程的最优策略。

2.最优化原理　无论过去的状态和决策如何,相对于前面的决策所形成的状态而言,余下的决策序列必然构成最优子策略。

3.动态规划的基本概念　阶段、状态、决策、策略、状态转移方程和指标函数

笔记

4. 建立动态规划模型的步骤 ①划分阶段;②正确选择状态变量;③确定决策变量及允许决策集合;④确定状态转移方程;⑤确定阶段指标函数和最优指标函数并建立动态规划基本方程。

5. 动态规划方法关键 在于:正确地写出基本的递推关系式和恰当的边界条件。从边界条件开始,逐段递推寻优,依次进行,最后一个子问题所得的最优解,就是整个问题的最优解。

关键术语

多阶段决策过程(multistep decision process)

动态规划(dynamic programming)

阶段(stage)

状态(state)

决策(decision)

策略(strategy)

子策略(substrategy)

最优策略(optimal strategy)

指标函数(index function)

最优指标函数(optimal index function)

状态转移方程(state transform equation)

最优化原理(optimization principle)

习题

一、单项选择题

1. 本章研究的动态规划属于(　　)

A 随机型　　　　　B 离散确定型　　　　C 连续随机型

D 连续确定型　　　E 离散随机型

2. 从 A 经 B(B 含二个城市 B_1、B_2),从 B 到 C(C 含三个城市 C_1、C_2、C_3);从 C 到 D 再从 D 到 E,按阶段决策需讨论(　　)阶段

A 2　　　　B 1　　　　C 3　　　　D 4　　　　E 5

3. 例 5-2 中策略个数为(　　)

A 5　　　　B 7　　　　C 9　　　　D 14　　　　E 11

4. 例 5-1 中第一阶段库存量有(　)状态

A 2　　　　B 4　　　　C 8　　　　D 12　　　　E 10

二、问答题

1. 例 5-1 中第三阶段决策变量共取哪些值?

2. 找出例 5-3 中最差策略。

3. 例 5-3 中共有多少种策略?

三、解答题

1. 如图 5-2 所示,求从始点 A 到终点 E 的最短路线及其长度。

2. 某药厂有五套新设备,拟分配给所属的三个车间。各车间将不同套数的设备投入生产后,每年创造的产值如表 5-44 所示。

笔记

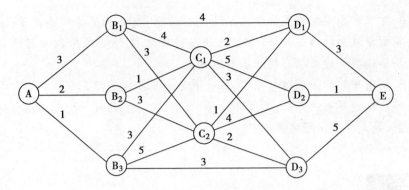

图5-2　　*A* 到 *E* 的线路图

表5-44　不同设备的产值表（单位：万元）

车间	新设备套数					
	0	1	2	3	4	5
一车间	0	3	7	9	12	14
二车间	0	5	8	10	13	16
三车间	0	4	6	11	12	15

问应怎样分配这五套新设备,才能使整个药厂所获得的总产值最大,并求最大总产值。

3. 某医药公司考虑为某种新产品定价,该产品的单价拟从每件 5 元、6 元、7 元、8 元这四种价格中选其中一个,每年年初允许价格变动,但变动幅度不能超过 1 元。该公司预计该产品畅销只有五年,五年后将被淘汰,根据销售情况的预测,在价格不同的情况下各年的预计利润值如表 5-45 所示。请制订一条最优定价策略,使五年内所获利润总值最大。

表5-45　预计利润值表（单位：万元）

单价	第一年	第二年	第三年	第四年	第五年
5 元	10	12	15	20	25
6 元	12	13	16	20	24
7 元	14	14	16	18	18
8 元	16	15	15	14	14

4. 现有一辆载重量为 10 吨的卡车,要装运以下三种货物,三种货物的每件重量及单价见表 5-46 所示。各种货物应如何安排才能使货物总价最大?

笔记

表5-46　重量与单价表

货物	A	B	C
每件重量(吨)	2	3	4
单价(百元)	40	58	72

5. 某药厂的一种产品在明年前四个月的产量计划分别是3、4、5、3千件,工厂在生产该种产品时,每月需负担固定成本10万元,若当月不生产该种产品,则不负担固定成本。单位变动成本(原材料、工资和直接动力费等)在1月和2月份是50元,在3月和4月份是45元。由于设备的限制,每月最多只能生产该种产品5千件,如果当月生产的该种产品未能售出,则转入库存后,每个月要负担每件8元的存储费用。见表5-47。

表5-47　产量与成本表

月份	计划产量 (千件)	固定成本 (万元)	单位变动成本 (万元)	单位存储成本 (万元)
1	3	10	5	0.8
2	4	10	5	0.8
3	5	10	4.5	0.8
4	3	10	4.5	0.8

假定在明年年初该种产品无库存,到4月底时所有产品都能售出,那么明年前四个月应各生产该种产品多少件,才能使生产和存储的总成本最少?

(张福良)

第六章

网络分析与网络计划

学习目标

通过本章的学习,你应该能够:

掌握 最小树的破圈法、最短路的 Dijkstra 算法、网络最大流的标号法;网络图的组成与绘制;时间参数的计算和寻找关键路线的方法;网络计划的优化。

熟悉 最小树的避圈法;最短路的逐次逼近算法;最小费用最大流问题的求解方法;非确定型统筹问题。

了解 网络分析中各种算法的基本原理;一笔画问题。

章前案例

　　某医院次日1例胃大部切除手术患者术前常规作业安排如下:医嘱下达后通知患者来处置室需2分钟,解释工作需2分钟,青霉素皮试液的配制需3分钟,备皮需2分钟,备血需2分钟,青霉素皮试液的注射需1分钟,观察结果需21分钟,手术前后注意事项的告知及患者的反馈需8分钟。问怎样合理安排以上8项作业,使完成全部工作所消耗的时间最短。

　　上述案例是病房临床护理工作中的一个常见问题,在做手术之前护士的工作由8个需要消耗时间的具体活动组成,当工作安排按照这个顺序依次进行时,工作时间需要41分钟,如果适当调整工作顺序,各活动间合理衔接搭配,就会节省总的工作时间。因此如何对整个护理工作全面规划,并按先后顺序、轻重缓急进行协调,有效利用,达到以最少的时间和资源完成工作。这就是本章网络计划所要研究的问题。

　　网络分析是运筹学中的一个重要分支,它是利用图论的理论和方法来解决实际中的管理决策问题。而网络计划技术是网络分析理论的一个重要应用领域,它是现代管理的最有效方法之一,是实现工程项目计划管理的科学手段。本章首先引入图的一些基本概念,在此基础上,介绍最小树、网络最短路、最大流、最小费用最大流等网络分析模型及其解法,最后介绍网络计划技术和方法。

第一节　图的基本概念

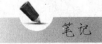

现实世界中的许多事物及事物之间的关系,可以用点和线连接起来的图形

来描述。例如,输油管道的铺设,通信线路的架设,铁路交通网络的合理布局等问题,都可以转化为网络图形,应用图论的方法,简便、快捷地加以解决。如果将复杂的工程系统和管理问题用图的理论加以描述,可以解决许多工程项目和管理决策的最优问题。

例6-1 哥尼斯堡七桥问题

普雷格尔河流经哥尼斯堡(Konigsbergs)城,河中有两个岛屿,岛屿与河的两岸之间有七座桥相互连接,如图6-1(a)所示。当地居民在散步时热衷于讨论这样一个问题:能否走遍七座桥且每座桥只过一次,最终回到原出发地。

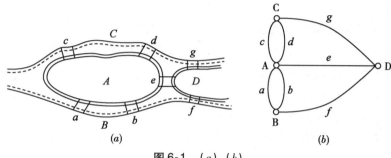

图6-1 (a)、(b)

欧拉在1736年解决了这一问题。他用 A,B,C,D 四个点表示河的两岸和岛屿,用两点间的连线表示桥,从而建立了该问题的图的模型,见图6-1(b)。于是问题归结为:从 A,B,C,D 任一点出发,能否过每边一次且仅一次,再回到该点?欧拉在求解该问题时,把图6-1(a)所示的实际问题抽象为图6-1(b)所示图形。

例6-2 比赛安排问题

5 个球队之间安排赛事。其中 a 球队分别与 b,c,d 球队有赛事;b 球队还与 c 球队,c 球队还与 d 球队,d 球队还与 e 球队有赛事。综上,这 5 个球队之间的比赛关系可用图6-2(a)来表示,也可用图6-2(b)来反映。

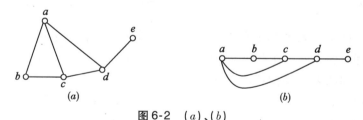

图6-2 (a)、(b)

以上两例都忽略了问题的具体细节,而把问题的关键性质或关系抽象为图的形式。这里所讲的图并不是解析几何与微积分书中常见的图,这里只关心图中有多少点,哪些点之间有线相连,有时,连接的先后次序也是重要的。至于点的位置,线的长度和斜率并不重要。总之,一个图代表了某些对象之间的关系。详细地说,图论中的图是由点以及点与点之间的线所组成的。

一、有向图和无向图

图可以分为有向图和无向图两种。两点之间不带箭头的线称为边,带箭头

笔记

的线称为弧。

定义 6-1 如果一个图是由点和边所构成的,那么称它为无向图(undirected graph),记为:

$$G = (V, E)$$

其中 V 表示图 G 的点集合,E 表示图 G 的边集合。连接点 $v_i, v_j (v_i, v_j \in V)$ 的边记为 (v_i, v_j) 或者 (v_j, v_i),称 v_i, v_j 是边的端点,也称 v_i, v_j 是相邻的。

定义 6-2 如果一个图是由点和弧所构成的,那么称它为有向图(directed graph),记为:

$$D = (V, A)$$

其中 V 表示有向图 D 的点集合,A 表示有向图 D 的弧集合。一条方向从 v_i 指向 v_j 的弧 $(v_i, v_j \in V)$,记为 (v_i, v_j),称 v_i 为弧的起点,v_j 为弧的终点。

图 6-3 是一个无向图:$V = \{v_1, v_2, v_3, v_4, v_5, \}$,$E = \{e_1, e_2, e_3, e_4, e_5, e_6, e_7, e_8, e_9\}$

其中,$e_1 = (v_1, v_2)$,$e_2 = (v_1, v_5)$,$e_3 = (v_2, v_4)$,$e_4 = (v_1, v_4)$,$e_5 = (v_4, v_3)$,$e_6 = (v_5, v_4)$,$e_7 = (v_1, v_5)$,$e_8 = (v_2, v_3)$,$e_9 = (v_3, v_3)$。

图 6-4(a)是一个有向图:$V = \{v_1, v_2, v_3, v_4\}$,$A = \{a_1, a_2, a_3, a_4, a_5, a_6, a_7, a_8\}$。

其中,$a_1 = (v_2, v_1)$,$a_2 = (v_1, v_2)$,$a_3 = (v_3, v_2)$,$a_4 = (v_3, v_2)$,$a_5 = (v_2, v_4)$,$a_6 = (v_3, v_4)$,$a_7 = (v_4, v_1)$,$a_8 = (v_1, v_3)$。

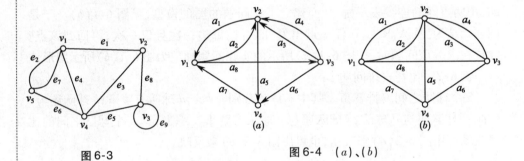

图 6-3   图 6-4 (a)、(b)

有向图区别于无向图的关键,在于它的弧是有方向的,图 6-4(a)中弧上的箭头所指即弧的方向。在有向图中 $(v_i, v_j) \neq (v_j, v_i)$。

基于无向图 G 的结构特点,给出下列一些术语:

关联边:和同一个端点相连的边,均称为该点的关联边,如图 6-3 中的 e_2、e_6、e_7 为点 v_5 的关联边。

相邻点:一条边的两个端点,称为相邻点,如图 6-3 中的 v_1 和 v_2 是相邻点。

多重边:若两条不同的边 e 与 e' 具有相同的端点,则称 e 与 e' 为 G 的多重边。图 6-3 中 e_2 与 e_7 是多重边,因为它们的端点均为 v_1、v_5。

环:若一条边的两个端点是相同的,则称这条边是环,图 6-3 中边 e_9 是环。

简单图:一个不含环和多重边的图称为简单图,图 6-5(a)为简单图。以后讨论的图如不特别说明,都是简单图。

类似于无向图,有向图 G 也有下列术语:

多重边:不同的弧 a 与 a' 的起点与终点都相同。图 6-4(a)中 a_3、a_4 是多重边,而 a_1、a_2 却不是,因为 $a_1(v_2,v_1)$,而 $a_2(v_1,v_2)$。

环:若一条弧的起点和终点是相同的,则称这条弧是环。

简单图:一个不含环和多重边的有向图称为简单图,图6-5(b)为简单图。

基本图:把有向图 D 的每条弧除去方向就得到一个相应的无向图 G,称 G 为 D 的基本图。例如图6-4(b)是图6-4(a)的基本图。

子图:设图 $G=(V,E)$ 和图 $G'=(V',E')$,如果 $V' \subseteq V, E' \subseteq E$,则称 G' 为 G 的子图,并记为 $G' \subseteq G$,而 G 则为 G' 的原图。当 $V' \subset V$ 或 $E' \subset E$

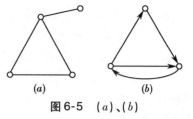

图6-5　(a)、(b)

即 G' 中不包含 G 中所有的点和边,则称子图 G' 为 G 的真子图,记为 $G' \subset G$。当 $V'=V$ 及 $E' \subseteq E$,则称 G' 为 G 的生成子图或支撑子图,即包含图 G 所有顶点的子图。

在图6-6 中 (a)、(b)、(c)、(d) 均是 (a) 的子图;(b)、(c)、(d) 是 (a) 的真子图;(a)、(b)、(c) 均是 (a) 的生成子图。由于 (d) 比 (a) 少一个顶点,所以 (d) 不是 (a) 的生成子图。

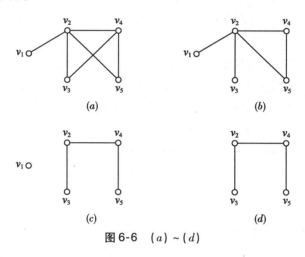

图6-6　$(a) \sim (d)$

二、顶点的次

定义6-3　以点 v 为端点的边数叫做点 v 的次(也叫度),记作 $d(v)$。次为奇数的点称为奇点,次为偶数的点称为偶点。如图6-3 的点 v_2 的次为 $d(v_2)=3$,为奇点;v_1 的次为 $d(v_1)=4$,为偶点。次为1的点称为悬挂点,次为零的点称为孤立点。

定义6-4　有向图中,以 v 为始点的边数称为点 v 的出次,记为 $d^+(v)$,以 v 为终点的边数称为点 v 的入次,记为 $d^-(v)$。点 v 的出次与入次之和就是该点的次。

三、连通图

定义6-5　给定一个无向图 $G=(V,E)$,其中的一个点与边的交错序列 $(v_{i_1}, e_{i_1}, v_{i_2}, e_{i_2}, \cdots, v_{i_{k-1}}, e_{i_{k-1}}, v_{i_k})$,如果序列中所有 e_{i_t} 都满足 $e_{i_t}=(v_{i_t}, v_{i_{t+1}})(t=1, 2, \cdots, k-1)$,则称交错序列为连接 v_{i_1} 和 v_{i_k} 的链(chain),记为 $\mu=(v_{i_1}, v_{i_2}, \cdots, v_{i_{k-1}}, v_{i_k})$。如果链中所有的点和边不相同,则称为初等链。

定义6-6　在链 $(v_{i_1}, v_{i_2}, \cdots, v_{i_{k-1}}, v_{i_k})$ 中,如果 $v_{i_1}=v_{i_k}$,即链的起点等于终

笔记

点,称它为圈。链中除起点和终点外没有相同的点和边,称作初等圈。

例如图6-7中:

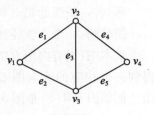

图 6-7

$\mu_1=(v_1,v_2,v_4,v_3,v_2)$ 是一条连接 v_1、v_2 的链;

$\mu_2=(v_1,v_2,v_4,v_3)$ 是初等链;

$\mu_3=(v_1,v_2,v_4,v_3,v_2,v_1)$ 是圈,但不是初等圈;

$\mu_4=(v_1,v_2,v_3,v_1)$ 是圈,同时也是初等圈。

定义 6-7 若一个图中任意两点间至少存在一条链相连,则称此图为连通图(connected graph),否则称为不连通图。

对于有向图 $D=(V,A)$,可以通过其相应的基本图来定义它的链。

定义 6-8 设 $(v_{i_1},a_{i_1},v_{i_2},a_{i_2},\cdots,v_{i_{k-1}},a_{i_{k-1}},v_{i_k})$ 是 D 中的一个点弧交错序列,如果这个序列在 D 的基础图中对应的点边序列是一条链,则称这个交错序列是 D 的一条链。类似可以定义圈和初等链(圈)。

定义 6-9 如果 $(v_{i_1},a_{i_1},v_{i_2},a_{i_2},\cdots,v_{i_{k-1}},a_{i_{k-1}},v_{i_k})$ 是 D 中的一条链,并且 $a_{i_t}=(v_{i_t},v_{i_{t+1}})(t=1,2,\cdots,k-1)$,称之为从 v_{i_1} 到 v_{i_k} 的一条路。如果路的起点和终点相同,则称为回路。

显然,在有向图中链和路的概念并不一致,而在无向图中两者没有区别。同时对于无向图而言圈和回路概念一致。在图6-4(a)中:

$\mu_1=(v_1,a_1,v_2,a_3,v_3,a_6,v_4)$ 是一条链,但不是路;

$\mu_2=(v_1,a_8,v_3,a_3,v_2,a_5,v_4)$ 是一条链,同时也是路;

$\mu_3=(v_1,a_1,v_2,a_5,v_4,a_7,v_1)$ 是一个回路。

四、网络

定义 6-10 一个图连同定义在其边集上的实函数一起称为一个网络(network)(或称赋权图)。定义在边集上的实函数称为边的权,记为:

$$w_{ij}=w(v_i,v_j)$$

网络一般是连通图。权与边具有一一对应关系,可以用于表达网络上的各种有关性质,如路长、流量、费用等等。与无向图和有向图相对应的网络又分为无向网络和有向网络。

所谓网络分析,简单地说,即对网络进行定性和定量分析,以便为实现某种优化目标而寻求最优方案。这方面的典型问题有:最小树问题,最短路问题,中心问题,重心问题,最大流问题,最小费用最大流问题,最短回路问题,网络计划问题等等。这些将在后面各节中讨论。

> **知识链接**
>
> 图论起源很早,远在18世纪就出现了图论问题,如著名的哥尼斯堡(Konigsberg)七桥问题。瑞士数学家欧拉(E. Euler)在1736年发表了图论的

首篇题为"依据几何位置的解题方法"的论文,有效地解决了哥尼斯堡七桥问题,奠定了图论的基础,欧拉被公认为图论之父。欧拉(1707—1783)出生于瑞士巴塞尔的一个牧师家庭,13 岁时入读巴塞尔大学,15 岁大学毕业。在大学里得到当时最有名的数学家微积分权威约翰·伯努利的精心指导。1727年,欧拉到俄国的彼得堡科学院从事研究工作,在分析学、数论及力学方面均有出色的表现。1741 年他受到普鲁士腓特烈大帝的邀请到德国科学院担任物理数学所所长一职,长达 25 年。在此期间的研究内容更加广泛,涉及行星运动、刚体运动、热力学、弹道学、人口学等等,这些工作与他的数学研究互相推动着。与此同时,他在微分方程、曲面微分几何及其他数学领域均有开创性的发现。欧拉是 18 世纪数学界最杰出的人物之一,他不但为数学界作出贡献,更把数学推至几乎整个物理的领域。欧拉最大的功绩是扩展了微积分的领域,为微分几何及分析学的一些重要分支,如无穷级数、微分方程等的产生与发展奠定了基础。

知识拓展

欧拉回路——一笔画问题　在连通图 G 中,若存在一条路,经过每边一次且仅一次,则称这条路为欧拉路。若存在一条回路,经过每边一次且仅一次,则称这条回路为欧拉回路。具有欧拉回路的图称为欧拉图。理论上已经证明了无向连通图 G 是欧拉图当且仅当 G 中无奇点,并且无向连通图 G 有欧拉路当且仅当 G 中恰有两个奇点。哥尼斯堡七桥问题与欧拉回路有关,哥尼斯堡七桥问题就是要在图 6-1(b)中寻找一条欧拉回路。欧拉证明了不存在这样的回路,使它经过图中每条边且仅经过一次又回到起始点。因为在图 6-1(b)中 $d(A)=5$,$d(B)=3$,$d(C)=3$,$d(D)=3$,有四个奇点,所以不是欧拉图。

哥尼斯堡七桥问题实际就是一笔画问题,即给出一个图形,是否能够可以一笔画出。一笔画问题分两种情况,一种是经过每边一次且仅一次到另一点停止,这种情况可以用欧拉路的判断条件加以解决;另一种是经每边一次且仅一次回到原出发点,此时可以用欧拉回路的判断条件加以解决。上述定理可以直接推广到有向图,即有向连通图 G 是欧拉图当且仅当它的每个顶点的出次等于入次。

第二节　最小树问题

在各种各样的图中,有一类图是十分简单又非常具有应用价值的图,这就是树。树是图论中的重要概念之一,它是由基尔霍夫在解决电路理论中求解联立方程问题时首先提出来的。下面讨论树的概念、性质及重要的应用。

笔记

一、树的基本概念

例 6-3 图 6-8 中的 $v_1, v_2, \cdots, v_{10}$ 代表 10 个城市,它们之间的通讯线路只能按照图 6-8 中所示的方式进行连接,那么怎样架设通讯线路才能保证任意两个城市之间都可以互相通话并且所用的通讯线的根数最少?

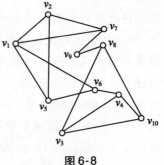

图 6-8

解 仔细观察后,可以发现,为了使任意两个城市之间都可以通话,连接 10 个城市的通讯线路图必须是连通的。另外,若图中有圈的话,从圈中任意去掉一条边,余下的图仍是连通的,例如(v_1, v_2, v_7)是一个圈,将该圈中任意一条边去掉,仍为连通图。这样就可以省去一条通讯线。因此,满足要求的通讯线路图一定是不含圈的连通图。为了解决上述问题,下面引入树的概念。

定义 6-11 无圈且连通的无向图称为树。树一般记为 T,树还可以有以下几种表述:

1. T 无圈且有 $n-1$ 条边(如果有 n 个节点)。
2. T 连通有 $n-1$ 条边。
3. T 无圈,但不相邻的两个点之间添上一条边,则恰好得一个圈。
4. T 连通,但去掉 T 的任意一条边,则余下的图是不连通的。
5. T 的任意两个点之间恰有一条链。

二、最小生成树及其算法

(一) 最小生成树

如果 T 是无向图 G 的生成子图,且 T 又是树,则称 T 是 G 的生成树或支撑树。

例如图 6-9 中,(c)是(a)的生成树。

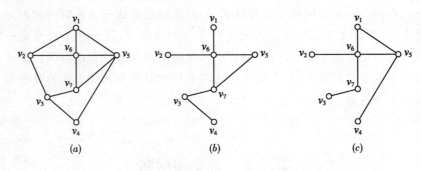

图 6-9 (a) ~ (c)

定理 6-1 图 $G = (V, E)$ 有生成树的充分必要条件为 G 是连通图。

设有一个连通图 $G = (V, E)$,每条边 $e = (v_i, v_j)$ 有一个非负权 $w(e) = w_{ij}$。该

图可以有多个生成树,记 G 的所有生成树的集合为:

$$T = \{T_k, k = 1, 2, \cdots, L\}$$

设 $T_k = (V, E_k)$ 是连通图 $G = (V, E)$ 的一棵生成树,则边集 E_k 中所有边的权数之和称为树 T_k 的权数,记为:

$$w(T_k) = \sum_{e \in E_k} w(e)$$

若 $T^* \in T$,使

$$w(T^*) = \min \{w(T_k)\}$$

则称 T^* 为连通图 G 的一棵最小生成树(minimum spanning tree),简称最小树。

最小树问题就是要求给定连通网路图的最小树。例如,设计长度最短的公路网把若干城市联系起来,设计用料最省的电话线网把若干个城市联系起来,这些问题都是网络图上的最小树问题。

(二)最小树的求法

定理 6-2 如果把图 G 的点集 V 分割成两个不相交的非空集合 S 和 $\overline{S}$,则连接 S 和 $\overline{S}$ 的最小边必包含在 G 的最小树内。

根据定理 6-2,可以给出求最小树的两种方法,这就是避圈法与破圈法。

1. **避圈法** 所谓避圈法(Kruskal's algorithm)就是在连通图中任取一点,选择与该点相连的边中权值最小的一条(若有两条或者两条以上的边权值相同且最小,则任取一条),然后在其余未被选中的边的集合中,再选择一条与已选边相连且不构成圈的权值最小的边,如此重复下去,直到不存在与已选边不构成圈的边为止,则已选边与其对应的顶点构成的图即为所求最小树。避圈法计算步骤如下:

(1)从图 G 中任选一点 v_i,令 $S = \{v_i\}$,$\overline{S} = V \backslash \{v_i\}$。

(2)从连接 S 与 $\overline{S}$ 的边中选取最小边,不妨设为 (v_i, v_j),则它必包含于最小树内。

(3)令 $S \cup \{v_j\} \Rightarrow S$,$\overline{S} \backslash \{v_j\} \Rightarrow \overline{S}$。

(4)若 $\overline{S} = \varnothing$,则停止,已选出的所有边即构成最小树;否则返步骤②。

例 6-4 某医院内联结七座大楼的道路网如图 6-10 所示。各边旁数字代表道路的长度,现要求沿道路架设联结七座大楼的电话线网,使电话线的总长度最小。

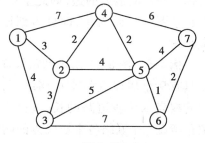

图 6-10

解 由题意可知这是一个求图 6-10 所示的网络图上的最小树问题。用避圈法求解。先按原图画出 7 个点,令 $S = \{1\}$,$\overline{S} = \{2,3,4,5,6,7\}$。由于连接 S 与 $\overline{S}$ 的边共有三条,其中最小边为 $(1,2)$ 故用线把点 1 和 2 连结起来,令 $S = \{1,2\}$,$\overline{S} = \{3,4,5,6,7\}$,如图 6-10($a$)所示,重复上述步骤,直到 7 个点全都连通为止。具体求解过程如图 6-10(a)到图 6-10(f)所示,其中图 6-10(f)即给出本例的最小树 T^*,即电话线总长度最小的电话线网方案,电话线

笔记

总长度 $w(T^*) = 13$。

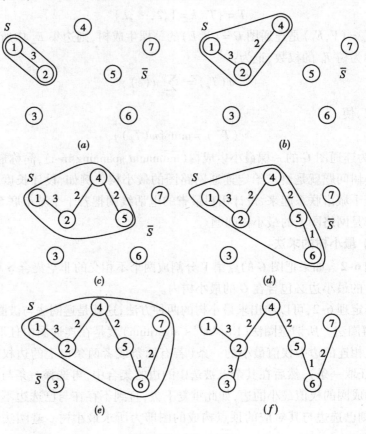

图 6-10　$(a) \sim (f)$

2. 破圈法　所谓破圈法就是在给定的连通图中,任取一圈,去掉一条具有最大权值的边(若有两条或者两条以上的边都是权值最大的边,则任意去掉其中一条),然后在余图中再任取一圈,仍然去掉一条权值最大的边,如此重复下去,直到余图中无圈为止,即可得到该图的最小树。

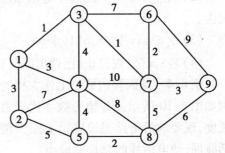

图 6-11

例 6-5　图 6-11 所示的赋权连通图是具有 9 个居民点的交通网络图,其中边的权表示该段道路的长,现欲沿小区道路架设一个联络各个居民点的闭路电视系统,求可使闭路电视系统所架线路总长最短的方案。

解　这是一个求网络图最小树的问题。利用破圈法求解。过程如图 6-12 $(a\text{-}i)$ 所示。

图 6-12 (i) 所示的是网络图的最小树 T^*。按图安排闭路电视系统可使所架线路总长最短,$w(T^*) = 19$。

笔记

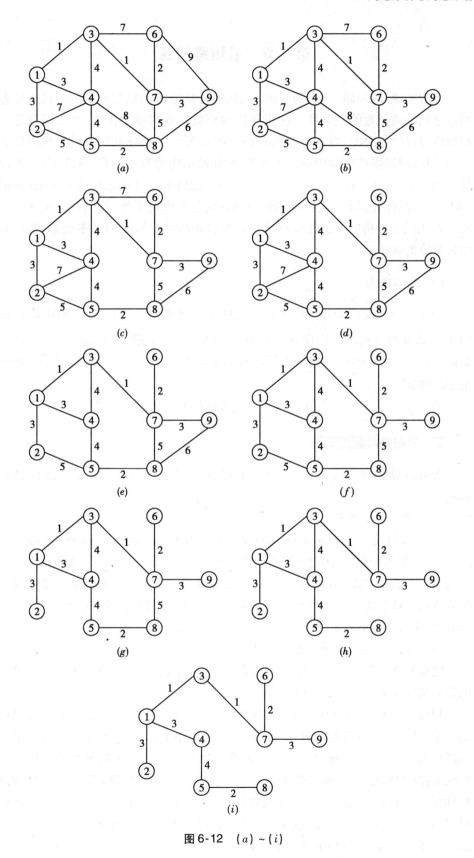

图 6-12 (a) ~ (i)

第三节 最短路问题

一般来说,最短路(shortest-path)问题就是从给定的赋权有向图中找出任意两点之间距离最短的一条路。这里所说的距离只是权数的代称,在实际问题中权数也可以代表时间、费用等。最短路问题是图论中十分重要的最优化问题之一,它可以解决生产实际中的许多问题,比如城市中的管道铺设、线路安排、医疗设备的更新等等。在第五章中,介绍了最短路问题的动态规划解法的例子(例5-2),但有很多最短路问题构造动态规划方程比较困难(如路径不能整齐分段),而用网络分析的方法比较有效。本节首先给出最短路的基本概念,然后介绍最短路的算法。

一、基本概念

给定一个赋权有向图 $D = (V, A)$,对每一条弧 $a_{ij} = (v_i, v_j)$,相应地有权 $w(a_{ij})$,任意两点 $v_s, v_t \in V$,设 p 是 D 中从 v_s 到 v_t 的一条路,路 p 的权是 p 中所有弧的权之和,记为 $w(p)$。最短路问题就是要在所有从 v_s 到 v_t 的路中,寻找一条权最小的路 p^*,即:

$$w(p^*) = \min_p w(p)$$

二、最短路问题的算法

求解最短路的算法很多,本节只介绍两种算法:Dijkstra 算法和逐次逼近算法。

(一) Dijkstra 算法

Dijkstra 算法(Dijkstra algorithm)是由狄克斯拉(Dijkstra)于 1959 年提出来的,用于求解当所有 $w_{ij} \geq 0$ 的情况下指定两点 v_s, v_t 之间的最短路,或从指定点 v_s 到其余各点的最短路。目前该算法被认为是求解非负权有向图的最短路问题的最好方法。该算法主要特点是以始点为中心向外层扩展,直到扩展到终点为止。Dijkstra 算法能得出最短路的最优解,但由于它遍历计算的点很多,所以效率低。算法的基本思路基于以下原理。

定理 6-3 若 p 是从 v_s 到 v_t 的最短路,v_i 是 p 中的一个点,那么从 v_s 沿 p 到 v_i 的路必定是从 v_s 到 v_i 的最短路。

根据定理 6-3,可以从 v_s 出发试探所有可能到达 v_t 的下一个点 v_i,取距离最短的一个弧 (v_s, v_i),则必然包含于从 v_s 到 v_t 的最短路中;从 v_i 开始对没有试探过的点进行进一步的试探、推进,直至 v_t,最终可以找出从 v_s 到 v_t 的最短路。Dijkstra 算法采用(双标号法)T 标号与 P 标号,来实现这一试探、推进过程。T 标号为试探性标号(tentative label),P 为永久性标号(permanent label)。给 v_i 点一个 P 标号时,表示从 v_s 到 v_i 点的最短路权,一旦 v_i 点得到 P 标号则意味着从 v_s 到 v_i 点的最短距离已经确定,标号不再改变。给 v_i 点一个 T 标号时,表示从 v_s 到 v_i 点的估计最短路权的上界,这是一种临时标号。凡没有得到 P 标号的点都有 T 标号。算法每一步都把某一点的 T 标号改为 P 标号,当终点 v_t 得到 P 标号时,全部计算结束。

Dijkstra 算法基本步骤:

1. 给 v_s 以 P 标号,$P(v_5) = 0$,其余各点均给 T 号,$T(v_i) = +\infty$。

2. 若 v_i 点为刚得到 P 标号的点,考虑满足下述条件的 v_j:$(v_i, v_j) \in A$ 且 v_j 为 T 标号。对 v_j 的 T 标号进行如下的更改:

$$T(v_j) = \min[T(v_j), P(v_i) + w_{ij}]$$

3. 比较所有具有 T 标号的点 v_j,把最小者 v_i' 改为 P 标号,即:

$$P(v_i') = \min[T(v_j)]$$

当存在两个以上最小者时,可同时改为 P 标号。

4. 若全部点均为 P 标号,则停止计算。否则用 v_i' 代替 v_i 并转至步骤(2)。

例 6-6 用 Dijkstra 算法求图 6-13 中从 v_1 到 v_7 的最短距离,以及相应的路线。

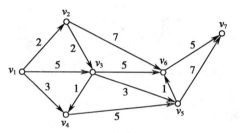

图 6-13

解

1. 首先给 v_1 以 P 标号,$P(v_1) = 0$,给其余所有点 T 标号,$T(v_i) = +\infty$($i = 2, 3, \cdots, 7$)。

2. 考察 v_1,由于 $(v_1, v_2), (v_1, v_3), (v_1, v_4) \in A$,且 v_2, v_3, v_4 是 T 标号,所以修改 T 标号为:

$$T(v_2) = \min[T(v_2), P(v_1) + w_{12}] = \min[\infty, 0+2] = 2$$
$$T(v_3) = \min[T(v_3), P(v_1) + w_{13}] = \min[\infty, 0+5] = 5$$
$$T(v_4) = \min[T(v_4), P(v_1) + w_{14}] = \min[\infty, 0+3] = 3$$

在所有 T 标号中,$T(v_2) = 2$ 最小,于是令 $P(v_2) = 2$。将结果记在图 6-13(a)上:P 标号以( )形式标在点旁边,T 标号以不带( )的数字标在点旁边,图中没有标号的点均代表 $T(v_i) = +\infty$。

3. 考察 v_2,因为 $(v_2, v_3), (v_2, v_6) \in A$,且 v_3、v_6 是 T 标号,故 v_3、v_6 新的 T 标号为:

$$T(v_3) = \min[T(v_3), P(v_2) + w_{23}] = \min[5, 2+2] = 4$$
$$T(v_6) = \min[T(v_6), P(v_2) + w_{26}] = \min[\infty, 2+7] = 9$$

在所有 T 标号中,$T(v_4) = 3$ 最小,故令 $P(v_4) = 3$。图上标号如图 6-13(b)。

4. 考察 v_4,因 $(v_4, v_5) \in A$,

$$T(v_5) = \min[T(v_5), P(v_4) + w_{45}] = \min[\infty, 3+5] = 8$$

在所有 T 标号中,$T(v_3) = 4$ 最小,令 $P(v_3) = 4$。图上标号如图 6-13(c)。

5. 考察 v_3,$(v_3, v_5), (v_3, v_6) \in A$,

$$T(v_5) = \min[T(v_5), P(v_3) + w_{35}] = \min[8, 4+3] = 7$$
$$T(v_6) = \min[T(v_6), P(v_3) + w_{36}] = \min[9, 4+5] = 9$$

在所有 T 标号中，$T(v_5)=7$ 最小，令 $P(v_5)=7$。图上标号如图 6-13（d）。

6. 考察 $v_5,(v_5,v_6),(v_5,v_7)\in A$，

$$T(v_6)=\min[\,T(v_6),P(v_5)+w_{56}\,]=\min[\,9,7+1\,]=8$$

$$T(v_7)=\min[\,T(v_7),P(v_5)+w_{57}\,]=\min[\,\infty,7+7\,]=14$$

在所有 T 标号中，$T(v_6)=8$ 最小，故令 $P(v_6)=8$。图上标号如图 6-13（e）。

7. 考察 $v_6,(v_6,v_7)\in A$，

$$T(v_7)=\min[\,T(v_7),P(v_6)+w_{67}\,]=\min[\,14,8+5\,]=13$$

令 $P(v_7)=13$，图上标号如图 6-13（f）。所有点都标上 P 标号，计算结束。

从 v_1 到 v_7 的最短路，可从 v_7 开始根据永久性标号数值回溯得到。最短路是：$v_1\to v_2\to v_3\to v_5\to v_6\to v_7$，路长 13。同时得到 v_1 到其余各点 v_i 的最短路，即各点的永久性标号 $P(v_i)$。

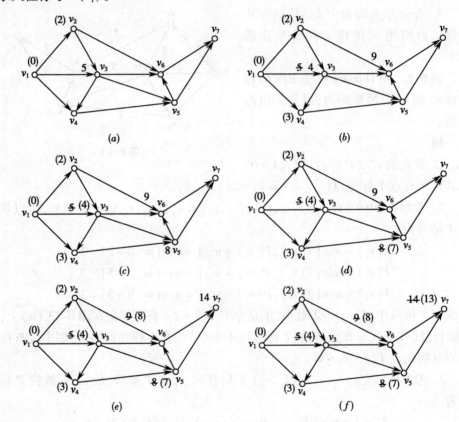

图 6-13 （a）~（f）

（二）逐次逼近算法

Dijkstra 算法只适用于所有 $w_{ij}\geq0$ 的情形，当赋权有向图中存在负权时，则算法失效。此时可采用逐次逼近算法来求解最短路。为了方便起见，不妨假设从任一点 v_i 到任一点 v_j 都有一条弧，如果在 D 中，不存在弧（v_i,v_j），则添加虚设弧（v_i,v_j），令 $w_{ij}=+\infty$。从起点 v_s 到任意点 v_j 的最短路可以视为一个两阶段过程，如图 6-14 所示：

笔记

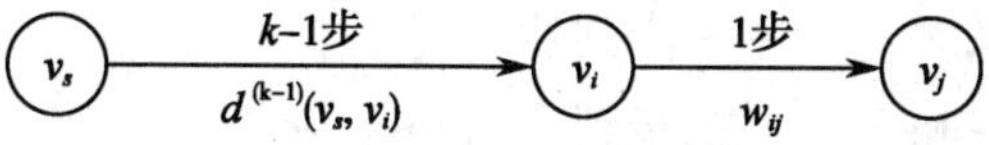

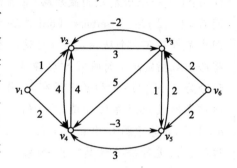

图 6-14

1. 从 v_s 出发,沿着一条路走 $k-1$ 步到某点 v_i,其最短距离表示为:

$$d^{(k-1)}(v_s, v_i)$$

2. 再从 v_i 沿 (v_i, v_j) 到 v_j,其最短距离就是弧 (v_i, v_j) 上的权 w_{ij}。

所以,从 v_s 到 v_j 的最短距离必满足如下递推公式:

$$d^{(1)}(v_s, v_j) = w_{sj}(j = 1, 2, \cdots, n) \tag{6-1}$$

$$d^{(k)}(v_s, v_j) = \min_i \{ d^{(k-1)}(v_s, v_i) + w_{ij} \} \tag{6-2}$$

式 (6-1) 是 v_s 到 v_j 的一步距离,由前面假设可知其存在,这可以作为初始条件。式 (6-2) 是 v_s 到 v_j 的 k 步距离,这是一个递推公式。利用初始条件和递推公式逐步迭代,如果迭代到第 k 步时,对一切 $j = 1, 2, \cdots, n$,有 $d^{(k)}(v_s, v_j) = d^{(k-1)}(v_s, v_j)$,则 $d^{(k)}(v_s, v_j)(j = 1, 2, \cdots, n)$ 就是从 v_s 到各点 v_j 的最短路权。

图 6-15

例 6-7 试求网络图 6-15 中 v_1 到各点的距离。

解 初始条件:

$$d^{(1)}(v_1, v_1) = 0 \qquad d^{(1)}(v_1, v_2) = 1$$
$$d^{(1)}(v_1, v_3) = +\infty \qquad d^{(1)}(v_1, v_4) = 2$$
$$d^{(1)}(v_1, v_5) = +\infty \qquad d^{(1)}(v_1, v_6) = +\infty$$

计算结果如表 6-1 所示:

表 6-1 v_1 到各点的距离

v_i \ v_j	w_{ij}						$d^{(k)}(v_1, v_j)$				
	v_1	v_2	v_3	v_4	v_5	v_6	$k=1$	$k=2$	$k=3$	$k=4$	$k=5$
v_1	0	1		2			0	0	0	0	0
v_2		0	3	4			1	1	1	-1	-1
v_3		-2	0		5	1	4	1	1	1	1
v_4		4		0	-3		2	2	2	2	2
v_5			2	3	0		-1	-1	-1	-1	-1
v_6			2		2	0					

求得 v_1 到各点的最短距离:

$$d^{(1)}(v_1, v_1) = 0; \qquad \text{原地一步}$$
$$d^{(4)}(v_1, v_2) = -1; \qquad \text{四步到达 } v_1 \rightarrow v_4 \rightarrow v_5 \rightarrow v_3 \rightarrow v_2$$
$$d^{(3)}(v_1, v_3) = 1; \qquad \text{三步到达 } v_1 \rightarrow v_4 \rightarrow v_5 \rightarrow v_3$$

$d^{(1)}(v_1, v_4) = 2;$ 　　　一步到达

$d^{(2)}(v_1, v_5) = -1;$ 　　　二步到达 $v_1 \rightarrow v_4 \rightarrow v_5$

$d^{(k)}(v_1, v_6) = \infty;$ 　　　无法到达

对于 n 个节点的网络图,如果不含有总权小于 0 的回路,用逐次逼近算法最多经过 $n-1$ 次迭代必然收敛。如果网络图中含有总权小于 0 的回路,最短路问题没有确定解。

知识拓展

Bellman-Ford 算法是求解图的最短路问题的一种算法,该算法适用的条件为:①求一个出发点的最短路;②有向图或无向图;③边的权可正可负。对图 $G = (V, E)$ 运行 Bellman-Ford 算法的结果是一个布尔值(即真或假),表示图中是否存在一个从指定点 s 可达的负权回路。若不存在这样的回路,算法将给出从指定点 s 到图 G 中任意点 v 的最短路 $d(v)$。Bellman-Ford 算法流程分为三个阶段:①初始化所有点:每个点 v 保存一个值,表示从指定点 s 到达该点的最短距离估计值,即 $d(v) = +\infty$,$d(s) = 0$;②进行循环:共循环 $n-1$ 次(n 等于图 G 中点的个数),在每次循环的内部,遍历边集 E 中的每条边 (u, v),进行松弛计算[即,如果 $d(v) > d(u) + w(u, v)$,$d(v) = d(u) + w(u, v)$,其中 $w(u, v)$ 是边 (u, v) 的权],使得点集 V 中的每个点的最短距离估计值逐步逼近其最短距离;③检验负权回路:遍历途中所有的边 (u, v),判断是否存在这样的情况:$d(v) > d(u) + w(u, v)$,若存在则算法返回假,表明途中存在从指定点可达的权为负的回路,问题无解;否则算法返回真,并且从指定点 s 可达到点 v 的最短距离存于 $d(v)$ 中。

第四节　最大流问题

网络流是一类普遍存在的现象,许多系统包含了流量的问题。例如公路系统中的车辆流,控制系统中的信息流,金融系统中的现金流等等。此外,卫生管理中也包含着许多关于网络流与流量的问题,如医院科室的设置及人流疏导等问题。对于这样一些包含了流量问题的系统,往往需要计算其系统的最大流量。先看一个具体例子。

例6-8　图 6-16 为某医院的楼层平面图,图中节点代表医院科室,弧代表人行通道,患者可以沿着人行通道,从某个科室到达另一个科室,弧旁括号内的第一个数字代表该段通道能通过的最大人流,问:如何安排各通道的人流量,才能使得 v_s 科室到 v_t 科室的总人流量最大?

图 6-16 给出了一个安排方案,每

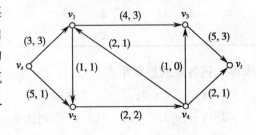

图 6-16

条弧旁括号内的第二个数字代表在这个方案中每段通道上的人流量,这个方案使 4 个人从 v_s 到 v_t,在这个交通网上人流量是否还可以增多,或者说这个交通网中,从 v_s 科室到 v_t 科室的最大人流量是多少呢? 这就是本节最大流(max-flow)问题所要研究的内容。

一、基本概念

(一) 网络流

网络流(network flow)是指在一定的条件下流过一个网络 $N=(V,A)$ 上各边流量的集合,可表示为:

$$F = \{f(v_i,v_j) \mid (v_i,v_j) \in A\}$$

所谓一定条件,一般是指如下规定:

1. 网络有一个始点 v_s 和一个终点 v_t,始点是流的源,终点是流的汇。

2. 流具有一定的方向,流经各弧的流,其方向就是相应弧的方向。

3. 对每一弧 $(v_i,v_j) \in A$,都赋予一个容量 $r(v_i,v_j) \geq 0$,简记为 r_{ij},表示容许通过该弧的最大流量。并称 $f(v_i,v_j)$ 为通过弧 (v_i,v_j) 的流量,简记为 f_{ij}。

凡作出上述规定的网络都可称为容量网络,记为:

$$N = (V,A,r)$$

图 6-16 所示的就是一个容量网络。图中 v_s 为流的源,v_t 为流的汇,每条弧旁括号内的第一个数字为 r_{ij},标明了弧的容量,第二个数字为 f_{ij},标明了弧的流量。

(二) 可行流和最大流

可行流 f 是指满足容量限制条件和平衡条件的流。

(1)容量限制条件:对于任一弧 $(v_i,v_j) \in A$,都有 $0 \leq f_{ij} \leq r_{ij}$,即任何弧上的流量不能超过弧的容量。

(2)平衡条件:对于任一中间点 v_i,都有

$$\sum_{(v_i,v_j) \in A} f_{ij} = \sum_{(v_j,v_i) \in A} f_{ji}$$

即每个中间点的流出量必须等于流入量,其净流量为 0。

对于始点和终点,有

$$\sum_{(v_s,v_i) \in A} f_{si} = \sum_{(v_i,v_t) \in A} f_{it}$$

即始点流出量等于终点的流入量,这个流量即是可行流 f 的流量,记为 $v(f)$。

可行流总是存在的,例如所有弧的流量 $f_{ij}=0$ 的流,就是一个可行流,称为零流,其流量 $v(f)=0$。

最大流问题就是在可行流恒存在的前提下,求一个流 $f=\{f_{ij}\}$,使其满足:

$$\max v(f)$$

$$s.t. \begin{cases} 0 \leq f_{ij} \leq r_{ij} \\ \sum f_{ij} - \sum f_{ji} = \begin{cases} v(f) & i=s \\ 0 & i \neq s,t \\ -v(f) & i=t \end{cases} \end{cases}$$

这是一个特殊的线性规划问题,可用单纯形法求解。但用网络分析的方法求解更为直观和简单。为此给出以下概念。

(三) 增广链

设 $f = \{f_{ij}\}$ 是网路上的一个可行流。把网络中 $f_{ij} = r_{ij}$ 的弧叫做饱和弧,$f_{ij} < r_{ij}$ 的弧叫做非饱和弧,$f_{ij} > 0$ 的弧为非零流弧,$f_{ij} = 0$ 的弧叫做零流弧。在图 6-16 中,(v_2, v_4) 是饱和弧,(v_1, v_3) 是非饱和弧,(v_4, v_3) 是零流弧,其他弧为非零流弧。

如果 μ 是网络中连接始点和终点的一条链,且链的方向从 v_s 到 v_t,则与链方向一致的弧称为前向弧,用 μ^+ 来表示前向弧集合;而与链方向相反的弧称为后向弧,用 μ^- 来表示后向弧集合。

如图 6-16 中,在链 $\mu = (v_s, v_2, v_1, v_4, v_3, v_t)$ 中,

$$\mu^+ = \{(v_s, v_2), (v_4, v_3), (v_3, v_t)\}$$
$$\mu^- = \{(v_1, v_2), (v_4, v_1)\}$$

设 f 是一个可行流,μ 是一条从 v_s 到 v_t 的链,若 μ 满足下列条件,则称 μ 是可行流的一条增广链(augmenting path):

1. 在弧 $(v_i, v_j) \in \mu^+$ 上,$0 \leqslant f_{ij} < r_{ij}$。

2. 在弧 $(v_i, v_j) \in \mu^-$ 上,$0 < f_{ij} \leqslant r_{ij}$。

这就意味着在增广链上每一个前向弧的流量都没有达到最大容量(即不饱和前向弧),而每一个后向弧的流量均不为 0(即非零后向弧)。

如图 6-16 中链 $\mu = (v_s, v_2, v_1, v_4, v_3, v_t)$,$\mu' = (v_1, v_4, v_3, v_t)$ 都是增广链。可以指出,沿增广链调整各弧的流量可以使网络流量 $v(f)$ 增大,而寻求网络最大流的方法正是以增广链为基础的。

(四) 截集与截量

在一个网络 $N = (V, A)$ 中,若把点集 V 剖分成不相交的两个非空集合 S 和 $\bar{S}$,使 $v_s \in S, v_t \in \bar{S}$,且 S 中各点不需经由 $\bar{S}$ 中的点而均连通,$\bar{S}$ 中各点也不需经由 S 中的点而均连通,则把始点在 S 中而终点在 $\bar{S}$ 中的一切弧所构成的集合,称为一个分离 v_s 和 v_t 的截集,记为 $(S, \bar{S})$。截集实质上是网络 N 从 v_s 到 v_t 通路的横截面的表达,它反映了网络从 v_s 到 v_t 的必经之路。一个网络可以有多个截集,表 6-2 反映了图 6-16 网络的截集集合。

表6-2 图6-16网络的截集集合

$S = \{v_i\}$	$\bar{S} = \{v_j\}$	截集$(S, \bar{S}) = \{(v_i, v_j)\}$	截量 $r(S, \bar{S})$
s	$1,2,3,4,t$	$(s,1),(s,2)$	8
$s,1$	$2,3,4,t$	$(s,2),(1,2),(1,3)$	10
$s,2$	$1,3,4,t$	$(s,1),(2,4)$	5
$s,1,2$	$3,4,t$	$(1,3),(2,4)$	6
$s,1,3$	$2,4,t$	$(s,2),(1,2),(3,t)$	11
$s,2,4$	$1,3,t$	$(s,1),(4,1),(4,3),(4,t)$	8
$s,1,2,3$	$4,t$	$(2,4),(3,t)$	7
$s,1,2,4$	$3,t$	$(1,3),(4,3),(4,t)$	7
$s,1,2,3,4$	t	$(3,t),(4,t)$	7

笔记

给定一截集$(S, \bar{S})$，其中所有弧的容量之和称为这个截集的截量，记为：

$$r(S, \bar{S}) = \sum_{(v_i, v_j) \in (S, \bar{S})} r_{ij}$$

一个网络可以有多个截集和截量，其中截量最小的截集称为最小截集，记为$(S^*, \bar{S}^*)$，其截量称为最小截量(min-cut)，记为$r(S^*, \bar{S}^*)$。

由表6-2中可知，图6-16的最小截量为5，最小截集为$(S^*, \bar{S}^*) = \{(s, 1), (2, 4)\}$。

二、求最大流的标号法

寻求网络最大流的标号法是由福特(Ford)和富尔克逊(Fulkerson)于1956年提出的，故称为福特-富尔克逊标号法(Ford-Fulkerson algorithm)。该算法是基于以下基本原理：

（一）求解网络最大流的基本原理

定理6-4　在网络$N = (V, A)$中，设f是任一可行流，$(S, \bar{S})$是任一截集，则

$$v(f) \leq r(S, \bar{S})$$

即网络的任一可行流的流量都不会超过任一截集的截量。（证明略）

由定理6-4可知，网络的最大流量也不会超过最小截量。因此，若能找到一个可行流f^*，一个截集$(S^*, \bar{S}^*)$，使得$v(f^*) = r(S^*, \bar{S}^*)$，则$f^*$必是最大流，而$(S^*, \bar{S}^*)$必定是$N$的最小截集。

定理6-5（最大流量最小截量定理）　网络中从v_s到v_t的最大流的流量等于分离v_s和v_t的最小截集的截量。（证明略）

定理6-6　设f^*是网络$N = (V, A, r)$的一个可行流，则f^*为最大流的充要条件是：网络N中不存在关于f^*的增广链$\mu(f^*)$。

定理6-6表明：只要网络中还存在关于可行流f的增广链μ，则f就不是最大流，其流量还可增大。

基于以上定理，标号算法的思路是：从某一可行流f出发，按一定规则找出一条增广链$\mu(f)$，调整f使其得到一个流量增大的新可行流f'。对f'重复上述做法直到找不出增广链为止，这时就得到一个最大流。

（二）求最大流的标号算法步骤

1. 给出一个初始可行流f，初始可行流可以是零流或非零流。

2. 标号、检查过程　给顶点标号，标号用$[v_i, L(v_j)]$表示，其中第一个分量表示该标号是从哪个点得到的，用以反向追踪找出增广链μ，而第二个分量则用来确定μ的调整量θ。

（1）v_s标号$(0, \infty)$，则v_s已标号为待检查的点；

（2）取一个已标号待检查的点v_i，所谓检查是对所有与v_i相邻而未标号的点v_j依次执行下述$a)$、$b)$两种考察：

$a)$若连接v_i与v_j的弧(v_i, v_j)为前向弧，则当该弧上的流量小于容量，即$f_{ij} < r_{ij}$时给v_j标号$[v_i, L(v_j)]$，其中$L(v_j) = \min(L(v_i), r_{ij} - f_{ij})$。这里$L(v_j)$表示弧$(v_i, v_j)$上流量的最大可调整量。而当弧$(v_i, v_j)$上的$f_{ij} = r_{ij}$时，弧$(v_i, v_j)$是饱和前

向弧,则不给 v_j 标号。

b)若连接 v_i 与 v_j 的弧 (v_i,v_j) 为后向弧,则当该弧上的流量大于零,即 $f_{ji} > 0$ 时给 v_j 标号 $[-v_i,L(v_j)]$,其中 $L(v_j) = \min(L(v_i),f_{ji})$。而当 $f_{ji} = 0$ 时不给 v_j 标号。

当所有点 v_i 与相邻且未标号的点 v_j 都完成了 a)、b)两种考察后,给 v_i 打 √,表示对它的检查完毕。

(3)重复步骤(2),如果终点 v_t 得到标号,则可以从 v_t 沿标号点回溯到第一个标号,从而找出一条从 v_s 到 v_t 的增广链,则转到步骤(4);如果所有标号点均已打 √,而 v_t 又未得标号,这说明不存在关于当前可行流的增广链,则当前可行流即最大流,算出流量,计算停止。

(4)取增广链的流量调整量 $\theta = L(v_t)$,对增广链上的流量进行调整,对增广链上的前向弧,令:

$$f'_{ij} = f_{ij} + \theta$$

对增广链上的后向弧,令:

$$f'_{ji} = f_{ji} - \theta$$

非增广链上的弧流量不变。

(5)删除原有所有标号,返回步骤(1)。

三、例题求解

例 6-9 用标号法求图 6-16 所示网络的最大流。

解

第一步:图中给出了网络的初始可行流。

第二步:首先给 v_s 以标号 $(0,\infty)$,此时待查点为 v_s,与其相邻且未标号的点为 v_1、v_2。

检查 v_s:弧 (v_s,v_1),$f_{s1} = r_{s1} = 3$,为饱和前向弧,所以不对 v_1 标号。

弧 (v_s,v_2),$f_{s2} < r_{s2}$,为非饱和前向弧,所以给点 v_2 标号 $[v_s,L(v_2)]$。其中 $L(v_2) = \min\{L(v_s),r_{s2}-f_{s2}\} = \min\{\infty,5-1\} = 4$。

v_s 检查完成,对其打 √。此时由于 v_2 具有标号,因此成为待查点,与其相邻且未标号的点为 v_1、v_4,如图 6-17(a)所示。

检查点 v_2:弧 (v_2,v_4),$f_{24} = r_{24}$,为饱和前向弧,所以不对 v_4 标号。

弧 (v_1,v_2),$f_{12} > 0$,为非零流后向弧,所以给 v_1 标号 $[-v_2,L(v_1)]$,其中 $L(v_1) = \min\{L(v_2),f_{12}\} = \min\{4,1\} = 1$。

v_2 检查完成,对其打 √。此时完成检查的点有 v_s,v_2。v_1 由于具有标号,因此成为待查点,而与其相邻且未标号的点有 v_3、v_4,如图 6-17(b)所示。

检查点 v_1:弧 (v_1,v_3) 中 $f_{13} < r_{13}$,为不饱和前向弧,所以给 v_3 标号为 $[v_1,L(v_3)]$,其中 $L(v_3) = \min\{L(v_1),r_{13}-f_{13}\} = \min\{1,4-3\} = 1$。

对于弧 (v_4,v_1),$f_{41} > 0$,为非零流后向弧,所以给 v_4 标号 $[-v_1,L(v_4)]$,其中 $L(v_4) = \min\{L(v_1),f_{41}\} = \min\{1,1\} = 1$。

v_1 检查完成,对其打 √。此时完成检查的点中 v_s,v_2,v_1,v_3 和 v_4 由于具有标号而成为待查点,与其相邻且未标号的点有 v_t,如图 6-17(c)所示。

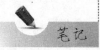

检查点 v_3：弧 (v_3, v_t) 中 $f_{3t} < r_{3t}$，为不饱和前向弧，所以给 v_t 标号 $[v_3, L(v_t)]$，其中 $L(v_t) = \min\{L(v_3), r_{3t} - f_{3t}\} = \min\{1, 5 - 3\} = 1$。

v_3 检查完成，对其打√。由于 v_t 得到了标号，因此可以得到一条增广链，无需再检查 v_4（如果检查 v_4 而不检查 v_3 可以得到另一条增广链，可自行验证），如图 6-17 (d) 所示。

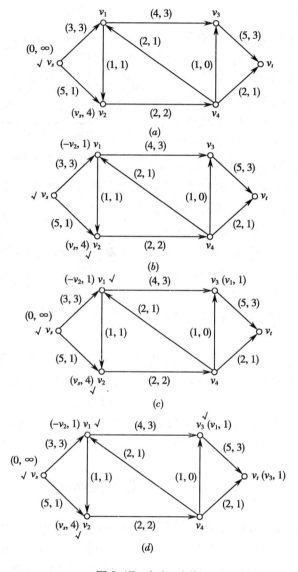

图 6-17　$(a) \sim (d)$

第三步：利用各点已标号的第一个分量，从 v_t 反向追踪得增广链 $\mu = (v_s, v_2, v_1, v_3, v_t)$，如图 6-17 (d) 中粗箭头线所示。其中前向弧 $\mu^+ = \{(v_s, v_2), (v_1, v_3), (v_3, v_t)\}$，后向弧 $\mu^- = \{(v_1, v_2)\}$。

由 v_t 标号的第二个分量可知，调整量 $\theta = 1$，于是在已知增广链上进行调整：

$$f'_{s2} = f_{s2} + \theta = 1 + 1 = 2 \qquad\qquad (v_s, v_2) \in \mu^+$$

$$f'_{13} = f_{13} + \theta = 3 + 1 = 4 \qquad\qquad (v_1, v_3) \in \mu^+$$

笔记

171

$$f'_{3t} = f_{3t} + \theta = 3 + 1 = 4 \qquad (v_3, v_t) \in \mu^+$$

$$f'_{12} = f_{12} - \theta = 1 - 1 = 0 \qquad (v_1, v_2) \in \mu^-$$

$$f'_{ij} = f_{ij} \qquad (v_i, v_j) \notin \mu$$

调整后的可行流如图 6-18 所示,对这个新的可行流重新在图中进行标号,寻找新的增广链。

第四步:再标号。

给 v_s 以标号 $(0, \infty)$,检查 v_s:弧 (v_s, v_1) 为饱和前向弧,v_1 不标号。弧 (v_s, v_2) 为非饱和前向弧,v_2 标号 $[v_s, L(v_2)]$,$L(v_2) = 3$。

检查 v_2:弧 (v_1, v_2) 为零流后向弧,v_1 不标号;弧 (v_2, v_4) 为饱和前向弧,v_4 不标号。

此时已标号的点均已打√,而 v_t 又

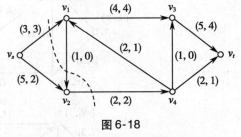

图 6-18

未得标号,由算法步骤③可知网络中不存在增广链,目前的可行流就是最大流。

第五步:确定最小截集和最大流量。

此时已标号且打√的点构成 S^* 集,而未标号的点构成 $\overline{S}^*$ 集,最小截集为 $(S^*, \overline{S}^*)$。如图 6-18 所示,$S^* = \{v_s, v_2\}$,$\overline{S}^* = \{v_1, v_3, v_4, v_t\}$。

最小截量 $r(S^*, \overline{S}^*) = $ 最大流量 v $(f^*) = f_{s1} + f_{24} = 5$。

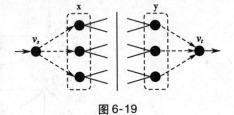

图 6-19

求最大流的标号法还可用于解决多始点多终点网络的最大流问题,如图 6-19 所示设容量网络 G 有若干个始点 $x_1, x_2, \cdots, x_m$,若干个终点 $y_1, y_2, \cdots, y_n$。可以添加两个新点 v_s 与 v_t,用容量为 ∞ 的有向边分别连接 v_s 与 $x_1, x_2, \cdots, x_m, y_1, y_2, \cdots, y_n$ 与 v_t,得到新的网络 G',G' 为只有一个始点 v_s,一个终点 v_t 的网络,求解网络 G' 的最大流问题即可得到 G 的解。

第五节　最小费用流问题

第四节讨论的网络最大流问题,只考虑了流的数量,没有考虑流的费用。但在许多实际问题中要考虑流的费用最小问题。例如,在医院中,患者从一个科室 v_s 到达另一个科室 v_t 所经过的路程,往往由于人行通道的距离不同而导致所需时间也不同,此时问题就变成了不仅要保证从 v_s 到 v_t 具有一定的人流量,而且要求这种通行方案的总时间最少。这类问题就属于最小费用流问题。

一、最小费用流概念

最小费用流(min-cost-flow)问题用数学语言可描述为:在给定的网络 $N = (V, A, r)$ 中,对每条弧 $(v_i, v_j) \in A$,除已给出弧容量 r_{ij} 外,还给出了单位流量的费用 $b_{ij} \geq 0$,记为 $N = (V, A, r, b)$。设 $f = \{f_{ij}\}$ 是网络 N 中的可行流,其流量总费用

为 $b(f) = \sum b_{ij}f_{ij}$。最小费用流问题就是寻找 N 的一个可行流 $f = \{f_{ij}\}$，满足给定流量为 v 的条件下，且总费用 $b(f)$ 最低。因此其数学模型为：

$$b^*(f) = \min \sum_{(v_i, v_j) \in A} b_{ij} f_{ij}$$

二、求解最小费用流的赋权图法

求解最小费用流的算法很多，其中易于理解的一种算法是用最短路算法求最小费用的增广链。该方法在每次迭代时，需要构造一个辅助赋权有向网络图，为此，下面先给出辅助赋权有向网络的构造方法。

（一）辅助赋权有向网络构造方法

辅助赋权有向网络 $L(f)$ 是原图 N 的辅助图，构造 $L(f)$ 的目的是为了在原图 N 中寻找关于最小费用可行流 f 从 v_s 到 v_t 的最小费用增广链 μ。所谓最小费用增广链，就是诸多增广链中费用权之和最小的一条增广链。构造 $L(f)$ 时，总体上是要将原图 N 中所有可能的弧流量变动特性集中表现于 $L(f)$ 中，并同时为它们的弧重新赋权，具体方法如下：

设 $L(f) = (V', A', b')$，其中的 V'、A'、b' 分别是网络 $L(f)$ 的点集、弧集和费用集，它与 $N = (V, A, r, b)$ 的关系如下：

1. 顶点集 $V'(L) = V(N)$，即 $L(f)$ 的顶点即原网络 N 的顶点。

2. 弧集 A' 及方向和赋权方法

（1）A 集中的零流弧：这类弧流量的变动只能增加弧流量，这一流变动特性，在原图 N 中已充分体现，因此在 A' 集中，弧的方向与原图 N 中的相同，赋权：$b'_{ij} = b_{ij}$。

（2）A 集中的饱和弧：这类弧流量的变动只能减少流量，因此在 A' 集中，弧的方向与原图 N 中的相反，赋权：$b'_{ji} = -b_{ij}$；

（3）A 集中的非饱和、非零流弧：这类弧的流量变动，既可增流又可减流。因此在 A' 集中，点 v_i、v_j 之间，应该有正反两个方向的弧同时存在，其中方向与原图 N 中相同的弧 $(v_i, v_j)'$ 上 $b'_{ij} = b_{ij}$，方向与原图 N 中相反的 $(v_j, v_i)'$ 上 $b'_{ji} = -b_{ij}$。

例 6-10   如图 6-20 所示，其弧权的含义为 (r, f, b)，求其辅助赋权网络 $L(f)$。

解

1. N 中零流弧只有一条 (v_1, v_2)，在 L 中该弧的方向、赋权不变。

2. N 中饱和流弧也只有一条 (v_1, v_3)，在 L 中该弧的方向相反，赋权改变：$b'_{31} = -b_{13} = -2$。

3. N 中非饱非零弧有三条 (v_3, v_2)、(v_2, v_4)、(v_3, v_4)，这些弧在 L 中分别有相应的正、反向两条弧存在，赋权情况：

$(v_3, v_2)' : b'_{32} = b_{32} = 2$

$(v_2, v_3)' : b'_{23} = -b_{32} = -2$

$(v_2, v_4)' : b'_{24} = b_{24} = 2$

$(v_4, v_2)' : b'_{42} = -b_{24} = -2$

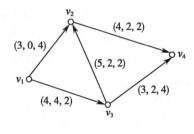

图 6-20

笔记

$(v_3, v_4)' : b'_{34} = b_{34} = 4$

$(v_4, v_3)' : b'_{43} = -b_{34} = -4$

综上所述,构造原图 N 的辅助图 $L(f)$,如图 6-21 所示弧旁数字为 b。

(二)算法思想

求最小费用流的基本思想是:从零流 f^0 的辅助赋权有向网络 $L(f^0)$ 开始,先用一定方法寻找关于 f^0 的从 v_s 到 v_t 的最小费用增广链 μ_0,并对 μ_0 按标号法进行流量的调整,得到一个新的可行流 f^1,新的可行流必是最小费用可行流。如果 $v(f^1)$ 达到流量目标要求,则计算终止。否则,重新构造关于 f^1 的辅助赋权有向网络 $L(f^1)$,继续在 $L(f^1)$ 上求出由 v_s 到 v_t 的最小费用增广链 μ_1,并在 μ_1 上进行流量的调整,如此下去,直到求出目标流量为 v 的可行流 f 为止。

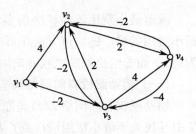

图 6-21

而在 N 中寻找关于 f 的从 v_s 到 v_t 的最小费用增广链,就等价于在辅助赋权有向网络 $L(f)$ 中,确定从 v_s 到 v_t 的最小费用链。这样,就把在 N 中寻找最小费用增广链问题转化为在 $L(f)$ 中寻找最小费用链问题,而这在形式上等同于在 $L(f)$ 中寻找最短路。

(三)算法步骤

第 1 步:取零流为初始最小费用可行流,即 $f^0 = \{0\}$。在第 $k-1$ 步得到最小费用可行流记为 f^{k-1}。

第 2 步:构造辅助赋权有向网络 $L(f^{k-1})$,并在 $L(f^{k-1})$ 中求 v_s 到 v_t 的最小费用链 $\mu_{(k-1)}$,若不存在最小费用链 $\mu_{(k-1)}$,则此时的 f^{k-1} 即为最小费用最大流,因此不存在流量等于 v 的流,停止;若存在最小费用链 $\mu_{(k-1)}$,则在 N 中得到相对应(一一对应)的最小费用增广链 $\mu_{(k-1)}$(转第 3 步,流调整)。

第 3 步:在最小费用增广链 $\mu_{(k-1)}$ 上对 f^{k-1} 作调整,得到新的最小费用可行流 f^k。其中调整量 $\theta = \min\left\{ \min\limits_{\mu^+_{(k-1)}} (r_{ij} - f^{k-1}_{ij}), \min\limits_{\mu^-_{(k-1)}} (f^{k-1}_{ij}) \right\}$,令

$$f^k_{ij} = \begin{cases} f^{k-1}_{ij} + \theta, & \text{在 } \mu^+_{(k-1)} \text{ 上} \\ f^{k-1}_{ij} - \theta, & \text{在 } \mu^-_{(k-1)} \text{ 上} \\ \text{其他不变} \end{cases}$$

若 f^k 已经达到目标流量,则转到第 4 步,否则转到第 2 步,重复以上步骤。

第 4 步:停止运算,并输出当前最小费用可行流 f^{k-1},作为 N 中的最小费用最大流;或输出当前最小费用可行流 f^k 流量作为 N 中流量 $v(f) = f^k$ 的最小费用流。

(四)例题求解

例 6-11 试求图 6-22 所示网络的流量为 7 的最小费用流[弧旁的数字为 (r_{ij}, b_{ij}),其中 r_{ij} 表示弧容量,b_{ij} 表示花费]。

笔记

解

1. 从 $f^0 = \{0\}$ 开始，构造辅助赋权有向网络 $L(f^0)$ 如图 6-22 (a)所示，用 Dijkstra 算法求得 $L(f^0)$ 网络中最短路为①→②→③→④→⑤→⑥，故原网络 N 中相对应的最小费用增广链为 μ_0

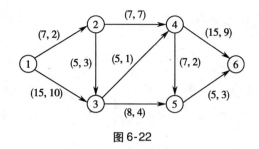

图 6-22

$= (①,②,③,④,⑤,⑥)$。此时调整量 $\theta = \min\left\{\min\limits_{\mu^+}(r_{ij} - f_{ij}), \min\limits_{\mu^-} f_{ij}\right\} = \{7,5,5,7,5\} = 5$，对 μ_0 上的各弧进行流量调整，调整后 μ_0 上各弧流量为：

$$① \xrightarrow{5} ② \xrightarrow{5} ③ \xrightarrow{5} ④ \xrightarrow{5} ⑤ \xrightarrow{5} ⑥$$

得到 f^1，其流量 $v(f^1) = f^0 + \theta = 0 + 5 = 5$，如图 6-22 (b)。

2. 构造辅助赋权有向网络 $L(f^1)$

A 集中：$(①,③),(②,④),(③,⑤),(④,⑥)$ 均为零流弧；A' 集中相应的弧不变。

A 集中：$(②,③),(③,④),(⑤,⑥)$ 均为饱和前向弧；A' 集中相应的弧方向反转，赋权 $-b_{ij}$。

A 集中：$(①,②),(④,⑤)$ 均为不饱和前向弧；A' 集中相应的弧不变，添加反方向的弧并赋权 $-b_{ij}$。得到图 6-22 (c)。

图 6-22 (c)构造目的是寻找图 6-22 (b)中有关 f^1 的从 v_1 到 v_6 的最小费用增广链 μ_1，μ_1 等价于图 6-22 (c)中的从 v_s 到 v_t 的最小费用链（或最短路）。

求图 6-22 (c)的最短路：由于图 6-22 (c)含有负权，不能使用 Dijkstra 标号法，可以用逐次逼近法求得图 6-22 (c)网络的最小费用链 $\mu_1 = (①,②,④,⑥)$，如图 6-22(c)中粗线所示；μ_1 也是图 6-22 (b)中关于 f^1 的从 v_1 到 v_6 的最小费用增广链。

回到图 6-22 (b)，对 μ_1 进行调整：

$$\theta = \min\left\{\min\limits_{\mu^+}(r_{ij} - f_{ij}), \min\limits_{\mu^-} f_{ij}\right\}$$
$$= \min\limits_{\mu^+}(r_{ij} - f_{ij})$$
$$= \min\{(7-5),(7-0),(15-0)\}$$
$$= 2$$

调整后 μ_1 上各弧的流量为：$① \xrightarrow{7} ② \xrightarrow{2} ④ \xrightarrow{2} ⑥$，得到 f^2 如图 6-22 (d)所示，其流量 $v(f^2) = v(f^1) + \theta = 5 + 2 = 7$。

3. 作 f^2 的辅助赋权有向网 $L(f^2)$ [如图 6-22 (e)所示]，其中不存在负回路，证明图 6-22 (d)所示的网络流是 $v(f) = 7$ 的最小费用可行流[这里不加证明地引入 f 为 N 中流量为 $v(f)$ 的最小费用流的判别条件：f 为 N 中流量为 $v(f)$ 的最小费用流的充要条件是，相应的 $L(f)$ 中没有负回路。即 $L(f)$ 中的任意回路 C，有

$$\sum_{(v_i,v_j)\in C} b_{ij} \geqslant 0 \ ]_{\circ}$$

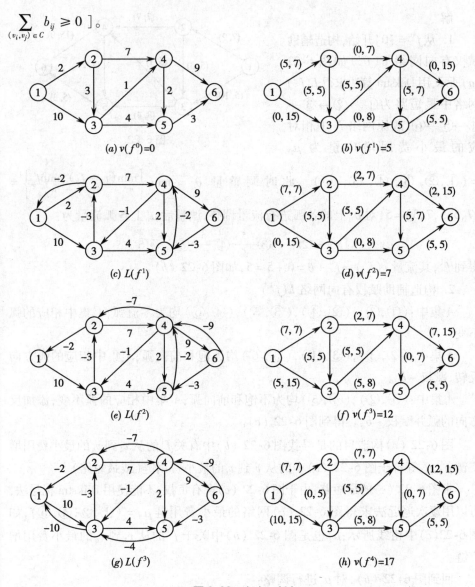

图 6-22 （a）~（h）

三、最小费用最大流问题

在最小费用流问题中,如果所求的最小费用的可行流 f 是最大流,则 f 为最小费用最大流。由此可见,求最小费用最大流的方法就是求解最小费用增广链和求解最大流方法的综合。

例 6-12 试求图 6-22 所示网络的最小费用最大流。

解 承接例 6-11 结果对图 6-22（e）所示网络,求其最小费用链得 μ_2 为（①,③,⑤,④,⑥）, $\theta=5$,调整后 μ_2 上各弧的流量为:

$$①\xrightarrow{5}③\xrightarrow{5}⑤\xrightarrow{0}④\xrightarrow{7}⑥$$

得到 f^3 如图 6-22（f）,其流量 $v(f^3)=12$ 。

作 f^3 的辅助赋权有向网络 $L(f^3)$ 如图 6-22（g），求得其最小费用链 μ_3 为（①,③,②,④,⑥），$\theta = 5$，调整后 μ_3 上各弧的流量为：

$$①\xrightarrow{10}③\xrightarrow{0}②\xrightarrow{7}④\xrightarrow{12}⑥$$

得到 f^4 如图 6-22（h），其流量 $v(f^4) = 17$。

作 f^4 的辅助赋权有向网络图 $L(f^4)$，其中不存在从 v_1 到 v_6 的通路，说明图 6-22（h）所示网络流为最小费用最大流。

第六节　网络计划（统筹方法）

网络计划（network planning）是一种计划管理的科学方法，它是编制大型工程进度计划的有效工具。对于计划人员清楚地掌握整个工程进度、预见可能发生的问题、协调和控制各项活动，达到合理组织、统筹安排、使工程任务能顺利地按期或提前完成，起到了重要的作用。

关键路线方法（critical path method，CPM）和计划评审法（program evaluation and review technique，PERT）是在 20 世纪 50 年代提出并发展起来的方法，是网络计划的重要组成部分。1956 年美国杜邦公司为了协调企业不同业务部门，提出了关键路线法。1958 年美国海军特种计划局在研制"北极星"导弹时提出了计划评审法。运用该方法，美国海军特种计划局提前两年完成了这项复杂的工程。由于 CPM 和 PERT 这两种方法具有相同的目标与应用，并拥有很多相同的术语，因而已被合并为一种方法，在国外称之为 PERT/CPM。已故著名数学家华罗庚先生将这些方法总结概括为统筹方法。

网络计划的基本思想是：首先，将管理任务中计划完成的各项作业之间的先后顺序及其相互依赖的逻辑关系，用节点、弧线组成的网络图来表示，并在网络图中标注作业名称及作业时间等必要信息；其次，对网络图进行时间参数的计算，并找出计划中的关键作业和关键路线；最后，从各项作业所需的人、财、物等方面对初始方案进行优化调整，以最小的消耗取得最大的经济效果。

一、网络图的组成与绘制

网络图也称为作业流程图（network diagram），它可以直观地反映组成管理的各项活动及其之间的内在关系。正确、完备、详尽的网络图是网络计划工作必不可少的前提和工具。网络图是由节点、弧和权所组成的有向图，即有向的赋权图，与本章第一节讲的网络图有所不同的是，这里的网络图有其自身的一些特点和要求，需要专门叙述。这里节点表示事件，弧表示作业，权表示作业时间，下面分别介绍这些概念。

（一）基本概念

1. 作业　作业（工序或活动）（activity）指任何消耗时间或资源的行动。在网络图上，作业 k 用箭线"$\xrightarrow{k}$"表示，也可以用 (i,j) 表示。对于相邻作业，如作业 a 与作业 b、c 相邻，作业 b、c 都需要在作业 a 完工后才能开工，则称作业 a 为

笔记

作业 b、c 的紧前作业;称作业 b、c 为作业 a 的紧后作业。

2. 事件　事件(event)表示一个或若干个作业的开始或结束,是相继作业在时间上的分界点。与作业相比,它不需要时间或所需时间少到可以忽略不计。在网络图中,事件用圆圈"○"加数字来表示,数字主要起标号的作用,如图 6-23 中①、②、③、④、⑤、⑥。根据事件之间的相互关系,也可分为前置事件,后继事件、起(始)点事件和终点事件。

(1)前置事件:指某一作业箭尾所连接的事件,它表示一个作业的开始。如图 6-23 中的②表示作业 d 的开始。

(2)后继事件:指某作业箭头所指的事件,它表示作业的结束。如 6-23 中的②表示作业 a 的结束。

作业的前置事件与后继事件统称作业的相关事件。

(3)始点事件:整个网络图开始的事件,也称为网络始点,表示工程开工,它无紧前作业,即没有箭头进入的事件。如图 6-23 中的①。

(4)终点事件:网络图的最后一个事件,也称网络的终点,表示工程完工,它无紧后作业,即没有箭尾出去的事件。如图 6-23 中的⑥。

(5)中间事件:介于始点和终点事件之间的所有事件均称为中间事件,它们既表示前作业的结束,又表示后作业的开始。

3. 作业时间　作业时间(completion time)指完成一项作业所需的时间,可记为 $t(i,j)$。

4. 路线　路线(path)指网络图中,从始点事件到终点事件由各项作业连贯组成的一条路。路线上各作业持续时间之和称为路长,如图 6-23 中用双箭线表示为一条路线,其路长为 5 小时。一个网络图中一般有很多条路线,其中最长的那条路线称为关键路线(critical path),它决定了完成网络图上所有作业需要的最短时间。关键线路在网络图中一般用粗线或双线表示。关键线路上的各个作业和事件分别称为关键作业和关键事件,其他的作业称为非关键作业。

(二)网络图的绘制规则

为了保证网络图的正确性,绘制网络图时必须遵循一定的规则。

1. 关于作业表示的规定　作业必须用唯一意义的事件组合来表示,即一条箭线和与它相关联的事件只能表示一项作业及其开始和结束。任何两项或多项作业不能用同一事件组合表示。否则不利于分析、计算,甚至无法解决问题。图 6-24(a)的画法是错误的,因为(1,2)表示两项作业 a、b。

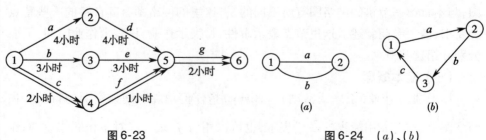

图 6-23　　　　　　　　　图 6-24　(a)、(b)

网络图中不允许出现回路,即从某个事件出发,顺着箭线方向又回到原出发点。否则组成回路的作业将永远无法完工。图6-24(b)的画法不符合规则,应予改正。

2. 关于虚作业的规定 虚作业是虚设的,即不花时间和资源的非实际作业,只用来表达相邻作业之间的衔接关系及其他相关需要。在网络图上用虚线表示虚作业。有了虚作业的规定,就能在网络图中准确地建立起各作业间的逻辑关系。如a、b、c、d的作业关系是:c必须在a、b均完成后才能开工,而d只要在b完成后即可开工。如画成图6-25(a)是错误的,因为a、b是c的紧前作业,而只有b是d的紧前作业。此时必须用图6-25(b)来表示,其中③→④是一个虚作业,只表示③、④两事件的衔接关系,不要人力、物力等资源和时间。

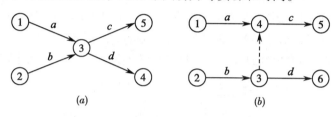

图6-25 (a)、(b)

3. 关于始点与终点的规定 始点表示工程的总开工时间,终点表示工程的总完工时间。因此,始点和终点只能各有一个。除始点与终点外,其他节点必须前后都有箭线连接。在6-26(a)中有两个起点①和②,不符合规则,可用添加虚作业的方法改画为如图6-26(b)所示。把始点或终点合并为一个节点是虚作业的作用之一。一般在实际中应将没有紧前作业的所有事项合并起来,构成网络的始点事项,把没有紧后作业的所有事项合并起来,构成网络的终点事项。

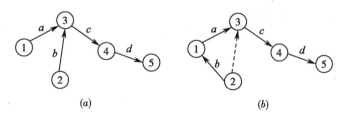

图6-26 (a)、(b)

4. 平行作业 一项作业分为几项作业同时进行,称为平行作业。在网络图中,利用虚作业来表示这种关系,如图6-27中作业b、c是平行作业,虚作业e表示在作业b、c完工后才能进入作业d。

为便于今后确定关键路线,规定当某一作业的紧前作业是几项作业平行进行时,选择其中作业时间最长的作业与该作业直接连接,其他作业则通过虚作业与该作业连接。

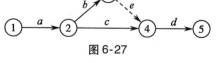

图6-27

5. 交叉作业 为了缩短工期,还经常采用交叉作业的方式。交叉作业是指两个或两个以上的作业交叉进行。如作业 a 和作业 b 分别为挖沟和埋管子,那么它们的关系可以是挖一段、埋一段,不必等沟全部挖好再埋。此时可以用交叉作业来表示,如把作业 a 和 b 各分3段,$a = a_1 + a_2 + a_3$,$b = b_1 + b_2 + b_3$,如图6-28所示。

此外,为了使网络图布局合理,层次分明,条理清楚,便于网络图参数的计算,绘制网络图时还要注意以下技巧:①尽量避免箭线交叉:在网络图中箭线交叉,就显得零乱,不便于分析处理,因此,在不改变逻辑关系的情况下合理安排作业间的相对位置,尽量避免箭线交叉。如图6-29(a)的网络图中有交叉箭线,可以调整为图6-29(b)就避免箭线的交叉。有时可以借助于虚作业来处理交叉的问题。②箭线方向一律指向右方或斜右方,沿箭线方向事项的编号由小到大,自左向右增长。③尽量少用虚箭线。

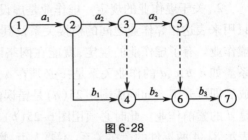

图 6-28

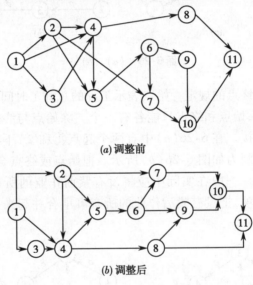

(a) 调整前

(b) 调整后

图 6-29　(a)、(b)

(三) 绘制网络图的步骤

1. **任务的分析和分解**　一项任务是由许多作业组成的,在绘制网络图之前,必须进行任务的分解。

对任务的分解,根据需要有不同的方法。有的可以直接分解成许多作业,有的一项任务可先分解成几个子任务,然后将子任务分解成作业。有些任务根据不同的操作对象,有不同的要求,如对于管理或决策部门来说,重要的是纵观全局,掌握关键,分析矛盾,进行决策,因此可分解得粗一些,以突出大的协调关系。对于基层或施工单位来说,要求根据网络图来组织指挥生产、解决具体问题,因此应分解得细一些。

2. **编制作业分析表**　任务分解后,为绘图方便,需编制作业分析表。分析表一般应列出作业代号、作业名称、工期、紧前或紧后作业等。若要进行费用分析,还要注明各作业所需费用。如表6-3是某新药品投产项目的作业分析表。

有了作业分析表,就可以根据各作业之间的逻辑关系绘制网络图。如果作业的数目不太多,作业间的逻辑关系不是很复杂,可通过手工绘制网络图。当作业的数目太多,作业间的逻辑关系也很复杂时,一般是通过计算机辅助设计和绘制网络图。

3. 绘制网络图 根据作业分析表上各作业先后顺序关系,可从任务始点事件开始,逐项确定每个作业的紧后(或紧前)作业,直到终点事件为止;也可以从终点事件开始,确定每个作业的紧前作业,向前反推,直至始点事件为止。大致可分为以下三步:

(1)画草图:一般先试探性地绘制出草图(注意不能违背网络图的基本规则)。开始时为了表明作业间的逻辑关系,可以多使用虚作业。

(2)修改与调整:对照作业分析表对草图进行核对和调整。检查作业间的逻辑关系是否正确,去除不必要的虚作业,使布局合理、画面清晰、简便易读,便于下一步分析、计算及运用。

(3)事件编号:沿箭线方向给事件编号。一般事件的编号自左向右、从上至下、由小到大逐项编号。各作业的编号(i,j)必须满足$i<j$的要求。

例6-13 某项新药品投产项目的作业分析表如表6-3所示。试编制该项目的网络图。

表6-3 某项新药品投产项目的作业分析表

作业	作业内容	紧前作业	时间(周)
A	市场调查	—	4
B	资金筹措	—	10
C	需求分析	A	3
D	方案设计	A	6
E	药品研制	D	8
F	制订成本计划	C,E	2
G	制订生产计划	F	3
H	筹备设备	B,G	2
I	原材料准备	B,G	8
J	安装设备	H	5
K	人员准备	G	2
L	准备开工投产	I,J,K	1

根据以上规则,绘制网络图如图6-30所示。

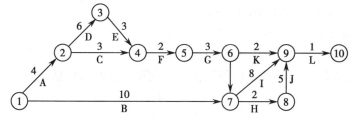

图6-30

知识拓展

网络图分类

网络图可以根据不同指标分类：

1. 根据作业时间估计的性质可以分为确定型与概率型网络图。确定型网络图是指每项作业的预计时间只估一个值，一般是因为这些作业的实际完成情况可按预计时间达到，即实现概率等于1或近似于1；概率性网络图中每项作业用三种特定情况下的时间（最快可能完成的时间，最可能完成的时间，最慢可能完成的时间）来估计作业时间。

2. 根据网络图的综合程度可以分为总网络图、一级网络图、二级网络图等，分别供总指挥部、基层部门、具体执行单位使用。

3. 根据有、无时间坐标区分为有时间坐标和无时间坐标的网络图。有时间坐标网络图中附有工作天或日历天的标度，表示作业的箭杆长度要按作业时间长度准确画出。

二、时间参数及其计算公式

计算网络图中有关的时间参数，主要目的是找出关键路线，确定并控制整个任务在正常进度下的最早完工期，而且在掌握非关键作业基础上可以对人、财、物等资源进行合理安排，为网络计划的优化、调整和执行提供明确的时间概念。

网络图的时间参数（time parameter）包括作业所需时间，事件最早、最迟时间，作业的最早、最迟时间以及时差等。下面就介绍几种时间参数的概念及有关的计算公式。

（一）作业时间 $t(i,j)$ 的确定

作业时间可以小时、日、周、月等为单位表示，一道作业所需时间可以用同类作业进行对比、类推或利用参考有关的统计资料来确定，也可以根据经验进行估算。常见的作业时间的确定有确定型和概率型估算法。

（1）确定型：对完成作业所需时间给出一个肯定值。一般在具备工时定额和劳动定额资料的条件下，或者在拥有类似作业的作业时间消耗的统计资料的条件下，完成作业所需时间往往是确定的。

（2）概率型：对于开发性、试制性任务或影响作业因素较多，作业时间难以准确估计的任务，可以采用三点时间估计法来确定作业时间：

a——最快完成的时间（最乐观时间）

m——最可能完成的时间（最可能时间）

b——最慢完成的时间（最悲观时间）

利用上述3个时间 a、m、b，每项作业的期望作业时间可估计为：

$$t(i,j) = \frac{a+4m+b}{6}$$

方差为

$$\sigma^2 = \left(\frac{b-a}{6}\right)^2$$

概率型网络图与确定型网络图在作业时间确定后，对其他时间参数的计算基本相同。

（二）事件的时间参数

（1）事件最早时间：事件 j 的最早时间用 $t_E(j)$ 表示，它是指以 j 为始点的各作业最早可能开始的时间，也表示以 j 为终点的各作业的最早可能完成的时间。它等于从始点事件起到本事件最长路线的时间长度。它的计算是从始点开始，自左向右逐个事件计算，直到终点事件为止。规定始点事件的最早开始时间为 0。

一个后继事件的最早时间是由它的前置事件的最早时间加上箭杆时间（作业时间）来决定的。若同时有几支箭头指向同一事件，则将每支箭杆前置事件的最早时间加上箭杆时间，取其中最大者，作为该事件的最早时间。因此，事件最早时间可用下列递推公式，按照事件编号从小到大的顺序逐个计算：

$$\left.\begin{aligned} t_E(1) &= 0 \\ t_E(j) &= \max_i \{t_E(i) + t(i,j)\} \end{aligned}\right\} \qquad (6\text{-}3)$$

式中，$t_E(i)$ 为与事件 j 相邻的各紧前事件的最早时间。

设终点事件编号为 n，则终点事件的最早时间为整个任务的总最早完工工期，一般情况下，把任务的最早完工时间作为任务的总工期，即：

$$t_E(n) = 总工期$$

（2）事件的最迟时间：事件 i 的最迟时间用 $t_L(i)$ 表示，它表明在不影响任务总工期的条件下，以它为始点的作业的最迟必须开始时间，或以它为终点的各作业的最迟必须完成的时间。它的计算是从终点事件开始，自右向左逐个事件计算，直至始点事件。因网络的终点事件无后续作业，所以终点事件的最迟时间等于终点事件的最早开始时间，也就是总工期：即 $t_L(n) = t_E(n)$。但若有特定的完工时间要求，则应以规定时间作为网络终点事件的最迟时间。

一个前置事件的最迟时间，是由它的后继事件的最迟时间减去箭杆时间来决定的。若有多个箭尾从同一事件出去，则将每个后继事件的最迟时间减去该箭线所需时间，选其中差最小者，作为该事件的最迟时间。所以，事件的最迟时间可用下列递推公式，从终点事件开始，按编号由大到小的顺序逐个计算：

$$\left.\begin{aligned} t_L(n) &= t_E(n)（总工期） \\ t_L(i) &= \min_j \{t_L(j) - t(i,j)\} \end{aligned}\right\} \qquad (6\text{-}4)$$

式中 $t_L(j)$ 为与事件 i 相邻的各紧后事件的最迟时间。

（三）作业的时间参数

（1）作业的最早开工时间（earliest start time）和最早完工时间（earliest finish time）：一个作业 (i,j) 的最早开工时间用 $t_{ES}(i,j)$ 表示，所有从始点事件出发的作业 $(1,j)$ 最早开工的时间为零；其他任何作业 (i,j) 都必须在其所有紧前作业全部完工后才能开始，所以它的最早开工时间是由它的所有紧前作业 (k,i) 的最早开

工时间加上相应作业 (k,i) 的作业时间取最大值来计算,计算公式如下:

$$\left.\begin{array}{l} t_{ES}(1,j) = 0 \\ t_{ES}(i,j) = \max_k\{t_{ES}(k,i) + t(k,i)\} \end{array}\right\} \tag{6-5}$$

作业 (i,j) 的最早完工时间用 $t_{EF}(i,j)$ 表示,它表示作业按最早开工时间开始所能达到的完工时间,显然计算公式为:

$$t_{EF}(i,j) = t_{ES}(i,j) + t(i,j) \tag{6-6}$$

(2)作业的最迟开工时间(latest start time)与最迟完工时间(latest finish time):一个作业 (i,j) 的最迟开工时间用 $t_{LS}(i,j)$ 表示,它是作业 (i,j) 在不影响整个任务如期完成的前提下,必须开始的最晚时间。作业 (i,j) 最迟完工时间用 $t_{LF}(i,j)$ 表示,它表示作业 (i,j) 按最迟时间开工,所能达到的完工时间。

作业最迟开始时间的计算同作业的最早开始时间一样,可以通过它紧后作业的最迟开始时间减去本作业所持续时间来求得。当紧后作业有多个时,选其中最小者即可。它是由右向左逐个求得的。所有进入终点事项 n 的作业 (i,n) 的最迟完工时间必须等于预定总工期,在未给定时,可令其等于这个作业的最早完工时间。计算公式如下:

$$\left.\begin{array}{l} t_{LF}(i,n) = 总工期(或 t_{EF}(i,n)) \\ t_{LS}(i,j) = \min_k\{t_{LS}(j,k) - t(i,j)\} \end{array}\right\} \tag{6-7}$$

显然作业 (i,j) 的最迟完工时间等于其最迟开工时间加上作业时间。

$$t_{LF}(i,j) = t_{LS}(i,j) + t(i,j) \tag{6-8}$$

由于每一个事件 i (除了始点事件和终点事件),既表示某些作业的开始又表示某些作业的结束。所以,作业 (i,j) 的最早开工时间 $t_{ES}(i,j)$ 等于事件 i 的最早时间 $t_E(i)$ 。作业 (i,j) 最迟完工时间 $t_{LF}(i,j)$ 等于事项 j 的最迟时间 $t_L(j)$ 。

(四)作业时差

作业时差(slack time)是指作业的机动时间或富裕时间。常用的时差有两种:作业总时差(total slack time)和作业单时差(free slack time)。

(1)作业总时差 $R(i,j)$:指在不影响总任务最早结束时间的条件下,作业最早开始或最早结束时间可以推迟的时间:

$$R(i,j) = t_{LF}(i,j) - t_{EF}(i,j) \text{ 或 } R(i,j) = t_{LS}(i,j) - t_{ES}(i,j) \tag{6-9}$$

即作业 (i,j) 的总时差等于它的最迟完工时间与最早完工时间之差。显然,它也等于该作业的最迟开工时间与最早开工时间之差。

(2)作业单时差 $r(i,j)$:作业单时差是指在不影响紧后作业最早开始时间的条件下,该作业最早结束时间可以推迟的时间:

$$r(i,j) = t_{ES}(j,k) - t_{EF}(i,j) \tag{6-10}$$

式中, $t_{ES}(j,k)$ 为作业 (i,j) 的紧后作业的最早开始时间。

关键作业的特点是总时差为 0,即开始和结束时间没有机动余地,而且由这些作业组成的路线在时间上也没有机动余地,这就构成了整个工程耗时最长的路线,即关键路线。

笔记

三、关键路线分析

由本节的第一部分可知,在网络图中,最长的路线称为关键路线,关键路线上的作业称为关键作业。关键作业的特点是总时差为0,即开始和结束时间没有机动余地,而且由这些作业组成的路线在时间上也没有机动余地,这就构成了整个任务耗时最长的路线,即关键路线。

根据关键路线的定义可以得到以下三种寻找关键路线的方法:

1. 通过最长路线得到关键路线   从作业时间入手,寻找从起点事件到终点事件累计作业时间最长的路线。这种方法相当于网络最长路问题,实际操作中不常用。

2. 通过寻找关键作业得到关键路线   关键路线是由关键作业组成的,关键作业的特征是作业总时差 $R(i,j)$ 为零。所以可以通过时间参数计算找出作业的总时差为零的作业,将它们按箭线方向连接起来,即得到关键路线。

3. 通过寻找关键事件得到关键路线   关键路线是网络图上的最长路,这意味着路线上各事件时间没有机动余地。所以关键路线上任意关键事件的最早时间 $t_E(i)$ 等于该事件的最晚时间 $t_L(i)$。因此,通过计算事件的时间参数,找出事件的最早时间与该事件的最迟时间的差为 0 的关键事件,将它们按箭线方向连接起来,即得到关键路线。

网络分析的根本任务之一就是找出关键路线(CP),华罗庚先生称它为主要矛盾线;二是找出非关键路线各作业的总时差,总时差越大,说明工序的时间变动潜力越大;三是利用"向关键路线要时间,向非关键路线要资源"的指导思想,将非关键路线上工序的资源调去支援关键工序,从而做出最优或满意的任务计划。

四、网络图时间参数的计算方法

网络图时间参数的计算方法很多,有图上计算法、表上计算法、矩阵法及计算机计算等,这里只介绍图上计算法和表上计算法。

(一)图上计算法

对于不太复杂的网络图,基于图的直观性及各时间参数的计算公式,容易在图上直接进行计算,并把各参数分别标注在图上,这就是图上计算法。下面举例说明。

例6-14   图 6-31 是一项任务的网络图,箭线上的数字是表示作业的持续时间 $t(i,j)$,节点内的数字是表示事件的编号。试求每个事件、作业的开始时间与结束时间、关键路线及其相应的关键作业,并求出完成此项任务所需的最少时间。

解   为了在网络图上方便、有效地表示事件、作业时间,我们规定:

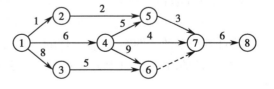

图 6-31

事件时间以双方框形式标在事件上方,左边方框填写事件最早时间 $t_E(i)$,右边方框填写事件最迟时间 $t_L(i)$。作业时间用四分圆标在作业箭线的上方,左上 t_{ES};左下 t_{LS};右上 t_{EF};右下 t_{LF}。

1. 事件时间计算

(1)事件的最早时间 $t_E(i)$ 它的计算是从始点开始,自左至右逐个事件向前计算,直至最后一个事件为止。

从事件①开始

$t_E(1) = 0$

$t_E(2) = t_E(1) + t(1,2) = 0 + 1 = 1$

$t_E(3) = t_E(1) + t(1,3) = 0 + 8 = 8$

$t_E(4) = t_E(1) + t(1,4) = 0 + 6 = 6$

图中事件⑤的紧前事件有②和④两个,则计算结果是:

$t_E(5) = \max\{[t_E(2) + t(2,5)], [t_E(4) + t(4,5)]\} = \max\{[1+2], [6+5]\} = 11$

事件⑥的紧前事件为③和④,其最早时间是;

$t_E(6) = \max\{[t_E(3) + t(3,6)], [t_E(4) + t(4,6)]\} = \max\{[8+5], [6+9]\} = 15$

事件⑦的紧前事件为④,⑤和⑥,计算结果是:

$t_E(7) = \max\{[t_E(4) + t(4,7)], [t_E(5) + t(5,7)], [t_E(6) + t(6,7)]\}$

$\qquad = \max\{[6+4], [11+3], [15+0]\} = 15$

事件⑧的紧前事件为⑦,其计算结果是:

$t_E(8) = t_E(7) + t(7,8) = 15 + 6 = 21$

现将计算结果填入网络图各事件的上方双方框的左框,如图 6-32。

(2) 事件最迟时间 $t_L(j)$:它的计算是从终点事件开始,自右向左逐个事件后退计算,直至始点事件为止。

因终点事件的最迟时间就等于终点事件的最早时间,即 $t_L(n) = t_E(n)$,也就是任务的总工期。所以,在此网络中

$t_L(8) = t_E(8) = 21$

$t_E(7) = t_L(8) - t(7,8) = 21 - 6 = 15$

$t_L(6) = t_L(7) - t(6,7) = 15 - 0 = 15$

$t_L(5) = t_L(7) - t(7,5) = 15 - 3 = 12$

$t_L(4) = \min\{[t_L(5) - t(4,5)], [t_L(7) - t(4,7)], [t_L(6) - t(4,6)]\}$

$\qquad = \min\{[12-5], [15-4], [15-9]\} = 6$

$t_L(3) = t_L(6) - t(3,6) = 15 - 5 = 10$

$t_L(2) = t_L(5) - t(2,5) = 12 - 2 = 10$

$t_L(1) = \min\{[t_L(2) - t(1,2)], [t_L(4) - t(1,4)], [t_L(3) - t(1,3)]\}$

$\qquad = \min\{[10-1], [6-6], [10-8]\} = 0$

将计算结果填入图 6-32 各事件的上方双方框的右框。

(3)事件的时差 由以上计算得到事件的时间参数 $t_L(i)$、$t_E(i)$ 计算事件的时差:

$$\text{事件 } i \text{ 的时差} = t_L(i) - t_E(i)$$

笔记

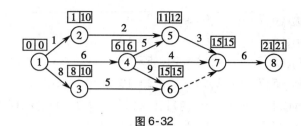

图 6-32

事件时差表明进入该事件的各活动,在不影响其紧后作业开工的前提下,最迟可延长多少时间再完工,时差为 0 的事件为关键事件。由图 6-32 得到关键事件为①,④,⑥,⑦,⑧。按照寻找关键路线的方法(3),此时已经得到了关键路线:①→④→⑥→⑦→⑧。

2. 作业时间计算

(1)作业最早开始时间 t_{ES} 它的计算是从第一项作业起,自左至右,直到最后一项作业为止,具体计算如下:

$t_{ES}(1,2) = 0$, $t_{ES}(1,3) = 0$, $t_{ES}(1,4) = 0$

$t_{ES}(2,5) = t_{ES}(1,2) + t(1,2) = 0 + 1 = 1$

$t_{ES}(3,6) = t_{ES}(1,3) + t(1,3) = 0 + 8 = 8$

$t_{ES}(4,5) = t_{ES}(1,4) + t(1,4) = 0 + 6 = 6$

$t_{ES}(4,6) = t_{ES}(1,4) + t(1,4) = 0 + 6 = 6$

$t_{ES}(4,7) = t_{ES}(1,4) + t(1,4) = 0 + 6 = 6$

$t_{ES}(5,7) = \max\{[t_{ES}(2,5) + t(2,5)], [t_{ES}(4,5) + t(4,5)]\}$
$\qquad = \max\{[1 + 2], [6 + 5]\} = 11$

$t_{ES}(6,7) = \max\{[t_{ES}(3,6) + t(3,6)], [t_{ES}(4,6) + t(4,6)]\}$
$\qquad = \max\{[8 + 5], [6 + 9]\} = 15$

$t_{ES}(7,8) = \max\{[t_{ES}(5,7) + t(5,7)], [t_{ES}(4,7) + t(4,7)], [t_{ES}(6,7) + t(6,7)]\}$
$\qquad = \max\{[11 + 3], [6 + 4], [15 + 0]\} = 15$

将以上时间参数填入图 6-33 中四分圆的左上格内。

(2)作业的最早结束时间 t_{EF}:它等于作业最早开始时间 $t_{ES}(i,j)$ 加上作业时间 $t(i,j)$,由于前面已经得到了 $t_{ES}(i,j)$ 可以在图上直接填写。t_{EF} 数据填入图 6-33 中四分圆的右上格。

(3)作业最迟开始时间 t_{LS}:它等于紧后作业最迟开始时间减去该作业的持延续时间,当紧后作业有多个时,计算后取其中最小值。

计算方法是从终点开始,自右向左,逐个作业计算,直至始点止,具体计算如下:

$t_{LF}(7,8) = t_{EF}(7,8) = 21$

$t_{LS}(7,8) = t_{LF}(7,8) - t(7,8) = 21 - 6 = 15$

$t_{LS}(6,7) = t_{LS}(7,8) - t(6,7) = 15 - 0 = 15$

$t_{LS}(5,7) = t_{LS}(7,8) - t(5,7) = 15 - 3 = 12$

$t_{LS}(4,7) = t_{LS}(7,8) - t(4,7) = 15 - 4 = 11$

笔记

$$t_{LS}(4,6) = t_{LS}(6,7) - t(4,6) = 15 - 9 = 6$$

$$t_{LS}(3,6) = t_{LS}(6,7) - t(3,6) = 15 - 5 = 10$$

$$t_{LS}(4,5) = t_{LS}(5,7) - t(4,5) = 12 - 5 = 7$$

$$t_{LS}(2,5) = t_{LS}(5,7) - t(2,5) = 12 - 2 = 10$$

$$t_{LS}(1,4) = \min\{[t_{LS}(4,5) - t(1,4)], [t_{LS}(4,7) - t(1,4)], [t_{LS}(4,6) - t(1,4)]\}$$
$$= \min\{[7-6], [11-6], [6-6]\} = 0$$

$$t_{LS}(1,2) = t_{LS}(2,5) - t(1,2) = 10 - 1 = 9$$

$$t_{LS}(1,3) = t_{LS}(3,6) - t(1,3) = 10 - 8 = 2$$

将以上时间参数填入图 6-33 的四分圆左下格内。

（4）作业最迟结束时间 t_{LF}：它等于作业最迟开工时间 $t_{LS}(i,j)$ 加上作业时间 $t(i,j)$，可在网络图上直接填写，数据填入图 6-33 中四分图的右下格内。

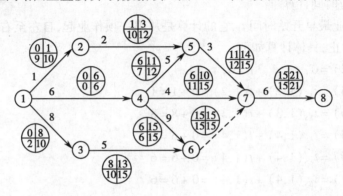

图 6-33

3. 时差　可以利用的图 6-33 的结果，计算各作业总时差 $R(i,j)$。利用公式将图 6-33 各作业上四分圆中左下数字减去左上数字或右下数字减去右上数字，得到各作业的总时差。$R(i,j) = 0$ 的关键作业有：(1, 4)、(4, 6)、(6, 7)、(7, 8)。

4. 确定关键路线和任务所需最少时间　由图 6-32、图 6-33 结果，已得到 ①→④→⑥→⑦→⑧ 是关键路线。由于关键路线上时差为零，没有机动时间。整个网络计划所需最少时间就等于关键路线上各关键作业持续时间之和，即：

任务所需最少时间 = $t(1,4) + t(4,6) + t(6,7) + t(7,8) = 6 + 9 + 0 + 6 = 21$

这个结果已经反映在图 6-32 和图 6-33 中终点时间参数 $t_L(8)$ 以及最后一道作业时间参数 $t_{LS}(7,8)$、$t_{LF}(7,8)$ 上了。

（二）表上计算法

当作业的数目较多或作业间的逻辑关系较复杂时，常采用表上计算法计算网络图的各时间参数。下面仍通过例 6-14 来说明。

表上计算法首先要列出计算用表，如表 6-4 所示。表的第 1 列填写网络图中的全部作业，从前置事件中编号最小的填写起，对前置事件编号相同的作用，按后继事件编号由小到大填写。将已知的作业时间填写在表中第 2 列。

然后根据公式(6-5)和(6-6)计算作业的最早开工时间和最早完工时间，填入第 3、4 两列，其中第 4 列数字为第 2、3 两列数字之和。

笔记

接下来根据公式(6-7)和(6-8)计算作业的最迟开工时间和最迟完工时间,填入第5、6两列,其中第6列数字为第2、5两列数字之和。

最后根据公式(6-9)计算总时差,填入第7列,其中第7列数字可由各作业第5列与第3列相减求得,也可由第6列与第4列相减求得。

按总时差为零选出关键作业填入第8列,得到关键路线。

表6-4 作业时间参数表

作业 (i,j)	作业时间 $t(i,j)$	最早开工 $t_{ES}(i,j)$	最早完工 $t_{EF}(i,j)$	最迟开工 $t_{LS}(i,j)$	最迟完工 $t_{LF}(i,j)$	总时差 $R(i,j)$	关键作业
1	2	3	4	5	6	7	8
(1,2)	1	0	1	9	10	9	
(1,3)	8	0	8	2	10	2	
(1,4)	6	0	6	0	6	0	(1,4)
(2,5)	2	1	3	10	12	9	
(3,6)	5	8	13	10	15	2	
(4,5)	5	6	11	7	12	1	
(4,6)	9	6	15	6	15	0	(4,6)
(4,7)	4	6	10	11	15	5	
(5,7)	3	11	14	12	15	1	
(6,7)	0	15	15	15	15	0	(6,7)
(7,8)	6	15	21	15	21	0	(7,8)

知识拓展

时标网络图 时间坐标简称为时标。时标在网络图的上方或下方,用以表示工程进度时间的坐标轴。根据需要规定时间单位为:小时、天、周、月或季。标注有时间坐标的网络图简称为时标网络图(time scaled network diagram)。在该图中各作业的箭线的长度表示作业时间的长度。可以用实粗箭线表示关键作业和关键路线,并且可用不同的线型表示作业的总时差。时标网络图的特点:作业时间一目了然、直观易懂,可以直接看出网络图的时间参数,可在网络图下面绘制资源需求曲线,但是修改、调整较麻烦。

五、网络计划的优化

通过绘制网络图,计算网络时间参数,确定关键路线,得到的仅是一个初步计划方案。为了得到一个从各方面都较好的方案,一般一项工程或任务的网络计划,往往要根据项目的要求综合考虑进度、资源利用和降低费用等目标,进行网络优化(network optimization),确定最优的方案。

(一) 时间优化

在网络系统中,关键线路决定总工期。要对工程项目进行时间优化,必须抓

笔记

住网络的关键路线,从各项关键作业中设法提出改进方案。当规定的工期大于关键线路上作业时间总和时,关键线路上各作业的总时差就会出现正值,说明完成该项任务的时间较宽余,必要时可适当延长某些关键作业的时间,以便减少资源或节省费用。反之,任务比较急时,规定的工期会小于总工期,则需压缩工程项目的完工期限,也必须从关键线路入手才能奏效,有时甚至要在初步网络图上修订几次才能达到要求。

时间的调整和优化方法主要有:

1. 采取技术措施,主要是利用新技术、新工艺、高质量的原材料,或投入更多的人力、物力和设备,缩短工程完工时间。

2. 在工艺流程许可的情况下,对关键路线上的各项作业组织平行作业或交叉作业。例如,图 6-34(a)中机械加工(1,2)需要 9 天,如果增加人力改为三组同时进行,则只需 3 天就可[图 6-34(b)]。图 6-28 所示,挖沟作业 a 需 9 天,埋管子作业 b 需 6 天,串联作业需要时 15 天,而变为三段交叉作业,只需 11 天。

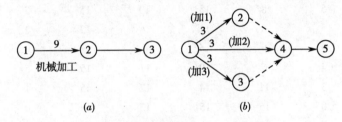

(a)   (b)

图 6-34

3. 采取组织措施,充分利用非关键作业的总时差,考虑放慢非关键作业的进度,合理调配人、财、物等资源去支援关键作业,缩短关键作业的作业时间。

以上几种缩短工期方法在使用过程中,会随时引起网络计划的改变,每次改变后都要重新计算网络时间和确定关键路线,直到求得最短工期为止。

(二) 时间-资源优化

网络计划的时间–资源优化,是指对时间和其他资源进行统筹安排,达到特定的工程要求。一般情况下各项工程实施过程中的人员、设备及其他物力和财力等可供利用的资源是有限的。因而,往往要求在有限的资源条件下合理分配资源,既满足各项活动对计划的需求,又确保整个工程项目在尽可能短的时间内完成。

资源合理调配包括以下几个方面:

1. 先安排关键工程所需资源。

2. 错开非关键作业的开始时间,使工程各时段对资源的需求趋于平衡。

3. 为达到总体效益最佳,必要时可适当延长总工期。

例 6-15 某市防疫站从下属单位抽调部分人员,进行一项疫情调查,整个工作可分为许多作业,各作业所需的时间和人员数量不等,具体见表 6-5,问应如何合理安排,才可以使人力的使用最合理?

笔记

190

表6-5　各作业所需的时间和人员数量

作业		工期(天)	需人员数	紧前作业
a	①→⑥	4	10	—
b	①→④	2	5	—
c	①→②	2	7	—
d	①→③	2	4	—
e	④→⑤	3	9	b
f	②→③	2	8	c
g	③→⑤	3	3	f,d
h	⑤→⑥	4	2	e,g
i	⑥→⑦	3	12	a,h

解　首先做出网络图6-35：

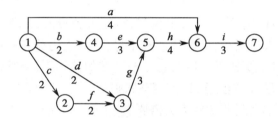

图6-35

其次,根据网络图求解各作业的时间参数 t_{ES}、t_{EF}、t_{LS}、t_{LF}、$R(i,j)$,并列入表6-6：

表6-6　作业时间参数表

作业 (i,j)	作业时间 $t(i,j)$	最早开工 $t_{ES}(i,j)$	最早完工 $t_{EF}(i,j)$	最迟开工 $t_{LS}(i,j)$	最迟完工 $t_{LF}(i,j)$	总时差 $R(i,j)$	关键作业
1	2	3	4	5	6	7	8
a	4	0	4	7	11	7	
b	2	0	2	2	4	2	
c	2	0	2	0	2	0	c
d	2.	0	2	2	4	2	
e	3	2	5	4	7	2	
f	2	2	4	2	4	0	f
g	3	4	7	4	7	0	g
h	4	7	11	7	11	0	h
i	3	11	14	11	14	0	i

可见关键路线为：①→②→③→⑤→⑥→⑦,总工期为14天。

为了表述的方便,以带有日程的时间坐标网络图来表示上述情况,以关键路

笔记

线为主线,用实箭线表示关键作业,各关键作业的箭线的长度表示作业时间的长度。非关键作业用虚实的折线表示,虚线对应非关键作业的总时差,实线对应非关键作业的时间。在箭线旁边标注的数字为作业所需的人数,并在图的下半部分注明各个时间段需要的人员数量,如图6-36(a)所示。

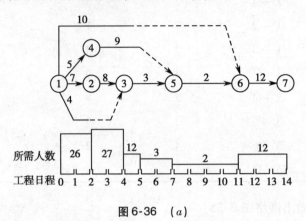

图6-36 (a)

由图6-36(a)可见,按以上方案执行,将使人力投放极不合理,前期人力过于集中,而后期又人员稀少,应设法使整个过程中,人力分布基本均衡。因此应该在保持网络图基本框架不变以及总工期不变的前提下,调整作业的执行时间安排,使人力投放尽量均匀、合理,其调整原则是:

(1)首先保证各关键作业的人力需要。

(2)利用非关键路线上各作业的时差,调整非关键作业的开工时间。

本例的非关键作业为①→⑥、④→⑤、①→④、①→③,时差分别为7、2。为此,调整如下:作业①→⑥是非关键作业时差为7,最有调整潜力,因此先将它推迟7天开工,于是如图6-36(b)所示。

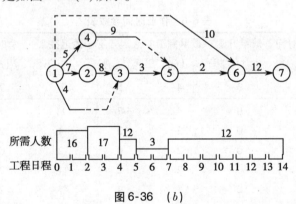

图6-36 (b)

图6-36(b)比图6-36(a)已大有改进,前期人力过于集中的情况有所缓解,但中间阶段需要的人员太少,为此将作业④→⑤推迟2天开工如图6-36(c):

图6-36(c)比图6-36(b)又有改进。现再将①→③推迟2天开工,如图6-36(d):

图6-36(d)实现了人力的均匀安排,在本例中是最佳的资源配置。对于简单的网络计划可以用本例方法进行资源优化,对于复杂网络应该利用数学规划

方法进行资源优化。

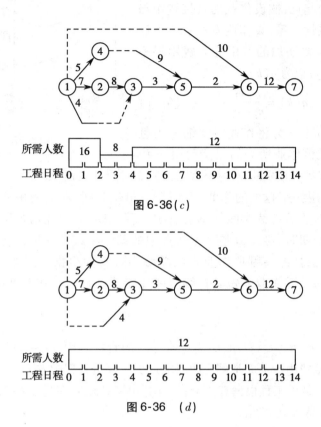

图 6-36(c)

图 6-36　(d)

(三) 时间-费用优化

工程所需时间与工程所需费用是一对矛盾。一般情况下,缩短一项作业时间,就要采取一些措施,如加班,增加设备等,这样就会增加一定费用,同时也会得到一些收益,如节约了管理费用等。因此要想缩短整个工程的工期,必须从两方面考虑:一方面要分析缩短工期所需代价;另一方面要分析缩短工期带来的收益。在一定条件下,达到工程时间与工程费用的最佳结合是网络计划时间-费用优化工作的关键。

工程所需费用,基本上分为两大部分:

直接费用——完成作业直接有关的费用,如人力、机械、原材料等费用。

间接费用——管理费、设备租金等,是根据各项作业时间按比例分摊的。作业时间越少,间接费用就越少;反之,作业时间越多,间接费用就越多。

工程总费用就是直接费用与间接费用的总和,即

$$W = U + V$$

式中 W 为工程总费用,U 为直接费用,V 为间接费用。

工程费用与完工期之间的关系可用图 6-37 表示。

从图 6-37 中可直观看出,工期缩短时直接费用增加而间接费用减少。在正常工期和最短工期(缩短工期的最低限度,也称赶工时间)之间,存在着一个最优工期,此时总费用最少,这个时间称为最少工程费日程。显然,在网络计划中,最

少工程费日程具有重要意义。

为了简便起见,假设作业的直接费用与作业时间是线性关系,设作业 k 每赶一单位时间进度所需要增加的费用称为费用斜率(或成本斜率),记为 $q(k)$:

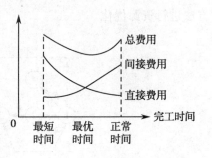

图 6-37

$$q(k) = \frac{c-n}{n_t - c_t} \qquad (6\text{-}11)$$

式(6-11)中 c 为将作业时间缩短为赶工时间后完成该作业所需的直接费用,n 为正常完工所需的直接费用,n_t 为正常完工所需时间,c_t 为赶工时间。

显然,费用斜率越大的作业,每缩短一单位时间,花的费用就越多。由于缩短非关键作业的持续时间并不会影响工程工期,而只能增加费用。故在考虑缩短工程工期时,必须调整关键作业中的某一项或某几项作业的持续时间才能见效,而选择缩短哪项作业要以总费用最省为根据。显然,需要选择费用斜率最小的关键作业缩短其持续时间才能达到目的。在赶进度完工时,其总费用为:

$$W = U_n + (c-n) + V \qquad (6\text{-}12)$$

式(6-12)中 W 为总费用,U_n 为正常完工的直接费用,$(c-n)$ 为赶工增加的费用,V 为间接费用。下面举例说明寻求最少工程费日程的方法。

例6-16 某项工程根据有关资料,计算出了费用斜率见表6-7,试制订该工程的最少工程费计划方案。

表6-7 工程的有关资料及费用斜率

作业	紧前作业	正常完工时间(天)	正常完工直接费用(百元)	赶工时间(天)	费用斜率(百元)
a	/	10	30	7	4
b	/	5	10	4	2
c	b	3	15	2	2
d	a,c	4	20	3	3
e	a,c	5	25	3	3
f	d	6	32	3	5
g	e	5	8	2	1
h	f,g	5	9	4	4
合计			149		
间接费用			5(百元/天)		

解 按下列步骤进行计算:

1. 从关键作业中选出缩短工时所需直接费用最少的方案及天数。

2. 按照新工时,重新计算网络计划的关键路线及关键作业。

3. 计算由于缩短工时总费用的变化。

不断重复上述三个步骤,直到总费用不能再降低为止。

首先根据表6-7,可绘出网络图6-38(a):

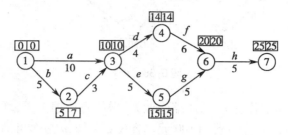

图6-38 (a)

按正常时间完工需25天,关键路线为①→③→④→⑥→⑦或①→③→⑤→⑥→⑦,所需总费用为:W = 14900 + 500 × 25 = 27400元。

若使工程工期最短,即将所有作业时间都压缩到其可能的最短时间,看其费用情况如何。这时,网络图如图6-38(b)所示。

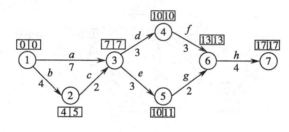

图6-38 (b)

工程完工期为17天,其赶工增加费用$(c - n)$为:

$3 \times 400 + 1 \times 200 + 1 \times 200 + 1 \times 300 + 2 \times 300 + 3 \times 500 + 3 \times 100 + 1 \times 400 = 4700$元。

总费用 W = 14900 + 4700 + 500 × 17 = 28100元。

显然费用太大,不是最优。

现在,通过分析按正常时间完工的计划方案,进而找出最少工程费方案。由图6-38(b)可以看出,在按正常时间完工的网络图中,有两条关键路线:①→③→④→⑥→⑦,①→③→⑤→⑥→⑦。

要想缩短工程工期,必须同时缩短两条关键路线上的时间。第一条关键路线上费用斜率最小的作业是d,第二条关键路线上费用斜率最小的作业是g,若两项作用同时压缩持续时间,总的费用斜率为300元/天 + 100元/天 = 400元/天,而两条关键路线共有作业为a、h,费用斜率均为400元/天。因此要缩短工期,在上述两条关键路线的情况下,首先考虑缩短共有的关键作业。本例中,先考虑缩短关键作业h,其持续时间可允许缩短1天,即作业h的持续时间由5天调整为4天,重新计算网络图时间参数,结果如图6-38(c)所示,关键路线仍为①→③→④→⑥→⑦,①→③→⑤→⑥→⑦,工程工期为24天。此次调整总费用减为27400 + 400 - 500 = 27300元。

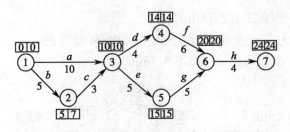

图 6-38　（c）

然后再考虑压缩作业 a，与压缩作业 h 一样，每压缩 1 天，增加费用 400 元，节省间接费用 500 元，净省费用 100 元。查表 6-7 知，a 最多可缩短 3 天，但此处需注意，工序 a 不能压缩到其最低时间限度 7 天，因为当工序压缩 2 天时，工序时间为 8 天，这时工序 b 和工序 c 就都变成了关键工序。这样，继续单独压缩工序 a，已不能缩短整个工程的工期。因此，只能把工序 a 压缩为 8 天。重新计算，结果见图 6-38（d），工程工期为 22 天。此时所有作业均为关键作业，总费用减为 $27300 - 2 \times 100 = 27100$ 元。

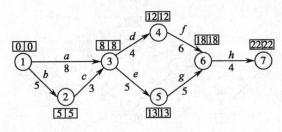

图 6-38　（d）

现在，还需继续压缩工期，在还可以压缩的关键作业中，有以下考虑：若将作业 a 和作业 b 各缩短 1 天，虽可达到缩短工期的要求，但需增加费用 600 元，大于间接费用节省的 500 元，总费用反而增加，不合要求。同理，同时压缩作业 a 和作业 c，总费用也要增加。

再来考虑节点 3 和节点 6 之间的各关键作业 d、e、f 和 g，因为它们之间是并联的，所以要想缩短工程的工期，必须在 d、f 中和 e、g 中，各压缩一项作业的时间。这样，有下列 4 种可能的组合，如表 6-8 中所示。

表 6-8　四种可能的组合

作业	赶工一天增加的费用	赶工一天间接费用的减少	总费用净变化
d 和 e	$3+3=6$	5	$+1$
d 和 g	$3+1=4$	5	-1
f 和 e	$5+3=8$	5	$+3$
f 和 g	$5+1=6$	5	$+1$

从表 6-8 可见，除压缩作业 d 和 g 的组合能使总费用减少外，压缩其他 3 组，均使总费用增加，因此采取压缩作业 d 和 g 组合的方案。d 可缩短 1 天，g 可缩

短 3 天,取其中最小者,即作业 d 和作业 g 各缩短 1。重新计算网络图时间参数,结果见图 6-38(e)。工程工期为 21 天,总费用减为 27100 - 100 = 27000 元。由于进一步压缩已经不能使工程总费用降低,故计算结束。

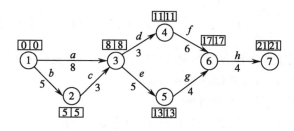

图 6-38 (e)

综合起来,最少工程费计划方案,应按下列要求去做:

将作业 a 压缩为 8 天,将作业 d 压缩为 3 天,将作业 g 压缩为 4 天,将作业 h 压缩为 4 天,其他作业 b、c、e 和 f 仍按正常时间进行,这样得到的最少工程费日程为 21 天,总费用为 27000 元,其网络图如图 6-38(e)所示。

还需指出,在编制工程进度计划时,除考虑时间和费用外,还要考虑合理安排人力、物资设备和能源等有限资源。尤其在资源较紧张时,要合理调配,以保证急需的关键作业,必要时甚至可以适当推迟工程的完工时间,这些都需要计划人员或工程负责人全面衡量利弊,根据实际情况灵活掌握。

六、非确定型统筹问题

以上所考虑的作业时间是属于确定型的。也就是说,每项作业都是以往重复过多次,因此作业时间是确定不疑的。但有很多工程并不是这样,如在研制一种新的发展项目时,许多作业时间几乎没有什么可供参考的资料,或因干扰因素过多无法确定作业时间,这样就产生了非确定性统筹问题。

对于非确定型问题的作业时间,一般采用"三点时间估计法"。关于"三点时间估计法"已在本节第二部分时间参数计算中做了介绍。对于非确定型统筹问题而言,重要的是这种估计的可靠性如何。下面讨论这种估计的可靠性。

在作业时间的不确定性条件下,如果已对各作业做了三点估计,得到期望作业时间 $t(i,j)$ 和方差 σ^2。就可以将期望值 $t(i,j)$ 当作实际作业时间看待,同确定性问题一样,绘制出网络图并用公式(6-3)至(6-10)计算有关的时间参数及总工期 T_e,找出关键路线。由于这里的作业时间都是随机变量,因此总工期 T_e 也是随机变量。如果各作业是相互独立的,则总工期应该等于关键路线中所有关键作业的作业时间期望值之和,即

$$T_e = \sum_{(i,j)\text{为关键作业}} t(i,j)$$

总工期的方差应该等于关键路线中所有关键作业的作业时间方差之和,即

$$D(T_e) = \sum_{(i,j)\text{为关键作业}} \sigma^2[t(i,j)]$$

当作业足够多,每一个作业时间对整个任务的总工期影响不太大时,由中心

极限定理可知,总工期服从以 T_e 为均值,以 $D(T_e)$ 为方差的正态分布。总工期服从的正态分布确定后,为达到严格控制工期,确保任务在计划期内完成的目的,就可以计算在某一给定期限 T_s 前完工的概率。

$$P(T \leqslant T_s) = \int_{-\infty}^{T_s} N(T_e, \sqrt{D(T_e)}) \, dt = \int_{-\infty}^{\frac{T_s - T_e}{\sqrt{D(T_e)}}} N(0,1) \, dt = \Phi\left(\frac{T_s - T_e}{\sqrt{D(T_e)}}\right)$$

例 6-17 某工程各作业的作业时间的三点估计如表 6-9 所示,试求:

1. 工程的 T_e、$D(T_e)$ 和标准差 $\sigma(T_e)$。
2. 工程在 53 天前完工的概率。
3. 若要有 90% 以上的把握完工,工期定为多少合适?

表 6-9 各作业时间的三点估计, $t(i,j)$ 和 $\sigma^2[t(i,j)]$

作业	紧前作业	时间估计			$t(i,j)$	$\sigma^2[t(i,j)]$
		a	m	b		
a	/	6	10	15	10.17	1.5
b	/	10	12	14	12	0.44
c	a	6	7	8	6	0
d	a	4	7	8	6.67	0.44
e	a	9	15	20	14.83	3.36
f	b,c	9	11	13	11	0.36
g	b,c	5	7	10	6.83	1.36
h	d,f	8	10	14	10.33	1
i	d,f	20	24	28	24	1.34
j	g,h	6	9	11	8.83	0.69

解 1. 计算出作业时间的估计值 $t(i,j)$ 及作业时间的方差 $\sigma^2[t(i,j)]$ 列于表右,再根据表 6-9,绘出网络图如图 6-39。

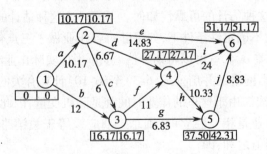

图 6-39

计算时间参数并确定关键路线:① $\xrightarrow{a}$ ② $\xrightarrow{c}$ ③ $\xrightarrow{f}$ ④ $\xrightarrow{i}$ ⑥。

由关键作业 a、c、f 和 i 的作业时间的期望值,求出总工期的期望值:

$$T_e = t(1,2) + t(2,3) + t(3,4) + t(4,6)$$

$$= 10.17 + 6 + 11 + 24 = 51.17 (天)$$

总工期的方差：

$$D(T_e) = \sigma^2[t(1,2)] + \sigma^2[t(2,3)] + \sigma^2[t(3,4)] + \sigma^2[t(4,6)]$$
$$= 1.50 + 0 + 0.36 + 1.34 = 3.20$$

总工期的标准差：$\sigma(T_e) = \sqrt{D(T_e)} = 1.79$。

2. $P(T \leqslant 53) = \int_{-\infty}^{\frac{53-51.17}{1.79}} N(0,1) dt = \Phi(1.02) = 84.61\%$（查正态分布表得出）

即此工程在 53 天前完工的概率为 84.61%。

3. $P(T \leqslant T_s) = \int_{-\infty}^{\frac{T_s-51.17}{1.79}} N(0,1) dt = \Phi\left(\frac{T_s - 51.17}{1.79}\right) \geqslant 90\%$，则可反查正态分布表得 $\frac{T_s - 51.17}{1.79} \geqslant 1.28$。因此，工期为 $T_s \geqslant 51.17 + 1.28 \times 1.79 = 53.46 (天)$。

第七节 案例分析

案例 6-1（设备更新问题）　某医院使用一台实验设备，在每年年初，都要决定是否更新。若购置新设备，要付购买费；若继续使用旧设备，则需支付维修费用。若已知设备在各年的购买费和不同机器役龄时的残值和维修费，如表 6-10 所示。试制订一个 5 年更新计划，使总支出最少。

表 6-10　设备相关费用表

	第一年	第二年	第三年	第四年	第五年
购买费	11	12	13	14	14
机器役龄	0~1	1~2	2~3	3~4	4~5
维修费	5	6	8	11	18
残值	4	3	2	1	0

解　首先用图形将这个案例表示出来。用 v_i 表示第 i 年初购进一台新设备，虚设一个点 v_6，表示第五年底；用弧(v_i, v_j)表示第 i 年初所购进的设备一直使用到第 j 年年初（第 $j-1$ 年年底）；弧(v_i, v_j)上的数字表示第 i 年初购进设备，一直使用到第 $j-1$ 年年底所需支付的购买、维修的全部费用。见图 6-40，如弧(v_1, v_3)上的 19 是第一年初购买费 11 加上 2 年的维修费 5、6 之和，并减去 2 年役龄机器的残值 3。

这样实验设备的更新问题实际就是求从 v_1 到 v_6 的最短路，计算结果表明 $v_1 \rightarrow v_3 \rightarrow v_6$ 为最短路，路长为 49。即第一年、第三年初各购买一台新设备为最优策略，这时 5 年的总费用为 49。

案例 6-2　见章前案例。

解　该案例如果按照上述作业顺序依次进行需要 40 分钟，现在对计划进行

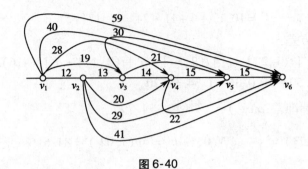

图 6-40

优化,采用时间优化法,尽可能多地安排平行作业,重新制订就医流程即改变网络图结构来达到缩短总工期的目的。新的作业安排如表 6-11 所示。

表 6-11　作业安排表

作业代号	作业	完成时间(分钟)	紧前作业
A	患者来处置室	2	—
B	青霉素皮试液的配制	3	—
C	解释工作	2	A
D	青霉素皮试液的注射	1	B、C
E	备血	2	D
F	备皮	2	E
G	术前后注意事项的告知及患者的反馈	8	F
H	观察结果	21	D

按照表 6-11 给出的资料画出网络图(图 6-41),计算作业的最早开始时间 $t_{ES}(i,j)$、最迟开始时间 $t_{LS}(i,j)$ 以及总时差 $R(i,j)$,见表 6-12 。

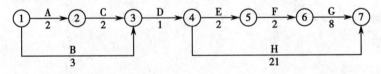

图 6-41

表 6-12　各作业的最早开始时间、最迟开始时间以及总时差

作业	t_{ES}	t_{LS}	R	作业	t_{ES}	t_{LS}	R
A	0	0	0	E	5	14	9
B	0	1	1	F	7	16	9
C	2	2	0	G	9	18	9
D	4	4	0	H	5	5	0

该工作的关键路线为 A→C→D→H,总工期为 26 分钟,缩短了 14 分钟。

案例 6-3　电子病历系统有利于电子病历的存储和获取,可以降低医疗和护理方面的错误。某医院希望建立一个电子病历系统,根据已知数据得到了该工

200

程的各项作业间关系和各项作业的三个估计时间,见表 6-13。

表 6-13　各项作业间关系和各项作业的三个估计时间(单位:周)

作业代号	作业	紧前作业	最乐观时间	最可能时间	最悲观时间
A	硬件和网络更新	—	2	3.5	8
B	应用程序的设计	—	2	3.5	14
C	核心电子病历系统的安装	A	1	4.5	5
D	应用程序的安装	B,C	1	2	3
E	培训—医院工作人员	D	2	3	10
F	培训—医生	D	3	4	11
G	集成测试	E,F	1	2	3
H	阴影使用	G	4	5.5	10
I	嵌入 PACS(图像存档和通信系统)	G	2	3	4

设工程开工的起始时刻为 0,合同规定的完工时间为 25,要求:①确定各项作业的期望完成时间;②寻找关键路线;③求该工程按期完工的概率。

解　首先根据表 6-13,绘制该案例的网络图,见图 6-42。这是一个概率型的网络图。

1. 根据三点估计法计算各项作业的期望完成时间和方差,见表 6-14。

2. 计算各项作业的最早开始时间 $t_{ES}(i,j)$、最迟开始时间 $t_{LS}(i,j)$ 以及总时差 $R(i,j)$。见表 6-13。从表中可知总工期为 23 周,关键路线为 A→C→D→F→G→H。

3. 由于关键作业为 A,C,D,F,G,H,所以,总工期的标准差:

$$\sigma(T_e) = \sqrt{1 + 0.44 + 0.11 + 1.78 + 0.11 + 1} = 2.11$$

则在 25 周前完成的概率为 $P(T \leqslant 25) = \int_{-\infty}^{\frac{25-23}{2.11}} N(0,1)dt = \Phi(0.95) = 0.83$。

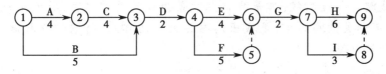

图 6-42

表 6-14　各项作业的期望完成时间和方差

作业	期望完成时间	方差	t_{ES}	t_{LS}	R
A	4	1	0	0	0
B	5	4	0	3	3
C	4	0.44	4	4	0
D	2	0.11	8	8	0
E	4	1.78	10	11	1

续表

作业	期望完成时间	方差	t_{ES}	t_{LS}	R
F	5	1.78	10	10	0
G	2	0.11	15	15	0
H	6	1	17	17	0
I	3	0.11	17	20	3

本章小结

1. 图的基本概念,包括边、弧、无向图、有向图、链、初等链、连通图、网络等。

2. 求解最小树的方法有避圈法和破圈法。

3. 最短路问题求解的算法有 Dijkstra 算法和逐次逼近法,前者适用于权为正的赋权图的最短路,后者适用于负权图的最短路。

4. 网络系统最大流问题就是寻找网络系统中流量达到最大的可行流,可利用标号法求解。

5. 最小费用最大流问题是指在网络系统中寻求一个最大流并且该流的总费用达到最小,可利用赋权图法求解。

6. 网络图的组成要素包括事件、作业和作业时间。作业时间的确定分为确定型和概率型,其中概率型需要采用三点时间估计法来确定作业时间。

7. 网络图的时间参数包括作业时间,事件最早、最迟时间,作业的最早、最迟时间,总时差和单时差。网络图时间参数的计算方法包括图上计算法和表上计算法。

8. 有三种寻找关键路线的方法 一是通过比较所有路线的长度,最长路线就是关键路线;二是找出总时差为 0 的关键事件,将它们连接起来,即得到关键路线;三是找出总时差为零的作业,将它们连接起来,即得到关键路线。

9. 网络优化 ①当网络图的任务总工期大于规定的工期时需要进行时间优化;②当绘制网络图并确定关键路线后,需要保证任务总工期不变的条件下均衡地利用资源时需要进行时间－资源优化;③研究如何使完成任务的工期与所需费用的最佳结合,需要进行时间－费用优化。

关键术语

无向图(undirected graph)　　　　　网络流(network flow)

连通图(connected graph)　　　　　最小费用流(min-cost-flow)

最小生成树(minimum spanning tree)　事件(event)

笔记

关键路线（critical path）

最大流（max-flow）

最早开始时间（earliest start time）

作业（activity）

最迟开始时间（latest start time）

路线（path）

作业总时差（total slack time）

时间参数（time parameter）

有向图（directed graph）

最早结束时间（earliest finish time）

网络（network）

最迟结束时间（latest finish time）

最短路问题（shortest path problem）

网络优化（network optimization）

习题

一、判断题

1. 图论中的图不仅反映了研究对象间的关系,而且是真实图形的写照,因而对图中点与点的相对位置、点与点连线的长短曲直等都要严格注意。

2. 求网络最大流的问题可以归结为求解一个线性规划模型。

3. 若树 T 有 n 个点,那么它的边数一定是 n 个。

4. 树是边数最多的连通图。

5. Dijkstra 算法是求网络最短路的一种算法。

6. 关键路线法的实质是求网络图中耗时最长的路径。

7. 网络计划方法中引入的虚拟活动不可能位于关键路线上。

二、单选题

1. 如图 6-43 所示,最小支撑树的权是（　　）

A 12　　　　B 13　　　　C 9　　　　D 15　　　　E 10

2. 若用 Dijkstra 算法求由 v_1 到 v_5 的最短路时,先令 $p(v_1)=0$,那么求得的第 3 个 p 标号的点的值为（　　）

A 2　　　　B 3　　　　C 4　　　　D 5　　　　E 7

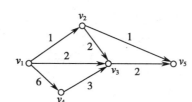

图 6-43　　　　　　　　图 6-44

3. μ 是关于可行流 f 的一条增广链,则在 μ 上有（　　）

A 对任意 $(v_i, v_j) \in \mu^+$ 上,有 $f_{ij} \leq r_{ij}$

B 对任意 $(v_i, v_j) \in \mu^+$ 上,有 $f_{ij} < r_{ij}$

C 对任意 $(v_i, v_j) \in \mu^-$ 上,有 $f_{ij} < r_{ij}$

D 对任意 $(v_i, v_j) \in \mu^-$ 上,有 $f_{ij} \geq r_{ij}$

E 对任意 $(v_i, v_j) \in \mu^-$ 上,有 $f_{ij} \geq 0$

4. 以下关于网络计划方法的命题中,正确的是（　　）

笔记

A 关键路线法的实质是求网络图中耗时最长的路线

B 网络计划网络图中不可能有多于一条的关键路线

C 网络计划方法中引入的虚作业不可能位于关键路线上

D 减少非关键路线上作业的完成时间可以减少项目完成时间

E 网络图中可以有 2 个以上的始点事件

5. 网络计划中,某作业的可能时间为 m,最乐观时间为 a,最保守时间为 b,则绘制网络图时该作业的时间应按( )式计算

A $\dfrac{a+5m+b}{4}$ B $\dfrac{a+6m+b}{6}$ C $\dfrac{a+2m+b}{4}$

D $\dfrac{a+4m+b}{6}$ E $\dfrac{a+3m+b}{6}$

三、解答题

1. 求图 6-45、图 6-46、图 6-47 的最小生成树。

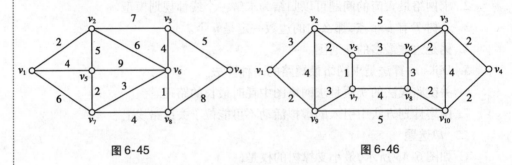

图 6-45   图 6-46

2. 用 Dijkstra 算法求解图 6-48 中从仓库(v_1)到达商店(v_9)的最短路,图中任意两个节点之间连线上所标注的数字为该路径所对应的权值。

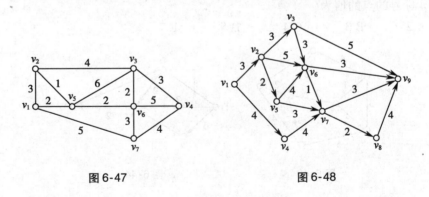

图 6-47   图 6-48

3. 用逐次逼近算法求解图 6-49 中从节点 v_1 到节点 v_5 的最短路,图中任意两个节点之间连线上所标注的数字为该路径所对应的权值。

4. 求图 6-50 所示网络的最大流,图中弧线旁的两个数字表示(r_{ij}, f_{ij}),r_{ij} 代表容量,f_{ij} 代表流量。

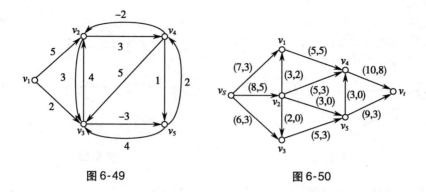

图 6-49   图 6-50

5. 试求图 6-51 的最小费用最大流,图中每条连线旁的数字代表(费用,容量)。

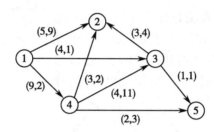

图 6-51

6. 试画出表 6-15 和表 6-16 所示项目的网络图。

表 6-15 项目各项作业关系

作业	工时(d)	紧前作业	作业	工时(d)	紧前作业
A	15	–	F	5	D,E
B	10	–	G	20	C,F
C	10	A,B	H	10	D,E
D	10	A,B	I	15	G,H
E	5	B			

表 6-16 项目各项作业关系

作业	工时(d)	紧前作业	作业	工时(d)	紧前作业
A	3	–	F	2	C
B	2	–	G	7	D
C	3	A	H	4	B,E
D	6	A	I	3	H
E	7	A	J	2	F,G,I

7. 指出图 6-52、图 6-53 以及图 6-54 所示网络图的错误,若有可能并进行更正。

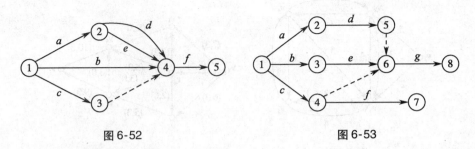

图 6-52   图 6-53

8. 已知图 6-55 所示的网络图,计算时间参数;计算各节点的最早时间与最迟时间;计算各作业的最早开工时间和最迟开工时间。

9. 表 6-17 是某工程项目作业时间及相互间的持续关系,试画出网络图,计算作业最早开始时间、最早结束时间、作业最迟开始时间、作业最迟结束时间、总时差及单时差,并指出关键路线,计算其工期。

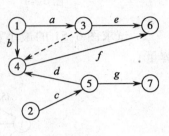

图 6-54

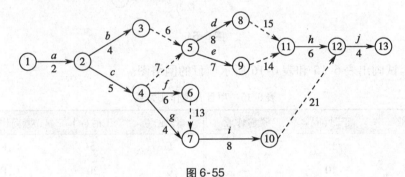

图 6-55

表 6-17 某工程项目作业时间及相互间的持续关系

项目	紧前作业	作业时间(天)	作业	紧前作业	作业时间(天)
a	g,m	3	e	c	5
b	h	4	f	a,e	5
c	—	7	g	b,c	2
d	l	3	h	—	5
i	a,l	2			
k	f,i	1			
l	b,c	7			
m	c	3			

10. 食品加工厂的厂房基建工程的作业明细表如表 6-18,要求:

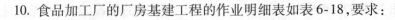

表6-18 作业明细表

作业代号	作业名称	作业时间(天)	紧前作业
a	清理现场,准备场地	10	–
b	备料	8	–
c	地面施工	6	a,b
d	改制墙及房顶的木行梁	16	b
e	混凝土地面保养	24	c
f	立墙架	4	d,e
g	立房顶木行架	5	f
h	装窗及边墙	10	f
i	装门	4	f
j	装天花板	12	g
k	油漆	16	h,i,j
l	引道混凝土施工	8	c
m	引道混凝土保养	24	l
n	清理工厂交工验收	6	k,m

(1)画出网络图。

(2)计算该项工程从施工开始到全部结束的最短周期。

(3)若作业 m 脱期9天,对整个工程进度有何影响?

(4)若作业 j 的作业时间由12天缩短到9天,对整个工程进度有何影响?

11. 生产某种产品,需经以下作业,见表6-19所示:

表6-19 作业明细表

作业	紧前作业	需要的天数(天)		
		最乐观的(a)	最可能的(m)	最悲观的(b)
a	–	5	8	11
b	a	6	9	12
c	a	2	5	14
d	a	4	10	10
e	b	5	8	17
f	c	7	7	12
g	c,d	4	7	16
h	f	8	10	12

(1)绘制网络图并计算每个作业的期望时间和方差以及总工期的期望和方差。

(2)判断总工期提前4天完成的可能性的大小。

(姜 伟 陈晓文 李 霞)

第七章

存贮论

学习目标

通过本章的学习,你应该能够:

掌握 存贮论中需求、补充和费用等基本概念;使用五个确定型存贮模型求解实际存贮问题。

熟悉 使用单周期离散和连续型随机存贮模型求解实际存贮问题。

了解 求解存贮问题的基本步骤;存贮策略的类型。

章前案例

某社区卫生服务中心每年需要一次性注射器 8000 支,市场上每支售价 1 元。每采购一次,医院需要支付由采购产生的相关费用约为 12.5 元。大量的一次性注射器需要专门存放,也会产生存贮费,估计单位存贮费约为存贮注射器价值的 20%。问:应该多长时间采购一次,每次采购多少,才能最经济?

章前案例给出了一个确定合理的订货时间和订货数量,在满足需求的情况下使总的支付费用最小的存贮管理问题。在医药卫生领域,为了不影响卫生服务的进行,总需要存贮一定数量的卫生资源以满足日常所需。一方面,一次大量购进某种卫生资源,不仅节省购买和运输费用,而且厂家或商家还愿意给予价格折扣;另一方面,如果一次购进货物过多,不仅积压了资金,增加卫生资源保管的费用,而且货物存贮时间过长,可能造成变质失效。因此,如何确定合理的存贮数量和选择最佳订货时间,既可满足需要,又使总支出费用最少,正是本章存贮论所要研究的问题。本章将介绍存贮论的基本概念、几个确定性存贮模型、随机性存贮模型,以及如何利用存贮模型解决卫生管理中的存贮问题。

知识链接

存贮论是运筹学中发展较早的分支。早在 1915 年,哈里斯(F. Harris)在研究银行货币的储备问题时,建立了一个确定性的存贮费用模型,并求得了最优解,即最佳批量公式,这个公式就是著名的经济订购批量公式(简称为 EOQ 公式)。存贮论真正作为一门理论发展起来还是在 20 世纪 50 年代后。1958 年威汀(TM. Whitin)发表了《存贮管理的理论》一书,随后阿罗(KJ. Arrow)等发表了

笔记

《存贮和生产的数学理论研究》,毛恩(PA. Moran)在 1959 年写了《存贮理论》。此后,存贮论成了运筹学中的一个独立的分支。

第一节　存贮论的基本概念

一个存贮系统,通过订货以及进货后的存贮与销售来满足顾客的需求。在这个系统中,决策者可以通过控制订货时间的间隔和订货量的多少来调节系统的运行,使得在某种准则下系统运行达到最优。为了作出决策。因此,存贮论需要解决的问题是:多长时间订货一次(即时间问题),每次订多少货(即数量问题),才能在满足需求的情况下使总的存贮费用为最小。为了解决这一问题,下面首先了解存贮论中的一些基本概念。

一、存贮论的基本概念

(一)存贮及存贮系统

在生产或经营管理中存贮货物简称为存贮(inventory)。对医院而言,存贮是指为了确保医院医疗工作的正常运行而存贮医疗物资,如药品、医疗器械等。存贮论的研究对象就是一个由补充、存贮、需求三个环节紧密构成的存贮控制系统,并且以存贮为中心环节,故称为存贮系统。存贮系统的一般结构如图 7-1 所示。

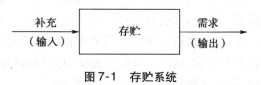

图 7-1　存贮系统

(二)需求

存贮的目的是为了满足需求(demand)。对于一个存贮系统来说,由于生产或销售的需求,从存贮系统中取出一定数量的库存货物,存贮量因满足需求而减少。这就是存贮系统的输出。

根据需求的时间和数量特征,可将需求分为间断式需求和连续式需求,如图 7-2 和图 7-3 所示:

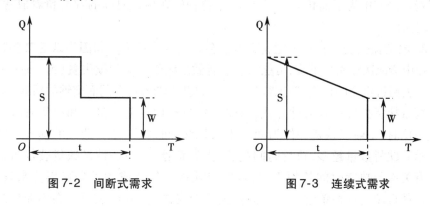

图 7-2　间断式需求　　　　　图 7-3　连续式需求

其中 S 是初始库存量,经过时间 t 后,库存量为 W,输出量为 $S-W$。两者的输出方式不同,图7-2表示输出是间断的,图7-3表示输出是连续的。

根据掌握的需求信息特征,可将需求分为确定性需求和随机性需求。对于确定性需求,其描述是比较直观的。例如某药房按合同每月提供某医院银杏叶片300盒。对于随机性需求,需要根据大量的统计资料或观察实验,了解需求发生的时间和数量的统计规律性,用某种随机分布来加以描述。

根据某货物需求量是否受其他货物的需求量影响,又可以把需求分为独立需求和依赖需求。独立需求是指某货物的需求量不随其他货物的需求量变化而变化。依赖需求或称非独立需求是指某货物的需求量是随另一货物需求量变化而变化的。比如对某种大型医疗仪器的几种不同的零件的需求量往往是密切相关的。又如某种手术需要两种或多种一次性物品,它们需求数量之间也是互相相关并依赖于手术的数量。

(三)补充

存贮的货物由于不断的输出而减少,必须及时的补充,否则最终将无法满足需求。补充就是存贮系统的输入。补充的方式有两种:一是订购入库,通过外部订货,采购等活动来进行补充。这时,由于提前订货,可以认为补充能立即实现,即从存贮量为0到增加存贮量到规定量所需的时间可以忽略不计(入库速率可视为无穷大);二是生产入库,通过内部的生产活动来进行补充。这时,由于生产需要一定的时间,所以存贮的补充也需要一定的时间。无论是订购入库,还是生产入库,在物资入库前都要考虑提前订货时间或者生产准备时间,以保证及时的补充和需求,这段时间称为提前时间(lead time)。提前时间可以很长,也可能很短;可能是随机的,也可能是确定的。

(四)费用

衡量所制订的存贮策略的优劣常用的方法是计算此策略需耗用的费用的多少。通过总费用分析找到最佳的存贮量和订货时间。存贮中主要包括以下一些费用:

1. 存贮费　存贮费(holding cost)包括货物占用资金应付的利息以及使用仓库、保管货物、货物损坏变质等支出的费用。具体来说主要有仓库费、搬运费、库存消耗、物资的保险费和税金、因物资占用资金放弃获取利润的机会成本及其他管理费。研究中为了简化问题,经常将单位物资在单位时间的存贮费看成常数,用 C_1 表示。

2. 缺货损失费　存贮不能满足需求会导致经济损失。如因为缺乏某些物资在医疗中造成医疗质量下降,可能需向患者做出赔偿。缺货损失费(shortage cost)包括失去销售机会的损失、停工待料的损失以及不能履行合同而交纳的罚款等。

衡量缺货损失费有两种方式,当缺货费与缺货数量的多少和缺货时间的长短成正比时,一般以缺货一件为期一年(付货时间延长一年)造成的损失赔偿费来表示。缺货数量越多,缺货时间越长,损失费越大;另一种是缺货费仅与缺货数量有关而与缺货时间长短无关,这时以缺货一件造成的损失赔偿费来表示。常将每件短缺物资在单位时间内的损失费看成常数,用 C_2 表示。在不允许缺货的情况下,在费用上处理的方式是将缺货损失费视为无穷大。经常缺少某资源可能使机构的信誉下降,失去一些消费者,这些损失有时是难以计算的,一般可通过集体讨论的方法来预测。

3. 订货费和生产前准备费

订货费(ordering cost)是指为补充库存,订购一次所产生的费用,也叫订购费、采购费。包括从发出订单到接受货物时段内除支付货物价值外的一切费用,包括手续费、通信费、验货费、运输费、人工费等。

补充库存时,如果不需向外部订货,可由内部自行生产解决,这时就会产生生产前准备费(简称生产费)。生产费是指生产单位组织一次生产所需要的调整装配等费用。包括工具的安装、模具的更换、材料的安排、添置某些专业设备等所需的费用。

订货费和生产费用 C_3 表示。订货费与订货次数有关而与订货数量无关。生产费也只与生产的次数有关,与生产的数量无关。

订货费、存贮费、缺货损失费三者之间是相互矛盾、相互制约的关系。为了保持一定的库存,要付出存贮费;为了补充库存,要付出订货费;当存贮不足发生缺货时,要付出缺货损失费。存贮费与所存贮物资的数量和时间成正比,如降低存贮量,缩短存贮周期,自然会降低存贮费,但缩短存贮周期,就要增加订货次数,势必增加订货费支出。为了防止缺货现象发生,就要增加存贮量,这样在减少缺货损失费的同时,增大了存贮费的开支。因此,需要从存贮系统总费用为最小的前提出发进行综合分析,以寻求一个最佳的订货批量和订货间隔时间。

4. 其他费用 一般的存贮系统费用中系统控制费和利旧费都没有考虑进去。系统控制费是指获得决策所需的数据处理、收集和计算等费用。利旧费是指在存贮期末处理一件剩余物资时需要一笔相关的费用。

二、存贮策略

存贮论所要解决的核心问题是:何时订货,每次订货量是多少,决定多少时间补充一次以及每次补充多少的策略称为存贮策略(inventory strategy)。常见的策略有以下几种类型:

1. t_0 循环策略 这是一种"定时订货-固定补充量"策略。即每间隔 t_0 时间就补充存贮量,每次补充量为 Q。

2. (t_0, S) 策略 这是一种"定时订货-最大存贮量"策略。即每隔一个固定时间 t_0,把某货物补足到预先确定的最大存贮量。如果最大存贮量设为 S,到要进货时,实际存贮量为 I,则订货量为 $Q = S - I$。

3. (s, S) 策略 这是一种"安全存贮量"策略。给某货物确定一个最大存贮量 S 的同时也确定一个最小存贮量 s,又称安全存贮量。当实际存贮量 $I > s$ 时不补充;当存贮量 $I \leqslant s$ 时补充存贮,补充量为 $Q = S - I$,即将存贮量补充到 S。如果对该货物的盘点不是经常进行,则有可能出现实际库存显著低于最小存贮量 s 的情况,所以,采用此策略时,盘点间隔不会太长。

4. (t_0, s, S) 混合策略 这是一种"定时订货-安全存贮量"策略。每经过时间 t_0 检查存贮量 I,当 $I > s$ 时不补充;当存贮量 $I \leqslant s$ 时补充存贮,将存贮量补充

到 S。

上述几种存贮策略可用简明的存贮状态图表示出来,把存贮量随时间的变化画在直角坐标上。横轴代表时间,纵轴代表某货物存贮量。每种存贮策略可用数学模型来确定订货量、订货时间,此模型称为存贮模型(inventory model)。

三、解决存贮问题的基本步骤

第一步:确定存贮系统的特性。主要分析货物需求特性、货物补充特性、存贮费用特性和约束条件特性。

1. 需求特性 主要分析需求是间断需求还是连续需求,是独立需求还是相关需求,是确定性需求还是随机性需求。在一些货物的需求特性上,如果观察时间足够长,可以看出需求的周期性变化。

2. 货物补充特性 主要考虑订货周期、订货和到货量、货物入库速率。

订货周期即两次订货的间隔时间。订货周期可以是恒定的也可以是变化的,如果采用安全存贮量策略,则订货周期是可变的,当某货物存贮量低于安全存贮量时做出订货决策。订货-到货间隔可能是很短的也可能是比较长的,可以是恒定的也可以是变化的。

对于订货和到货量,由于各种原因,到货量不一定等于订货量,有时候不能预测。如果出现这种情况的可能性比较大,货物的缺货损失也比较大,则存贮管理者应该给予足够的考虑和重视,尽早地获取有关信息,留有较大的余地。

货物入库速率是指单位时间内货物入库的数量,它反映货物入库过程的时间长短。在卫生服务机构一般订购的一批货物入库过程是很短的,但如果是自己生产的物品,如配制的某些合剂,其入库过程也许比较长,其入库速率变化类型也有类似需求速率变化的几种类型。

3. 费用特性 主要考虑订货费、存贮费、缺货损失费。但现实中这三种费用也难以准确确定,因此,对选用的存贮模型应进行敏感性分析,看看此三种费用在合理的变化范围内决策变量是否有比较大的变化。

4. 约束条件特性 建立和求解存贮模型必须考虑约束条件(constraints)。比如空间和资金约束,如果模型没有考虑这些约束条件,那么利用模型进行的决策没有可行性,也就没有任何意义了。

第二步:根据存贮系统特征建立适当的数学模型。

通常有两种模型,确定型和随机型模型。确定型存贮模型的参数值比较确定,例如需求可以满意地预测。随机存贮模型中则包含不可控制的变量,如随机需求,随机订货-到货间隔等。

第三步:求解存贮模型。

一些简单的存贮模型由于是非迭代性计算,可以不用计算机求解。但随着复杂模型的开发,特别是用线性模型求解,以及自动化存贮管理的发展,计算机在存贮管理和决策中的应用也越来越重要了。

第四步:进行敏感性分析。

某些模型解得的订货量对总存贮费用很敏感,即订货量的较小变化就引起总费用的较大变化。这时必须进行敏感性分析(sensitivity analysis)。进行敏感性分析的好处还在于,让存贮决策者了解各变量的敏感性,这对做出决策和与商家进行谈判是很有利的。

第五步:把模型整合到存贮控制系统。

现代存贮管理和控制多使用计算机系统。如果一个存贮模型对某些货物证明能做出最优存贮决策,则应把此模型整合到计算机存贮控制系统,当需要订货时,系统会自动打印出订货单。

四、存贮管理方法

(一)货物 ABC 分类及重点货物存贮管理

一个卫生单位需要备有多种材料和药品以满足日常和突发事件的需要。如果把这些材料和药品所占用的资金从大到小排列,其分布上呈现如下规律:20%以下的品种(A 类)占用资金的 70% 以上,30% 的品种(B 类)占用资金 20% 左右,剩下 50% 的品种(C 类)占用资金的 10% 以下。

A 类材料品种虽少但占用资金多,是影响资金周转的主要因素,因此需要重点管理。B 类材料也要重视,应了解其每月用量、库存费用、变质失效期限等情况,保持合理库存。C 类材料种类繁多而占用资金很少,则在管理控制程度上可松一些。

以上的分析仅是从医院经济成本控制的角度考虑。事实上,有些价格低、需求量小的货物却不能缺货。从经济收入看似乎损失不大,但缺货可严重影响医疗质量,给医院的声誉带来不利影响。这些货物也应该有意地放入 A 类。

(二)人工存贮管理

人工存贮管理是指用人工方法定期盘点各种库存货物,以便做出订货决策。这种管理方法适用于规模较小的卫生服务单位,存贮货物的品种和数量都不多,容易进行盘点。或者用于那些失效或变质较快,补充可以比较频繁,价格比较高的货品。盘点间隔比较长的称定期性存贮管理;盘点间隔很短,甚至每天都盘点的称连续性存贮管理。连续人工存贮管理的典型例子是血库管理。对每种血型用一张卡片记录库存量,当有新的血存进来或者有患者使用,管理者就会在卡片上做相应的记录,所以,每种血型的存量每时都有准确的记录。

(三)自动化存贮管理

自动化存贮管理是指通过计算机程序连续地对每种库存的数量进行追踪记录,给管理者提供订货决策依据。它常依赖于专门软件系统实现。每种货物的存贮有文件记录,根据预先编制的最小存贮量或者预期的需要量等参数,软件可以自动发出订货提示,或者直接打出某货物的订单。如果物资需求有一定规律,直接用设计的决策程序做订货决策可以节省管理人员许多精力。

笔记

知识链接

　　RFID 在库存管理中的应用　射频识别即 RFID(Radio Frequency Identification)技术,又称电子标签、无线射频识别技术。其具有防冲撞性、封装任意性、使用寿命长、可重复利用等特点,适合应用于信息化的库存管理系统中。此技术目前已经应用于医药行业。韩国最大的医药公司 Hanmi 研发出一套基于 RFID 技术的精准单品库存盘点解决方案(PRISMA),方案中采用超高频 RFID 智能读写器对单品级药品进行盘点。

　　传统的库存管理系统通常使用条码标签或是人工书写单据等方式进行库存管理。但条码易复制、不防污、不防潮、读取困难,人工书写单据烦琐且容易形成人为失误,使得传统的库存管理始终存在着缺陷。随着电子标签这一新技术产品的投入应用,可以从根本上解决上述的问题。将电子标签封成卡状,贴在每个货物的包装上或托盘上,在标签中写入货物的具体资料、存放位置等信息。同时在货物进出仓库时可写入送达方的详细资料,在仓库和各经销管道设置固定式或手提式卡片阅读机,以辨识、侦测货物流通。

　　用电子标签技术支持库存管理系统的优势在于:信息收集自动化,产品来源核对,有效管理装货,自动管理结果能更有效完成品质监督,可以全程跟踪库存货物的物流情况等。

第二节　确定性存贮模型

　　研究现实中的存贮问题时,一个常用的方法是用数学模型来模拟和分析。运用数学模型处理现实中复杂多变的存贮问题时,为了抓住研究的主要内容,对一些复杂的情况尽量加以简化,需要做出一些必要的假设,使存贮模型能反映问题的本质。

　　存贮问题经过学者们长期研究已得出一些行之有效的存贮模型。存贮模型按照变量类型可分为确定性存贮模型和随机性存贮模型。确定性存贮模型(deterministic inventory model)指模型中的需求量及到货时间等都取确定的数值。随机性存贮模型(randomness inventory model)指模型中含有随机变量,而不是确定的数值。本节首先介绍几种常用的确定性存贮模型。

一、模型 I:不允许缺货、瞬时补充

　　这个模型即存贮论中非常著名的基本经济订货模型(basic economic order quantity model,EOQ)。模型建立在以下的假定条件之上:

　　1. 需求是连续均匀的,即需求速度为已知常数 d(表示单位时间的需求量)。

　　2. 单位时间单位存货的存贮费不变,即单位存贮费 C_1 为已知常数。

　　3. 不允许缺货,单位缺货费 C_2 可视为无穷大。

笔记

4. 每次订货费是恒定的,订购一次的固定费用 C_3 为已知常数。

5. 补充可以瞬时实现。即补充时间近似为零,所以不会出现缺货现象,因此在此模型中不必考虑缺货费。

6. 存货的价格稳定,没有数量折扣,采用 t-循环策略,设补充间隔时间为 T_s,补充时存贮已用尽,每次补充量相同,为 q 个单位,且 q 必须满足 T_s 时间内的需求,故 $q = dT_s$。则存贮状态图可用图 7-4 表示。

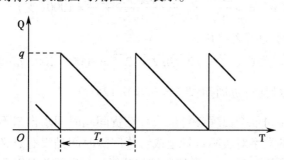

图 7-4　不允许缺货、瞬时补充的经济订货模型

设存贮费用函数为 $H(q)$,订货费用函数为 $O(q)$,由于不许缺货,没有缺货损失,则存贮总费用为

$$C(q) = H(q) + O(q)$$

设在给定的一段时期 T 内的总需求为 D,则 $D = dT$,T 时间内订货次数 $N = D/q$。

存贮量的变化情况如图 7-3 所示,因为需求是均匀的,在库存从 q 个单位降低到零的时间内平均存贮量为 $q/2$。每个存贮周期 T_s 的平均存贮量都是 $q/2$,则存贮费用为 $H(q) = C_1(q/2)T$;订货费为 $O(q) = C_3(D/q)$,由于不许缺货,没有缺货损失。则存贮总费用为

$$C(q) = C_1(q/2)T + C_3(D/q) \tag{7-1}$$

式(7-1)中总费用 C 是每次订货量 q 的函数。C_1,C_3 都为常数。该模型中确定最佳订货量的目的,就是使得货物的存贮费与订货费的总和最小。为此用一元函数微分法来求总费用 C 的最小值,式(7-1)两边对 q 求导:

$$\frac{dC(q)}{dq} = \frac{C_1 T}{2} - \frac{C_3 D}{q^2}$$

令 $\dfrac{dC(q)}{dq} = 0$,解得最佳经济批量,

$$q^* = \sqrt{\frac{2C_3 D}{C_1 T}} = \sqrt{\frac{2C_3 d}{C_1}} \tag{7-2}$$

将 $q^* = \sqrt{\dfrac{2C_3 d}{C_1}}$ 代入式(7-1)得时期 T 内的最小总费用为 $T\sqrt{2C_1 C_3 d}$

平均最小总费用:　　　　$C^* = \sqrt{2C_1 C_3 d}$ $\tag{7-3}$

最佳存贮周期:　　　　$T_s^* = \dfrac{q^*}{d} = \sqrt{\dfrac{2C_3}{C_1 d}}$ $\tag{7-4}$

由式(7-2)、式(7-3)和式(7-4)还可得 $C^* = \dfrac{2C_3 d}{q^*} = \dfrac{2C_3}{T_s^*}$。

例 7-1 见章前案例。

解 已知 $d = 8000$ 支/年，$C_3 = 12.5$ 元/次，$C_1 = 1 \times 20\% = 0.2$ 元/(支·年)，则由式(7-2)，得每次最佳订货批量为：

$$q^* = \sqrt{\frac{2C_3 d}{C_1}} = \sqrt{\frac{2 \times 12.5 \times 8000}{0.2}} = 1000（支）$$

由式(7-3)，得最小总存贮费用：

$$C^* = \sqrt{2C_1 C_3 d} = \sqrt{2 \times 0.2 \times 12.5 \times 8000} = 200（元/年）$$

由式(7-4)求得，最佳订货周期：$T_s^* = \dfrac{q^*}{d} = 0.125（年）$

在实际应用中可能会出现订货量或者订货间隔时间求出来不是整数的情况。虽然小数点后面的数字对实际订货量或订货间隔时间是没有意义的，通常会直接作近似处理。但为了精确起见，最好比较相邻近似结果的总费用大小，再做决定。

当遇到实际问题超出了存贮模型假设条件时，例如受资金、体积方面的限制。同样可利用模型 I 求解。

1. 资金受约束时 假设 $K_i(i = 1, 2, \cdots, n)$ 为 i 种物资单位采购价格，总投入为 V。其余条件和模型 I 相同。则有：

$$K_1 Q_1 + K_2 Q_2 + \cdots + K_n Q_n \leqslant V$$

$$Q_i = \sqrt{\frac{2C_3^{(i)} D_i}{C_1^{(i)}}}, (i = 1, 2, \cdots, n)$$

上式中 $Q_i(i = 1, 2, \cdots, n)$ 为 i 种物资的最佳采购批量，$C_3^{(i)}$ 表示第 i 种物资的订购费；D_i 为第 i 种物资的需求量；$C_1^{(i)}$ 表示第 i 种物资的存贮费。用最优订货批量公式计算后可能出现两种情况：

第一种情况，所得的各种最优订货批量有效，即 $\sum\limits_{i=1}^{n} K_i Q_i \leqslant V$，则 Q_i 为最优订货批量。

第二种情况，所得的最优订货量违反约束条件，即 $\sum\limits_{i=1}^{n} K_i Q_i > V$，

如果下列条件成立：$\dfrac{K_1}{C_1} = \dfrac{K_2}{C_2} = \cdots = \dfrac{K_n}{C_n}$

则可采取下面的方法获得最优订货量：$Q_i^* = m Q_i$，其中 $m = \dfrac{V}{\sum\limits_{i=1}^{n} K_i Q_i}$。

2. 存贮空间受约束时 假设 n 种物资占用的空间分别为 $W_i(i = 1, 2, \cdots, n)$，总存贮空间不超过 W，其余的条件与资金受限时一样。由于该问题比较复杂，本教材中只讲解如何利用结论求解的过程。

如果 $\dfrac{W_1}{C_1} = \dfrac{W_2}{C_2} = \cdots = \dfrac{W_n}{C_n}$，则 $Q_i^* = m Q_i$，其中 $m = \dfrac{W}{\sum\limits_{i=1}^{n} W_i Q_i}$；

笔记

如果 $W_i/C_1^{(i)}$ 不相同,可以证明最优订货量形式如下:

$$Q_i^* = \sqrt{\frac{2C_3^{(i)}D_i}{C_1^{(i)} + 2\theta W_i}} \tag{7-5}$$

上式中 θ 为拉格朗日因子,θ 的取值应满足:

$$\sum_{i=1}^{n} W_i Q_i^* \leqslant W \tag{7-6}$$

其具体值可以用试错法(Try-and-error)来确定(见本章第四节案例分析)。

二、模型 II:不允许缺货、补充时间较长

此模型中供货不能立即送到,需要一定的时间逐步均匀到货。除货物入库时间较长外,其他假设与模型 I 经济订货模型相同。其中假设:

1. 需求是连续均匀的,设需求速度 d 为常数。

2. 入库需要一定时间,设入库速度(或称为生产速度、供给速度)p 为常数。因为此模型假设不允许缺货,所以设 $p > d$。

由于是逐步均匀到货的,所以到货的产品一部分满足需求,剩余部分才作为存贮。因此存贮量不会达到订货量 q,此模型的存贮状态图见图 7-5。

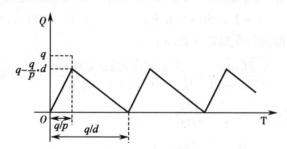

图 7-5 不允许缺货、补充时间较长的经济订货模型

如图 7-5 所示,入库持续时间为 $\dfrac{q}{p}$,在入库持续时间内货物的需求量为 $\dfrac{q}{p} \cdot d$,最大存贮量 $Q_{max} = q - \dfrac{q}{p} \cdot d = q\left(1 - \dfrac{d}{p}\right)$,平均存贮量为 $\dfrac{1}{2}q\left(1 - \dfrac{d}{p}\right)$。因此,平均存贮总费用为:

$$C(q) = \frac{1}{2}C_1 T\left(q - \frac{q}{p} \cdot d\right) + C_3 \cdot \frac{dT}{q} \tag{7-7}$$

为求最小总费用,式(7-7)两边对 q 求导,并令 $\dfrac{dC(q)}{dq} = 0$,故此模型最优存贮策略各参数:

经济订货量: $\quad q^* = \sqrt{\dfrac{2C_3 dp}{C_1(p-d)}} = \sqrt{\dfrac{2C_3 d}{C_1}}\sqrt{\dfrac{p}{p-d}} \tag{7-8}$

最优存贮周期: $\quad T_s^* = \dfrac{q^*}{d} = \sqrt{\dfrac{2C_3 p}{C_1 d(p-d)}} = \sqrt{\dfrac{2C_3}{C_1 d}} \cdot \sqrt{\dfrac{p}{p-d}}$

平均最小总费用：$C^* = \sqrt{2C_1C_3d\left(1-\dfrac{d}{p}\right)} = \sqrt{2C_1C_3d} \cdot \sqrt{\dfrac{p-d}{p}}$

最大存贮量：$\qquad Q_{\max} = q^*\left(1-\dfrac{d}{p}\right) = \sqrt{\dfrac{2C_3d}{C_1}}\sqrt{\dfrac{p-d}{p}}$

其中 $C^* = \dfrac{2C_3d}{q^*} = \dfrac{2C_3}{T_s^*}$。

显然，当补充时间很短时，可视为 $p \to \infty$，从而有 $\dfrac{p}{p-d} \to 1$、$\dfrac{p-d}{p} \to 1$，这时模型 Ⅱ 中的 $Q_{\max} = q^*$，模型 Ⅱ 中的 q^*，C^*，T_s^* 与模型 Ⅰ 一样。从而，模型 Ⅰ 可以看成是模型 Ⅱ 当 $p \to \infty$ 时的特殊情况。

例 7-2 某血库每月向有关卫生单位供应血液 400 瓶，当血库存量接近零瓶时则需要补充库存。由于血库存有献血者的详细资料，所以血库在决定补充库存时，可以及时联系到献血者并可以立即采到血液。但血库的采血能力有限，每天只能采血 60 瓶。每瓶血每天的存贮费用为 2 元，每次恢复采血准备费用为 900 元。问每次增加库存连续采血多少瓶能使存贮总费用最小？并求最优采血周期、最小总费用和最大存贮量。

解 据题意知 $d = 400 \times 12 = 4800$ 瓶/年，$p = 60 \times 360 = 21600$ 瓶/年，

$$C_1 = 2 \times 360 = 720 \text{ 元/(年·瓶)}，C_3 = 900 \text{ 元/次}$$

由式 (7-8)，得到每次最优采血量：

$$q^* = \sqrt{\dfrac{2C_3dp}{C_1(p-d)}} = \sqrt{\dfrac{2 \times 900 \times 4800 \times 21600}{720(21600-4800)}} = 124 \text{（瓶）}$$

最优采血周期：$T_s^* = \dfrac{q^*}{d} = \dfrac{124}{4800} = 0.026 \text{（年）} = 9.3 \text{（天）}$

平均总费用：$C^* = \dfrac{2C_3}{T_s^*} = \dfrac{2 \times 900}{9.3} = 193.55 \text{（元/天）}$

最大库存量：$Q_{\max} = q - \dfrac{q}{p} \cdot d = 124 - \dfrac{124}{21600} \times 4800 \approx 96 \text{（瓶）}$

即每 9.3 天补充一次，每次连续采血 124 瓶，可使全年的总存贮费用最低。

三、模型 Ⅲ：允许缺货、瞬时补充

之前讨论的经济订货模型都是不允许缺货的情况。如果缺货，会对总费用产生多大的影响呢？现实中发现，缺货也不总是带来总费用的增大。要保证不发生缺货，就要增大存贮量，但同时也增加了存贮费甚至订货费。增加的这部分费用很可能大于因缺货造成的损失费。这时选择允许缺货的模型更经济。

此模型中除允许缺货外，其他假设与模型 Ⅰ 相同。设单位物资在单位时间内的缺货损失费 C_2 为已知常数。则存贮量的变化情况如图 7-6 所示。

最优存贮策略各参数：

最佳经济批量：$\qquad q^* = \sqrt{\dfrac{2C_3d}{C_1}} \cdot \sqrt{\dfrac{C_1+C_2}{C_2}} \qquad\qquad (7-9)$

笔记

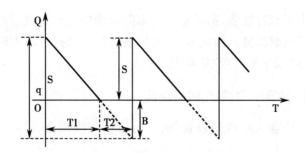

图7-6　允许缺货、瞬时补充的经济订货模型

最佳存贮周期：
$$T_s^* = \sqrt{\frac{2C_3}{C_1 d}} \cdot \sqrt{\frac{C_1 + C_2}{C_2}} \qquad (7\text{-}10)$$

平均总费用：
$$C^* = \frac{2C_3 d}{q^*} = \frac{2C_3}{T_s^*} = \sqrt{2C_1 C_3 d} \cdot \sqrt{\frac{C_2}{C_1 + C_2}} \qquad (7\text{-}11)$$

最大存贮量：
$$S^* = \sqrt{\frac{2C_3 d}{C_1}} \cdot \sqrt{\frac{C_2}{C_1 + C_2}} \qquad (7\text{-}12)$$

最大缺货量：
$$B^* = \sqrt{\frac{2C_3 d}{C_2}} \cdot \sqrt{\frac{C_1}{C_1 + C_2}} \qquad (7\text{-}13)$$

显然，当不允许缺货时，可视为 $C_2 \to \infty$，从而有 $\frac{C_1 + C_2}{C_2} \to 1$、$\frac{C_2}{C_1 + C_2} \to 1$、$\frac{C_1}{C_1 + C_2} \to 0$，这时模型Ⅲ中的 $S^* = q^*$、$B^* = 0$；模型Ⅲ中的 q^*, C^*, T_s^* 与模型Ⅰ一样。从而，模型Ⅰ也可以看成是模型Ⅲ当 $C_2 \to \infty$ 时的特殊情况。

例7-3　某医疗机构每年均匀地消耗某医用耗材 240000 单位，允许缺货。已知每单位该种耗材每月的存贮费用为 1 元，每采购一次该种耗材所需的订购费为 350 元，缺货时，每单位耗材的缺货损失费为 2 元/月。问：在允许缺货的情况下的最佳经济批量是多少？并求最佳存贮周期、最大缺货量、最大存贮量和最小总费用。

解　依题意可知 $d = \frac{240000}{12} = 20000$ 单位/月，$C_1 = 1$ 元/（单位·月），

$C_2 = 2$ 元/（单位·月），$C_3 = 350$ 元/次。

将以上条件代入式(7-9)到(7-13)，可得：

最佳经济批量：$q^* = \sqrt{\frac{2C_3 d}{C_1}\left(\frac{C_1 + C_2}{C_2}\right)} = \sqrt{\frac{2 \times 20000 \times 350}{1}\left(\frac{1+2}{2}\right)} = 4583$（单位）

最佳存贮周期：$T_s^* = \sqrt{\frac{2C_3}{C_1 d}\left(\frac{C_1 + C_2}{C_2}\right)} = \sqrt{\frac{2 \times 350}{20000 \times 1}\left(\frac{1+2}{2}\right)} = 0.23$（月）

最大缺货量：$B^* = \sqrt{\frac{2C_3 d}{C_2}\left(\frac{C_1}{C_1 + C_2}\right)} = \sqrt{\frac{2 \times 20000 \times 350}{2}\left(\frac{1}{1+2}\right)} = 1528$（单位）

最大存贮量：$S^* = \sqrt{\frac{2C_3 d}{C_1}\left(\frac{C_2}{C_1 + C_2}\right)} = \sqrt{\frac{2 \times 20000 \times 350}{1}\left(\frac{2}{1+2}\right)} = 3055$（单位）

平均总费用：$C^* = \frac{2C_3}{T_s^*} = 3043.48$（元/月）$= 36521.76$（元/年）

如果此例中不允许缺货,由模型Ⅰ所求的总费用比允许缺货时多出 8000 余元。读者可自行求解验证。由此可见,如果缺货带来的损失不大时,合理控制缺货量可以是一种有效降低存贮总费用的方法。

四、模型Ⅳ:允许缺货、补充时间较长

此模型中除货物入库时间较长外,其他假设与模型Ⅲ相同。设入库速度 p 为常数。

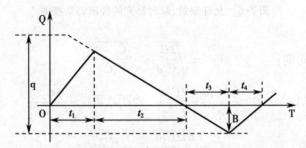

图 7-7 允许缺货、补充时间较长的经济订货模型

最优存贮策略各参数:

最佳经济批量:
$$q^* = \sqrt{\frac{2C_3 d}{C_1}} \cdot \sqrt{\frac{C_1 + C_2}{C_2}} \cdot \sqrt{\frac{p}{p-d}} \tag{7-14}$$

最大缺货量:
$$B^* = \left(\frac{C_1}{C_1 + C_2}\right) \cdot \frac{p-d}{p} \cdot q^* = \sqrt{\frac{2C_3 d}{C_2}} \cdot \sqrt{\frac{C_1}{C_1 + C_2}} \cdot \sqrt{\frac{p-d}{p}} \tag{7-15}$$

最优存贮周期:
$$T_s^* = \sqrt{\frac{2C_3}{C_1 d}} \cdot \sqrt{\frac{C_1 + C_2}{C_2}} \cdot \sqrt{\frac{p}{p-d}} \tag{7-16}$$

平均总费用:
$$C^* = \sqrt{2C_1 C_3 d} \cdot \sqrt{\frac{C_2}{C_1 + C_2}} \cdot \sqrt{\frac{p-d}{p}} \tag{7-17}$$

其中 $C^* = \dfrac{2C_3 d}{q^*} = \dfrac{2C_3}{T_s^*}$。

把存贮模型Ⅳ的公式与以上三个模型公式进行比较分析可知:

(1)当不允许缺货时,可在模型Ⅳ中,令 $C_2 \to \infty$,从而有 $\dfrac{C_1 + C_2}{C_2} \to 1$、$\dfrac{C_1}{C_1 + C_2} \to 0$、$\dfrac{C_2}{C_1 + C_2} \to 1$,这时模型Ⅳ中的 $B^* = 0$,模型Ⅳ的 q^*,C^*,T_s^* 与模型Ⅱ一样。从而,模型Ⅱ可以看成是模型Ⅳ当 $C_2 \to \infty$ 时的特殊情况。

(2)当补充时间很短时,可在模型Ⅳ中,令 $p \to \infty$,从而有 $\dfrac{p}{p-d} \to 1$、$\dfrac{p-d}{p} \to 1$,这时模型Ⅳ中的 q^*、C^*、T_s^*、B^* 与模型Ⅲ一样。从而,模型Ⅲ可以看成是模型Ⅳ当 $p \to \infty$ 时的特殊情况。

(3)当不允许缺货、补充时间又很短时,可在模型Ⅳ中,令 $C_2 \to \infty$ 和 $p \to \infty$,

笔记

这时模型Ⅳ中的 $B^* = 0$，模型Ⅳ中的 q^*、C^*、T_s^* 与模型Ⅰ一样。从而，模型Ⅰ可以看成是模型Ⅳ当 $C_2 \to \infty$ 和 $p \to \infty$ 时的特殊情况。

例7-4 某医院制剂室配制一种患者外用消毒液体，比在市场上购买同类消毒液便宜3元而效果相同。已知每天可配制200瓶，医院每天需要160瓶左右，所以配制一定天数后仓库存贮增多，需要停止配制，待使用完库存时再恢复配制。存贮每瓶的费用为每天1元，每次配制准备费用为1000元。问采取什么配制存贮策略使存贮费用最低？

解 依题意 $p = 200$ 瓶/天，$d = 160$ 瓶/天，$C_1 = 1$ 元/(瓶·天)，$C_2 = 3$ 元/(瓶·天)，$C_3 = 1000$ 元/次。

由式(7-14)至式(7-17)得到

最佳经济批量：

$$q^* = \sqrt{\frac{2C_3 d}{C_1} \cdot \left(\frac{C_1 + C_2}{C_2}\right) \cdot \frac{p}{p-d}} = \sqrt{\frac{2 \times 1000 \times 160}{1} \times \left(\frac{1+3}{3}\right) \times \frac{200}{200-160}}$$

$$= 1460.59 (\text{瓶})$$

最大缺货量：

$$B^* = \left(\frac{C_1}{C_1 + C_2}\right) \cdot \frac{p-d}{p} \cdot q^* = \frac{1}{1+3} \times \frac{200-160}{200} \times 1460.59 \approx 73.03 (\text{瓶})$$

最佳存贮周期：

$$T_s^* = \sqrt{\frac{2C_3}{C_1 d}\left(\frac{C_1 + C_2}{C_2}\right) \cdot \frac{p}{p-d}} = \sqrt{\frac{2 \times 1000}{1 \times 160} \times \frac{1+3}{3} \times \frac{200}{200-160}} \approx 9.13 (\text{天})$$

平均总费用：$C^* = \dfrac{2C_3}{T_s^*} = \dfrac{2 \times 100}{9.13} \approx 219.06 (\text{元/天})$

五、模型Ⅴ：价格有折扣的确定性模型

在讨论以上模型时，将物资单价当成常量对待，得出的存贮策略都与物资单价无关。事实上，现实生活中的一些商品有零售价、批发价、出厂价等。通常货商或生产厂家为刺激客户多买货品，往往根据购买数量给予价格优惠，购买数越多，商品单价越低。当优惠折扣比较大时，客户每次多购买的货物虽然增加了存贮费用，但减少了购买次数，降低了订货费用和总购买费用。所以，确定每次订货量多少就要对各种费用进行对比分析，统筹考虑，以确定存贮策略。

该模型中除物资单价随订购数量变化外，其余的条件与模型Ⅰ的假设相同。

用 $K(q)$ 表示货物单价，q 是订货量。设 $K(q)$ 按数量等级变化如图7-8所示，有

$$K(q) = \begin{cases} k_0, & 0 \leq q < q_1 \\ k_1, & q_1 \leq q < q_2 \\ \cdots\cdots \\ k_j, & q_{j-1} \leq q < q_j \\ \cdots\cdots \\ k_{m-1}, & q_{m-1} \leq q < q_m \end{cases}$$

其中，k_j 为某一数量等级下的货物单价，且 $j = 0, 1, 2, \cdots, m$。

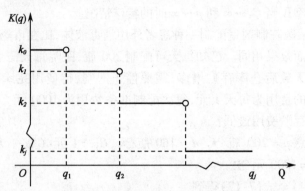

图7-8 有价格折扣时的货物单价

设在给定的一段时期 T 内的总需求为 D。因此，总存贮费用为

$$C_j(q) = H(q) + O(q) = \frac{1}{2}qC_1 T + \frac{D}{q}C_3 + k_j D \qquad (7\text{-}18)$$

式（7-18）与模型 I 中的总存贮费用式（7-1）相比多出一项 $k_j D$，此项即考虑数量折扣后购进货物的成本。在模型 I 中由于货物单价不随数量改变，则该项为一常数，用微分法求总存贮费用的极小值时，常数项对结果没有影响，因而没有考虑。但在此模型 V 中，此项费用随 q 的增大而减少，所以必须考虑进去。总存贮费用 $C_j(q)$ 是 q 的一元函数，当 q 取不同订货数量时，$C_j(q)$ 之间只差一个常数。因此它们的导函数相同。为求极小值，令导数为零，解得 q^*。

不同订货量时总费用函数如图7-9所示：

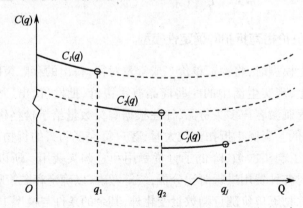

图7-9 不同订货量时的总费用曲线

设最佳订购批量为 q^*，在给出价格折扣情况下，求解步骤如下：

（1）用公式（7-2）求得最佳经济批量 $q^* = \sqrt{\dfrac{2C_3 d}{C_1}}$。

（2）若 q^* 处于折价等级的最高区间，即 $q_{m-1} \leqslant q^* < q_m$，则最佳经济批量 $EOQ = q^*$

（3）若 q^* 处于折价等级的中间区间，即 $q_{k-1} \leqslant q^* < q_k$，则最佳经济批量 $EOQ =$

q_l,且 $C(q_l) = \min\{C(q^*), C(q_k), C(q_{k+1}), \cdots, C(q_m)\}$。

下面用例题进一步说明求解步骤。

例7-5 某医院需要某种医用耗材每年 5000 个,每次订购费 500 元,保管费每件每年 10 元,不允许缺货。医用耗材的单价随采购数量不同而变化,变化情况如下:$k(q) = \begin{cases} 20 \text{ 元}, q < 1500 \\ 19 \text{ 元}, q \geqslant 1500 \end{cases}$,最佳订购批量是多少?

解 依题意:$d = 5000$ 个/年,$C_1 = 10$ 元/(件·年),$C_3 = 500$ 元/次,$T = 1$ 年

代入公式 $q^* = \sqrt{\dfrac{2C_3 d}{C_1}} = \sqrt{\dfrac{2 \times 500 \times 5000}{10}} \approx 707(\text{个})$

分别计算每次订购 707 个和 1500 个时所需总费用:由式(7-18)

$$C(707) = \frac{1}{2}qC_1 T + \frac{D}{q}C_3 + k_j D$$

$$= \frac{1}{2} \times 707 \times 10 + \frac{5000}{707} \times 500 + 20 \times 5000 \approx 107071(\text{元})$$

$$C(1500) = \frac{1}{2}qC_1 T + \frac{D}{q}C_3 + k_j D$$

$$= \frac{1}{2} \times 1500 \times 10 + \frac{5000}{1500} \times 500 + 19 \times 5000 \approx 104166.67(\text{元})$$

每次订购 707 个和 1500 个时单位耗材的费用为:

$$\frac{C(707)}{5000} = \frac{107071}{5000} \approx 21.41(\text{元})$$

$$\frac{C(1500)}{5000} = \frac{104166.67}{5000} \approx 20.29(\text{元})$$

$$\frac{C(707)}{5000} > \frac{C(1500)}{5000}$$

因此,最佳订购量为 1500 个。

例7-6 如某卫生服务单位需要某货品每年 20000 件,厂家给出每次不同购货件数的不同单价,如表 7-1。已经知道每次订货费用约 50 元。因为货品损坏、变质失效的经济损失在存贮费用中占较大比例,存贮费用与货品价格有关,此卫生服务单位存贮此货品的费用是货品价值的 20% 。问一次订货多少使期望损失为最小?

表7-1 订货数量与单价

购买数量范围(件)	单价 k_i(元)
1 –	15.00
2000 –	13.50
5000 –	12.50
8000 –	12.00
20000 –	11.50

解 依题意:$d = 20000$ 件/年,$C_1 = 20\% \times k_i$ 元/(件·年),$C_3 = 50$ 元/次

首先求出在不同单价下,即不同存贮成本下的最优订货量。

笔记

223

$$当 k_1 = 11.5 \text{ 时},\; q_1 = \sqrt{\frac{2C_3d}{C_1}} = \sqrt{\frac{2 \times 20000 \times 50}{0.2 \times 11.5}} \approx 933\,(\text{件})$$

$$当 k_2 = 12 \text{ 时},\; q_2 = \sqrt{\frac{2C_3d}{C_1}} = \sqrt{\frac{2 \times 20000 \times 50}{0.2 \times 12}} \approx 913\,(\text{件})$$

$$当 k_3 = 12.5 \text{ 时},\; q_3 = \sqrt{\frac{2C_3d}{C_1}} = \sqrt{\frac{2 \times 20000 \times 50}{0.2 \times 12.5}} \approx 894\,(\text{件})$$

$$当 k_4 = 13.5 \text{ 时},\; q_4 = \sqrt{\frac{2C_3d}{C_1}} = \sqrt{\frac{2 \times 20000 \times 50}{0.2 \times 13.5}} \approx 861\,(\text{件})$$

$$当 k_5 = 15 \text{ 时},\; q_5 = \sqrt{\frac{2C_3d}{C_1}} = \sqrt{\frac{2 \times 20000 \times 50}{0.2 \times 15}} \approx 817\,(\text{件})$$

从计算结果看,前 4 个单价下计算的最优订货量并不在应享受的单价内,只有第五个计算结果落在单价覆盖的购买数量范围内。此订货量也是此单价下保证存贮总费用最低的最大订货量,用 EOQ_i 表示。

计算订货量为 EOQ_i 的总存贮费用,并与大于 EOQ_i 的其他单价下最小订购量的总存贮费用 $C(EOQ_i)$ 对比,其中最小值即此模型的最优订货量 q^*。

根据公式 $C(EOQ_i) = C_1 \dfrac{EOQ_i}{2}T + C_3 \dfrac{D}{EOQ_i} + Dk_i \qquad i = 1,2,3,4,5$

$C(817) = 0.2 \times 15 \times 817/2 + 50 \times 20000/817 + 20000 \times 15 = 302449\,(\text{元})$

$C(2000) = 0.2 \times 13.5 \times 2000/2 + 50 \times 20000/2000 + 20000 \times 13.5$
$\qquad\qquad = 273200\,(\text{元})$

$C(5000) = 0.2 \times 12.5 \times 5000/2 + 50 \times 20000/5000 + 20000 \times 12.5$
$\qquad\qquad = 256450\,(\text{元})$

$C(8000) = 0.2 \times 12 \times 8000/2 + 50 \times 20000/8000 + 20000 \times 12$
$\qquad\qquad = 249725\,(\text{元})$

$C(20000) = 0.2 \times 11.5 \times 20000/2 + 50 \times 20000/20000 + 20000 \times 11.5$
$\qquad\qquad = 253050\,(\text{元})$

最小值是 249725,因此 $q^* = 8000\,(\text{件})$。

有的时候,折扣条件为 $K(q) = \begin{cases} k_1, & q < q_1 \\ k_2, & q > q_1 \end{cases}$,超过 q_1 部分 $(q - q_1)$ 才按 k_2 计算货物单价。如果 $k_2 < k_1$,显然是鼓励大量购买。在特殊情况下,如某种商品限额供应,超过限额部分的商品单价反而提高,这时 $k_2 > k_1$。这种情况不在此模型中讨论。

第三节　随机性存贮模型

在实际运作中,管理者在进行存贮决策的时候,往往会面临种种不确定因素。由于顾客的多样性和偏好等原因,需求是不确定的。例如某医院对某种有效期只有一个月的药品进货 500 件,这 500 件药品可能在一个月内售完,也有可能在一个月后还有剩余。医院既不想因缺货而失去及时对患者治疗的机会,又不想因库存过多而超过药品有效期带来资金损失。在这种情况下,前面介绍过的模型已经不适用了。因为这时的需求是随机的,而不是确定的。本节将介绍如何用随机性存贮模型解决此类随机存贮问题。

随机性存贮模型(randomness inventory model),即存贮模型中含有随机变量,而不是确定的数值。可以是需求量为随机变量,也可以是到货时间为随机变量,或二者均为随机变量的情况。对于随机性变量的描述,可以根据大量的统计资料,用某种随机分布来加以描述。随机存贮模型的种类很多,本节仅介绍单周期离散型和连续型随机存贮模型(多周期随机存贮模型的相关内容见配套光盘)。

单周期随机存贮模型是将单位时间看作一个时期,在这个时期内只订货一次以满足整个时期的需求量。而且规定它与下一个过程的订货不发生联系,物资销售完时,并不马上补充订货。

这种模型常用来研究易变质产品需求问题。如:某印刷厂要为下一年印多少本日历,某商店每天要订多少个新鲜面包,某医院每季度要订购多少个一次性注射器等等。单周期随机需求问题中最典型的是所谓报童问题。

一、离散型随机存贮模型

报童问题:报童每日售报数量是一个随机变量。报童每售出一份报纸赢利 k 元。如报纸未能售出,每份赔 h 元。每日售出报纸份数为 r,售出的概率 $P(r)$ 根据以往的经验是已知的,问报童每日应准备多少份报纸?

衡量该存贮问题优劣标准可以以赢利期望值最大;也可以以损失期望值最小,即因不能售出报纸的损失和因缺货失去销售机会的损失期望值之和最小。下面用计算损失期望值最小的办法求解,即求损失总费用期望值最小的订货量。

模型假设:设需求变量 r 为离散型随机变量,$\Phi(b) = \sum_{r=0}^{b} P(r)$ 为累积分布函数;k 为单位货物出售的赢利,h 为单位货物的存贮费用,$C(Q)$ 为订货量为 Q 时的损失期望总费用。

当供过于求$(r \leqslant Q)$报童因不能售出报纸而承担损失的期望值为:

$$\sum_{r=0}^{Q} h(Q-r)P(r)$$

当供不应求$(r > Q)$,报童因缺货失去销售机会的损失的期望值为:

$$\sum_{r=Q+1}^{\infty} k(r-Q)P(r)$$

因此,当订货量为 Q 时的期望总费用为:

$$C(Q) = \sum_{r=0}^{Q} h(Q-r)P(r) + \sum_{r=Q+1}^{\infty} k(r-Q)P(r) \qquad (7-19)$$

下面求使 $C(Q)$ 最小时的 Q 值。

因为需求变量 r 为离散型随机变量,所以不能用求导的方法求极值。此时,总费用的期望值最小的必要条件是

$$\begin{cases} C(Q) \leqslant C(Q+1) \\ C(Q) \leqslant C(Q-1) \end{cases} \qquad (7-20)$$

笔记

225

由式(7-19),表示出 C(Q+1) 和 C(Q-1),并把 C(Q+1)、C(Q) 和 C(Q-1)代入式(7-20),得最佳订购批量 Q* 应满足下述不等式:

$$\sum_{r=0}^{Q-1} P(r) < \frac{k}{k+h} < \sum_{r=0}^{Q} P(r) \tag{7-21}$$

例7-7 某超市每天订购新鲜面包代为销售,面包只能当天销售。每个面包的进价为 0.3 元,卖家为 0.5 元。若当天晚上 7 点还没有卖完,剩下的面包只能折价处理,折后价每个 0.2 元。假设折价后都能销售完。已知面包的销售量 r 的概率分布如表 7-2 所示,问:超市每天应订购多少面包才能使所获得的利润最大?

表7-2　面包销售量 r 的概率分布

销售量 r	900	1000	1100	1200	1300	1400	1500
概率 $P(r)$	0.05	0.2	0.2	0.25	0.2	0.08	0.02

解　依题意可知:单位货物出售的赢利 $k=0.5-0.3=0.2$(元/个)。单位损失费用 $h=0.3-0.2=0.1$(元/个)。由式(7-21):

$$\frac{k}{k+h} = \frac{0.2}{0.1+0.2} = 0.667$$

$$\sum_{r=0}^{900} P(r) = P(900) = 0.05$$

$$\sum_{r=0}^{1000} P(r) = P(900) + P(1000) = 0.05 + 0.2 = 0.25$$

$$\sum_{r=0}^{1100} P(r) = P(900) + P(1000) + P(1100) = 0.05 + 0.2 + 0.2 = 0.45$$

$$\sum_{r=0}^{1200} P(r) = P(900) + P(1000) + P(1100) + P(1200)$$
$$= 0.05 + 0.2 + 0.2 + 0.25 = 0.7$$

此时,$\sum_{r=0}^{1100} P(r) < 0.667 < \sum_{r=0}^{1200} P(r)$,所以,超市每天应该订购 1200 个面包。

二、连续型随机存贮模型

模型假设:设货物单位成本为 k,单位售价为 P,单位存贮费为 C_1,需求 r 为连续的随机变量,密度函数为 $\varphi(r)$,分布函数 $F(\alpha) = \int_0^\alpha \varphi(r)dr, (\alpha > 0)$,Q 为订货量,W(Q)为赢利,其期望值为 E[W(Q)]。可得出几个重要结论:

1. 本时期赢利 W(Q) = 实际销售货物的收入 − 货物成本 − 支付的存贮费用
$$= P \cdot \min[r, Q] - kQ - C_1(Q)$$

2. 为使赢利期望值达到最大,等价于损失期望值达到最小。
$$E[W(Q)] = PE(r) - E[C_1(Q)]$$

3. 最佳订购批量 Q* 应满足下式:
$$F(Q^*) = \frac{P-k}{C_1+P}$$

当 $P-k \leqslant 0$ 时,由于 F(Q)≥0,上等式不成立,此时 Q^* 为零,即售价低于成本时,企业不订货。

若不仅考虑失去销售机会的损失,还考虑缺货时付出的缺货费用,单位缺货费为 C_2,且有 $C_2 > k$,则经数学证明可得最佳订购批量 Q^* 满足:

$$F(Q^*) = \int_0^{Q^*} \varphi(r) dr = \frac{C_2 - k}{C_1 + C_2} \tag{7-22}$$

4. 最优存贮策略 在 $C_2 > k$ 时,若 $Q^* > I$(I 为期初现有存贮量),则系统应订货到 Q^*(实际订货量为 $Q^* - I$);若 $Q^* \leqslant I$ 时,则系统不订货。

例 7-8 某商店代销一种产品。每件进价 3 元,单位时间内每件产品应付存贮费 1 元,若出现缺货,每件承担缺货损失费 16 元。已知需求随机变量 r 服从 $\mu = 20, \sigma = 5$ 的正态分布,且店内原有 10 件存货。问:需向厂家订购多少件产品,才能使总费用的期望值最小?

解 依题意可知:$C_1 = 1$ 元/(件·单位时间),$C_2 = 16$ 元/(件·单位时间),$k = 3$ 元/件,$I = 10$ 件。由公式(7-22)

$$F(Q) = \int_0^Q \varphi(r) dr = \frac{C_2 - k}{C_1 + C_2} = \frac{16 - 3}{1 + 16} \approx 0.7647$$

因为 $r \sim N(20, 25)$,所以 $\frac{r-20}{5} \sim N(0,1)$,即 $F(Q) = \Phi\left(\frac{Q-20}{5}\right) = 0.7647$

查标准正态分布表得 $\frac{Q-20}{5} \approx 0.72$,即 $Q \approx 24$(件)。从而

$$Q^* = Q - I = 24 - 10 = 14（件）$$

故需向厂家订购 14 件产品,这时总费用的期望值最小。

知识拓展

多周期随机存贮模型 是考虑了时间因素的一种随机动态库存模型,它与单周期库存模型不同之处在于:每个周期的期末库存货物对于下一周期仍然可用。根据库存监控方式的不同,多周期随机性存贮决策可以分为定期订货法和定点订货法。

定期订货法是按预先确定的订货时间间隔按期进行订货,以补充库存的一种库存控制方法。其决策思路是:每隔一个固定的时间周期检查库存项目的储备量。根据盘点结果与预定的目标库存水平的差额确定每次订购批量。这里假设需求为随机变化,因此,每次盘点时的存贮量都是不相等的,为达到目标库存水平而需要补充的数量也随着变化。这种策略的特点是订购周期固定(定期控制),而订购量是不固定的。

定点订货法又称订购点法,是指当存贮量降低到某一预先设定的点时,即开始发出订货单(采购单或加工单)来补充库存,且每次都订购同样数量的货物。此预先设定的存贮量最低点的数值即为订货点。因此,订购的时间间隔是不确定的,但订购点和订购批量固定。

第四节 案例分析

案例 7-1(有资金约束的存贮问题) 某医院要购进三种药品,药品 A 的月需求量为 1850 盒,进货价为 50 元/盒,订购费为每次 100 元;药品 B 的月需求量为 1150 盒,进货价为 350 元/盒,每次订购费为 150 元;药品 C 的月需求量为 800 盒,进货价为 85 元/盒,每次订购费为 50 元。各药品的存贮费为其价值的 20%。但投入的总资金不能超过 35000 元。问该医院该如何安排订购批量?

分析 此题是有资源约束(总资金限制)条件下的最优订货批量决策。

首先,根据经济批量公式计算各药品的订货量如下:

$$Q_1 = \sqrt{\frac{2C_3^{(1)}D_1}{C_1^{(1)}}} = \sqrt{\frac{2 \times 100 \times 1850}{0.2 \times 50}} = 192(盒)$$

$$Q_2 = \sqrt{\frac{2C_3^{(2)}D_2}{C_1^{(2)}}} = \sqrt{\frac{2 \times 150 \times 1150}{0.2 \times 350}} = 70(盒)$$

$$Q_3 = \sqrt{\frac{2C_3^{(3)}D_3}{C_1^{(3)}}} = \sqrt{\frac{2 \times 50 \times 800}{0.2 \times 85}} = 69(盒)$$

总投入:$\sum_{i=1}^{3} K_i Q_i = 50 \times 192 + 350 \times 70 + 85 \times 69 = 40034 > 35000$

需计算 $m = \dfrac{V}{\sum\limits_{i=1}^{3} K_i Q_i} = \dfrac{35000}{40034} = 0.8743$

所以最终各药品在有资金约束条件下的最佳订货批量为:

$$Q_1^* = mQ_1 = 0.8743 \times 192 = 168(盒)$$
$$Q_2^* = mQ_2 = 0.8743 \times 70 = 61(盒)$$
$$Q_3^* = mQ_3 = 0.8743 \times 69 = 60(盒)$$

案例 7-2(有面积约束的存贮问题) 某医院需订购三种不同的卫生材料。已知仓库最大存放面积为 200 平方米,且假设卫生材料不能叠放,不允许缺货,订货后瞬时到货。三种不同卫生材料的需求量、订购费、库存费和占地面积的有关资料见表 7-3。问:在面积允许的条件下,求各种材料的最佳订货量。

表 7-3　三种不同卫生材料的各种费用

项目	第一种材料 ($i=1$)	第二种材料 ($i=2$)	第三种材料 ($i=3$)
需求量 D_i(桶/月)	32	24	20
订购费 $C_3^{(i)}$(元)	25	18	20
库存费 $C_1^{(i)}$(元/桶)	1	1.5	2
占地面积 W_i(平方米/桶)	4	3	2

笔记

分析 这是一个存贮空间受约束(仓库存贮面积有限)的存贮决策问题。

第一步:根据经济批量公式,在不考虑仓库面积约束情况下,计算各种卫生材料的经济订购量 Q_i,公式为:$Q_i = \sqrt{\dfrac{2C_3^{(i)}D_i}{C_1^{(i)}}}$ $i=1,2,3$

$$Q_1 = \sqrt{\frac{2C_3^{(1)}D_1}{C_1^{(1)}}} = \sqrt{\frac{2\times 25\times 32}{1}} = 40(\text{桶})$$

$$Q_2 = \sqrt{\frac{2C_3^{(2)}D_2}{C_1^{(2)}}} = \sqrt{\frac{2\times 18\times 24}{1.5}} = 24(\text{桶})$$

$$Q_3 = \sqrt{\frac{2C_3^{(3)}D_3}{C_1^{(3)}}} = \sqrt{\frac{2\times 20\times 20}{2}} = 20(\text{桶})$$

第二步:检查是否满足存贮空间约束条件。

$$\sum_{i=1}^{3} W_i Q_i^* = 4\times 40 + 3\times 24 + 2\times 20 = 272 > W = 200$$

可知,可利用的空间不足。

第三步:对三种卫生材料计算比率 $W_i/C_1^{(i)}$。

$$W_1/C_1^{(1)} = 4/1 = 4;\ W_2/C_1^{(2)} = 3/1.5 = 2;\ W_3/C_1^{(3)} = 2/2 = 1$$

可见 $W_i/C_1^{(i)}$($i=1,2,3$)不相同,所以应用拉格朗日因子法求解。

第四步:根据公式(7-5)$Q_i^* = \sqrt{\dfrac{2C_3^{(i)}D_i}{C_1^{(i)} + 2\theta W_i}}$,得

$$Q_1^* = \sqrt{\frac{2C_3^{(1)}D_1}{C_1^{(1)} + 2\theta W_1}} = \sqrt{\frac{2\times 25\times 32}{1 + 2\theta\times 4}} = 40\sqrt{\frac{1}{1+8\theta}}$$

$$Q_2^* = \sqrt{\frac{2C_3^{(2)}D_2}{C_1^{(2)} + 2\theta W_2}} = \sqrt{\frac{2\times 18\times 24}{1.5 + 2\theta\times 3}} = 24\sqrt{\frac{1}{1+4\theta}}$$

$$Q_3^* = \sqrt{\frac{2C_3^{(3)}D_3}{C_1^{(3)} + 2\theta W_3}} = \sqrt{\frac{2\times 20\times 20}{2 + 2\theta\times 2}} = 20\sqrt{\frac{1}{1+2\theta}}$$

由式(7-6)θ的取值应满足:$\sum_{i=1}^{n} W_i Q_i^* \leq W$,即

$$4\times 40\sqrt{\frac{1}{1+8\theta}} + 3\times 24\sqrt{\frac{1}{1+4\theta}} + 2\times 20\sqrt{\frac{1}{1+2\theta}} \leq 200$$

下面用试错法确定参数 θ 值。

记 $\varphi(\theta) = 160\sqrt{\dfrac{1}{1+8\theta}} + 72\sqrt{\dfrac{1}{1+4\theta}} + 40\sqrt{\dfrac{1}{1+2\theta}}$。则当 $\theta = 0$ 时,$\varphi(0) = 272$,正是仓库面积无限制的情形;当 $\theta > 0$ 时,$\varphi(\theta) < 272$,$\varphi(\theta)$是 θ 的单调递减函数,要使得 Q_i($i=1,2,3$)变小,必须 $\theta > 0$;当 $\theta = 0.5$ 时,$\varphi(\theta) = 141.408 < 200$,说明这是仓库仍有富余,于是得到 θ 的取值范围为 $0 < \theta < 0.5$。表 7-4 列出了试错法的计算结果。

笔记

表7-4 不同 θ 值的计算结果

θ 值	$\varphi(\theta)-200$ 的值	θ 值	$\varphi(\theta)-200$ 的值
0.5	−58.592	0.1496	−0.007
0.25	−24.052	0.149	0.170
0.15	−0.125	0.1	16.623

$\varphi(\theta)-200$ 的值为负,说明仓库仍有富余空间;$\varphi(\theta)-200$ 的值为正,说明仓库空间不足。当 $\theta=0.1496$ 时,$\varphi(\theta)-200=-0.007$,故取 $\theta=0.1496$。将 $\theta=0.1496$ 分别代入式 $Q_i^*=\sqrt{\dfrac{2C_3^{(i)}D_i}{C_1^{(i)}+2\theta W_i}}$ 中,得 $Q_1^*\approx27$(桶);$Q_2^*\approx19$(桶);$Q_3^*\approx18$(桶)。

案例 7-3(离散型随机存贮问题) 某医院某科室考虑是否应该增加专家门诊量到每天服务 50 人次。已知现在该科室每天专家门诊的服务能力为 40 人次。假设该科每天专家门诊的需求量是一个离散型随机变量,专家门诊每服务 10 人次可获利 700 元。如果当天医院安排的专家门诊服务能力超过患者的需求量,则每超过 10 人次,医院将亏损 400 元。根据长期的统计结果可知,医院该科每天专家门诊的需求量 r 及相应的概率 $P(r)$ 如表 7-5 所示。问:为获得最大利润,医院是否该增加专家门诊服务量?每天应安排专家门诊服务能力为多少是最优?

表7-5 专家门诊的需求量 r 及相应的概率 $P(r)$

r(每10人次)	0	1	2	3	4	5
$P(r)$	0.05	0.1	0.25	0.35	0.15	0.10

分析 依题意可知患者需求为离散型随机变量,且医院当天过剩的专家门诊服务能力不能用于下一天(即相当于剩余服务能力不能库存)。可按求利润的最大期望值方法求问题的最优解。

假设医院该科每天专家门诊的服务能力为 40 人次,则

$r=0$ 时,利润为 $-400\times4=-1600$(元)

$r=1$ 时,利润为 $1\times700-3\times400=-500$(元)

$r=2$ 时,利润为 $2\times700-2\times400=600$(元)

$r=3$ 时,利润为 $3\times700-1\times400=1700$(元)

$r=4$ 时,利润为 $4\times700-0\times400=2800$(元)

$r=5$ 时,利润为 $4\times700=2800$(元)

根据表 7-5 所提供的概率分布,计算出医院该科每天专家门诊的服务能力为 40 人次时,当天所获得利润的期望值:

$$E(4)=-1600\times0.05-500\times0.1+600\times0.25+1700\times0.35+2800\times0.15$$
$$+2800\times0.1=1315(元)$$

相同的方法可计算出该科每天专家门诊的服务能力为 0 人次、10 人次、20 人次、30 人次和 50 人次时,当天所获得利润的期望值。计算结果见下表 7-6。

笔记

表7-6　计算结果

获利 服务量	需求 0	1	2	3	4	5	获利的 期望值(E)
0	0	0	0	0	0	0	0
1	−400	700	700	700	700	700	645
2	−800	300	1400	1400	1400	1400	1180
3	−1200	−100	1000	2100	2100	2100	1440 *
4	−1600	−500	600	1700	2800	2800	1315
5	−2000	−900	200	1300	2400	3500	1025

比较 $E(0)$、$E(1)$、$E(2)$、$E(3)$、$E(4)$ 和 $E(5)$ 可知,其中 $E(3)=1440$ 元为最大。所以,医院该科每天专家门诊的服务能力为 30 人次时,医院获得利润最大,且最大利润为 1440 元。

本章仅对存贮问题作了简单介绍。由于实际问题的复杂性,解决实际存贮问题时可利用的存贮模型远比本章介绍的多得多。求解时可应用的方法很多,例如多阶段的存贮问题可以利用动态规划方法求解。随机存贮问题有时需要借助计算机模拟技术完成(在第十二章将介绍 WinQBS 软件及应用)。其他与存贮有类似性质的问题同样可以用本章介绍的方法求解。

本章小结

1. 存贮论需要解决的问题　多长时间订货一次,每次订多少货,才能在满足需求的情况下使总存贮费用为最小。

2. 重要基本概念　需求、补充、费用。①需求分为确定性需求和随机性需求;②补充的方式有订购入库和生产入库;③费用主要包括存贮费、缺货损失费、订货费或生产费。

3. 常见的策略　(1)t_0 循环策略;(2)(t_0,S) 策略;(3)(s,S) 策略;(4)(t_0,s,S) 混合策略。

4. 依据是否允许缺货和补充时间长短,分为四个常见确定性存贮模型　模型Ⅰ:不允许缺货,瞬时补充;模型Ⅱ:不允许缺货、补充时间较长;模型Ⅲ:允许缺货、瞬时补充;模型Ⅳ:允许缺货,补充时间较长。四个模型有一定的关系,其中模型Ⅰ、模型Ⅱ和模型Ⅲ可以看成是模型Ⅳ的特殊情况。

5. 单周期随机存贮模型　是将单位时间看作一个时期,在这个时期内只订货一次以满足整个时期的需求量,而且与下一个过程的订货不发生联系。单周期随机存贮模型分为离散型和连续型。衡量随机性存贮模型优劣的标准可以以赢利的期望值最大,也可以以损失期望值最小。

关键术语

存贮(inventory)　　　　　　　需求(demand)

笔记

存贮费(holding cost)
缺货损失费(shortage cost)
订货费或生产费(ordering cost)
存贮策略(inventory strategy)
基本经济订货模型(Basic Economic Order Quantity Model, EOQ)

确定性存贮模型(deterministic inventory model)
随机性存贮模型(randomness inventory model)
敏感性分析(sensitivity analysis)

习题

1. 存贮管理中两个主要的决策变量是什么?

2. 存贮管理主要考虑的费用有哪些?

3. 基本经济订货模型在什么条件下适用?

4. 解决实际存贮问题的基本步骤是什么?

5. 什么是存贮策略? 主要有哪些存贮策略?

6. 什么是安全存贮量? 为什么要安排安全存贮量?

7. 设某社区卫生中心每年需用某种耗材1800件,不需每日供应,但不得缺货。设每件每月的保管费为60元,每次订购费为200元,试求最佳订购量。

8. 某医院药房采用无安全存量策略。每年存贮某种医用耗材100000件,每件每年的保管费用为30元,每次订购费为600元,试求:①经济订购批量;②订购次数。

9. 某医院自己配制某种中成药,每年需求量为18000瓶,该医院每月可生产3000瓶,每次配制的准备费为5000元,每瓶药剂的存储费为1.5元,求每次配制的最佳批量。

10. 某产品每月用量为4件,装配费为50元,存储费每月每件为8元,①求产品每次最佳生产量及最小费用。②若生产速度每月可生产10件,求每次生产量及最小费用。

11. 某医院每月需要某种药品2000盒,每盒成本150元,每年的存储费用为成本的16%,每次订购费100元。设缺货费为200元。如允许缺货,求最佳存贮量及最佳缺货量。

12. 医药商店每月售出200台理疗机,生产厂家每月可生产1000台,每台价格1000元。每年存贮费用是平均存货价值的10%,每次订货费用500元,每年365天营业。为了不使顾客失望,在缺货时从邻近同类医药商店以每台1060元的价格购进卖给顾客,问最优订货量是多少? 最小总存贮费用是多少?

13. 某医院采用无安全存量的存储策略,每年需某种药品5000盒,每次订购费500元,保管费用每年每盒10元,不允许缺货。若采购少量该种药品每盒单价30元,若一次采购1500盒以上则每盒单价18元,问该医院每次应采购多少盒?

14. SARS流行期间,某市防疫站对从疫区归来人员进行监测,被监测人员自愿购买能提高免疫能力的中药煎剂预防SARS。每份煎剂成本10元,售出18元,但如防疫站订购过量,剩余的煎剂第二天作废。疫区归来人员中自愿购买煎剂的人数服从正态分布,平均数500人,标准差100人。问市防疫站订购多少份中药煎剂使经济损失为最小?

(邓 晶)

排队论

通过本章的学习,你应该能够:

掌握　单服务台排队系统的评价指标,熟练运用单服务台排队模型解决卫生服务排队系统中的一些简单实际问题。

熟悉　多服务台排队模型、其他类型排队模型特征及求解指标,理解排队系统最优化设计思想。

了解　随机服务系统基本理论,常见排队服务系统结构和概率特性。

章前案例

　　某医院药房只有一名药剂员,患者随机到达取药窗口,平均每小时20人,药剂员配药时间是一随机分布,平均每人为2.5分钟。当取药窗口已有患者取药时,陆续到达的取药患者必须等待,此时排队取药现象就发生了。在这个随机性服务的排队系统中,管理者想要了解系统的运行效率。如患者取药平均等待多长时间? 平均有多少患者在排队等待? 如何评价药剂员的工作效率? 若药剂员配药时间由原来的2.5分钟减少到2分钟,患者取药的排队现象有多大改善? 若增加一名药剂员,取药的排队现象又有多大改善等?

　　上述问题是一个由排队现象引起的卫生服务系统资源配置优化问题。如何合理设置药剂员数,既能有效减少患者排队取药时间,又能提供较高的服务效率,使卫生服务供需双方均达到最佳满意度,就是本章需要解决的问题。

　　排队(queue)是社会活动中经常遇到的现象,如顾客到商店购物,学生去图书馆借书,病人上医院看病,仪器等待维修等等,当售货员、图书管理员、医生和修理员的数量满足不了顾客或病人及时服务的需要时,就出现了排队等待的现象。由于接受服务的顾客数和服务时间的随机性,排队现象是不可避免的。当然增加服务能力可以减少排队现象,但这样势必增加投资,有时因供大于求造成资源浪费。因此,在这样一个排队系统中,作为管理人员不但需要了解排队等待服务的顾客数,等待服务时间长度,系统内服务设施的空闲率等数量指标的变化规律,而且需要在满足顾客服务基本要求的条件下,研究如何提高服务质量、降低排队系统运行成本等问题。

　　排队论(queuing theory)是通过研究排队系统中等待现象的概率特性,解决

笔记

系统最优设计与最优控制的一种理论,在卫生管理尤其在医院管理中有着非常
广泛的应用。

第一节 排队系统的基本概念

在排队系统中要求得到某种服务的对象统称为顾客(customer),为顾客服务
者统称为服务台(service facility)。根据顾客和服务台的不同情况,组成不同的
排队系统。本节介绍一般排队系统的基本概念。

一、排队系统的组成

一个排队系统或称服务系统(service system),有三个基本组成部分:即输入
过程、排队规则和服务规则。图 8-1 给出了排队系统的一般结构。

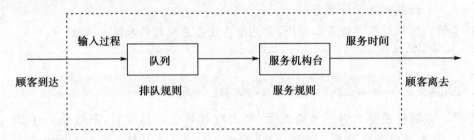

图 8-1 排队模型结构图

(一) 输入过程

输入过程(arrival process)是指顾客到达排队系统的规律,包括:

(1)顾客总体数:顾客的来源可能是有限的,也可能是无限的,例如病房内需
要护理的住院患者数是有限的;到达药房窗口取药的患者数可以看成是无限的
(因为不存在最大的限制数)。

(2)到达的概率分布类型:即顾客相继到达的时间间隔服从什么样的概率分
布,分布的参数是多少,到达的间隔时间之间是否独立。

(3)到达的方式:顾客是单个到达,还是成批到达,例如患者来医院就诊挂号
是单个到达;医院药品入库是成批到达。

(二) 排队规则

排队规则(queuing discipline)一般分为等待制、损失制和混合制。

1. 等待制 顾客到达系统时,如果服务台没有空闲,则顾客排队等候服务。
等待制服务的方式有:

(1)先到先服务(first come first service,FCFS):按顾客到达先后顺序接受服
务,这是最常见的服务规则。

(2)后到先服务(last come first service,LCFS):如情报收集中最后到达的信
息最有价值,往往最先采用。

(3)优先权服务(priority service,PS):如医院对危重患者给予优先治疗。

(4)随机服务(service in random order,SIRO):排队系统随机抽取等待服务的

笔记

顾客,如电话交换台接通呼唤的电话就是用这种方式工作。

2.损失制　顾客到达系统时,如果服务台没有空闲,则顾客离去,另求服务。例如,急需住院的患者由于医院没有足够的病床,患者只有离开。

3.混合制　它是介于等待制和损失制之间的形式。方式有:

(1)队长有限:即系统的等待空间是有限的。例如,最多只能容纳 N 个顾客在系统中,当新顾客到达时,若系统中的顾客数(称为队长)小于 N 时,新顾客进入系统排队或接受服务;否则,便离开系统并不再回来。如高速公路上的加油站,一旦没空的停车位,后来需要加油的车辆必须离去。

(2)等待时间有限:即顾客在系统中的等待时间超过某一给定的长度 T 时,顾客将自动离去并不再回来。例如医院血库的血浆、生物制剂等。

(3)逗留时间有限:顾客在系统中的逗留时间(等待时间与服务时间之和)不得超过给定的时间长度,例如家里储备的药品。

(三) 服务规则

服务规则(service discipline)指排队系统中服务台的个数、队列及服务方式。

(1)单服务台、单队列:

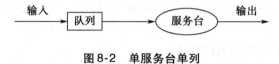

图 8-2　单服务台单列

(2)多服务台单队列和多队列:

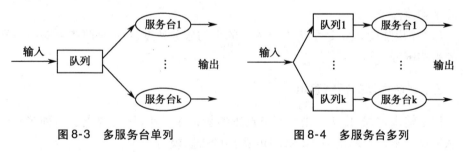

图 8-3　多服务台单列　　　　图 8-4　多服务台多列

(3)多服务台串列:

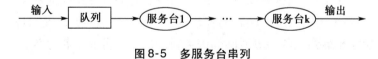

图 8-5　多服务台串列

(4)多服务台混合:

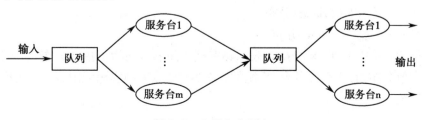

图 8-6　多服务台混合

医院里的 CT 室就是(1)的例子,口腔科、理疗室就是(2)的例子,先挂号候诊再住院、手术就是(3)或(4)的例子。

服务方式上有单个服务,也有成批服务的,如医院里血象分析就属于成批服务的排队系统。

二、排队系统的评价指标

(一)主要数量指标

1.队长 系统中顾客数,等待服务的顾客数和正在接受服务的顾客数之和的平均值,用 L 表示。

2.等待队长 在系统中等待服务的顾客数的平均值(不包括正在接受服务的顾客数),用 Lq 表示。

3.逗留时间 平均一个顾客停留在系统中的时间(包括服务时间),用 W 表示。

4.等待时间 平均一个顾客的等待服务时间(不包括服务时间),用 Wq 表示。

5.忙期 从顾客到达空闲的系统,服务立即开始,直到系统再次变为空闲的时间。

6.闲期 系统空闲的时间长度。

(二)主要参数

(1)输入强度 λ:λ 是顾客到达系统的平均速度,$1/\lambda$ 是顾客到达系统间隔时间的平均值。

(2)输出强度 μ:μ 是系统中服务台的平均服务速度,$1/\mu$ 是服务台对每一顾客的平均服务时间。

三、排队模型的符号表示

由于输入过程、排队规则和服务规则的复杂多样性,从而构成了多种多样的排队模型。本章采用由 D. G. Kendall 提出的排队模型符号:

$$X/Y/Z/A/B/C$$

其中:X 表示顾客到达间隔时间概率分布;Y 表示服务时间的概率分布;Z 表示服务台个数;A 表示系统内顾客的容量;B 表示顾客源总数;C 表示排队规则。

表示顾客相继到达的间隔时间和服务时间的各种分布的符号为:

M——负指数分布(M 是 Markov 的字头)

D——确定型(Deterministic)分布

Er——爱尔朗(Erlang)分布

G——一般(General)分布

例如,$M/M/3/20/\infty/FCFS$ 表示顾客到达间隔时间为负指数分布、服务时间为负指数分布、有 3 个服务台、系统的顾客容量为 20、顾客源无限、先到先服务的排队系统。

笔记

四、排队系统的常见分布

顾客到达和离开分别构成排队系统的输入与输出过程流。到达分布和离开分布确定了到达系统和离开系统的顾客数这两个随机变量的分布。求解排队系统有关数量指标问题,首先要确定顾客到达流的概率分布,即在一定的时间间隔内来 n 个顾客的概率是多大。其次是要确定顾客离开流的概率分布,即在一定的时间内服务完 m 个顾客的概率是多大。实际问题研究中,可根据原始资料测算顾客在单位时间平均到达流的经验分布,然后按照统计学的方法(例如,χ^2 检验法)确定资料适合于哪种理论分布,并估计理论分布的参数值,这是确定排队模型的前提。

(一)泊松分布

在排队论中,最基本的排队模型是在给定时间内到达系统的顾客数服从泊松分布(Poisson distribution),即顾客到达流是泊松流(也称最简单流)。它具有如下性质:

(1)平稳性:在时间 $t + \Delta t$ 内,到达 n 个顾客的概率只与 Δt 和 n 的大小有关,而与时刻起点 t 无关。

(2)无后效性:在时间 $t + \Delta t$ 内到达 n 个顾客的概率与起始时刻之前到达多少个顾客无关。

(3)普通性:对于充分小的时间间隔 Δt,在时间 $t + \Delta t$ 内最多有一个顾客到达系统。即在时间 $t + \Delta t$ 内有 2 个或 2 个以上顾客到达的概率极小,有

$$\lim_{\Delta t \to 0} \sum_{n=2}^{\infty} P_n(t + \Delta t) = 0$$

可以证明,在长为 t 的时间内到达 n 个顾客的概率为:

$$P_n(t) = \frac{(\lambda t)^n}{n!} e^{-\lambda t} \qquad (t > 0) \qquad n = 0, 1, 2, \cdots \qquad (8\text{-}1)$$

当 $t = 1$ 时,即单位时间内到达 n 个顾客的概率为:

$$P_n = P_n(1) = \frac{\lambda^n}{n!} e^{-\lambda}$$

其中 λ 为单位时间内到达系统的顾客的期望值。

(二)负指数分布

理论上可以证明若顾客在单位时间内到达系统的个数是服从参数为 λ 的泊松分布,则顾客到达系统的间隔时间 T 服从参数为 λ 的负指数分布;反之亦然。即同一随机过程可从两种不同的角度用两种分布来描述。负指数分布的概率密度为:

$$f_T(t) = \lambda e^{-\lambda t} \quad (t > 0)$$

间隔时间 T 的期望值 $E(T) = \frac{1}{\lambda}$。

同样,对顾客服务时间常用的概率分布也是负指数分布,概率密度为:

$$f(t) = \mu e^{-\mu t} (t > 0)$$

其中 μ 表示单位时间内完成服务的顾客数,也称平均服务率。

笔记

例8-1 某医院外科手术室任意抽查了 100 个工作小时,每小时患者到达数 n 的出现次数如表 8-1 所示,问每小时患者的到达数是否服从泊松分布?

表8-1 患者在单位时间内到达数的频数分布

到达数 n	0	1	2	3	4	5	6	≥7
出现次数 f_n	10	28	29	16	10	6	1	0

解 依题意,每小时患者平均到达率 $\overline{X} = \dfrac{\sum nf_n}{100} = 2.1$（人／小时）。现检验这个经验分布是否适合 $\lambda = 2.1$ 的泊松分布,利用 χ^2 检验法:

假设该经验分布适合 $\lambda = 2.1$ 的泊松分布。

计算统计量 $\chi^2 = \sum \dfrac{(f_n - 100P_n)^2}{100P_n}$,结果如表 8-2 所示。

表8-2 泊松分布的拟合检验

到达数 (n)	出现次数 f_n	$P_n = \dfrac{\lambda^n}{n!}e^{-\lambda}$	理论频数 $100P_n$	$\dfrac{(f_n - 100P_n)^2}{100P_n}$
0	10	0.1224	12.24	0.4099
1	28	0.2571	25.71	0.2039
2	29	0.2700	27.00	0.1481
3	16	0.1890	18.90	0.4449
4	10	0.0992	9.92	0.0006
5	$\left.\begin{matrix}6\\1\end{matrix}\right\}7$	0.0416	$\left.\begin{matrix}4.16\\2.07\end{matrix}\right\}6.23$	0.0952
≥6		0.0207		
Σ	100	1.0000	100	1.3026

$\chi^2 = 1.3026 < \chi^2_{0.05}(6-1-1) = 9.488, P > 0.05$,接受假设,即患者到达数的经验分布适合 $\lambda = 2.1$ 的泊松分布。

知识链接

爱尔郎(AK. Erlang)(1878 年 1 月 1 日—1929 年 2 月 3 日) 丹麦数学家、统计学家和工程师,爱尔郎是从事排队论研究的先驱人物。1909 年,他发表了具有重要历史地位的论文《概率和电话会话的理论》,这一文章被公认是排队论诞生的标志。1917 年,爱尔郎又提出了有关通信业务的拥塞理论,用统计平衡概念分析了通信业务量问题,形成了概率论的一个新分支。他用概率论方法建立了电话统计平衡模型,并由此得到一组递推状态方程,从而导出著名的爱尔郎电话损失率公式。在第二次世界大战期间和第二次世界大战以后,排队论得到了进一步的发展,其在军事、公共服务、市场经济、社会保障等方面得到广泛应用。

笔记

第二节　单服务台 *M/M/*1 排队模型

*M/M/*1 排队系统是指顾客的到达为最简单流,即顾客到达间隔时间和服务时间均服从负指数分布的单服务台排队系统(single channel system)。根据顾客源和系统容量的不同情况,该模型主要有 *M/M/*1/∞/∞ 型、*M/M/*1/*N*/∞ 型、*M/M/*1/*m/m* 型三种。排队规则适用于 FCFS、LCFS 和 SIRO。

一、*M/M/*1/∞/∞ 模型

1. 模型条件　已知单位时间平均到达率 λ 和平均服务率 μ ($\mu > \lambda$),顾客源无限,容量无限,单列,FCFS 排队规则。

2. 系统的状态概率和主要运行指标

(1)系统的状态概率:为求系统达到平衡状态下的状态分布,假设记录了一段时间内系统进入状态 n 和离开状态 n 的次数,则因为"进入"和"离开"是交替发生的,所以这两个数要么相等,要么相差为 1。但就这两种事件的平均发生率来说可以认为是相等的。即对任一状态 n 单位时间内进入该状态的平均次数和离开状态的平均次数应该相等。这就是系统在统计平衡下的"流入"="流出"原理。根据这一原理,可得到任意状态下的平衡方程。

对于负指数分布状态,可以通过图 8-7 所示的状态转移来求得系统处于稳定状态下的概率 P_n(系统内有 n 个顾客的概率)。

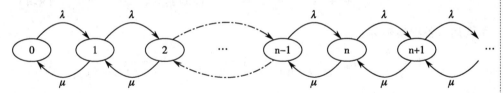

图 8-7　系统状态过程

在图 8-7 中,椭圆圈中的数字表示系统的状态(顾客数),箭头表示从一个状态到另一个状态的转移。当系统处于稳定状态时,对于每个状态来说,转入率与转出率相等。例如对于状态 $n(n \geq 1)$,有:

$$\lambda P_{n-1} + \mu P_{n+1} = (\lambda + \mu)P_n \tag{8-2}$$

而状态 0,有 $\mu P_1 = \lambda P_0$,因此 $P_1 = (\lambda/\mu)P_0$

当 $n = 1$ 时,将 $P_1 = (\lambda/\mu)P_0$ 代入式(8-2)得:

$$\lambda P_0 + \mu P_2 = (\lambda + \mu)(\lambda/\mu)P_0$$

解出　　　　　　　　　　　$P_2 = (\lambda/\mu)^2 P_0$

设 $\rho = \dfrac{\lambda}{\mu}$,则有　　　　　　　$P_2 = \rho^2 P_0$

类似可得　　　　　　　　　$P_3 = \rho^3 P_0$

一般地　　　　　　　　　　$P_n = \rho^n P_0$

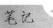

笔记

由概率性质知,$\sum_{n=0}^{\infty} P_n = 1$,即 $P_0 \sum_{n=0}^{\infty} \rho^n = 1$,当 $\rho < 1$ 时,有:

$$\begin{cases} P_0 = 1 - \rho \\ P_n = (1 - \rho)\rho^n \end{cases} \qquad (8\text{-}3)$$

这是系统状态为 n 时的概率公式,其中 P_0 为系统的空闲概率,ρ 是单位时间内顾客平均到达率与服务率的比值,反映了服务台的利用程度。由概率公式可以进一步推导系统的运行指标。

(2)系统的主要运行指标:由式(8-3)可以算出系统的主要运行指标。

系统内的平均顾客数,即队长:

$$L = \sum_{n=1}^{\infty} nP_n = \sum_{n=1}^{\infty} n(1-\rho)\rho^n = \rho - \rho^2 + 2\rho^2 - 2\rho^3 + 3\rho^3 - 3\rho^4 + \cdots$$

$$= \rho + \rho^2 + \rho^3 + \cdots = \frac{\rho}{1-\rho} = \frac{\lambda}{\mu - \lambda}$$

系统内等待服务的平均顾客数,即等待队长:

$$L_q = \sum_{n=1}^{\infty} (n-1)P_n = \sum_{n=1}^{\infty} nP_n - \sum_{n=1}^{\infty} P_n$$

$$= L - (1 - P_0) = L - \rho = \frac{\lambda}{\mu - \lambda} - \frac{\lambda}{\mu} = \frac{\lambda^2}{\mu(\mu - \lambda)}$$

任何排队模型,当系统在稳定状态时,系统内顾客逗留的平均时间 W 和顾客等待服务的平均时间 W_q 与队长、等待队长满足 Little 公式:

$$W = \frac{L}{\lambda} \qquad W_q = \frac{L_q}{\lambda} \qquad (\text{证明略}) \qquad (8\text{-}4)$$

系统运行各项指标为:

$$L = \frac{\lambda}{\mu - \lambda} \qquad L_q = \frac{\lambda^2}{\mu(\mu - \lambda)} \qquad W = \frac{1}{\mu - \lambda} \qquad W_q = \frac{\lambda}{\mu(\mu - \lambda)} \qquad (8\text{-}5)$$

显然,它们之间的关系为:$W = W_q + \dfrac{1}{\mu}$ $\qquad L = L_q + \dfrac{\lambda}{\mu}$

公式(8-5)适用于 FCFS、LCFS 和 SIRO 三种服务规则,但对有优先权的规则不适用。

例 8-2(章前案例) 设某医院药房只有一名药剂员,取药的患者按泊松分布到达,平均每小时 20 人,药剂员配药时间服从指数分布,平均每人为 2.5 分钟。试分析该药房排队系统的状态概率和运行指标。

解 这是一个 $M/M/1/\infty/\infty$ 系统,单列,FCFS 规则,依题意知:

$$\lambda = 20(人/小时), \mu = \frac{60}{2.5} = 24(人/小时)$$

利用式(8-3)及式(8-5)计算得:

药剂员空闲率 $P_0 = 1 - \rho = 1 - \dfrac{\lambda}{\mu} = 1 - \dfrac{20}{24} = 0.1667 = 16.67\%$

若按每天 8 小时工作时间算,该药剂员每天的空闲时间约有 1.33 小时。

系统内平均取药人数(队长)$L = \dfrac{\lambda}{\mu - \lambda} = \dfrac{20}{24 - 20} = 5(人)$

笔记

等候取药的平均患者数（等待队长）$L_q = \dfrac{\lambda^2}{\mu(\mu - \lambda)} = \dfrac{20^2}{24(24 - 20)} = $ 4.167（人）

等候取药的平均时间 $W_q = \dfrac{L_q}{\lambda} = \dfrac{4.167}{20} = 0.2083$（小时）$= 12.5$（分钟）

系统内平均逗留时间 $W = \dfrac{1}{\mu - \lambda} = \dfrac{1}{24 - 20} = 0.25$（小时）$= 15$（分钟）

系统内有 n 个患者取药的概率

$$P_n = (1 - \rho)\rho^n = \left(1 - \frac{20}{24}\right)\left(\frac{20}{24}\right)^n，取 \ n = 1, 2, 3, \cdots$$

有 　　　　$P_1 = 13.89\%$ 　　$p_2 = 11.57\%$ 　　　$P_3 = 9.65\%, \cdots$

如果医院希望有足够的座位给取药的患者坐，或者说患者来取药没有座位的概率不超过 5%，试问至少应为患者准备多少个座位？

设安排 $n - 1$ 个座位数。则系统中不超过 n 个患者的概率应不小于 95%，因此有

$$\sum_{k=0}^{n} P_k \geq 95\%$$

即：

$$\sum_{k=0}^{n} (1 - \rho)\rho^k = 1 - \rho^{n+1} \geq 95\%$$

因为 $\rho = \dfrac{20}{24} = 0.833$，代入上式求得 $n \geq 15.4 \approx 16$。即应至少为患者准备 15 个座位（正在取药的患者除外）。

二、$M/M/1/N/\infty$ 模型

$M/M/1/N/\infty$ 模型指顾客到达数服从参数为 λ 的泊松分布，服务时间服从参数为 μ 的负指数分布，单服务台，系统最大容量为 N，顾客源无限。由于系统中排队等待的顾客数最多为 $N - 1$，所以在某一时刻某位顾客到达时，如果系统中已有 N 位顾客，那么这位顾客被拒绝进入系统。如医院某科室病房有 N 张床位，第 $N + 1$ 位患者将被"拒绝"入院。

（一）系统的状态概率

设 $\rho = \dfrac{\lambda}{\mu}$，根据有限状态转移理论，求得系统处于稳定状态下的空闲概率 P_0 和系统内有 n 个顾客的概率 P_n 为（证明略）：

$$P_0 = \begin{cases} \dfrac{1 - \rho}{1 - \rho^{N+1}} & \rho \neq 1 \\[2mm] \dfrac{1}{1 + N} & \rho = 1 \end{cases} \qquad P_n = \begin{cases} \dfrac{1 - \rho}{1 - \rho^{N+1}}\rho^n & \rho \neq 1 \\[2mm] \dfrac{1}{1 + N} & \rho = 1 \end{cases} \qquad (8\text{-}6)$$

（二）系统的主要指标

顾客到达又能进入系统的概率为 $1 - P_N$，故系统的平均有效到达率 λ_e 为：

$$\lambda_e = \lambda(1 - P_N) = \mu(1 - P_0)$$

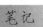
笔记

则系统的主要运行指标有：

$$L = \begin{cases} \dfrac{\rho}{1-\rho} - \dfrac{(N+1)\rho^{N+1}}{1-\rho^{N+1}}, & \rho \neq 1 \\[3mm] \dfrac{N}{2}, & \rho = 1 \end{cases} \quad ; \quad L_q = \begin{cases} \dfrac{\rho^2}{1-\rho} - \dfrac{(N+\rho)\rho^{N+1}}{1-\rho^{N+1}}, & \rho \neq 1 \\[3mm] \dfrac{N(N-1)}{2(N+1)}, & \rho = 1 \end{cases}$$

$$W = \frac{L}{\lambda_e}; \quad W_q = \frac{L_q}{\lambda_e}, \tag{8-7}$$

例 8-3 某私人牙科诊所配备一台牙科综合治疗台,由于诊疗室面积有限,只能安置 3 个座位供患者等候,一旦满座则后来者不再进屋等候。已知患者到达诊所的时间间隔和诊断时间均为负指数分布,平均到达时间间隔为 50 分钟,平均治疗时间为 40 分钟。试分析系统的状态概率和运行指标。

解 这是一个 $M/M/1/4/\infty$ 排队系统,单列,FCFS 规则。

$$N=4, \lambda = \frac{60}{50} = 1.2(人/小时), \mu = \frac{60}{40} = 1.5(人/小时), \rho = \frac{\lambda}{\mu} = 0.8$$

利用式(8-6)至式(8-7)计算得:

系统空闲率 $\quad P_0 = \dfrac{1-\rho}{1-\rho^{N+1}} = \dfrac{1-0.8}{1-0.8^5} = 0.2975$

系统队长 $\quad L = \dfrac{0.8}{1-0.8} - \dfrac{(4+1)\times 0.8^{4+1}}{1-0.8^{4+1}} = 1.56(人)$

等待队长 $\quad L_q = \dfrac{0.8^2}{1-0.8} - \dfrac{(4+0.8)\times 0.8^{4+1}}{1-0.8^{4+1}} = 0.8605(人)$

有效到达率 $\quad \lambda_e = \mu(1-P_0) = 1.5 \times (1-0.2975) = 1.054$

逗留时间 $\quad W = \dfrac{L}{\lambda_e} = \dfrac{1.56}{1.054} = 1.48(小时) \approx 89(分钟)$

等待时间 $\quad W_q = \dfrac{L_q}{\lambda_e} = \dfrac{0.8575}{1.054} = 0.81(小时) \approx 49(分钟)$

三、$M/M/1/m/m$ 模型

1.模型条件 已知单位时间平均每位顾客需要服务的次数 λ 与平均服务率 μ,系统容量等于顾客源总数 m,单列,混合制服务规则。该模型常用于机器故障维修系统和医院病房医护人员对住院患者的护理工作等。

2.系统的状态概率和主要运行指标

(1)系统的状态概率:根据状态转移理论,稳定状态下的系统的空闲概率 P_0 和系统内有 n 个顾客的概率 P_n 为:

$$\left. \begin{array}{l} P_0 = \dfrac{1}{\displaystyle\sum_{k=0}^{m} \dfrac{m!}{(m-k)!}\rho^k}, \qquad \rho = \dfrac{\lambda}{\mu} \\[6mm] P_n = \dfrac{m!}{(m-n)!}\rho^n P_0, \qquad (1 \leq n \leq m) \end{array} \right\} \tag{8-8}$$

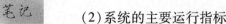

(2)系统的主要运行指标

$$L = m - \frac{\mu}{\lambda}(1 - P_0), \quad L_q = L - (1 - P_0)$$

$$\lambda_e = \mu(1 - P_0) = \lambda(m - L),$$

$$W = \frac{L}{\lambda_e}, \quad W_q = \frac{L_q}{\lambda_e} \qquad (8-9)$$

例 8-4 一名护士在 ICU 病房护理 6 位危重患者,每位患者 1 小时内平均呼叫 5 次,每次护理时间平均为 4 分钟,呼叫的时间间隔和护理时间服从负指数分布。试分析:①护士空闲的概率;②2 人及以上需要护理的概率;③等待护理的患者数;④每位患者等待护理的平均时间。

解 这是一个 $M/M/1/6/6$ 排队系统,$m = 6$,单列,FCFS 规则。由题意知, $\lambda = 5$(人/小时),$\mu = \frac{60}{4} = 15$(人/小时),$\rho = \frac{\lambda}{\mu} = \frac{1}{3}$。

利用式(8-8)至式(8-9)计算得:

①护士空闲的概率

$$P_0 = \frac{1}{\sum\limits_{k=0}^{m} \frac{m!}{(m-k)!}\rho^k} = \frac{1}{\sum\limits_{k=0}^{6} \frac{6!}{(6-k)!}\left(\frac{1}{3}\right)^k}$$

$$= (19.16)^{-1} \approx 0.0522 = 5.22\%$$

②2 人及以上患者需要护理的概率

$$\sum_{k=2}^{6} P_k = 1 - P_0 - P_1 = 1 - 0.0522 - 0.1043 = 0.8435 = 84.35\%$$

③呼叫护理的患者数 $L = m - \frac{\mu}{\lambda}(1 - P_0) = 6 - \frac{15}{5}(1 - 0.0522) \approx 3.16$(人)

④等待护理的患者数 $L_q = L - (1 - P_0) = 3.16 - (1 - 0.0522) \approx 2.21$(人)

有效到达率 $\lambda_e = \mu(1 - P_0) = 15(1 - 0.0522) = 14.217$

⑤等待护理的平均时间 $W_q = \frac{L_q}{\lambda_e} = \frac{2.21}{14.217} \approx 0.1554$(小时)= 9(分钟)

结果显示,患者护理的时间只有 4 分钟,而等待护理的平均时间却要 9 分钟;患者住院期间护士能随时服务的可能性只有 5.22%;系统内通常约有 2 位及以上的患者在等待护理。根据这些情况,建议院方应考虑增加一名护士或减少护理的患者数。

知识拓展

在现代社会服务中,排队系统通常是多个服务台串联起来的复合型随机服务系统。如将单服务台排队系统一个一个串联起来就是一个多级的串联排队系统,顾客必须依次通过每级服务台才算服务结束。例如患者到医院就医,必须通过挂号、诊断、检查、划价、取药等一系列的临床服务环节,每个环节接受不同服务。再如患者做血常规检查,医院检验科首先对每个患者进行单个采血服务,然后集中一批血样本放置全自动生化分析仪中进行分析,就是典型的两级串联排队系统。在有限容量两级等待制服务台的串联排队系统模型研究中,有 $M/M/1 \to M/M/1$ 模型、$M/M/1 \to M/G/1$ 模型、$M/G/1 \to G/D/1$ 模型等。Konheim & Reiser 考虑了系统 $M/M/1 \to M/M/K$,用复分析的方法给出系统的平稳条件和概率分布;Latouche & Neuts 用矩阵分析理论给出了系统 $M/M/C \to M/M/C/N$ 平稳队长分布;徐光辉、袁学明用矩阵分析理论研究了有限容量两级串联排队系统中第一级是单个到达,第二级成批到达的排队系统平稳的充要条件和平稳队长,患者的血常规检查就属于这种类型。

第三节 多服务台 $M/M/C$ 排队模型

$M/M/C$ 排队模型是指顾客的到达为最简单流,即顾客到达间隔时间和服务时间均服从负指数分布的多服务台排队系统(multistage queue system),各服务台工作相互独立,单队列。根据顾客源和系统容量的不同情况,该模型主要有 $M/M/C/\infty/\infty$ 型、$M/M/C/\infty/N$ 型和 $M/M/C/m/m$。排队规则适用于 FCFS、LCFS 和 SIRO。

一、$M/M/C/\infty/\infty$ 模型

1. 模型条件 已知单位时间平均到达率 λ,单列,C 个服务台,每个服务台的工作相互独立且平均服务率相同,都等于 $\mu(C\mu > \lambda)$,顾客源无限,容量无限,排队规则为等待制。

2. 系统的状态概率和主要运行指标

(1)系统的状态概率:根据状态转移理论得出稳定状态下的系统的空闲概率 P_0、系统内有 n 个顾客的概率 P_n 以及利用率 ρ 分别为:

$$
\left.
\begin{aligned}
P_0 &= \left[\sum_{K=0}^{C-1} \frac{1}{K!}\left(\frac{\lambda}{\mu}\right)^K + \frac{1}{C!} \cdot \frac{1}{1-\rho} \cdot \left(\frac{\lambda}{\mu}\right)^C \right]^{-1}, \quad \rho = \frac{\lambda}{C\mu} (<1) \\
p_n &= \begin{cases} \dfrac{1}{n!}\left(\dfrac{\lambda}{\mu}\right)^n P_0 & n \leqslant C \\[2mm] \dfrac{1}{C!C^{n-C}} \cdot \left(\dfrac{\lambda}{\mu}\right)^n P_0 & n > C \end{cases}
\end{aligned}
\right\}
\quad (8\text{-}10)
$$

(2)系统的主要运行指标

$$
L_q = \frac{(c\rho)^c \rho}{c! \, (1-\rho)^2} P_0; \quad L = L_q + \frac{\lambda}{\mu}; \quad W_q = \frac{L_q}{\lambda}; \quad W = \frac{L}{\lambda} = W_q + \frac{1}{\mu} \quad (8\text{-}11)
$$

例8-5 某医院康复科有 4 台超短波理疗仪,患者的到达服从泊松分布。平均每小时到达 12 人,每人理疗时间服从指数分布,每台每小时平均服务 4 人,患者到达后排成一列,依次就诊。求:①4 台仪器同时空闲的概率;②计算系统的 L、L_q、W、W_q;③患者到达后必须等待的概率。

笔记

解 该排队系统是 $M/M/4/\infty/\infty$ 模型,依题意:

$$C=4, \quad \lambda=12, \quad \mu=4, \quad \rho=\frac{\lambda}{C\mu}=\frac{3}{4}$$

①4 台仪器同时空闲的概率

$$P_0=\left[\frac{1}{0!}\cdot(3)^0+\frac{1}{1!}\cdot(3)^1+\frac{1}{2!}\cdot(3)^2+\frac{1}{3!}\cdot(3)^3+\frac{1}{4!}\cdot\frac{1}{1-3/4}(3)^4\right]^{-1}$$

$$\approx0.0377=3.77\%$$

②按(8-11)分别计算 L、L_q、W、W_q

$$L_q=\frac{\left(4\times\frac{3}{4}\right)^4\times\frac{3}{4}}{4!\left(1-3/4\right)^2}\times0.0377\approx1.53(人)$$

$$L=1.53+4\times\frac{3}{4}=4.53(人)$$

$$W_q=\frac{1}{12}\times1.53\approx0.1275(小时)\approx8(分钟)$$

$$W=\frac{1}{12}\times4.53\approx0.3775(小时)\approx23(分钟)$$

③患者到达后必须等待的概率

$$P(n\geq4)=1-P(n\leq3)=1-(P_0+P_1+P_2+P_3)$$

$$=1-\left(P_0+3P_0+\frac{9}{2}P_0+\frac{9}{2}P_0\right)\approx0.5094=50.94\%$$

例 8-6 在例 8-2 中,为了减少患者等待取药的时间,考虑增加一名药剂员,其他条件不变。试分析增加一名药剂员后药房排队系统的状态概率和运行指标。

解 原排队系统是 $M/M/1/\infty/\infty$ 模型,已知 $L=5(人)$,$W_q=12.5(分钟)$。现考虑增加一名药剂员后系统为 $M/M/2/\infty/\infty$ 模型。由题意知:

$$C=2, \quad \lambda=20(人/小时), \quad \mu=24(人/小时), \quad \rho=\frac{\lambda}{C\mu}=\frac{5}{12}.$$

利用式(8-10)及式(8-11)计算得:

①系统空闲的概率:

$$P_0=\left[\sum_{K=0}^{1}\frac{1}{K!}\left(\frac{20}{24}\right)^K+\frac{1}{2!(1-5/12)}\cdot\left(\frac{20}{24}\right)^2\right]^{-1}\approx0.4118=41.18\%$$

②系统运行指标:

$$L_q=0.175(人); \quad L=1.008(人); \quad W_q=32(秒); \quad W=3(分钟).$$

显然增加一名药剂员后,患者在药房的平均人数比原来减少了约 4 人,等待取药的时间减少了约 12 分钟。

二、$M/M/C/N/\infty$ 模型

1. **模型条件** 系统顾客源无限,容量为 $N(N\geq C)$,即系统中顾客数达到 N 时,后来的顾客被拒绝进入系统,服务规则为混合制,($N=C$ 时,为损失制;当 $N>C$ 时为混合制),其他条件同 $M/M/C/\infty/\infty$ 模型。

2. **系统的状态概率和主要运行指标**

（1）系统的状态概率：系统的空闲概率 P_0，系统内有 n 个顾客的概率 P_n 以及利用率 ρ 分别为：

$$P_0 = \left[\sum_{K=0}^{C} \frac{1}{K!} \left(\frac{\lambda}{\mu} \right)^K + \frac{C^c}{C!} \cdot \frac{\rho(\rho^C - \rho^N)}{1-\rho} \right]^{-1}, \quad \rho = \frac{\lambda}{C\mu}$$

$$\left.\begin{array}{l} p_n = \begin{cases} \dfrac{1}{n!} \left(\dfrac{\lambda}{\mu} \right)^n P_0, & (0 \leqslant n \leqslant C) \\[3mm] \dfrac{C^c}{C!} \rho^n P_0, & (C < n \leqslant N) \end{cases} \end{array}\right\} \quad (8\text{-}12)$$

（2）系统的主要运行指标

$$\left.\begin{array}{l} L_q = \dfrac{(c\rho)^c \rho}{c!(1-\rho)^2} P_0 [1 - \rho^{N-C} - (N-C)(1-\rho)\rho^{N-C}]; \\[3mm] L = L_q + \dfrac{\lambda}{\mu}(1 - P_N); \quad W_q = \dfrac{L_q}{\lambda_e}; \quad W = \dfrac{L}{\lambda_e} = W_q + \dfrac{1}{\mu}; \\[3mm] \lambda_e = \lambda(1 - P_N) \end{array}\right\} \quad (8\text{-}13)$$

例 8-7 某乡镇卫生院只有 4 张病床，患者的到达和输出服从最简单流，平均每 2 天有 1 名新患者住院，每名患者平均住 7 天。求此系统的有关运行指标。

解 该排队系统是 $M/M/4/4/\infty$ 模型，依题意：

$$C = 4, \quad \lambda = \frac{1}{2} = 0.5(\text{人/天}), \quad \mu = \frac{1}{7}(\text{人/天}), \quad \rho = \frac{\lambda}{C\mu} = \frac{7}{8}, \quad \frac{\lambda}{\mu} = 3.5$$

利用式（8-12）及式（8-13）计算得：

① 系统空闲的概率 $P_0 = \left[\sum_{K=0}^{4} \frac{1}{K!} \left(\frac{\lambda}{\mu} \right)^K + 0 \right]^{-1} = \left[\sum_{K=0}^{4} \frac{1}{K!} (3.5)^K \right]^{-1} \approx 4.16\%$

② 患者不能立即住院的概率 $P_4 = \frac{(3.5)^4}{4!} \times 4.16\% \approx 26.01\%$

③ 平均住院患者数 $L = \frac{\lambda}{\mu}(1 - p_4) = 3.5 \times (1 - 26.01\%) \approx 2.59(\text{人})$

其他指标：$L_q = 0$，$W_q = 0$，$W = \frac{1}{\mu} = 7(\text{天})$.

三、$M/M/C/m/m$ 模型

1. 模型条件 系统顾客源为 m，且 $m > C$。即一旦系统中已有 m 个顾客，就不会再有新的顾客到达，除非系统中的顾客得到服务后又返回顾客源，系统才可能有顾客继续到来。每个服务台在单位时间内服务的平均顾客数为 μ，每个顾客在单位时间内需要服务的平均次数为 λ。顾客的到达时间间隔和服务时间均服从负指数分布。

2. 系统的状态概率和主要运行指标

（1）系统的状态概率：系统的空闲概率 P_0 和系统内有 n 个顾客的概率 P_n：

笔记

246

$$P_0 = \frac{1}{m!}\left[\sum_{K=0}^{C} \frac{1}{K!(m-K)!}\left(\frac{\lambda}{\mu}\right)^K + \frac{C^C}{C!}\sum_{K=C+1}^{m} \frac{1}{(m-K)!}\left(\frac{\lambda}{C\mu}\right)^K\right]^{-1}$$

$$P_n = \begin{cases} \dfrac{m!}{(m-n)!n!}\left(\dfrac{\lambda}{\mu}\right)^n P_0 & 0 < n \leqslant C \\[3mm] \dfrac{m!}{(m-n)!C!C^{n-C}}\left(\dfrac{\lambda}{\mu}\right)^n P_0 & C+1 \leqslant n \leqslant m \end{cases} \right\} \quad (8\text{-}14)$$

（2）系统的主要运行指标

$$L = \sum_{n=0}^{m} nP_n; \quad L_q = L - \frac{\lambda}{\mu}(m-L); \quad W_q = \frac{L_q}{\lambda_e}; \quad W = \frac{L}{\lambda_e}; \quad \lambda_e = \lambda(m-L) \quad (8\text{-}15)$$

例 8-8　某医院病房有 3 名护士和 18 位患者，平均每位患者每 2 小时需要护理 1 次，每次 12 分钟，护理时间间隔与护理时间均服从泊松分布。现在医院考虑两种工作方案：方案 I 为 3 名护士共同护理 18 位患者；方案 II 为 3 名护士各自独立工作，每人固定负责 6 位患者。试比较两个方案的工作情况。

解：方案 I 是 $M/M/3/18/18$ 系统，其中：

$C = 3, \lambda = 0.5$（人次/小时），$\mu = 5$（人次/小时），$m = 18$

利用式（8-14）及式（8-15）计算得：

①系统空闲的概率

$$P_0 = \frac{1}{18!}\left[\sum_{K=0}^{3} \frac{1}{K!(18-K)!}\left(\frac{0.5}{5}\right)^K + \frac{3^3}{3!}\sum_{K=4}^{18} \frac{1}{(18-K)!}\left(\frac{0.5}{15}\right)^K\right]^{-1} \approx 17.01\%$$

②患者不能马上得到护理的概率

$$P(n \geqslant 3) = 1 - P(n \leqslant 2) = 1 - P_0 - P_1 - P_2 = 1 - 0.1701 - 0.3062 - 0.2603 = 26.34\%$$

③系统工作指标

$$L = \sum_{n=0}^{18} nP_n = 0 \times 0.1701 + 1 \times 0.3062 + 2 \times 0.2603 + \cdots + 18 \times 0.0000 \approx 1.83（\text{人}）$$

$$L_q = 1.83 - \frac{0.5}{5}(18 - 1.83) \approx 0.21（\text{人}）, \quad \lambda_e = 0.5 \times (18 - 1.83) = 8.09$$

$$W = \frac{1.83}{8.09} \approx 0.226（\text{小时}）= 14（\text{分数}）, \quad W_q = \frac{0.21}{8.09} \approx 0.026（\text{小时}）= 1.6（\text{分钟}）$$

方案 II 是 3 个 $M/M/1/6/6$ 系统，其中：

$$C = 1, \lambda = 0.5（\text{人次/小时}）, \mu = 5（\text{人次/小时}）$$

将其代入 $M/M/1/m/m$ 模式的相关公式计算，结果见表 8-3。

表 8-3　方案 I 与方案 II 排队系统的工作指标

指标	方案 I $M/M/3/18/18$	方案 II $M/M/1/6/6$
系统空闲率 P_0（%）	17.01	48.45
平均队长 L（人）	1.83	0.85
平均等待队长 L_q（人）	0.21	0.33
平均逗留时间 W（分钟）	13.60	19.67
平均等待时间 W_q（分钟）	1.60	7.67
等待概率（%）	26.34	51.55

表 8-3 的数据显示，方案 I 比方案 II 的工作效果好。

从上面例子可知，尽管 C 个 M/M/1 模型和 1 个 M/M/C 模型的系统内服务台数相同，但采用不同队列方式的系统运行状态和效果不一样，联合服务（单队列）要比分散服务（多队列）更为有效，所以在策划一个排队系统时应考虑队列因素。

第四节　其他类型的排队模型

一、M/G/1 排队模型

1. 模型条件　M/G/1 排队模型是单服务台的等待制系统，到达系统的顾客数服从泊松分布，单位时间平均到达率 λ，而各顾客的服务时间是相互独立且具有相同分布的随机变量 T，服务时间的期望值 $E(T) = \dfrac{1}{\mu}$ 和方差 $D(T) = \sigma^2$，μ 仍然为服务率，顾客源无限，容量无限，服从 FCFS 服务规则。

2. 系统的状态概率和主要运行指标

$$\left.\begin{array}{l} P_0 = 1 - \rho; \quad \rho = \dfrac{\lambda}{\mu} < 1 \\[3mm] L_q = \dfrac{\rho^2 + \lambda^2 \sigma^2}{2(1-\rho)}; \quad L = L_q + \dfrac{\lambda}{\mu}; \quad W_q = \dfrac{1}{\lambda} L_q; \quad W = \dfrac{1}{\lambda} L \end{array}\right\} \quad (8\text{-}16)$$

例 8-9　某医院放射科有一台 CT，患者的到来服从泊松分布，平均每小时 2 人，每位患者使用 CT 的平均时间为 20 分钟，标准差为 15 分钟。据患者反映等候 CT 检查的时间较长，而管理人员认为是设备的利用率不高，试对双方所提问题进行简要分析。

解　由题意可知：患者的服务时间是相互独立且具有相同分布的随机变量，顾客到达率 $\lambda = 2$（人/小时）；服务时间的期望值 $\dfrac{1}{\mu} = \dfrac{20}{60}$（小时），$\mu = 3$（人/小时）；

标准差 $\sigma = \dfrac{15}{60} = 0.25$（小时），$\rho = \dfrac{2}{3}$。代入式（8-16）分别求出

①设备的空闲率：　　$P_0 = 1 - \rho = \dfrac{1}{3} = 33.33\%$

②等待队长：　　$L_q = \dfrac{\left(\dfrac{2}{3}\right)^2 + 2^2 \cdot (0.25)^2}{2\left(1 - \dfrac{2}{3}\right)} = 1.04$（人）

③等候检查的时间：　　$W_q = \dfrac{1}{\lambda} L_q = \dfrac{1.04}{2} \approx 0.52$（小时）$\approx 31$（分）。

结论：设备的空闲率为 33.33%，若按每天工作 8 小时计，几乎有 2.67 个小时是空闲的；患者等候检查的时间平均为 31 分钟（比平均服务时间要长），因此，双方所提问题基本存在。

笔记

二、$M/D/1$ 排队模型

该系统对顾客服务时间为确定常数 ν，即 $E(T) = \dfrac{1}{\mu} = \nu$，而 $D(T) = 0$。其他条件与 $M/G/1$ 相同，可根据式(8-16)求得系统中的各项运行指标。

例8-10 某医院检验科有一台全自动血液分析仪，已知每个血样分析需要 1 分钟，送检样品按泊松分布到达，平均每小时 30 份。试求该系统的主要工作指标。

解 由题意知，这是一个 $M/D/1$ 系统，且有：

$$\lambda = 30(\text{份/小时}), \frac{1}{\mu} = \frac{1}{60}(\text{小时/份}), E(T) = \frac{1}{\mu} = \frac{1}{60}, D(T) = \sigma^2 = 0, \rho = \frac{\lambda}{\mu} = 0.5$$

按式(8-16)计算，求出系统运行指标：

$$P_0 = 1 - \rho = 1 - 0.5 = 0.5 = 50\%$$

$$L_q = \frac{\rho^2}{2(1-\rho)} = \frac{0.5^2}{2(1-0.5)} = 0.25(\text{份}), \quad L = L_q + \rho = 0.25 + 0.5 = 0.75(\text{份})$$

$$W_q = \frac{1}{\lambda}L_q = \frac{0.25}{30} = \frac{1}{120}(\text{小时}) = 30(\text{秒}), \quad W = \frac{1}{\lambda}L = \frac{0.75}{30} = 0.025(\text{小时}) = 1.5(\text{分钟})$$

三、具有优先服务权的 $M/M/1/\infty/\infty$ 模型

在通常排队模型中先到先接受服务是很自然的事。但在实际问题中，服务规则有时也会按照服务对象的重要性不同，实行某种优先服务。比如邮件分普通、快件和特快专递；医疗门诊分急诊和一般门诊；铁路运输过程中常是货车让客车、慢车让快车、临时加车让编组列车；公路上一般车辆让救护、救火或警车等便是优先服务的例子。由此可见，在具有优先权排队模型中，顾客是分等级的。具有优先权的顾客可分为强占优先和非强占优先。这里只讨论有强占优先服务权的 $M/M/1/\infty/\infty$ 模型。

在 $M/M/1/\infty/\infty$ 系统中，进入系统的顾客分为两级：第一级是优先类，到达率为 λ_1；第二级是普通类，到达率为 λ_2。两类顾客的服务时间均为相同 $\dfrac{1}{\mu}$ 的负指数分布。当系统中有第一级顾客到达时，正在接受服务的第二级顾客将被中断服务，重新等待，第一级顾客抢先接受服务（强占优先权）；当系统中只有同一级别顾客时，按先来先服务的原则。设：$\lambda = \lambda_1 + \lambda_2, \rho = \dfrac{\lambda}{\mu}$，第 i 级顾客在系统中的平均逗留时间 $W_i(i = 1,2)$ 与两级综合在一起的每个顾客在系统中的平均逗留时间 W，满足：

$$\lambda W = \lambda_1 W_1 + \lambda_2 W_2 \tag{8-17}$$

由于 $W = \dfrac{1}{\mu - \lambda}$，而第一级顾客在排队系统中得到服务的情况与第二级顾客的服务无关，即 $W_1 = \dfrac{1}{\mu - \lambda_1}$，代入式(8-17)，有：

笔记

$$W_2 = \frac{\lambda}{\lambda_2}W - \frac{\lambda_1}{\lambda_2}W_1 = \frac{\lambda}{\lambda_2(\mu-\lambda)} - \frac{\lambda_1}{\lambda_2(\mu-\lambda_1)} = \frac{\mu}{(\mu-\lambda)(\mu-\lambda_1)}$$

因此,第 i 级顾客在系统中等待服务的时间 W_{qi} 和等待队长 L_{qi} 分别为:

$$\begin{cases} W_{qi} = W_i - \dfrac{1}{\mu}, & (i=1,2) \\ L_{qi} = \lambda_i W_{qi} & (i=1,2) \end{cases} \tag{8-18}$$

可验证,在该系统中的 L_q 和 W_q 满足:

$$L_q = L_{q1} + L_{q2} = \frac{\rho^2}{1-\rho} \qquad W_q = \frac{\lambda_1}{\lambda}W_{q1} + \frac{\lambda_2}{\lambda}W_{q2} = \frac{\lambda}{\mu(\mu-\lambda)}$$

当系统中两类顾客服务时间不相同时,设第一级为 μ_1,第二级为 μ_2,其他条件不变,则系统中两类顾客的队长分别为:

$$L_1 = \frac{\rho_1}{1-\rho_1}$$

$$L_2 = \frac{\rho_2}{1-\rho_1-\rho_2}\left[1 + \frac{\mu_2\rho_1}{\mu_1(1-\rho_1)}\right], \qquad \rho_i = \frac{\lambda_i}{\mu_i} \quad (i=1,2)$$

其他运行指标可根据式(8-4)Little 公式求出。

例 8-11 某私人诊所只有一名医生,来就诊的患者按 $\lambda = 2$ 人/小时的泊松分布到达,医生对每个患者的服务时间服从 $\dfrac{1}{\mu} = 15$ 分钟的负指数分布。假如患者中 90% 属一般患者,10% 属危重患者。该诊所的服务规则是先治疗危重患者,然后是一般患者。试计算两类患者等候治病的平均时间。

解 依题意知,危重患者是第一级,一般患者是第二级,且

$$\lambda_1 = 10\%\lambda = 0.20(\text{人/小时}),\quad \lambda_2 = 90\%\lambda = 1.80(\text{人/小时}),$$

$$\mu = \frac{60}{15} = 4(\text{人/小时}),\quad \rho = \frac{\lambda}{\mu} = \frac{1}{2},\quad \text{由(8-18)算出:}$$

危重患者等待时间:

$$W_{q1} = W_1 - \frac{1}{\mu} = \frac{1}{\mu-\lambda_1} - \frac{1}{\mu} = \frac{1}{4-0.20} - \frac{1}{4} \approx 0.0132(\text{小时}) \approx 0.79(\text{分钟})$$

一般患者等待时间:

$$W_{q2} = W_2 - \frac{1}{\mu} = \frac{\mu}{(\mu-\lambda)(\mu-\lambda_1)} - \frac{1}{\mu} = \frac{4}{(4-2)(4-0.20)} - \frac{1}{4}$$

$$\approx 0.2763(\text{小时}) \approx 17(\text{分钟})$$

系统中的其他运行指标:

$$L_{q1} = \lambda_1 W_{q1} = 0.2 \times 0.0132 \approx 0.0026(\text{人})$$

$$L_{q2} = \lambda_2 W_{q2} = 1.8 \times 0.2763 \approx 0.4974(\text{人})$$

而 $\quad L_q = \dfrac{\rho^2}{1-\rho} = \dfrac{0.5^2}{1-0.5} = 0.5(\text{人}), \quad W_q = \dfrac{L_q}{\lambda} = \dfrac{0.5}{2} = 0.25(\text{小时})$

显然有: $L_q = L_{q1} + L_{q2} \qquad W_q = \dfrac{\lambda_1}{\lambda}W_{q1} + \dfrac{\lambda_2}{\lambda}W_{q2}$

笔记

第五节　排队系统的最优化设计

作为一个管理决策人员仅知道如何描述排队系统,计算出它的有关数量指标是不够的,研究的目的是要在掌握排队模型的基础上,利用它作为决策的工具。对排队系统进行最优化设计可以从两个方面考虑:其一,给出系统的某种费用(或利润)结构,要求平均总费用(或平均总利润)最低的情况下做出最优设计(经济效益)。在系统稳定状态下,各种费用可以用单位时间来考虑。服务成本是可以确切计算或估计的,患者就诊因排队等待而延误时间所造成的损失虽然很难测算,但也可根据统计的经验来估计。其二,在一定服务质量指标下要求系统运行效能达到必要的水平(社会效益)。下面就平均服务率和服务台数这两个决策变量的优化问题进行讨论。

一、$M/M/1/\infty/\infty$ 模型的最优平均服务率 μ^*

费用函数 f 为单位时间服务成本与顾客在系统中逗留损失费用之和的期望值。假定服务率 μ 是一个连续值。则费用函数 $f(\mu)$ 可为:

$$f(\mu) = a\mu + bL \rightarrow \min \qquad (8-19)$$

其中:a——当 $\mu = 1$ 时服务机构单位时间的成本费用。

b——每个顾客在系统中停留单位时间的损失费用。

L——系统内平均顾客数。

将 $L = \dfrac{\lambda}{\mu - \lambda}$ 代入式(8-19),则 $f(\mu) = a\mu + b\dfrac{\lambda}{\mu - \lambda}$,于是 $\dfrac{df}{d\mu} = a - \dfrac{b\lambda}{(\mu - \lambda)^2}$,

令 $\dfrac{df}{d\mu} = 0$,考虑 $\mu > \lambda$,解得

$$\mu^* = \lambda + \sqrt{\frac{\lambda b}{a}}$$

例8-12　到某设备维修站维修的设备数为泊松流,平均每小时 3 台。假设一台设备停留在维修站 1 个小时,修理站要支付 4 元。若维修站只有一名维修人员,他的工资是每小时每台 12 元。为使工资与设备逗留费之和最小,该维修员每小时应维修多少台?

解　$\lambda = 3$,$a = 12$,$b = 4$,于是

$$\mu^* = \lambda + \sqrt{\frac{\lambda b}{a}} = 3 + \sqrt{\frac{3 \times 4}{12}} = 4(台/小时)$$

即维修员每小时应维修 4 台设备。此时单位时间支出费用为:

$$f(4) = a \cdot \mu^* + b \cdot \frac{\lambda}{\mu - \lambda} = 12 \times 4 + 4 \times \frac{3}{4-3} = 60(元/小时)$$

二、$M/M/C/\infty/\infty$ 模型的最优服务台数 C^*

费用函数 f 为单位时间服务成本与逗留损失费用之和

$$f(C) = h \cdot C + b \cdot L(C)$$

笔记

251

其中：h——每服务台单位时间的成本。

b——每个顾客在系统中停留单位时间的损失费用。

$L(C)$——系统中有 C 台设备时逗留的顾客数。

因为 C 是离散型变量，不能直接对 $f(C)$ 求微分。因此，采用边际分析法，根据费用函数存在最小值的必要条件，有

$$\begin{cases} f(C^*) \leqslant f(C^*-1) \\ f(C^*) \leqslant f(C^*+1) \end{cases} \tag{8-20}$$

经计算得出：

$$L(C^*) - L(C^*+1) \leqslant \frac{h}{b} \leqslant L(C^*-1) - L(C^*) \tag{8-21}$$

依次求 $C=1,2,\cdots$ 时的 $L(C)$ 值，因为 h/b 是已知数，可根据式(8-20)、(8-21)确定 C^*。

例 8-13（费用模型） 某医院要确定其实验室试验设备的最优套数，经统计获悉平均每天来做试验的人数为 48 人，泊松分布到达。假设每个做试验的人的停留损失为每天 6 元，试验时间服从指数分布，每台设备的服务率为每天 25 人。提供一套试验设备的费用为每天 4 元。要求确定该院试验设备的最佳套数，使单位时间服务成本与逗留费用之和最小。

解 依题意：$h=4$(元/套)，$b=6$(元/人)，$\lambda=48$(人/天)，$\mu=25$(人/天)。

由 $\rho = \dfrac{\lambda}{C\mu} = \dfrac{48}{25C} < 1$，可得 $C \geqslant 2$。将数据代入式(8-11)求出：

$$P_0 = \left[\sum_{K=0}^{C-1} \frac{1}{K!}\left(\frac{48}{25}\right)^K + \frac{1}{C!} \cdot \frac{1}{1-\frac{48}{25C}} \cdot \left(\frac{48}{25}\right)^C \right]^{-1}$$

$$= \left[\sum_{K=0}^{C-1} \frac{(1.92)^K}{K!} + \frac{(1.92)^C}{(C-1)!(C-1.92)} \right]^{-1}$$

$$L(C) = L = \frac{(C\rho)^C \rho}{C!(1-\rho)^2} P_0 + \frac{\lambda}{\mu} = \frac{\left(C \cdot \frac{48}{25C}\right)^C \frac{48}{25C}}{C!\left(1-\frac{48}{25C}\right)^2} P_0 + \frac{48}{25}$$

$$= \frac{1.92^{C+1}}{(C-1)!(C-1.92)^2} P_0 + 1.92$$

而 $f(C) = h \cdot C + b \cdot L = h \cdot C + b\left[\dfrac{1.92^{C+1}}{(C-1)!(C-1.92)^2}P_0 + 1.92\right]$，

取 $C=2,3,4,5$ 依次代入 P_0、$L(C)$ 和 $f(C)$，结果见表 8-4。

表 8-4 $f(C)$ 的边际分析结果

设备套数 C	P_0	逗留人数 $L(C)$	$L(C)-L(C+1)$	$L(C-1)-L(C)$	$f(C)$
2	0.0204	24.490	21.845	∞	154.94
3	0.1244	2.645	0.582	21.845	27.87
4	0.1422	2.063	0.111	0.582	28.38
5	0.1457	1.952		0.111	31.71

因为 $h/b=0.667$ 落在区间 $(0.582,21.845)$ 内，所以 $C^*=3$，此时
$$\min f(3)=h\cdot c^*+bL=4\times3+6\times2.645=27.87(元/天)。$$

例 8-14（愿望模型） 某医院为了解决看病难问题，想增添 B 超设备，现已统计出平均每 6 分钟就有 1 人做 B 超检查，每人平均做 20 分钟。若假定患者到达的时间间隔和检查时间均服从负指数分布，管理人员要求合理确定 B 超台数，使得系统满足两个目标：①每台设备空闲率不大于 40%；②每位患者平均等待检查的时间不超过 5 分钟。试确定最佳 B 超设备台数 C。

解 依题意：$\lambda=\dfrac{60}{6}=10$（人/小时），$\mu=\dfrac{60}{20}=3$（人/小时），$\rho=\dfrac{10}{3}$.

满足第一个目标的条件是：
$$\begin{cases}1-\dfrac{10}{3C}\le0.4\\[2mm]\dfrac{10}{3C}<1\end{cases}\quad 解出：4\le C\le5$$

满足第二个目标的条件是：$W_q\le\dfrac{5}{60}=0.0833$（小时）

当 $C=4$ 时，求出 $W_q=0.3288$（小时）

当 $C=5$ 时，求出 $W_q=0.06533$（小时）

所以，同时满足两个目标的条件是：$C=5$。

当然，若不存在能同时满足两个目标的 C 值，则需要修正其中某个目标。

第六节 案 例 分 析

案例 8-1 某医院欲购一台 X 光机，现有四种可供选择的机型。已知就诊者按泊松分布到达，到达率每小时 4 人。四种机型的服务时间均服从指数分布，其不同机型的固定费用 C_1，操作费 C_2，服务率 μ 见表 8-5。若每位就诊者在系统中逗留所造成的损失费为每小时 15 元，试确定选购哪一类机型可使综合费（固定费+操作费+逗留损失费）最低？

表 8-5 四种机型的使用费用和服务率

机型	固定费用 C_1（元/小时）	操作费用 C_2（元/小时）	服务率 μ（人/小时）
A	8	60	5
B	10	75	6
C	18	84	7
D	20	120	8

分析 该案例属 $M/M/1/\infty/\infty$ 系统，单列，FCFS 规则。依题意只需计算各种机型在单位时间内的综合费。已知：$\lambda=4$，$\mu_A=5$，$\mu_B=6$，$\mu_C=7$，$\mu_D=8$，设综合费 f 为：

$$f = C_1 + \rho C_2 + 15L$$

按式(8-5)计算 L 及 f。

如机型 A 的综合费：$f = 8 + 0.8 \times 60 + 15 \times \dfrac{4}{5-4} = 116(元/小时)$

其他机型的综合费用见表8-6。由表8-6可知选用 C 型 X 光机其综合费最小。

表8-6 四种机型在1小时内的综合费用

机型	固定费用	ρ	操作费 ρC_2	L	逗留损失费 $15L$	综合费 f
A	8	0.8	48	4	60	116
B	10	2/3	50	2	30	90
C	18	4/7	48	4/3	20	86
D	20	1/2	60	1	15	95

案例8-2 某社区卫生服务中心有4名全科医生为患者诊治。据统计患者按泊松分布到达，平均每小时20人。医生为每名患者的诊治时间服从负指数分布，平均每人11.5分钟。由于发现患者等待时间过长，该中心决定，当患者数达到20人时，新到患者去其他医疗机构就诊或改日再来。试分析该中心所采取的这项决定前后系统工作情况的变化。

分析 该案例 $c = 4, \lambda = 20, \mu = \dfrac{60}{11.5}, \rho = \dfrac{\lambda}{c\mu} = \dfrac{20 \times 11.5}{4 \times 60} = 0.9583$

采取决定前的系统为 $M/M/4/\infty/\infty$ 系统，单列，FCFS 规则。

由式(8-10)和式(8-11)计算得出

系统中无患者的概率 $P_0 = \left[\sum_{K=0}^{C-1} \dfrac{1}{K!}\left(\dfrac{\lambda}{\mu}\right)^K + \dfrac{1}{C!} \cdot \dfrac{1}{1-\rho} \cdot \left(\dfrac{\lambda}{\mu}\right)^C \right]^{-1} = 0.42\%$

患者必须等待的概率 $P(n \geq 4) = \sum_{n=4}^{\infty} \dfrac{1}{C!C^{n-C}} \cdot \left(\dfrac{\lambda}{\mu}\right)^n P_0 = 96.05\%$

系统中患者的等待队长 $L_q = \dfrac{(c\rho)^c \rho}{c!(1-\rho)^2} P_0 = 20.91(人)$

系统中患者的等待时间 $W_q = \dfrac{L_q}{\lambda} = 1.0456(小时)$

采取决定后的系统为 $M/M/4/20/\infty$ 系统，单列，FCFS 规则。

由式(8-12)和(8-13)计算得出

系统中无患者的概率 $P_0 = \left[\sum_{K=0}^{C} \dfrac{1}{K!}\left(\dfrac{\lambda}{\mu}\right)^K + \dfrac{C^c}{C!} \cdot \dfrac{\rho(\rho^C - \rho^N)}{1-\rho} \right]^{-1} = 0.75\%$

患者必须等待的概率 $P(n \geq 4) = \sum_{n=4}^{20} \dfrac{c^c}{c!}\rho^n P_0 = 92.93\%$

系统中患者的等待队长

$$L_q = \dfrac{(c\rho)^c \rho}{c!(1-\rho)^2} P_0 [1 - \rho^{N-C} - (N-C)(1-\rho)\rho^{N-C}] = 5.8255(人)$$

因患者人数限制患者未就诊而离开的概率 $P_{20} = \dfrac{c^c}{c!}\rho^{20} P_0 = 3.43\%$

笔记

系统中患者的等待时间 $W_q = \dfrac{L_q}{\lambda_e} = 0.3030($ 小时 $)$

可见该社区卫生服务中心采取限制患者人数的决定后,患者等待就诊的队长减少约 15 人,等待就诊时间缩短了 0.7426 小时(约 45 分钟),即只占到原来时间的 28.99%,但由此会造成约 3.43% 的患者到其他机构就诊或改日再来。

本章小结

1. 排队系统包括三个组成部分 输入过程、排队规则和服务规则。输入过程包括:顾客总体数、顾客到达的概率分布类型和到达的方式;排队规则分为等待制、损失制和混合制;服务规则包括服务台的个数、队列及服务方式。

2. 排队系统的主要参数

(1)输入强度 λ:单位时间内到达的顾客数的期望值,$1/\lambda$ 表示相邻两个顾客到达的平均间隔时间。

(2)输出强度 μ:单位时间内服务的顾客数的期望值,$1/\mu$ 表示每个顾客的平均服务时间。

3. 排队系统的主要评价指标 队长 L、等待队长 L_q;逗留时间 W、等待服务时间 W_q。且它们满足:$L = \lambda_e W$,$L_q = \lambda_e W_q$,其中 λ_e 为顾客的实际到达率。

4. $M/M/C$ 排队模型 描述的是顾客的到达服从参数为 λ 的泊松分布,服务时间服从参数为 μ 的负指数分布,系统有 C 个服务台。当 $C = 1$ 时,就是单服务台排队系统。

5. 排队系统的最优化设计 可以基于成本和费用最小化,考虑 $M/M/1/\infty/\infty$ 模型的最优平均服务率 μ^* 和 $M/M/C/\infty/\infty$ 模型的最优服务台数 C^*,也可以基于理想愿望设计最优排队系统。

关键术语

顾客(customer)

服务台(service facility)

服务系统(service system)

输入过程(arrival process)

排队规则(queuing discipline)

服务规则(service discipline)

单服务台排队系统(single channel system)

多服务台排队系统(multistage queue system)

习题

一、单项选择题

1. 在 $M/M/1/\infty/\infty$ 模型中,系统的利用率 ρ 为( )

A $\rho = \dfrac{\lambda}{\mu}, \lambda < \mu$ 　　　　　B $\rho = \dfrac{\lambda}{\mu}, \lambda \geqslant \mu$ 　　　　　C $\rho = \dfrac{\mu}{\lambda}, \lambda < \mu$

笔记

$D \rho = \dfrac{\mu}{\lambda}, \lambda \geqslant \mu$ $\qquad$ $E \lambda = \mu$

2. 通常情况下患者在药房窗口取药的排队规则是一种( )

A 等待制 $\qquad$ B 损失制 $\qquad$ C 混合制

D 随机性 $\qquad$ E 优先服务

3. 排队系统的组成包括( )

A 输入过程和输出过程 $\qquad$ B 输入过程和服务机构

C 输出过程和服务机构 $\qquad$ D 输入过程、排队规则和服务规则

E 顾客和排队规则

4. 下列中不是排队系统的评价数量指标是( )

A 等待队长 $\qquad$ B 逗留时间 $\qquad$ C 服务台数

D 系统空闲 $\qquad$ E 顾客数

5. 在 $M/M/C/\infty/\infty$ 模型中,系统要有稳定解的必要条件是( )

$A \dfrac{\lambda}{C\mu} \geqslant 1$ $\qquad$ $B \dfrac{\lambda}{C\mu} < 1$ $\qquad$ $C \dfrac{\lambda}{C\mu} \leqslant 1$

$D \dfrac{\lambda}{C\mu} > 1$ $\qquad$ $E \lambda = C\mu$

二、解答题

1. 某医院 X 光室只有一名医生,来检查的患者人数服从泊松分布,平均每小时 4 人;患者检查时间服从负指数分布,平均每人需 12 分钟,求:①X 光室的各项工作指标;②患者不必等待的概率。

2. 某医院门诊部只有一名医生,患者平均 20 分钟到达一个,医生对每个患者的诊治时间平均为 15 分钟,上述两种时间均为负指数分布。若该门诊希望到达的患者 90% 以上能有座位,则该医院至少应设置多少个座位?

3. 某医院理疗室只有 1 名医生,且理疗室内最多只能有 3 位患者等待理疗。设理疗患者按泊松流到达理疗室,平均每小时到达 1 人,理疗时间服从负指数分布,平均每 1.25 小时理疗完 1 位患者。试求:①患者到达便可看病的概率;②患者流失的概率;③患者等待理疗的平均时间和队长。

4. 设某医院内科危重病房 1 位护士负责 5 个床位,病床经常住满。每个患者的需求服从泊松分布,平均每 2 小时 1 次,患者每次的护理时间服从负指数分布,平均为 20 分钟。试求:①没有患者需要护理的概率;②等待护理的患者平均数;③若希望至少 45% 时间内所有患者都不需要护理,则该护士最多负责护理的患者数;④若该护士负责 6 个患者的护理,其他各项条件不变,则上述①和②的结果。

5. 某医院机关文书室有 3 名打字员,每名打字员每小时能打 6 份文件。若该室平均每小时收到 15 份要打的文件。假设该室为 $M/M/C/\infty/\infty$ 系统。求:①3 名打字员忙于打字的概率;②该室主要运行指标;③若打字员分工包打不同科室的文件,每名打字员都平均每小时接到 5 份文件,试计算此情况下该室的各项工作指标,并与②比较。

6. 某电话交换台的呼叫强度服从平均每分钟 4 次的泊松分布,最多有 6 条

笔记

线同时通话,每次通话时间服从平均 0.5 分钟的负指数分布。呼叫不通时,呼叫自动消失。试求:①系统空闲的概率;②呼叫不通的概率;③平均通话线路数。

7. 某院一台血液分析仪每份血样检测时间为 3 分钟,血样按泊松分布平均每小时到达 18 份。试求主要工作指标和仪器空闲概率。

8. 某医院有一个取药窗口,患者按泊松分布平均每小时到达 10 人。药剂员发药时间(小时)$t \sim N(0.05, 0.1^2)$。试求该药房空闲的概率和其他运行指标。

9. 到达只有一名医生诊所的患者有两类:急诊患者和普通患者。当急诊患者到达时,医生将暂停正在治疗的普通患者而为其服务。同类型患者按 FCFS 服务规则进行。已知两类患者到达均服从泊松分布,急诊患者平均每天 2 人,普通患者每天 6 人;医生为两类患者治疗时间相同且服从负指数分布,平均每小时 2 人,若一天按 8 小时工作时间计算,试求:

①两类患者分别在系统内的平均等待时间;

②两类患者分别在系统内的平均队长。

10. 某工厂设备维修部要求维修的设备按泊松分布到达,平均每天 17.5 台。维修部工人每人每天平均维修 10 台,服从负指数分布。已知每名工人工资每天 60 元,因设备维修而造成的停产损失为每台每天 300 元。试确定该维修部的最佳工人数(停产损失费和工资支付费总和最小)。

(张文斌)

第九章

决策论

学习目标

通过本章的学习,你应该能够:

掌握 决策问题的基本要素,决策的概念与分类,用期望值准则进行风险型决策,用五个准则进行不确定型决策。

熟悉 决策树法,用效用准则进行决策。

了解 效用的含义、测量方法,效用曲线的画法和意义。

章前案例

　　某医院准备引进 CT 机,对 CT 室配置 CT 机进行决策。目的是在满足诊断需要的同时取得最好的经济效益。医院设想的可行方案有 3 个,分别为配置 1 台、2 台和 3 台。根据资料,预计在今年内需用 CT 诊断的患者人数有 3 种可能:人多、一般、人少。并且,出现这 3 种情况的概率分别为 0.3、0.5 和 0.2。又计算得知,当配置 1、2、3 台"CT"机时,如果患者多,则效益分别为 10、22、36(万元);一般时,效益分别为 10、20、18(万元);而患者少时,效益分别为 10、16、10(万元)。医院决策者该选择哪一套方案呢?

表9-1　不同方案的效益情况（万元）

方案	患者多	患者一般	患者少
1 台	10	10	10
2 台	22	20	16
3 台	36	18	10
发生概率	0.3	0.5	0.2

　　该医院的管理人员为了实现提高效益的目标,需要权衡各种因素,在充分获取信息的基础上综合分析各种备选方案,从中选出一套最能实现自身目标,而且效益最好的方案,这个过程其实就是决策。正如诺贝尔奖获得者西蒙说过的"管理就是决策",决策在管理中起着十分重要的作用,决策的成败直接关系管理目标的实现。本章主要介绍决策的基本概念和基本方法,重点介绍风险型决策、不确定型决策和效用理论。

第一节 决策的基本概念

章前案例提示,一个决策问题要包含三个基本要素:一是有多个行动方案,二是面对多个客观条件或状态,三是对应于每个方案和可能出现的状态,都有对应的收益值或损失值。章前案例中有 3 个方案可供选择(配置 1 台、2 台和 3 台),每种方案都会面对 3 种可能的自然状态(患者多、患者一般和患者少),不同方案和不同状态的效益值是已知的。为了对该决策问题进行数学描述,暂不考虑决策问题的解法,先了解决策问题的一些基本概念,第二节将对该案例进行分析解答。

一、决策问题的基本要素

(一) 策略集

为实现预期目的而提出的每一个可行方案称为策略,全体策略构成的集合,称为策略集(strategies set),也称方案集,记作 $A = \{a_i\}$,$a_i(i = 1, 2, 3 \cdots\cdots n)$ 表示每一个方案。

(二) 状态集

系统处于不同的状况称为状态,它是由人们不可控制的自然因素所引起的结果,故称为自然状态。全体状态构成的集合称为状态集(states set),记作 $S = \{s_j\}$,s_j($j = 1, 2, 3 \cdots\cdots m$)表示每一状态。

(三) 状态概率

状态 s_j 的概率称状态概率(state probability),记为 $p(s_j)$。

(四) 益损函数

益损函数(opportunity loss function)是指对应于选取方案和可能出现的状态,所得到的收益值或损失值,记为 R。

显然,R 是 A 与 S 的函数,益损函数值可正可负也可为零,如果认定正值表示收益,负值则表示损失,益损函数的取值就称为益损值。

策略集、状态集、益损函数是构成一个决策问题的三个基本要素。

(五) 决策准则和最优值

决策者为了寻找最佳方案而采取的准则称为决策准则(decision criterion),记为 ϕ。

最优值(optimal number)是最优方案对应的益损值,记为 R^*。

一般选取的决策准则往往是保证收益尽可能大而损失尽可能小,由于决策者对收益、损失价值的偏好程度不同,对同一决策问题,不同的决策者会有不同的决策准则。

二、决策的数学模型

一个决策问题的数学模型是由策略集 A、状态集 S、益损函数 R 和决策准则 Φ 构成的。因此可以用解析法写出上述集合、函数、准则来表示一个决策问题的

数学模型。即

$$R = R(A, S) = r_{ij}$$

其中，$A = \{a_i\}, (i = 1, 2, \cdots, n), S = \{s_j\}, (j = 1, 2, \cdots, m), r_{ij}$ 是方案 a_i 在状态 s_j 情况下的益损值。

例9-1 给出章前案例所述决策问题的数学模型。

解 数学模型为：

策略集 $A = \{a_i\} = \{$配制 i 台 CT 机$\}, i = 1, 2, 3$

状态集 $S = \{s_j\} = \{s_1, s_2, s_3\} = \{$患者多，一般，患者少$\}$

状态概率 $p(s_1) = 0.3, p(s_2) = 0.5, p(s_3) = 0.2$

益损值 $\quad R = (r_{ij})_{3 \times 3} = \begin{pmatrix} r_{11} & r_{12} & r_{13} \\ r_{21} & r_{22} & r_{23} \\ r_{31} & r_{32} & r_{33} \end{pmatrix} = \begin{pmatrix} 10 & 10 & 10 \\ 22 & 20 & 16 \\ 36 & 18 & 10 \end{pmatrix}$

此外，决策的数学模型也可用表格法表示，风险型决策也常用决策树方法表示。例9-1可由表9-2表示，决策树将于本章第二节详细介绍。

表9-2 不同方案在不同状态下的益损值（万元）

方案	自然状态		
	s_1（患者多） $p(s_1) = 0.3$	s_2（一般） $p(s_2) = 0.5$	s_3（患者少） $p(s_3) = 0.2$
a_1（配置1台）	10	10	10
a_2（配置2台）	22	20	16
a_3（配置3台）	36	18	10

三、决策的分类

一个完整的决策过程通常包括以下几个步骤：确定目标、收集信息、拟定方案、方案优选、方案实施和利用反馈信息进行控制。决策按问题所处的条件和环境可分为确定型决策、风险型决策和不确定型决策。

确定型决策（certain decision）是在决策环境完全确定的情况下做出决策。即每种方案都是在事先已经确定的状态下展开，而且每个方案只有一个结果，这时只要把各种方案及预期收益列出来，根据目标要求进行选择即可。尽管如此，当决策可行方案很多时，确定型决策也非常复杂，有时可借助线性规划的方法找出最佳方案。

风险型决策（venture decision）是在决策环境不完全确定的情况下做出的决策。即每种方案都有几个可能的结果，而且各结果发生的概率可以计算或估计，可用概率分布来描述。正因为各结果的发生或不发生具有某种概率，所以这种决策带有一定的风险。

不确定型决策（uncertain decision）是在对将发生结果的概率一无所知的情况

下做出的决策。即决策者只掌握了每种方案可能出现的各个结果,但不知道各个结果发生的概率。由于缺乏必要的情报资料,决策者只能根据自己对事物的态度去进行抉择,不同的决策者可以有不同的决策准则,所以同一问题就可能有不同的抉择和结果。

本章重点介绍风险型决策和不确定型决策。

> **知识链接**
>
> 　　赫伯特·西蒙　美国经济学家,经济组织决策管理大师,第十届诺贝尔经济学奖获得者。他的研究成果涉及科学理论、应用数学、统计学、运筹学、经济学和企业管理等方面。但他首先是一位经济学家,终生从事经济组织的管理行为和决策的研究,尤其是对经济组织内的决策程序所进行的开创性研究,使其获得第十届诺贝尔经济学奖。同时,西蒙也是决策理论学派的主要代表人物,该学派吸收了系统理论、行为科学、运筹学和计算机科学等学科的研究成果,在20世纪70年代形成了一个独立的管理学派。该学派着眼于合理的决策,即研究如何从各种可能的抉择方案中选择一种"令人满意"的行动方案。西蒙获得过9个博士头衔,他提出了决策活动包括4个主要阶段的理论。他曾担任中美学术交流委员会主席,当选中国科学院外籍院士,是中国科学院心理研究所名誉研究员,以及中国多所知名高校的名誉教授。

第二节　风险型决策

风险型决策也称随机决策,是在状态概率已知的条件下进行的决策。本节主要介绍风险型决策的基本条件和一些常用的决策准则及方法。

一、风险型决策的基本条件

在进行风险型决策分析时,被决策的问题应具备下列条件:

(1)存在决策者希望实现的明确目标。

(2)存在两个或两个以上的自然状态,但未来究竟出现哪种自然状态,决策者不能确定。

(3)存在着两个或两个以上的可行方案(即策略)可供决策者选择,最后只选一个方案。

(4)各种方案在各种自然状态下的益损值可以计算出来。

(5)各种自然状态发生的概率可以计算或估计出来。

对于一个风险型决策问题,首先要掌握决策所需的有关资料和信息,从而确定状态集 S,以及状态概率 $P(s_j)$,明确可供选择的策略集 A,进而计算出益损函数 $R(A,S)$,建立决策问题的数学模型,根据决策目标选择决策准则,从而找出最优方案。

知识拓展

信息的价值 在风险型决策中,决策者为了减少决策风险,降低问题的不确定性,提高决策的科学性和成功率,往往不满足于仅知道方案自然状态的先验概率,而是要想方设法去搜集有关自然状态的更多信息,一般称为补充信息,分为全信息(perfect information)和不全信息(imperfect information)。由于信息的搜集需要付出一定代价,并区分哪些补充信息值得搜集,这就是信息分析。而由于信息分析所导致的期望价值与信息搜集所花费的代价之间的差值则是信息的价值所在。全信息,是指那些可以绝对准确地预报未来出现的自然状态的一类信息。要知道花费多少代价才值得搜集全信息,就需要计算全信息的价值。在全信息条件下能够获得的收益成为全信息收益期望值(expected reward of perfect information),它与没有补充信息条件下的最大期望值的差即为全信息的价值,也可叫做全信息的期望价值。它不是某一全信息的单独价值,而是所有可能的全信息的平均价值。未来获取补充信息,通常需要采用实验的方法,获得一些信息,这类信息一般不能准确预报未来出现的状态,称为不全信息。倘若不全信息能够提高决策效益,即提高收益(或降低损失)期望值,则它也有价值,称为不全信息的价值。

二、最大可能准则

由概率论知识可知,一个事件的概率越大,它发生的可能性越大。基于这种考虑,在风险型决策问题中选择一个概率最大的自然状态进行决策,不考虑其他状态,这种决策准则称为最大可能准则(the maximum criterion)。利用这种决策准则进行决策时,把确定的自然状态看作必然事件,其发生的概率看作1,而其他自然状态看作不可能事件,其发生概率看作0,可以认为系统中只有一种确定的自然状态,从而将风险型决策转化为确定型决策。

例9-2 某药厂要确定下一计划期内某药品的生产批量,根据以往经验并通过市场调查和预测,提出了几种可行方案及益损情况(表9-3)。要求通过决策分析确定合理批量,使药厂获得效益最大。

表9-3 不同方案在不同状态下的益损值(万元)

方案	药品销路		
	s_1(好) $p(s_1)=0.2$	s_2(一般) $p(s_2)=0.5$	s_3(差) $p(s_3)=0.3$
a_1(大批量生产)	30	18	8
a_2(中批量生产)	25	20	12
a_3(小批量生产)	16	16	16

笔记

解　这是一个风险型决策问题,采用最大可能准则来进行决策。在药品销路中,自然状态 S_2 出现的概率最大,即销路一般的可能性最大。现对这一种自然状态进行决策,通过比较,可知药厂采用策略 a_2(中批量生产)获利最大,所以选取中批量生产为最优方案。

值得注意的是:在若干种自然状态发生的概率相差很大,而相应的益损值又差别不大时,使用这种决策准则效果较好。如果各种自然状态发生的概率都很小,而且相互很接近时,使用这种决策准则,其效果往往较差,甚至会引起严重错误。

三、期望值准则

期望值是指概率论中随机变量的数学期望。此处使用的是离散型随机变量的数学期望,是将每个策略(方案)都看作离散型随机变量,其取值就是采用该策略时各自然状态下对应的益损值。期望值准则(the expected value criterion)就是选择期望益损值最大(或最小)的方案为最优方案。用公式表达为:

$$R^* = \max_i \{E(a_i)\} = \max_i \{\sum_j r_{ij}p(s_j)\} \qquad (9\text{-}1)$$

或
$$R^* = \min_i \{E(a_i)\} = \min_i \{\sum_j r_{ij}p(s_j)\}$$

其中 r_{ij} 是方案 a_i 在状态 s_j 情况下的益损值,$p(s_j)$ 是状态 s_j 发生的概率。

例9-3　用期望值准则解例9-2。

解　根据表9-2所列各种状态概率和益损值,可以算出每个策略的期望益损值:

$$E(a_1) = 30 \times 0.2 + 18 \times 0.5 + 8 \times 0.3 = 17.4$$
$$E(a_2) = 25 \times 0.2 + 20 \times 0.5 + 12 \times 0.3 = 18.6$$
$$E(a_3) = 16 \times 0.2 + 16 \times 0.5 + 16 \times 0.3 = 16$$

通过比较可知 $E(a_2) = 18.6$ 最大,所以采用 a_2 也就是采取中批量生产,可能获得的效益最大。

例9-4　已知在过去的200天里,某药品在各种销售量下销售天数的记录(表9-4)。设该种药品一旦生产出来需要及时推销出去,如当天不能推销出去,即全部报废。该药品每件生产成本8元,销售价10元,假设今后的销售情况与过去的销售情况相同,试确定最优的生产数量。

表9-4　销售量与销售时间

每天销售量(件)	80	90	100	110
相应的销售天数	20	70	80	30

解　在本例的决策问题中,自然状态是销售情况,设状态 s_1、s_2、s_3、s_4 分别表示销售量为80件、90件、100件、110件。策略也为4种,设方案 a_1,a_2,a_3,a_4 分别表示日生产80件、90件、100件、110件。

由表9-3可计算状态概率:

$$p(s_1) = 20/200 = 0.1 \qquad p(s_2) = 70/200 = 0.35$$

$$p(s_3) = 80/200 = 0.4 \qquad p(s_4) = 30/200 = 0.15$$

现在计算每个策略在各种自然状态下的益损值。

当 a_1, s_1 时,生产 80 件销售 80 件,每件收益 $10 - 8 = 2$ 元,共收益 160 元,即 $r_{11} = 160$ 元,同理 $r_{12} = r_{13} = r_{14} = 160$。

当 a_2, s_1 时,生产 90 件,但只销售 80 件,报废 10 件。共收益

$$r_{21} = 2 \times 80 - 8 \times 10 = 80 \text{ 元}。$$

依此类推,可算出所有的益损值,详列于表 9-5,利用式(9-1)计算出每种策略下的期望益损值进行比较,可以看出:

$$\max\{E(a_1), E(a_2), E(a_3), E(a_4)\} = E(a_2) = 170$$

故选择方案 a_2 为最优策略,即日产 90 件,此时期望益损值为 170 元。

表 9-5　不同方案在不同状态下的益损值（元）

方案	市场可销售量				期望益损值
	s_1	s_2	s_3	s_4	
	$p(s_1) = 0.1$	$p(s_2) = 0.35$	$p(s_3) = 0.4$	$p(s_4) = 0.15$	
a_1	160	160	160	160	160
a_2	80	180	180	180	170
a_3	0	100	200	200	145
a_4	−80	20	120	220	80

通常,用期望值准则进行风险型决策的步骤为:

(1)根据统计资料计算各个自然状态的概率。

(2)计算每个方案在各个自然状态下的益损值。

(3)计算每个方案的期望益损值。

(4)根据期望益损值评价方案的优劣。若决策目标是收益,应选择期望益损值最大的相应方案为最优方案;若决策目标是支出或损失,应选择期望益损值最小的相应方案为最优方案。

四、决策树法

应用期望值准则作决策,还可借助于一种名为"决策树"(decision tree)的图形来进行,它将方案、状态、益损值和状态概率等用一棵树的形状来表示,将期望益损值也标在这棵树上,然后直接在树上通过计算比较进行决策。图 9-1 就是例 9-3 中决策问题的决策树。

决策树是由决策点、方案节点、树枝、结果节点四部分组成,下面就图中符号做以说明:

□:表示决策点,从它引出的分枝称为方案分枝。

○:表示方案节点,其上方数字为该方案的期望益损值,从它引出的分枝称为状态分枝,每条分枝上数字为相应的状态概率,分枝数就是状态数。

△:表示结果节点,它后面的数字表示某个方案在某种状态下的益损值。

根据题意,用式(9-1)计算所得数据填入图 9-1 中方案节点旁边,最后将方

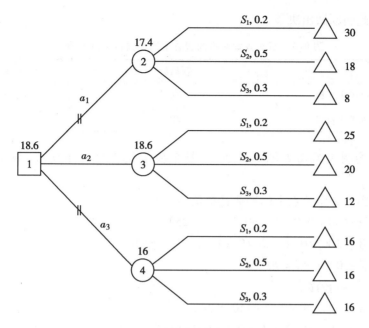

图 9-1　例 9-3 问题的决策树

案节点上的期望值加以比较,方案 a_2 为最优方案。而在方案 a_1 和 a_3 的分枝上画上截号"‖"表示舍去。

通常,用决策树法进行决策包括以下步骤:

(1)画决策树:一般是从左向右画,先画决策点,再画由决策点引出的方案分枝,有几个备选方案,就要画几个分枝;方案分枝的端点是方案节点;由方案节点引出状态分枝,有几个自然状态,就要画几个分枝;在每个状态分枝上标出状态概率;最后,在每个状态分枝末梢画上"△",即结果节点,在它后面标上每个状态对应方案的益损值。

(2)计算方案的期望益损值:在决策树中从末梢开始按从右向左的顺序,利用决策树上标出的益损值和它们相应的概率计算出每个案的期望益损值。

(3)根据期望益损值进行决策,将期望益损值小的舍去,而期望益损值大的方案则保留,确定为最优策略。

决策树法是决策分析中最常用的方法之一,不仅直观方便,而且可以更有效地解决比较复杂的决策问题。例 9-3 中只包括一级决策,叫做单级决策问题(simple-level decision problem)。有些决策问题包括两级或两级以上的决策叫做多级决策问题(multiple-level decision problem)。这类问题采用决策树法进行决策显得尤为方便简洁。

例 9-5　某地制定新建医院的十年规划,共有两个方案。一是投资 300 万元建大医院;二是先投资 160 万元建小医院,如果利用条件好,三年后,再投资 140 万元扩建成大医院。根据预测,前三年利用好的概率为 0.7,利用差的概率为 0.3。如利果前三年利用好,则后七年利用好的概率为 0.9,利用差的概率为 0.1。而如果前三年利用差,则后七年肯定也利用差。已知两个方案的年效益值(表 9-6)。试用决策树法对此问题做出决策。

表9-6 不同方案在不同状态下的益损值（万元/年）

	利用好	利用差
建成大医院	100	−20
建成小医院	40	10

解 绘制决策树如图9-2所示,整个决策过程分两个阶段,故采用多级决策。

计算图9-2中节点上的期望益损值

节点⑨:$(40 \times 0.9 + 10 \times 0.1) \times 7 = 259$

节点⑧:$(100 \times 0.9 - 20 \times 0.1) \times 7 - 140 = 476$

节点⑦:$10 \times 1 \times 7 = 70$

节点⑥:由⑧移来

节点⑤:$-20 \times 1 \times 7 = -140$

节点④:$(100 \times 0.9 - 20 \times 0.1) \times 7 = 616$

节点③:$(476 \times 0.7 + 70 \times 0.3) + (0.7 \times 40 + 0.3 \times 10) \times 3 - 160 = 287$

节点②:$(616 \times 0.7 - 140 \times 0.3) + (0.7 \times 100 - 20 \times 0.3) \times 3 - 300 = 281$

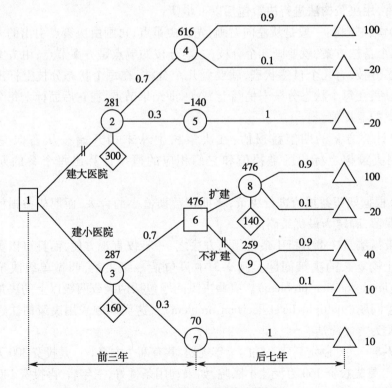

图9-2 例9-5问题的决策树

决策树法用图形把决策过程形象地表示出来,使决策者有顺序、有步骤地周密思考各有关因素,从而进行决策,对于较复杂的序贯决策问题,可以画一个决策树挂起来,以便更多人了解决策的全过程,利于进行集体讨论,集体决策。

第三节 不确定型决策

不确定型决策是在只知道有几种自然状态可能发生,但这些状态发生的概率并不知道时所做出的决策,这类决策问题应具有下列条件:

(1)存在明确的决策目标。

(2)存在两个或两个以上的可行方案。

(3)存在两种或两种以上的自然状态,但各种自然状态的概率无法确定。

(4)可以计算出各种方案在各自然状态下的益损值。

如果各种自然状态的概率可以知道,不确定型决策就变成了风险型决策。在实际中,常常会遇到不确定型决策问题,如新产品的销路问题、新股票上市发行问题等。

例 9-6 某药厂决定生产一种新药,有 4 种方案可供选择:甲药、乙药、丙药、丁药;可能发生的状态有 3 种:畅销、一般、滞销。已知每种方案在各种自然状态下的年效益值(表9-7)。为获得最大销售利润,药厂应如何决策?

表9-7 不同方案在不同状态下的益损值(万元/年)

方案	自然状态		
	s_1(畅销)	s_2(一般)	s_3(滞销)
a_1(生产甲药)	650	320	−170
a_2(生产乙药)	400	350	−100
a_3(生产丙药)	250	100	50
a_4(生产丁药)	200	150	90

这是一个不确定型决策问题。同时,由于不知状态概率,无法计算每种方案的期望益损值,这类问题在理论上没有一个最优决策准则让决策者决策,它存在着几种不同的决策分析方法,这些方法都有其合理性,具体选择哪一种,主要靠决策人的自身因素等。下面介绍几种不确定型决策的准则。

一、乐观准则

乐观准则(max-max criterion)是从最乐观的观点出发,对每个方案都按最有利状态来考虑,然后从中选取最优的作为决策方案,这种决策是风险最大的决策。这个准则可表示为:

$$R^* = \max_i \left\{ \max_j r_{ij} \right\} \tag{9-2}$$

具体步骤是:先找出各方案在不同自然状态下的最大效益值,再从中选取最大值所对应的方案为决策方案。即先求 $R_i = \max_j r_{ij}$,再求 $R^* = \max_i R_i$,则 R^* 所对应的方案为决策方案。若给出的益损值不是效益值,而是损失值,公式(9-2)应变为小中取小。

笔记

下面按乐观准则解例 9-6。

解 由公式(9-2),得

$$R_i = \max_j r_{ij} = \begin{pmatrix} 650 \\ 400 \\ 250 \\ 200 \end{pmatrix}$$

所以,$R^* = \max_i R_i = 650$。因此,最优方案应为 a_1,即生产甲药。

二、悲观准则

悲观准则(max-min criterion)是从最悲观的观点出发,对每个方案按最不利的状态来考虑,然后从中选取最优的作为最优方案。这个准则可表示为:

$$R^* = \max_i \{ \min_j r_{ij} \} \tag{9-3}$$

具体步骤是,先求 $R_i = \min_j r_{ij}$,再求 $R^* = \max_i R_i$,则 R^* 所对应的方案为决策方案。若给出的益损值不是效益值,而是损失值,公式(9-3)应大中取小。

按悲观准则解例 9-6。

解 由公式(9-3),得

$$R_i = \min_j r_{ij} = \begin{pmatrix} -170 \\ -100 \\ 50 \\ 90 \end{pmatrix}$$

所以,$R^* = \max_i R_i = 90$。因此,最优方案应为 a_4,即生产丁药。

三、折中准则

折中准则(compromise criterion)是从折中观点出发,既不完全乐观也不完全悲观,准则中引入一个表达乐观程度的乐观系数(或称为折中系数)λ($0 < \lambda < 1$)。该准则可表示为:

$$R^* = \max_i \{ \lambda \max_j r_{ij} + (1 - \lambda) \min_j r_{ij} \} \tag{9-4}$$

显然,若 $\lambda = 1$,折中准则就成为乐观准则。若 $\lambda = 0$,折中准则就成为悲观准则。若给出的益损值是损失值,公式(9-4)中取大改为取小,取小改为取大。

取 $\lambda = 0.7$,按折中准则解例 9-6。

解 由公式(9-4),得

$$R_i = \lambda \max_j r_{ij} + (1 - \lambda) \min_j r_{ij} = 0.7 \times \begin{pmatrix} 650 \\ 400 \\ 250 \\ 200 \end{pmatrix} + 0.3 \times \begin{pmatrix} -170 \\ -100 \\ 50 \\ 90 \end{pmatrix} = \begin{pmatrix} 404 \\ 250 \\ 190 \\ 167 \end{pmatrix}$$

所以,$R^* = \max_i R_i = 404$。因此,最优方案应为 a_1,即生产甲药。

四、等可能准则

等可能准则(laplace criterion)是在假定各种自然状态发生的概率总是相同

的情况下,选择期望益损值最优的方案为最优方案(益损值为损失值时,则取最小值)。决策准则可表示为

$$R^* = \max_i \left\{ \frac{1}{m} \sum_j r_{ij} \right\} \qquad (9-5)$$

按等可能准则解例9-6。

解 由公式(9-5),得

$$R_i = \frac{1}{m} \sum_j r_{ij} = \begin{pmatrix} 266.7 \\ 216.7 \\ 133.3 \\ 146.7 \end{pmatrix}$$

所以,$R^* = \max_i R_i = 266.7$。因此,选取方案 a_1 为最优方案,即生产甲药。

五、后悔值准则

后悔值准则(regret criterion)是从后悔值考虑,希望能找到一个策略,使得策略实施时产生较少的后悔。所谓后悔值是指每种状态下最大益损值与此状态下其他益损值之差。在所有方案的最大后悔值中选最小者,此时对应的方案为最优策略。决策准则可表示为:

$$R^* = \min_i \left\{ \max_j RV_{ij} \right\} \qquad (9-6)$$

其中 $RV_{ij} = \max_i r_{ij} - r_{ij}$。若益损值为损失值时,公式(9-6)中,后悔值 $RV_{ij} = r_{ij} - \min_i r_{ij}$。

该准则的具体步骤包括:

(1)找出各种自然状态下的最大收益值。

(2)分别求出各自然状态下各个方案未达到理想的后悔值。

后悔值 = 最大收益值 - 方案收益值

(3)把后悔值排成矩阵,称为后悔矩阵。

(4)把每个方案的最大后悔值求出来,选取其中最小者所对应的方案为最优策略。

按后悔值准则解例9-6。

解 首先根据表9-6计算状态 s_j 下方案 a_i 的后悔值,然后计算最大后悔值,获得如下计算结果(表9-8):

表9-8 不同方案在不同状态下的后悔值(万元)

方案	自然状态			$\max_j RV_{ij}$
	s_1	s_2	s_3	
a_1	0	30	260	260
a_2	250	0	190	250
a_3	400	250	40	400
a_4	450	200	0	450

$$R^* = \min_i \left\{ \max_j RV_{ij} \right\} = \min \begin{pmatrix} 260 \\ 250 \\ 400 \\ 450 \end{pmatrix} = 250$$

所以,方案 a_2 为最优方案,即生产乙药。

知识拓展

　　先验概率和后验概率　由于不确定型决策没有统一的客观标准,从而给实际应用带来不便。因此,人们希望能够确定自然状态的概率分布,使不确定型决策转化为风险型决策,以便采用期望值准则加以解决,这就需要事先根据以往经验和分析得到自然状态的概率,也就是先验概率(prior probability)。先验概率分为两种:一种是利用过去历史资料计算得到的先验概率,称为客观先验概率;一种是当历史资料无从取得或资料不完全时,凭人们的主观经验来判断而得到的先验概率,称为主观先验概率。先验概率只是利用现有的材料(主要是历史资料)计算的,而不是根据有关自然状态的全部资料测定的。如能通过抽样研究或实验来改进先验概率,也就是使用样本信息来修正自然状态的概率。那么修正后的概率是通过获得自然状态的全面资料而得到的,称为后验概率(posterior probability)。先验概率的计算比较简单,没有使用贝叶斯公式;而后验概率的计算,要使用贝叶斯公式,而且在利用样本资料计算逻辑概率时,还要使用理论概率分布,需要更多的数理统计知识。

第四节　效用理论在决策中的应用

　　前述的风险型决策问题中都采用了期望值准则,但没有考虑人的主观因素,如人的好恶、倾向性等。事实上,决策者的主观因素在很大程度上会影响决策方案的选择,这就涉及本节要介绍的效用理论问题。

一、效用的概念

　　例如,某医院每年发生各种灾害性事故(水灾,火灾,地震等)的概率为 $0.5‰$,灾害损失最大为 20 万元。若参加保险,每年需支付保险金 3000 元,医院决策者是否去购买保险呢? 不购买保险的期望损失值为 $200000 \times 0.0005 + 0 \times 0.9995 = 100$ 元,从最小期望损失值准则出发,应该选择不参加保险的方案。而事实上,人们几乎不愿冒失去巨大资金的风险(虽然其可能性很小)而不参加保险。又如某顾客在某商场购买一定数量的货物后,按商场规定可领到一笔奖金,但有两种领奖办法:第一种是直接发给该顾客 100 元;第二种是抽签发奖,若抽中可得奖金 300 元,若抽不中,则得不到任何奖金,抽中与抽不中的概率各为 50% 。该顾客愿意按哪种办法领奖呢? 按第二种办法得奖金的期望值为 300 ×

$0.5 + 0 \times 0.5 = 150$ 元,比第一种办法 100 元要多,但有 50% 的可能抽不到奖金,于是他决定选择第一种办法,稳得 100 元。若将第二种办法的奖金额增加到 500 元,其他条件不变;这时该顾客经考虑后认为,值得冒险,承担 50% 的风险去得到 500 元的奖金与稳得 100 元奖金价值一样,于是他选择第二种办法。若将第二种办法的得奖概率提高到 80%,其他条件不变;该顾客经考虑后,认为值得冒险,于是决定选择第二种办法。

上述例子可以看出,同样一笔货币的价值在不同场合下,或在不同人面前,人们主观感觉上有所不同。为了度量人们对货币的主观价值,引入了"效用"的概念。所谓效用(utility),就是用一种数量指标(无量纲)来表示决策者对风险的态度、对某事物的倾向和对某种后果的偏爱程度等主观因素的强弱程度。一般来说,货币值大的,效用值就大,但是货币值和相当的效用值之间不是线性函数关系。效用值一般在 $[0,1]$ 上取值,凡决策者最看好、最倾向、最愿意的情况效用值为 1,反之,效用值为 0。效用实质上体现了决策者对风险的态度。

二、效用曲线

在直角坐系中,用横坐标表示益损值,用纵坐标表示效用值,将某个决策者对风险态度的变化关系画出的曲线,称为某决策者的效用曲线(utility curve),相应的函数称为效用函数(utility function),记作 $u(x)$。通常,不同的人其效用曲线也不尽相同。为反映决策者在某个问题上的决策偏向和评价标准,往往要通过与决策者对话建立效用函数。与决策者对话有两种基本方法,一种是直接提问法,另一种是对比提问法。直接提问法由于提问与回答都难以明确,所以使用较少,本节仅介绍对比提问法。

设决策者面临两个方案 a_1 和 a_2,其中 a_1 表示决策者无任何风险得到一笔金额 x_2 的方案,a_2 表示他以概率 p 得到一笔金额 x_1 和以概率 $1-p$ 损失金额 x_3 的方案,其中 $x_1 > x_2 > x_3$。又设 $u(x_i)$ 表示金额 x_i 的效用值($i = 1, 2, 3$)。

在一定条件下,当决策者认为 a_1、a_2 两个方案等价时,可表示为:

$$pu(x_1) + (1-p)u(x_3) = u(x_2) \tag{9-7}$$

公式(9-7)表示 x_2 的效用值等价于 x_1、x_3 的期望效用值。其中包括 4 个变量,若已知 3 个变量,可用对比提问法来确定第 4 个变量的取值,从而得到效用曲线的一些点。提问方式大致有 3 种:

(1)每次固定 x_1、x_2、x_3 的值,改变 p,提问决策者:"p 为何值时,认为 a_1 与 a_2 等价?"

(2)每次固定 p、x_1、x_3 的值,改变 x_2,提问决策者:"x_2 为何值时,认为 a_1 与 a_2 等价?"

(3)每次固定 p、x_2、x_3 的值,改变 x_1,提问决策者:"x_1 为何值时,认为 a_1 与 a_2 等价?"

在实际操作中,一般采用美国学者 Von Neumanu 和 Morgenstern 提出的 $V\text{-}M$ 方法,即每次取 $p = 0.5$,固定 x_1、x_3 的值,利用公式改变 x_2 三次,提问 3 次,确定 3 个点,得到决策者的效用曲线。

$$0.5u(x_1) + 0.5u(x_3) = u(x_2) \tag{9-8}$$

三、效用曲线的画法

通过对决策者采取对比提问法,可用以下步骤画出效用曲线:

(1)确定两个点作为参考点,一般选取决策问题中的最小与最大益损值所对应的效用值为 0 或 1。

(2)将上一步假定的两个点,分别固定公式(9-8)中的 x_1 与 x_3,通过咨询决策者,得到满足公式(9-8)中的 x_2 大小,并通过公式(9-8)计算 $u(x_2)$ 的大小,得到效用曲线上的一个点。

(3)再将已获得的点作为公式(9-8)中新的 x_1 与 x_3,通过询问决策者,得到满足公式(9-8)新的 x_2 值,并通过公式计算 $u(x_2)$,得到效用曲线的其他点,然后将这些点连结成一条光滑的曲线,即为效用曲线。

例 9-7 某投资信托公司(简称投资者)正面临一个带有风险的投资决策问题。在可供选择的所有投资方案中,可能出现的最大收益为 20 万元,最小收益为 -10 万元。为了确定投资者的效用函数,现对投资者进行一系列的询问,其结果归纳如下:

(1)投资者认为:"以 0.5 的概率得 20 万元,0.5 的概率失去 10 万元"和"稳得 0 元"对他来说二者是等价的。

(2)"以 0.5 的概率获得 20 万元,0.5 的概率得 0 元"和"稳得 8 万元"对他来说二者是等价的。

(3)"以 0.5 的概率得 0 元,0.5 的概率失去 10 万元"和"肯定失去 6 万元"对他来说二者是等价的。

试计算投资者关于收益值分为 -10、-6、0、8、20(单位均为万元)的效用值,并画出效用曲线。

解 设 $u(x)$ 表示 x 的效用函数,令 $u(20)=1,u(-10)=0$,则

$$u(0) = 0.5u(20) + 0.5u(-10) = 0.5 \times 1 + 0.5 \times 0 = 0.5$$
$$u(8) = 0.5u(20) + 0.5u(0) = 0.5 \times 1 + 0.5 \times 0.5 = 0.75$$
$$u(-6) = 0.5u(0) + 0.5u(-10) = 0.5 \times 0.5 + 0.5 \times 0 = 0.25$$

在 **xou** 的直角坐标系下,标出各点 $(-10,0),(-6,0.25),(0,0.5),(8,0.75),(20,1)$,再用光滑的曲线将以上各点连接起来,得效用曲线(图 9-3)。

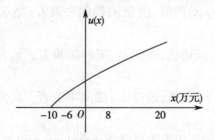

图 9-3 例 9-7 问题的效用曲线

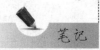

一般来说,效用曲线有 3 种类型,它反映了对风险持有不同态度的 3 种决策者的心态(图 9-4)。L_1 曲线是一条向上凸起的曲线,它表明决策者是不愿冒过大风险、谨慎从事、厌恶风险的人,属于保守型;L_2 是一条向下凹进的曲线,它表明决策者是具有一定的冒险胆略、追求风险、乐于进取的人,属于激进型;L_3 是一条直线,它表明决策者是一位循规蹈矩、严格按照期望值准则作决策的人,属于中间型。除此之外,还有一种决策者,在收损益额不太大时,具有一定的冒险胆略,追求风险,属于激进型决策者,但当损益额增大到一定数量时,则转化为厌恶风险的保守型决策者,这类决策者属于混合型。通常,在一定的损益水平条件下,决策者认为效用越大,越倾向于保守型;反之决策者认为效用越小,越倾向于激进型。

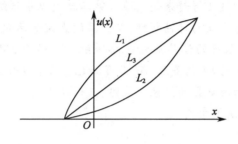

图 9-4　效用曲线的类型

四、效用曲线的应用

利用效用函数作为决策的原则,称为效用准则(utility criterion)。它是用效用值代替益损值,根据效用值和相应的概率计算出期望效用值,最后进行决策。

例 9-8　在例 9-7 中,如果投资者对某药厂开发的甲、乙两种新药项目进行投资。已知甲药销路好和销路差的概率均为 0.5,益损值分别为 20 万元和 − 10 万元;乙药销路好和销路差的概率均为 0.5,益损值分别为 10 万元和 0 元。试用效用准则进行决策。

解　在例 9-7 中,如图 9-3 所示即为投资者的效用曲线。

设 a_1,a_2 分别表示开发新药甲、乙的两个方案,则两方案的期望益损值为:

$$E(a_1) = 0.5 \times 20 + 0.5 \times (-10) = 5$$
$$E(a_2) = 0.5 \times 10 + 0.5 \times 0 = 5$$

两者期望益损值相等,按期望值准则很难做出决策。现用效用准则进行该问题的决策。

从图 9-3 可得:$u(-10) = 0, u(0) = 0.5, u(10) = 0.92, u(20) = 1$

方案 a_1, a_2 的期望效用值分别为:

$$Eu(a_1) = 0.5 \times 1 + 0.5 \times 0 = 0.5$$
$$Eu(a_2) = 0.5 \times 0.92 + 0.5 \times 0.5 = 0.71$$

所以,选择 a_2,即生产新药乙为最优方案。从图 9-3 可以看出,该投资者是一位保守型决策者。

萨姆·沃尔顿的卫星系统计划 世界最大零售企业沃尔玛的创始人萨姆·沃尔顿并不是高新技术发烧友,但是在1983年,他听取了一个下属的2400万美元的投资计划。这个人就是负责公司数据处理的格伦·哈伯恩,他建议建立一个卫星系统。沃尔玛无疑将成为尝试这项技术的第一个吃螃蟹的零售企业。风险是存在的。首先,沃尔顿对该技术领域并不了解,巨额的投入,很可能付之东流;其次,即使成功了,它是否能够实现预期,带来零售企业的新模式,都不得而知。同时,它也有两大卖点,第一就是它有助于事必躬亲的沃尔顿与员工之间的交流,因为沃尔顿坚持到每一个店铺视察,但随着连锁店数量的扩张,这变得越来越困难。第二就是卫星系统有助于沃尔顿及时了解库存、跟踪每个店的日销售额、新产品的上架等问题。四年之后,卫星系统的建成使得沃尔玛的销售业绩一路飘红。1985年,卫星系统完工前两年,沃尔玛的销售额为84亿美元,而10年后已经升至936亿美元,再10年后达到2880亿美元的历史最高纪录。最终,沃尔顿成功了,这一案例也成为现代商业的一个经典决策案例。

第五节 案例分析

案例9-1 某县城区有10万人口,县人民医院拟对人群中某疾病发生情况进行一次检查。有3种方式可供选择:一是进行全体人口普查,二是只检查高危人群,三是所有的人都不检查。假设该疾病人群的分布状况和预期的检查结果,以及检查治疗费用的有关资料已知(表9-9、9-10),为了使总费用最少,应选择哪种方案?

表9-9 某疾病不同人群的检查结果

检查结果	实际情况					
	高危险组(例)			低危险组(例)		
	阳性	阴性	合计	阳性	阴性	合计
阳性	1900	3600	5500	3040	15360	18400
阴性	100	14400	14500	160	61440	61660
合计	2000	18000	20000	3200	76800	80000

表9-10 某疾病检查和治疗费用(元/人)

项目	费用	项目	费用
全人口普查	3	假阳性患者早期治疗	5
高危人群检查	4	晚期治疗	100
真阳性患者早期治疗	10		

分析 该决策问题属于风险型决策,共包括3个可选方案,需先对有关的概率

笔记

进行测算,然后利用决策树进行决策分析,筛选总费用最低方案为最优决策方案。

首先:设 a_1 表示全体人口普查,a_2 表示只检查高危人群,a_3 表示所有人都不检查。

其次:对各方案中直接关系到期望总费用的相关概率进行测算,无论何种方案均需明确非患者的概率、患者的概率、非患者假阳性的概率、非患者真阴性的概率、患病者假阴性的概率、患病者真阳性的概率。

(1)a_1 方案中有关概率

$$非患者的概率\ r_1 = \frac{18000 + 76800}{20000 + 80000} = 0.948 \qquad 患者的概率\ 1 - r_1 = 0.052$$

$$非患者假阳性的概率\ r_{11} = \frac{3600 + 15360}{18000 + 76800} = 0.2$$

$$非患者真阴性的概率\ r_{12} = \frac{14400 + 61440}{18000 + 76800} = 0.8$$

$$患病者假阴性的概率\ r_{13} = \frac{100 + 160}{2000 + 3200} = 0.05$$

$$患病者真阳性的概率\ r_{14} = \frac{1900 + 3040}{2000 + 3200} = 0.95$$

(2)a_2 方案中有关概率

$$非患者的概率\ r_2 = \frac{18000}{20000} = 0.9 \qquad 患者的概率\ 1 - r_2 = 0.1$$

$$非患者假阳性的概率\ r_{21} = \frac{3600}{18000} = 0.2$$

$$非患者真阴性的概率\ r_{22} = \frac{14400}{18000} = 0.8$$

$$患病者假阴性的概率\ r_{23} = \frac{100}{2000} = 0.05$$

$$患病者真阳性的概率\ r_{24} = \frac{1900}{2000} = 0.95$$

再次:运用期望值准则中的决策树法进行决策分析,构建该问题的决策树(图9-5),决策点为期望总费用,结果节点表示相应结果对应的期望费用。对于各结果节点的期望费用可由表9-10得出,进一步计算图9-5中各方案节点的期望费用值(包括检查费和治疗费)。

(1)对于各结果节点来说,期望费用为相应结果下的治疗费用。

(2)对于节点②来说,期望费用 = $1 \times 0.948 + 0.052 \times 14.5 + 3 = 4.70$

(3)对于节点③来说,期望费用 = $1 \times 0.9 + 0.1 \times 14.5 + 4 = 6.35$

(4)对于节点④来说,期望费用 = 100

最后:计算出各方案的期望总费用。

(1)对于 a_1 方案来说,由于进行普查,所以节点②对应期望费用即为每个受检对象人的平均费用,该方案对应期望总费用为:$4.7 \times 100000 = 470000$ 元

(2)对于 a_2 方案来说,由于仅对高危人群进行检查,所以节点③对应期望费用为高危组每个受检对象的平均费用,该方案对应的期望总费用还需加上低危险组的阳性患者的期望费用:$6.35 \times 20000 + 100 \times 3200 = 447000$ 元

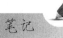
笔记

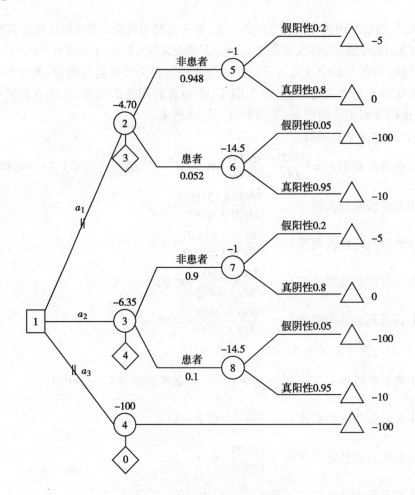

图 9-5 案例 9-1 问题的决策树

（3）对于 a_3 方案来说，由于未进行任何检查，不存在检查费用，该方案对应期望总费用为所有患者的治疗费用：$100 \times 5200 = 520000$ 元

因此，结合决策目标是期望总费用最少，应选取 a_2 方案即只检查高危人群，其期望费用 4.47 元/人。

案例 9-2 某医院制剂室计划生产自制感冒颗粒，有 3 种方案可供选择，包括大批量生产、中批量生产、小批量生产。该药品主要用于感冒的治疗，感冒的发生也有 3 种情况，包括大流行、局部流行、不流行，目前还不能确定今年的流行情况。已知不同方案下的获利情况（表 9-11）。针对该决策问题，利用乐观准则、悲观准则、折中准则（$\lambda = 0.8$）、后悔值准则进行决策分析，并给出各自的最优方案。

表 9-11 不同方案在不同状态下的益损值（万元）

方案	自然状态		
	s_1（疾病大流行）	s_2（局部流行）	s_3（不流行）
a_1（大批量生产）	60	40	-20
a_2（中批量生产）	40	25	-10
a_3（小批量生产）	10	15	5

分析　该决策问题中,由于对今年感冒的流行情况还不清楚,各种自然状态的发生概率不明,属于不确定型决策,按要求分别采取4种准则进行决策分析,确定最优方案。

(1)乐观准则:由公式(9-2),得

$$R_i = \max_j r_{ij} = \begin{pmatrix} 60 \\ 40 \\ 15 \end{pmatrix}$$

所以,$R^* = \max_i R_i = 60$。因此,最优方案应为a_1,即大批量生产。

(2)悲观准则:由公式(9-3),得

$$R_i = \min_j r_{ij} = \begin{pmatrix} -20 \\ -10 \\ 5 \end{pmatrix}$$

所以,$R^* = \max_i \{\min_j r_{ij}\} = 5$,因此,最优方案应为$a_3$,即小批量生产。

(3)折中准则:由公式(9-4),得

$$R_i = \lambda \max_j r_{ij} + (1-\lambda)\min_j r_{ij} = 0.8 \times \begin{pmatrix} 60 \\ 40 \\ 15 \end{pmatrix} + 0.2 \times \begin{pmatrix} -20 \\ -10 \\ 5 \end{pmatrix} = \begin{pmatrix} 44 \\ 30 \\ 13 \end{pmatrix}$$

所以,$R^* = \max_i R_i = 44$。因此,最优方案应为a_1,即大批量生产。

(4)后悔值准则:根据表9-11,计算出3种自然状态下的最大收益值分别为60、40、5万元,然后求出各状态下3种方案的后悔值,形成后悔值矩阵,并求出3种方案的最大后悔值(表9-12)。

表9-12　不同方案在不同状态下的最大后悔值（元）

方案	自然状态			$\max_j RV_{ij}$
	s_1	s_2	s_3	
a_1	0	0	25	25
a_2	20	15	15	20
a_3	50	25	0	50

按照后悔值准则求得:$R^* = \min_i \{\max_j RV_{ij}\} = \min \begin{pmatrix} 25 \\ 20 \\ 50 \end{pmatrix} = 20$

选取其中最小者所对应的方案为最优策略。因此,最优方案应为a_2,即中批量生产。

本章小结

1. 决策问题的基本要素包括:策略集、状态集和益损函数。

2. 按问题所处的条件和环境,决策可分为确定型决策、风险型决策和不确定型决策。

3. 最大可能准则把确定的自然状态看作必然事件,其发生的概率看作1,这一准则适用于自然状态发生的概率相差很大,而相应的益损值又差别不大的情况。

4. 使用期望值准则进行风险型决策时,首先计算每个方案在各个自然状态下的期望益损值,然后根据决策目标,选择期望益损值最大(或最小)的方案为最优方案。决策树是应用期望值准则进行决策时的一个常用方法。

5. 折中准则引入了乐观系数 λ,显然,若 $\lambda = 1$,折中准则就变成乐观准则;若 $\lambda = 0$,则变成悲观准则。

6. 后悔值是每种状态下最大益损值与此状态下其他益损值之差。在所有方案的最大后悔值中选最小者,此时对应的方案为最优策略。

7. 利用效用函数进行决策,是用效用值代替益损值,根据效用值和相应的概率计算出期望效用值,最后进行决策。

关键术语

决策(decision)

决策分析(decision analysis)

状态概率(state probability)

益损函数(opportunity loss function)

决策准则(decision criterion)

最优值(optimal number)

确定型决策(certain decision)

风险型决策(venture decision)

不确定型决策(uncertain decision)

期望值准则(the expected value criterion)

决策树(decision tree)

效用(utility)

效用曲线(utility curve)

效用函数(utility function)

习题

一、名词解释

1. 效用

2. 决策

3. 风险型决策

二、判断题

1. 不管决策问题如何变化,一个人的效用曲线总是不变的。

2. 用期望值准则进行决策时,必须首先利用已有的资料和信息估算出各自然状态的概率。

3. 最大可能准则选择一个概率最大的自然状态进行决策,不考虑其他状态。

4. 在不确定性决策中,等可能准则较后悔值准则具有较大的保守性。

5. 悲观决策准则,是从最坏的情况着眼,争取其中最好的结果。

三、单项选择题

1. 完整的决策过程:一是确定目标,二是收集信息,三是拟定方案,四是(   ),

笔记

五是方案实施,六是反馈控制

A 方案优选 　　　　B 数据分析 　　　　C 决策环境调查

D 决策分析 　　　　E 方案调研

2. 乐观决策准则又称为(　　)

A max min 决策准则 　　B min max 决策准则 　　C max max 决策准则

D 1 aplace 决策准则 　　E min min 决策准则

3. 决策问题按所处的条件和环境可分为确定型决策、不确定型决策和(　　)

A 随机型决策 　　　　B 连续型决策 　　　　C 战略型决策

D 风险型决策 　　　　E 概率型决策

4. 一个决策问题的3个基本要素包括策略集、状态集和(　　)

A 最优值 　　　　　　B 决策偏好 　　　　　C 决策准则

D 评价标准 　　　　　E 益损函数

5. 决策树中,决策点用(　　)表示

A ○ 　　　B □ 　　　C △ 　　　D ◇ 　　　E ▽

四、解答题

1. 某药厂要确定下一计划期内某药品的生产批量,根据经验并通过市场调查,已知药品销路好、一般和较差的概率分别为 0.3、0.5 和 0.2,采用大批量生产可能获得的利润分别为 20 万元、12 万元和 8 万元,中批量生产可能获得的利润分别为 16 万元、16 万元和 10 万元,小批量生产可能获得的利润分别为 12 万元、12 万元和 12 万元。试用最大可能准则和期望值准则进行决策。

2. 某农场种植了价值 10000 元的中药材,但目前因害虫的侵袭而受到严重的威胁,场长必须决定是否喷洒农药。喷洒农药将耗费 1000 元。如果他决定喷洒农药,只要一周内不下雨,就可以挽救全部药材;而如果一周内有雨,就只能挽救 50% 的药材。反之,如果他决定不喷洒农药,只要一周内不下雨,就将损失全部药材;若一周内有雨,就能自动救活 60% 的药材。试用最大可能准则和期望值准则进行决策。假设场部气象站估计一周内下雨的概率为 0.7。

3. 某药厂决定某药品的生产批量时,调查了这一药品的销路好、销路差两种自然状态发生的概率,和大、中、小三种批量生产方案的投资金额,以及它们在不同销路状态下的效益值(表9-13)。试用决策树法进行决策。

表9-13　不同方案在不同状态下的益损值（万元）

方案	投资金额	药品销路	
		s_1（销路好） $P(s_1)=0.7$	s_2（销路差） $P(s_2)=0.3$
a_1（大批量生产）	10	20	-15
a_2（中批量生产）	8	18	-10
a_3（小批量生产）	5	16	-8

4. 某地区人口总数 100000,该地区某种疾病的发生率在暴发年为 5‰,在常

年为 0.3‰、平均每例该病患者的治疗费为 300 元。现在，该地区某一医学院向科技部门申请经费 10000 元，用于研制一种预防该病的疫苗。初步估计，该疫苗研制成果的话，将使该病的发病率在暴发年为 0.5‰，在常年为 0.03‰。已知该病暴发年发生的概率为 20%，非暴发年发生的概率为 80%，疫苗研制成功的概率为 40%。若从费用的角度分析，科技部门是否应同意该疫苗研制立项？

5. 实施某一卫生服务计划，有 4 个可供选择的方案 a_1、a_2、a_3、a_4，每个方案都面临 3 种可能的自然状态 s_1, s_2, s_3，各相应的益损值如表 9-14 所示，假定不知道各自然状态发生的概率。试用各种准则进行决策（折中系数 $\lambda = 0.6$）。

表 9-14 不同方案在不同状态下的益损值（万元）

方案	自然状态		
	s_1	s_2	s_3
a_1	50	45	60
a_2	25	75	50
a_3	105	10	25
a_4	20	100	40

6. 某决策问题的最大和最小益损值分别为 120 元和 –40 元，所对应的效用值分别为 1 和 0，已知其他益损值所对应的效用值（表 9-15）。试画出效用曲线，并利用效用值准则说明下列两种方案中哪一种较优：a_1（成功概率为 0.6，获利 70 元；失败概率为 0.4，损失 20 元），a_2（成功概率为 1，获利 30 元）。

表 9-15 效益值（元）和效用值

R	10	20	50	80	90	100
U	0.57	0.62	0.75	0.84	0.87	0.95

7. 某厂要决策是现在还是明年扩大生产规模问题。由于可能出现的市场需求情况不一样，预期利润也不同。已知市场需求有高（s_1）、中（s_2）、低（s_3）3 种自然状态，各状态下的概率及不同方案时的预期利润（表 9-16）。对该厂来说损失 1 万元效用值为 0，获利 10 万元效用值为 1，对于以下事件效用值无差别：①肯定得 8 万或 0.9 概率得 10 万和 0.1 概率失去 1 万；②肯定得 6 万或 0.8 概率得 10 万和 0.2 概率失去 1 万；③肯定得 1 万或 0.25 概率得 10 万和 0.75 概率失去 1 万。

求：①建立效用值表；②分别根据效益值和效用值按期望值法确定最优策略。

表 9-16 不同方案在不同状态下的益损值（万元）

方案	自然状态		
	s_1 $p(s_1)=0.2$	s_2 $p(s_2)=0.5$	s_3 $p(s_3)=0.3$
a_1（现在扩大）	10	8	–1
a_2（明年扩大）	8	6	1

（王培承 刘 源）

对策论

通过本章的学习,你应该能够:

掌握 矩阵对策纯策略意义的解及其解法;矩阵对策混合策略意义的解及其线性规划解法。

熟悉 对策现象的3个基本要素;矩阵对策的图解法、线性方程组解法、优超法和 2×2 阶矩阵对策的解法。

了解 对策论所研究的内容,对策模型的基本分类,矩阵对策的基本定理和解的性质。

章前案例

假定某一地区有甲、乙两家医院,现在两家医院的病号源相对固定,若一家医院通过改善医疗设备,则另一家的部分患者就转到这家医院就诊。在这一地区,总的患者数是固定的,一方争得的患者就是另一家失去的患者。已知两家医院都改善或都不改善医疗设备其患者数不变,如果其中一家医院改善而另一家不改善,则改善医疗设备的医院患者数增加500人,试决定这两家医院各自的最优策略。

上述模型中,医院甲是否改善医疗设备受到医院乙选择的影响,并且其选择也会影响到医院乙的选择,因而任何一方做出决定时都必须充分考虑其他对手可能做出的反应,这种模型就是对策论所研究的问题。

对策论(game theory)又称博弈论,其直译应该是"游戏理论",主要研究对象是带有对抗性质的现象。它是在竞争场合下,双方(或多方)如何针对对手采取策略的一种定量分析方法。在人类社会生活中有许多带有竞争或对抗性的现象,小到打扑克、下棋之类的游艺比赛,大到人类与大自然之间的斗争、国际上政府间的各种外交谈判、医院与医院之间争夺国内外医疗市场等等,都存在着竞争。在这类现象中,参加竞争的各方各自具有不同的目标和利益,为了达到各自的目标和利益,各方必须考虑对手的各种可能的行动方案,并力图选取对自己最为有利或最为合理的方案。对策论就是研究对策行为中斗争各方是否存在着最合理的行动方案,以及如何找到这个合理的行动方案的数学理论和方法。因为它研究的对象以及处理问题的方法有明显的特色,所以日益引起人们广泛关注,同时许多经济问题使经济学和对策论的研究结合起来,为对策论的应用提供了广泛的场所,也加快了对策论体系的形成。

作为管理专业的大学生学习一些对策论知识,对开拓视野、吸收新观念、提高竞争素质和科学决策水平是大有裨益的。本章将介绍一些对策论的基本概念、基本方法、简单的矩阵对策及其在管理中的应用。

> **知识链接**
>
> 伴随着对策论的研究,经济科学的研究与对策论很快结合到一起,1944 年诺依曼和摩根斯坦合著《博弈论和经济行为》一书的出版标志着系统的对策理论的初步形成。从此,对策论的研究才系统化与公理化。二十世纪五六十年代是对策论研究、发展最重要的阶段,一些重要的对策论的概念就是在这个阶段发展起来的,如"纳什均衡"等。不过对策论真正得到重视并被看作重要的经济理论还是近十余年的事。1994 年三位长期致力于对策论的理论和应用研究、实践的学者——美国普林斯顿大学教授约翰·纳什(J. Nash)、加州大学教授约翰·海萨尼(J. Harsanyi)和德国波恩大学教授赖因哈德·泽尔腾(R. Selten)——共同获得诺贝尔经济学奖,则更使对策论作为重要的经济学科或运筹学分支的地位和作用得到了最具权威性的肯定,在此之后对策论的理论研究及其应用研究在世界范围内又掀起新的高潮。不仅经济学家、企业界的巨头,而且许多军事、政府机构都十分关注这门科学的发展。对策论对于探索我国经济体制改革、发展和完善社会主义市场机制有着很强的现实意义,许多管理者正努力地运用它去寻找市场竞争的策略,以提高自己的竞争地位。

第一节　对策论的基本概念

虽然对策来源于竞争,但并非所有的竞争都构成对策。例如,两个人玩掷一粒骰子竞赛,出现点数最多者获胜,这只是两人竞争胜负,但不构成对策,而两个孩子玩锤子、剪刀、布的游戏,就构成对策。也就是说要构成对策,必须具备对策的基本要素。下面用我国古代"齐王赛马"的例子来说明对策的基本概念。

在战国时期,齐国的国王有一天提出要与田忌进行赛马。田忌答应后,双方约定:①各自出 3 匹马;②从上、中、下三个等级的马中各出 1 匹;③每匹马都得参加比赛,而且只参加 1 次;④每次比赛各出 1 匹马,一共比赛 3 次;⑤每次比赛后负者要付给胜者千金。当时的情况是:在同等级的马中,田忌的马不如齐王的马,因而从总体情况来看,田忌要输掉千金了。但是,如果田忌的马比齐王的马高一等级,则田忌的马可取胜。于是,田忌的好友孙膑便给田忌出了个主意:①每次比赛先让齐王说出他要出哪匹马;②叫田忌用下马对齐王的上马(负);③用中马对齐王的下马(胜);④用上马对齐王的中马(胜)。比赛结果:田忌二胜一负反而得千金。这是对策问题中以弱胜强的典型例子。

笔记

一、对策的三个基本要素

从上例可以看出对策论是研究具有斗争或竞争性质现象的数学理论和方法,两个或两个以上参加者在某种对抗性或竞争性的场合下各自作出决策,使自己一方尽可能得到最有利的结果。根据不同性质的问题,可建立不同的对策模型,尽管对策模型的种类可以千差万别,但本质上都必须包含如下三个基本要素:

(一) 局中人

局中人(player)是指在一个对策行为中,有权决定自己行动方案的对策参加者。这里的局中人必须是在一局对策中有权决定实施策略的人,而那些在一局对策中,既不作决策而结局又和他的得失无关的人(如棋赛时的公证人等),就不算局中人。通常用 I 表示局中人的集合,如果有 n 个局中人,则 $I = \{1, 2, 3, \cdots, n\}$。称只有两个局中人的对策现象为两人对策(two-person game),而多于两个局中人的对策称为多人对策。例如"齐王赛马"就是一个两人对策。

对策中关于局中人的概念是广义的。可以是具体的某个人,还可为某一集体、国家、企业等。甚至在研究某些决策时,也可以把大自然当作局中人。另外,在一个对策中利益完全一致的参加者都看作一个局中人,例如篮球、足球比赛时,虽有多人参赛,但只能有两个局中人。

需要说明的一点是,在对策中总是假定每一个局中人都是"理性的"。所谓"理性",简单来讲就是选择策略时总是选择对自己最有利的策略。对任一局中人来讲,不存在利用其他局中人决策的失误来扩大自身利益的可能性。

(二) 策略与局势

局中人预先拥有的用来对付其他局中人的完整的行动方案和手段,称为局中人的一个策略(strategy)。这里所说的策略必须是局中人选择的实际可行的通盘筹划的完整的行动方案,并非指竞争过程中某一步所采取的局部方案。例如在齐王赛马的例子中,"先出上马"只是作为一个策略的一个组成部分,并非一个完整的策略,而完整的策略是一开始就要把各人的三匹马排好次序,然后依次出赛。那么三匹马排列的一个次序就是一个完整的行动方案,称为一个策略。如田忌先出下马,然后出中马,最后出上马[简记为(下、中、上]就是田忌的一个策略。每个局中人拥有的策略的个数可以相同,也可不相同,可以是有限个,也可以是无限个。各局中人的策略的全体,称为这个局中人的策略集。上面赛马例子中,齐王和田忌各有六个策略:①(上、中、下),②(上、下、中),③(中、上、下),④(中、下、上),⑤(下、中、上),⑥(下、上、中),这六个策略构成局中人的策略集,用符号 S_i 表示局中人 i 的策略集。从每个局中人的策略集中各取一个策略,组成的 n 个局中人的策略组 $s = (s_1, s_2, \cdots s_n)$ 称为一个局势(situation)。全体局势的集合 S 可用各局中人策略集 S_i 的笛卡尔积表示,即

$$S = S_1 \times S_2 \times \cdots \times S_n$$

如果在一局对策中,各个局中人都有有限个策略,则称为有限对策(finite game),否则称为无限对策(infinite game)。例如,齐王赛马就是一个有限对策。

笔记

而市场竞争中,因价格变动可能有无限多个值,故可认为是无限对策。

(三) 赢得与赢得函数

局中人采用不同策略对策时,各方总是有得或有失,统称赢得(payoff)或得失。在齐王赛马的例子中,最后田忌得 1 千金,而齐王损失 1 千金,即为这局对策(结局时)双方的赢得。可以用 1 和 -1 来表示。

实际上,每个局中人在一局对策结束时的赢得,是与全体局中人所选定的一组策略有关,即与局势有关。当局势出现后,每个局中人的赢得也就确定了。因此,赢得是局势的函数,通常称为赢得函数(payoff function)(或支付函数),用符号 $H_i(s)$ 表示局中人 i 的赢得函数。也就是说,对任一局势 $s \in S$,局中人 i 可以得到一个赢得 $H_i(s)$。如果在任一局势中,全体局中人的赢得相加总和等于零时,这个对策就称为零和对策(zero-sum game),否则就称为非零和对策。例如"齐王赛马"就是一个零和对策。

二、对策的数学模型

一个对策模型就是由局中人、策略集、赢得函数这三部分组成的,用符号

$$G = \{I = \{1, 2, \cdots, n\}, \quad S_i, i \in I, \quad H_i(S), i \in I\}$$

表示。

对策的进行过程是这样的:每个局中人都从自己的策略集合 S_i 中选出一个策略 $s_i(s_i \in S_i)$,就组成一个局势 $S = (s_1, s_2, \cdots, s_n) \in S_1 \times S_2 \times \cdots \times S_n$,把局势 S 代入每个局中人的赢得函数 $H_i(S)$ 中,局中人 i 就获得 $H_i(S)$,这局对策就结束了。

例 10-1 猜硬币游戏

两个参加者甲、乙各出示一枚硬币,在不让对方看见的情况下,将硬币放在桌上,若两个硬币都呈正面或都呈反面,则甲得 1 分,乙付出 1 分;若两个硬币一反一正,则乙得 1 分,甲付出 1 分。

解 设甲、乙分别是局中人甲和局中人乙,他们各有两个策略,出示硬币的正面或反面。用 α_1, α_2 分别表示局中人甲出示正面和反面这两个策略;用 β_1, β_2 分别表示局中人乙出示正面和反面这两个策略。$S_1 = \{\alpha_1, \alpha_2\}$, $S_2 = \{\beta_1, \beta_2\}$。当两个局中人分别从自己的策略集中选定一个策略以后,就得到一个局势,这个游戏的局势集合是 $S_1 \times S_2 = \{(\alpha_1, \beta_1), (\alpha_1, \beta_2), (\alpha_2, \beta_1), (\alpha_2, \beta_2)\}$。两个局中人的赢得函数 H_1, H_2 是定义在局势集合上的函数,由给定的规则可得到

$$H_1(\alpha_1, \beta_1) = 1, \quad H_1(\alpha_1, \beta_2) = -1, \quad H_1(\alpha_2, \beta_1) = -1, \quad H_1(\alpha_2, \beta_2) = 1$$
$$H_2(\alpha_1, \beta_1) = -1, \quad H_2(\alpha_1, \beta_2) = 1, \quad H_2(\alpha_2, \beta_1) = 1, \quad H_2(\alpha_2, \beta_2) = -1$$

例 10-2 甲、乙和丙三个人作"石头、剪子、布"的游戏,规则是剪子赢布,布赢石头,石头赢剪子。如果三个人出示的都相同或都不相同,则三个人的赢得都是 0。如果有两个人赢一个人,则赢的人各得 1 分,输的人扣 2 分,如果有一个人赢两个人,则赢的人得 2 分,输的人各扣 1 分。

解 这是一个三人对策,设局中人集合 $I = \{1, 2, 3\}$,每个局中人有三个策略:出示剪子或石头或布。如果用 1、2 和 3 分别代表出示剪子、石头和布,那么

$$S_1 = \{1,2,3\}, S_2 = \{1,2,3\}, S_3 = \{1,2,3\}$$

是局中人甲、局中人乙、局中人丙的策略集,局势为

$$S_1 \times S_2 \times S_3 = \{(x_1, x_2, x_3) \mid x_i = 1, 2, 3, \quad i = 1, 2, 3\}$$

用 $H_1(x_1, x_2, x_3)$ 表示局中人甲的赢得函数,则

$H_1(1,1,1) = 0$ $H_1(1,1,2) = -1$ $H_1(1,1,3) = 1$ $H_1(1,2,1) = -1$

$H_1(1,2,2) = -2$ $H_1(1,2,3) = 0$ $H_1(1,3,1) = 1$ $H_1(1,3,2) = 0$

$H_1(1,3,3) = 2$ $H_1(2,1,1) = 2$ $H_1(2,1,2) = 1$ $H_1(2,1,3) = 0$

$H_1(2,2,1) = 1$ $H_1(2,2,2) = 0$ $H_1(2,2,3) = -1$ $H_1(2,3,1) = 0$

$H_1(2,3,2) = -1$ $H_1(2,3,3) = -2$ $H_1(3,1,1) = -2$ $H_1(3,1,2) = 0$

$H_1(3,1,3) = -1$ $H_1(3,2,1) = 0$ $H_1(3,2,2) = 2$ $H_1(3,2,3) = 1$

$H_1(3,3,1) = -1$ $H_1(3,3,2) = 1$ $H_1(3,3,3) = 0$

同样可以求出局中人乙、局中人丙的赢得函数 $H_2(x_1, x_2, x_3), H_3(x_1, x_2, x_3)$。

　　现代对策论内容十分丰富,可以依据不同的原则进行分类。对策种类很多,每个方面的特征都可以作为对策分类的依据。根据局中人的数量可以分为两人对策、多人对策,多人对策又分为合作对策和非合作对策;根据对策中所选策略的数量可分为有限对策和无限对策;根据局中人赢得之和可分为零和对策、常和对策与变和对策;根据对策过程特征可分为静态对策、动态对策;根据信息结构可分为完全信息对策和不完全信息对策等。

　　在众多对策模型中,二人有限零和对策(finite two-person zero-sum game)占有重要地位(相关内容见配套光盘),这类对策中赢得函数可用矩阵表示,又称为矩阵对策。矩阵对策是一种最简单的对策形式,最容易描述和分析,它是到目前为止在理论研究和求解方法方面都比较完善的一类对策,而且这类对策的研究思想和理论结果又是研究其他类型对策模型的基础。因此,本章主要介绍矩阵对策的基本理论和方法。

知识链接

　　约翰·纳什(J. Nash)(1928—) 美国人,被几何学家 Mikhail Gromov 称为 20 世纪下半叶"最杰出的数学家"。纳什最重要的理论就是现在广泛出现在经济学教科书上的"纳什均衡"。"纳什均衡"是他 21 岁博士毕业的论文,也奠定了数十年后他获得诺贝尔经济学奖的基础。但当纳什处于学术的巅峰期时,却受到了精神分裂症的困扰,使他向学术上最高层次进军的辉煌历程发生了巨大改变。面对这个曾经击毁了许多人的挑战,纳什在深爱着的妻子艾丽西亚(Alicia)的相助下,毫不畏惧,顽强抗争。经过了几十年的艰难努力,他终于战胜了这个不幸,与另外两位数学家约翰·海萨尼(J. Narsanyi)和赖因哈德·泽尔滕(R. Selten)在非合作博弈的均衡分析理论方面做出了开创性的贡献,对博弈论和经济学产生了重大影响,而获得 1994 年诺贝尔经济奖。

第二节 矩 阵 对 策

一、矩阵对策的数学模型

矩阵对策(matrix game)又称为二人有限零和对策(finite two-person zero-sum game),指的是只有两个局中人,每个局中人的策略集都是有限的,一局对策中双方得失和为零。用甲、乙表示两个局中人,并设局中人甲有 m 个纯策略 $\alpha_1, \alpha_2, \cdots, \alpha_m$,局中人乙有 n 个纯策略 $\beta_1, \beta_2, \cdots, \beta_n$,则局中人甲、乙的策略集分别为:

$$S_1 = \{\alpha_1, \alpha_2, \cdots, \alpha_m\}$$
$$S_2 = \{\beta_1, \beta_2, \cdots, \beta_n\}$$

局中人甲、乙所构成的策略组合共有 $m \times n$ 个,记局中人甲在策略 (α_i, β_j) 下的赢得为 a_{ij},则局中人甲在每个策略的赢得可用一个矩阵表示:

$$A = \begin{bmatrix} a_{11} & a_{12} & \cdots & a_{1n} \\ a_{21} & a_{22} & \cdots & a_{2n} \\ & \cdots & \cdots & \\ a_{m1} & a_{m2} & \cdots & a_{mn} \end{bmatrix}$$

称 A 为局中人甲的赢得矩阵(或为乙的支付矩阵),由于对策为零和的,故局中人乙的赢得矩阵为 $-A$。

当局中人甲、乙的策略集 S_1、S_2 及局中人 I 的赢得矩阵 A 确定后,一个矩阵对策就给定了。记其为

$G = \{S_1, S_2, A\}$,其中 $S_1 = \{\alpha_1, \alpha_2, \cdots, \alpha_m\}$,$S_2 = \{\beta_1, \beta_2, \cdots, \beta_n\}$,$A = (a_{ij})_{m \times n}$ 这就是矩阵对策的数学模型。

前面例 10-1 就是一个矩阵对策,其模型为

$G = \{S_1, S_2, A\}$,其中 $S_1 = \{\alpha_1, \alpha_2\}$,$S_2 = \{\beta_1, \beta_2\}$,$A = \begin{pmatrix} 1 & -1 \\ -1 & 1 \end{pmatrix}$。

> **知识拓展**
>
> 二人有限非零和对策,就是有两个局中人参加,每个局中人都有有限个策略,参与对策的两个局中人的赢得之和不为零。二人有限非零和对策又可以分为非合作对策和合作对策。在合作对策中,每个局中人的目标是希望自己得到尽可能多的赢得,寻求一个对自己尽可能最有利的策略。对于非合作两人对策,有利于一个局中人的,并不一定不利于另一个局中人,即两个局中人的利害关系不一定是绝对对抗性的,当然,这时对策不再是零和的,因为零和必是对抗性的。这种对策一般用双元矩阵来表示对策双方的赢得。假设局中人甲和局中人乙的策略分别为 $\alpha_i (i = 1, 2, \cdots, m)$ 和 $\beta_j (j = 1, 2, \cdots, n)$。双矩阵中元素 (a_{ij}, b_{ij}) 表示局中人甲在策略 (α_i, β_j) 下的赢得为 a_{ij},局中人乙

在策略(α_i,β_j)下的赢得为b_{ij}。例如夫妇爱好问题：

一对夫妇,打算外出欢度周末。丈夫(局中人甲)喜欢看足球赛,妻子(局中人乙)喜欢看芭蕾舞。但是,他们更重要的是采取同一行动,一同外出娱乐,而不是各看各的。这个非合作对策的规则规定,双方必须分别作出选择,而不许在事先进行协商。如果两个人都以策略1表示主张看足球赛,策略2表示要看芭蕾舞,则双方在周末文娱活动中得到的享受可以按下列赢得矩阵来评价

		局中人乙	
		策略 1	策略 2
局中人甲	策略 1	(2,1)	(-1,-1)
	策略 2	(-1,-1)	(1,2)

二、矩阵对策的解

对于一个确定的矩阵对策,如何求出对策的解,也就是两个局中人如何选择自己的策略来对付对方,使得自己的收益最大或损失最小,这是下面要讨论的问题。

为求出对策模型的解,首先需要对双方的对策条件作如下的假设：

1. 对策双方的行为是理智的,对策略的选择不存在任何侥幸心理,并且对策双方都知道对方是理智的。

2. 局中人选取策略的目标是收益最大或损失最小。

3. 局中人同时选取各自的行动策略,且不知道对方选取哪一个策略。

4. 对策中的有关规定和要求,局中人是知道的。

下面分两种情况讨论矩阵对策的解。

（一）纯策略意义下的解

例10-3 设一矩阵对策$G=\{S_1,S_2,A\}$,其中$S_1=\{\alpha_1,\alpha_2,\alpha_3,\alpha_4\}$为局中人甲的策略集,$S_2=\{\beta_1,\beta_2,\beta_3\}$为局中人乙的策略集,甲的赢得矩阵为$A$

$$A=\begin{pmatrix} -4 & 1 & -8 \\ 3 & 2 & 4 \\ 8 & -1 & -9 \\ -3 & 0 & 6 \end{pmatrix}$$

由A可以看出,局中人甲的最大赢得是8,就是说局中人甲总希望自己取得8,就得选出α_3参与对策。然而,局中人乙也在考虑：局中人甲有出α_3的倾向,于是局中人乙就想出β_3参与对策,这样局中人甲不仅得不到8,反而得输9(赢得-9);同样,局中人甲也会这样想：局中人乙有出β_3的倾向,于是局中人甲就会α_4,结果局中人乙不但得不到9,反而要输6。

笔记

这样一来,双方都考虑到不能去冒风险,想到对方会设法使自己得到最小收入,所以自己应当从最不利的情形入手,去争取最好的结果。这些"最不利的情况"实际上就是局中人选取某个策略时不依赖于对方的选择所能得到的最小赢得,称为局中人采取其策略时的安全水准。

对于局中人甲来说,各方案中最不利的结果就是每行中最小数,A中每一行的最小数分别是:

$$-8, 2, -9, -3$$

在这些最不利的情况中,最好的结果又是2。于是,局中人甲出α_2参加对策,至少可以保证收入不会少于2;同样道理,对局中人乙来说,各方案中最不利的结果,即A中每一列的最大数,也是最多输掉的数分别是:

$$8, 2, 6$$

这些最不利的结果中,最好的结果(输得最小)是2。于是,局中人乙出β_2参与对策,那么它最多输2。在这里局中人甲选取α_2纯策略是稳妥的;局中人乙选取纯策略β_2是稳妥的,局势$(\alpha_2、\beta_2)$能使双方同时满意。若对策的值用V表示,则$V = 2$。把这个求解过程用数学式子表达出来,就是:对于局中人甲从每一行里求出最小数,可写成

$$\min\{-4, 1, -8\} = -8$$
$$\min\{3, 2, 4\} = 2$$
$$\min\{8, -1, -9\} = -9$$
$$\min\{-3, 0, 6\} = -3$$

再从这些最小的数中取最大的,可写为

$$\max\{-8, 2, -9, -3\} = 2$$

对于局中人乙来说,从每一列里取最大的,可写为

$$\max\{-4, 3, 8, -3\} = 8$$
$$\max\{1, 2, -1, 0\} = 2$$
$$\max\{-8, 4 -9, 6\} = 6$$

再从这些最大的数中取最小的,就是

$$\min\{8, 2, 6, \} = 2$$

这样来看,局中人甲是按先取最小后取最大的原则,而局中人乙是按先取最大后取最小的原则各自选取。

一般地,对矩阵对策$G = \{S_1, S_2, A\}$,可列出下表:

	β_1	β_2	$\cdots$	β_n	$\overline{a}_i$
α_1	a_{11}	a_{12}	$\cdots$	a_{1n}	$\overline{a}_1$
α_2	a_{21}	a_{22}	$\cdots$	a_{2n}	$\overline{a}_2$
$\vdots$	$\vdots$	$\vdots$	$\vdots$	$\vdots$	$\vdots$
α_m	a_{m1}	a_{m2}	$\cdots$	a_{mn}	$\overline{a}_m$
$\underset{=}{a}_j$	$\underset{=}{a}_1$	$\underset{=}{a}_2$	$\cdots$	$\underset{=}{a}_n$	

笔记

其中

$$\overline{a}_i = \min\{a_{i1}, a_{i2}, \cdots, a_{in}\}(i = 1, 2, \cdots, m)$$

是局中人甲采取策略 α_i 时的安全水准。

$$\overline{\overline{a}}_j = \max\{a_{1j}, a_{2j}, \cdots, a_{mj}\}(j = 1, 2, \cdots, n)$$

是局中人乙采取策略 β_j 时安全水准的相反数。

$$V_1 = \max\{\overline{a}_1, \overline{a}_2, \cdots, \overline{a}_m\} = \max_i \min_j a_{ij}$$

称为策略 G 的最大最小值。局中人甲取到 V_1 的策略称为甲的最大最小策略。

$$V_2 = \min\{\overline{\overline{a}}_1, \overline{\overline{a}}_2, \cdots, \overline{\overline{a}}_n\} = \min_j \max_i a_{ij}$$

称为策略 G 的最小最大值。局中人乙取到 V_2 的策略称为乙的最小最大策略。在上例中，$V_1 = \max\{-8, 2, -9, 3\} = 2$，所以 α_2 是局中人甲的最大最小策略。$V_2 = \min\{8, 2, 6\} = 2$，$\beta_2$ 是局中人乙的最小最大策略，这里 $V = V_1 = V_2 = 2$ 称为对策 G 的值。这时无论局中人乙采用什么策略，局中人甲都采用一种策略 α_2。而无论局中人甲采用什么策略，局中人乙都采用一种策略 β_2。因为，当局中人甲采用 α_2 时，如果局中人乙不采用 β_2 而用其他的 β_j，则他要输的多一些（至多是一样的），可见 β_2 是局中人乙对付局中人甲的最好方法，因此称 β_2 为局中人乙的最优纯策略。反过来，如果局中人乙采用 β_2，局中人甲若不采用 α_2 而用其他 α_i，则他要赢得少一些（至多是一样的），因此称 α_2 为局中人甲的最优纯策略。(α_2, β_2) 称为对策 G 的最优纯局势。这时，任一方想改变他的策略都不会得到好处。在双方不愿冒风险的情况下，(α_2, β_2) 是双方都满意的局势。双方的竞争在局势 (α_2, β_2) 下达到一个平衡状态。这时也称 (α_2, β_2) 为对策 G 的一个平衡局势。称最优纯策略对 (α_2, β_2) 为对策 G 在纯策略意义下的解。也称 (α_2, β_2) 为对策 G 的鞍点。例 10-3 中的对策 G 就是一个有鞍点的矩阵对策，其在纯策略下的解为 (α_2, β_2)，对策值为 2。一般有以下定义：

定义 10-1 设 $G = \{S_1, S_2, A\}$ 为矩阵对策，其中

$$S_1 = \{\alpha_1, \alpha_2, \cdots, \alpha_m\}, S_2 = \{\beta_1, \beta_2, \cdots, \beta_n\}, A = (a_{ij})_{m \times n}$$

若等式

$$\max_i \min_j a_{ij} = \min_j \max_i a_{ij} = a_{i^* j^*} \tag{10-1}$$

成立，称 $G = \{S_1, S_2, A\}$ 为有鞍点的对策，$V = a_{i^* j^*}$ 为对策 G 的值，称使式（10-1）成立的纯局势 $(\alpha_{i^*}, \beta_{j^*})$ 为对策 G 在纯策略下的解（对策 G 的平衡局势或鞍点），$\alpha_{i^*}, \beta_{j^*}$ 分别称为局中人甲，乙的最优纯策略。

在章前案例中，对策的赢得矩阵为

$$A = \begin{pmatrix} 0 & 500 \\ -500 & 0 \end{pmatrix}$$

容易验证 (α_1, β_1) 为对策在纯策略下的解，对策的值为 0。即两家医院都改善医疗设备，两家医院的病号数都不变。

对于有鞍点的矩阵对策，求它在纯策略下的解和值是很容易的。

笔记

例 10-4 设矩阵对策 $G = \{S_1, S_2, A\}$，其中 $S_1 = \{\alpha_1, \alpha_2, \alpha_3, \alpha_4\}$，$S_2 = \{\beta_1, \beta_2, \beta_3\}$，赢得矩阵 A 给出如下，试求出它的解和值。

$$A = \begin{pmatrix} 2 & 0 & 4 \\ 4 & 5 & 6 \\ 3 & -5 & 5 \\ 0 & 6 & 0 \end{pmatrix}$$

解 在矩阵 A 的右边加一列 $\overline{a}_i$，下边加一行 $\overline{\overline{a}}_j$，算出 V_1，V_2，得

$$
\begin{array}{c}
\quad\quad\quad\quad\quad\quad \overline{a}_i \\
A = \begin{pmatrix} 2 & 0 & 4 \\ 4 & 5 & 6 \\ 3 & -5 & 5 \\ 0 & 6 & 0 \end{pmatrix} \begin{matrix} 0 \\ 4 \\ -5 \\ 0 \end{matrix} \\
\overline{\overline{a}}_j \quad 4 \quad 6 \quad 6
\end{array}
$$

$$V_1 = \max\{0, 4, -5, 0\} = 4$$
$$V_2 = \min\{4, 6, 6\} = 4$$

$V_1 = V_2$，因此对策 G 为有鞍点的对策。对策 G 在纯策略下的解是 (α_2, β_1)，对策的值 $V = 4$。

例 10-5 设矩阵对策的赢得矩阵 A 给出如下，试求出它的解和值。

$$A = \begin{pmatrix} 6 & 5 & 6 & 5 \\ 1 & 4 & 2 & -1 \\ 8 & 5 & 7 & 5 \\ 0 & 2 & 6 & 2 \end{pmatrix}$$

解 在矩阵 A 的右边加一列 $\overline{a}_i$，下边加一行 $\overline{\overline{a}}_j$，算出 V_1，V_2：

$$
\begin{array}{c}
A = \begin{pmatrix} 6 & 5 & 6 & 5 \\ 1 & 4 & 2 & -1 \\ 8 & 5 & 7 & 5 \\ 0 & 2 & 6 & 2 \end{pmatrix} \begin{matrix} 5 \\ -1 \\ 5 \\ 0 \end{matrix} \\
\quad 8 \quad 5 \quad 7 \quad 5
\end{array}
$$

$$V_1 = \max\{5, -1, 5, 0\} = 5$$
$$V_2 = \min\{8, 5, 7, 5\} = 5$$

$V_1 = V_2$，因此对策 G 为有鞍点的对策。对策的值 $V = 5$。α_1，α_3 都是能取到对策值的纯策略，因此都是局中人甲的最优纯策略。β_2，β_4 都是能取到对策值的纯策略，因此都是局中人乙的最优纯策略。所以

$$(\alpha_1, \beta_2), \ (\alpha_1, \beta_4), \ (\alpha_3, \beta_2), \ (\alpha_3, \beta_4)$$

都是对策 G 在纯策略下的解。

由这个例子可知，矩阵对策的解可以是不唯一的，当解不唯一时，解之间的关系具有下面两条性质：

性质 10-1 （无差别性）若 $(\alpha_{i_1}, \beta_{j_1})$ 和 $(\alpha_{i_2}, \beta_{j_2})$ 是对策 G 的两个解，则 $a_{i_1 j_1} = a_{i_2 j_2}$。

笔记

性质 10-2 （可交换性）若 $(\alpha_{i_1}, \beta_{j_1})$ 和 $(\alpha_{i_2}, \beta_{j_2})$ 是对策 G 的两个解,则 $(\alpha_{i_1}, \beta_{j_2})$ 和 $(\alpha_{i_2}, \beta_{j_1})$ 也是解。

这两条性质表明,矩阵对策的值是唯一的。即当局中人甲采用构成解的最优纯策略时,能保证他的赢得 V 不依赖于对方的纯策略。

（二）混合策略下的解

通过上节的讨论可知,求解矩阵对策的第一步应该是找出对策的鞍点,但有些矩阵对策并不存在鞍点。前面说的"齐王赛马"的例子就不是具有纯策略解的对策,因为

行最小值

$$A = \begin{pmatrix} 3 & 1 & 1 & 1 & -1 & 1 \\ 1 & 3 & 1 & 1 & 1 & -1 \\ 1 & -1 & 3 & 1 & 1 & 1 \\ -1 & 1 & 1 & 3 & 1 & 1 \\ 1 & 1 & 1 & -1 & 3 & 1 \\ 1 & 1 & -1 & 1 & 1 & 3 \end{pmatrix} \begin{matrix} -1 \\ -1 \\ -1 \\ -1 \\ -1 \\ -1 \end{matrix}$$

列最大值　3　　3　　3　　3　　3　　3

$$\max_i \min_j a_{ij} = -1 \neq 3 = \min_j \max_i a_{ij}$$

称此对策在纯策略下没有解。下面由例 10-6 来说明这种对策的特点。

例 10-6 局中人甲有策略 a_1, a_2,局中人乙有策略 $b_1 b_2$,局中人甲的赢得矩阵

$$\begin{matrix} & b_1 & b_2 \\ A = & \begin{pmatrix} 1 & 3 \\ 4 & 2 \end{pmatrix} & \begin{matrix} a_1 \\ a_2 \end{matrix} \end{matrix}$$

由于　　　　　　　$\max_i \min_j a_{ij} = 2, \min_j \max_i a_{ij} = 3$

故　　　　　　　　$\max_i \min_j a_{ij} \neq \min_j \max_i a_{ij}$

该矩阵对策在纯策略意义下没有解。这时,用最大最小原则来选取双方的纯策略都不会是稳定的,在这种情况下,局中人甲的最大最小策略和局中人乙的最小最大策略都不具有"最优"的性质。因为每个局中人可以选取另外的策略来改善自己的赢得值。在本例中,如果用最大最小原则,局中人甲应选取 a_2,如果局中人乙想到甲会采用 a_2,则乙就会采用 b_2,甲考虑到这点就会想到采用 a_1,乙想到甲可能采用 a_1,就会考虑采用 b_1 来对付,在乙采用 b_1 时,甲就要选取 a_2,……。

在上述情况下,双方都不能固定采用任何一个纯策略,也就是说两局中人都没有自己的最优纯策略(对策没有鞍点)。他们必须考虑随机地选取自己的策略(混合使用自己的各个策略),使对方捉摸不到自己使用的策略。如甲可以用 x_1 的概率选取 a_1,用 x_2 的概率选取 a_2,同样地,乙可用 y_1 概率选取 b_1,用 y_2 概率选取 b_2,这里

$$x_1, x_2 \geq 0, x_1 + x_2 = 1, y_1, y_2 \geq 0, y_1 + y_2 = 1,$$

(x_1,x_2)和(y_1,y_2)分别称为局中人甲和乙的一组混合策略。如果求出x_1，x_2,y_1,y_2的值，使双方感到满意，则称(x_1,x_2)和(y_1,y_2)是两局中人甲和乙在混合策略下的解。这类没有鞍点的对策称为具有混合策略的对策。解一个具有混合策略的对策就是求两个局中人各自选取不同策略的概率分布。例如在例10-6中，

$$
\begin{array}{cc}
 & b_1(y_1) \quad\quad b_2(1-y_1) \\
\begin{array}{c} a_1(x_1) \\ a_2(1-x_1) \end{array} &
\begin{pmatrix} 1 & 3 \\ 4 & 2 \end{pmatrix}
\end{array}
$$

对于局中人甲来说，他的赢得期望值是

$$
\begin{aligned}
E(x_1,y_1) &= x_1 y_1 + 3x_1(1-y_1) + 4(1-x_1)y_1 + 2(1-x_1)(1-y_1) \\
&= -4x_1 y_1 + x_1 + 2y_1 + 2 \\
&= -4\left(x_1 - \frac{1}{2}\right)\left(y_1 - \frac{1}{4}\right) + \frac{5}{2}
\end{aligned}
$$

由此可见，当$x_1 = 1/2$时，即局中人甲以50%的概率选取纯策略a_1参加对策，他的赢得期望至少是5/2，但它不能保证超过5/2，因为当局中人乙取$y_1 = 1/4$时，会控制局中人甲不超过5/2。因此5/2是局中人甲赢得的期望值。

同样，局中人乙只取$y_1 = 1/4$时，才能保证他的支出不多于5/2，所以，局中人甲以概率1/2选取a_1，以概率1/2选取a_2；局中人乙以概率1/4选取b_1，以概率3/4选取b_2参加对策，双方都会得到满意的结果。也就是说$X = \left(\frac{1}{2}, \frac{1}{2}\right)$和$Y = \left(\frac{1}{4}, \frac{3}{4}\right)$是局中人甲和乙的最优混合策略，$(X,Y)$是对策在混合策略下的解，5/2是相应的对策值。

从上面的例子可以看出，对于没有鞍点的对策，每个局中人参加对策时，不是决定用哪一个纯策略，而是决定以多大概率选择每一个纯策略，以这样一种方式选取纯策略参加对策是双方的最优策略。

综上所述，为了克服有些对策没有鞍点的困难，将这些对策作这样的扩充：把每个局中人的策略集合S_i扩充为在集合S_i上的概率分布集合S_i^*，赢得函数是进行多次对策所赢得的数学期望值，称这种扩充为混合扩充。

定义 10-2 设有矩阵对策$G = \{S_1, S_2, A\}$，其中

$$S_1 = \{\alpha_1, \alpha_2, \cdots, \alpha_m\}, S_2 = \{\beta_1, \beta_2, \cdots, \beta_n\}, A = (a_{ij})_{m \times n}$$

记

$$S_1^* = \left\{ X = (x_1, x_2, \cdots, x_m) \in E^m \,\middle|\, x_i \geqslant 0, i = 1, 2, \cdots, m, \sum_{i=1}^m x_i = 1 \right\}$$

$$S_2^* = \left\{ Y = (y_1, y_2, \cdots, y_n) \in E^n \,\middle|\, y_j \geqslant 0, j = 1, 2, \cdots, n, \sum_{j=1}^n y_j = 1 \right\}$$

则S_1^*和S_2^*分别称为局中人甲和局中人乙的混合策略集（或策略集）；$X \in S_1^*$，$Y \in S_2^*$分别称为局中人甲和局中人乙的混合策略（或策略）；对$X \in S_1^*$，$Y \in S_2^*$，称(X,Y)为一个混合局势（或局势）。局中人甲的赢得函数记为

$$E(X, Y) = X^T A Y = \sum_i \sum_j a_{ij} x_i y_j$$

这样得到的一个新的对策,记为 $G^* = \{S_1^*, S_2^*, E\}$,称 G^* 为对策 G 的混合扩充。

设两个局中人都是理智。当局中人甲采取混合策略 X 时,他只能希望获得最小期望值(最不利的情形)$\min\limits_{Y \in S_2^*} E(X, Y)$,因此局中人甲应选取 $\min\limits_{Y \in S_2^*} E(X, Y)$ 的极大值(最不利当中的最有利情形),即 $\max\limits_{X \in S_1^*} \min\limits_{Y \in S_2^*} E(X, Y)$。同理,局中人乙保证自己的所失期望值至多是(最不利时)$\max\limits_{X \in S_1^*} E(X, Y)$,然后取其最小 $\min\limits_{Y \in S_2^*} \max\limits_{X \in S_1^*} E(X, Y)$。

定义 10-3 设 $G^* = \{S_1^*, S_2^*, E\}$ 是矩阵对策 $G = \{S_1, S_2, A\}$ 的混合扩充,局中人甲的赢得函数为 $E(X, Y)$,如果

$$\max\limits_{X \in S_1^*} \min\limits_{Y \in S_2^*} E(X, Y) = \min\limits_{Y \in S_2^*} \max\limits_{X \in S_1^*} E(X, Y) \tag{10-2}$$

记其值为 V_G。则称 V_G 为对策 G^* 的值,称使式(10-2)成立的混合局势 (X^*, Y^*) 为对策 G 在混合策略下的解(或简称解),X^* 和 Y^* 分别称为局中人甲和局中人乙的最优混合策略(或简称最优策略)。

可以看出纯策略是混合策略的特例。局中人选择纯策略 α_k 等价于 $x_k = 1$,其余 x_i 取零,在这里 x_i 是局中人甲采取第 i 个纯策略的概率。

三、矩阵对策基本定理和解的性质

为了研究矩阵对策的有效解法,下面不加证明,给出矩阵对策的有关定理和解的性质。

定理 10-1 设 $X^* \in S_1^*, Y^* \in S_2^*$,则 (X^*, Y^*) 为 G 的解的充要条件是:存在数 V,使得 X^* 和 Y^* 分别是不等式组

$$(\mathrm{I}) \begin{cases} \sum\limits_{i=1}^m a_{ij} x_i \geq V & j = 1, 2, \cdots, n \\ \sum\limits_{i=1}^m x_i = 1 \\ x_i \geq 0 & i = 1, 2, \cdots, m \end{cases}$$

和不等式组

$$(\mathrm{II}) \begin{cases} \sum\limits_{j=1}^n a_{ij} y_j \leq V & i = 1, 2, \cdots, m \\ \sum\limits_{j=1}^n y_j = 1 \\ y_j \geq 0 & j = 1, 2, \cdots, n \end{cases}$$

的解,且 $V = V_G$。

这个定理的重要性在于,它将矩阵对策的求解问题化为解线性不等式组的问题,使一些简单的矩阵对策得以解决。但是,关于不等式组的解法,目前理论上尚未得到一般结果,所以,对于较复杂的矩阵对策的求解,仍是十分烦琐的。

定理 10-2 (矩阵对策基本定理)对任一矩阵对策,一定存在混合策略意义

笔记

下的解。

定理 10-3 设 (X^*, Y^*) 是矩阵对策 G 的解，$V = V_G$，则

（1）若 $x_i^* > 0$，则 $\sum_{j=1}^{n} a_{ij} y_j^* = V$

（2）若 $y_j^* > 0$，则 $\sum_{i=1}^{m} a_{ij} x_i^* = V$

（3）若 $\sum_{j=1}^{n} a_{ij} y_j^* < V$，则 $x_i^* = 0$

（4）若 $\sum_{i=1}^{m} a_{ij} x_i^* > V$，则 $y_j^* = 0$

这个定理的重要性在于，在一些情况下，将矩阵对策求解问题化成了解方程组的问题，这在使用上带来了方便。

定理 10-4 设有两个矩阵对策 $G_1 = \{S_1, S_2, A_1\}$，$G_2 = \{S_1, S_2, A_2\}$。其中 $A_1 = (a_{ij})$，$A_2 = (a_{ij} + L)$，L 为任一常数。则

（1）$V_{G_2} = V_{G_1} + L$

（2）$T(G_1) = T(G_2)$

定义 10-4 设有矩阵对策 $G = \{S_1, S_2, A\}$，其中

$$S_1 = \{\alpha_1, \alpha_2, \cdots, \alpha_m\}, S_2 = \{\beta_1, \beta_2, \cdots, \beta_n\}, A = (a_{ij})_{m \times n}$$

如果对一切 $j = 1, 2, \cdots, n$，都有 $a_{i^0 j} \geqslant a_{k^0 j}$，即矩阵 A 的第 i^0 行元素均不小于第 k^0 行的对应元素，则称局中人甲的纯策略 α_{i^0} 优超于 α_{k^0}；同样，若对一切 $i = 1, 2, \cdots, m$，都有 $a_{ij^0} \leqslant a_{il^0}$，即矩阵 A 的第 j^0 列元素均不大于第 l^0 列的对应元素，则称局中人乙的纯策略 β_{j^0} 优超于 β_{l^0}。

定理 10-5 设 $G = \{S_1, S_2, A\}$ 为矩阵对策，其中

$$S_1 = \{\alpha_1, \alpha_2, \cdots, \alpha_m\}, S_2 = \{\beta_1, \beta_2, \cdots, \beta_n\}, A = (a_{ij})_{m \times n}$$

如果纯策略 α_1 被其余纯策略 $\alpha_2, \cdots, \alpha_m$ 中之一所优超，由 G 可得到一个新的矩阵对策 $G' = \{S_1', S_2, A'\}$，其中

$$S_1' = \{\alpha_2, \cdots, \alpha_m\}, A' = (a'_{ij})_{(m-1) \times n}, a'_{ij} = a_{ij}(i = 2, \cdots, m; j = 1, \cdots, n)$$

于是有

（1）$V_{G'} = V_G$

（2）G' 中局中人乙的最优策略就是其在 G 中的最优策略。

（3）若 $(x_2^*, \cdots, x_m^*)^T$ 是 G' 中局中人甲的最优策略，则 $X^* = (0, x_2^*, \cdots, x_m^*)^T$ 便是其在 G 中的最优策略。

定理 10-5 实际给出了一个化简赢得矩阵 A 的原则，称之为优超原则。根据这个原则，当局中人甲的某纯策略 α_i 被其他纯策略所优超时，可在矩阵 A 中划去第 i 行而得到一个与原对策 G 等价但赢得矩阵阶数较小的对策 G'，而 G' 的求解往往比 G 的求解容易些，通过求解 G' 而得到 G 的解。类似地，对局中人乙来说，可以在赢得矩阵 A 中划去被其他列所优超的那些列。

四、矩阵对策的常用解法

矩阵对策有许多解法，其中线性规划法是通用的方法，但求解较烦琐。而有

些特殊的矩阵对策可能有一些更简便的特殊解法,下面先介绍常用而简单的一些特殊解法,最后介绍线性规划法。

(一) $2 \times n$ 和 $m \times 2$ 矩阵对策的图解法

当某局中人仅有两个纯策略时,可用图解法。其具体解法由下例说明。

例 10-7 设矩阵对策的赢得矩阵 A 给出如下,试求出它的解和值。

$$A = \begin{pmatrix} 3 & 4 & 7 \\ 6 & 3 & 2 \end{pmatrix}$$

解 本问题显然不存在最优纯策略,故考虑混合策略。设局中人甲、乙的混合策略分别为 $X = (x, 1-x), x \in [0,1]$ 和 $Y = (y_1, y_2, y_3)$

第一步:做三条直线

$$L_1(x) = 3 \cdot x + 6 \cdot (1-x) = -3x + 6$$
$$L_2(x) = 4 \cdot x + 3 \cdot (1-x) = x + 3$$
$$L_3(x) = 7 \cdot x + 2 \cdot (1-x) = 5x + 2$$

这里的三个函数值,实质上是甲使用混合策略,而乙使用三个纯策略时,甲的期望赢得值。

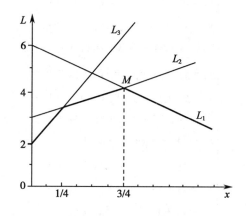

图 10-1　2×3 图解法

第二步:描出上述直线簇的下方包络线(图 10-1 中粗体线),并找出包络线上最优值点 M,M 点的坐标对应出局中人甲的最优策略。这是因为"下包络线上的最高点"这句话,正好是"最大最小"公式:

$$\max_{0 \leqslant x \leqslant 1} \min (-3x+6, x+3, 5x+2)$$

由图 10-1 容易得出,甲的最优策略是 $\left(\dfrac{3}{4}, \dfrac{1}{4}\right)$,对策值 $V = 3\dfrac{3}{4}$。

第三步:求局中人乙的最优策略。由于点 M 是 $L_1(x), L_2(x)$ 的交点,说明乙的混合策略由 β_1, β_2 组成。令 $y_1 L_1(x) + y_2 L_2(x) \equiv 3\dfrac{3}{4}$,即

$$y_1(-3x+6) + (1-y_1)(x+3) \equiv 3\frac{3}{4} \Rightarrow (1-4y_1)x + 3(1+y_1) \equiv 3\frac{3}{4}$$

得 $y_1 = \dfrac{1}{4}$,$y_2 = \dfrac{3}{4}$,即局中人乙的最优混合策略是 $\left(\dfrac{1}{4}, \dfrac{3}{4}, 0\right)$。

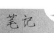

（二）线性方程组解法

由定理 10-3 可知,如果预先知道 $x_i^* \neq 0, y_j^* \neq 0$,就可以把不等式变成等式来求解,从而使求解过程简化。

例 10-8 试解"齐王赛马"对策。

解 由题意可得对策的赢得矩阵为

$$A = \begin{pmatrix} 3 & 1 & 1 & 1 & 1 & -1 \\ 1 & 3 & 1 & 1 & -1 & 1 \\ 1 & -1 & 3 & 1 & 1 & 1 \\ -1 & 1 & 1 & 3 & 1 & 1 \\ 1 & 1 & -1 & 1 & 3 & 1 \\ 1 & 1 & 1 & -1 & 1 & 3 \end{pmatrix}$$

由于 A 无鞍点,对齐王和田忌来说不存在最优纯策略。设其最优混合策略为 $(x_1, x_2, \cdots, x_6)$ 和 $(y_1, y_2, \cdots, y_6)$,$x_i \neq 0, y_j \neq 0, i = 1, 2, \cdots, 6, j = 1, 2, \cdots, 6$

从而,由定理 10-3 知:

$$\begin{cases} 3y_1 + y_2 + y_3 + y_4 + y_5 - y_6 = V \\ y_1 + 3y_2 + y_3 + y_4 - y_5 + y_6 = V \\ y_1 - y_2 + 3y_3 + y_4 + y_5 + y_6 = V \\ -y_1 + y_2 + y_3 + 3y_4 + y_5 + y_6 = V \\ y_1 + y_2 - y_3 + y_4 + 3y_5 + y_6 = V \\ y_1 + y_2 + y_3 - y_4 + y_5 + 3y_6 = V \end{cases}$$

$$\begin{cases} 3x_1 + x_2 + x_3 - x_4 + x_5 + x_6 = V \\ x_1 + 3x_2 - x_3 + x_4 + x_5 + x_6 = V \\ x_1 + x_2 + 3x_3 + x_4 - x_5 + x_6 = V \\ x_1 + x_2 + x_3 + 3x_4 + x_5 - x_6 = V \\ x_1 - x_2 + x_3 + x_4 + 3x_5 + x_6 = V \\ -x_1 + x_2 + x_3 + x_4 + x_5 + 3x_6 = V \end{cases}$$

将两个方程组分别相加:

$$6(x_1 + x_2 + \cdots + x_6) = 6V$$
$$6(y_1 + y_2 + \cdots + y_6) = 6V$$

考虑到

$$\sum_{i=1}^{6} x_i = 1, \sum_{j=1}^{6} y_j = 1, \ x_i \geqslant 0, y_j \geqslant 0$$

得到 $V = 1$。再代回上述方程,求得

$$x_i = \frac{1}{6} \quad (i = 1, 2, \cdots, 6)$$

$$y_j = \frac{1}{6} \quad (j = 1, 2, \cdots, 6)$$

即齐王的最优混合策略是各以 $\frac{1}{6}$ 的概率使用自己的六个纯策略。田忌也是

笔记

如此。对策值 $V=1$，即齐王平均赢得千金。在相传的故事中，田忌胜了齐王，是因为田忌预先知道了齐王出马的策略，而田忌有针对性的选取自己的纯策略才能赢得 1 千金，因此，给定一个对策如果是有鞍点的，那么每个局中人都很"理智"，则可以事先公开告诉对方自己选取的纯策略，而结局仍不会改变。如果给定的对策是没有鞍点的，则局中人双方要相互保密，否则，不保密的一方是要吃亏的。

上面这种方法对于赢得矩阵为 2×2 阶矩阵对策更为有效。

（三）无鞍点的 2×2 阶矩阵对策的解

定理 10-2 指出，任何矩阵对策都有混合策略意义下的解。但对于一般没有鞍点的对策，要求出它的解，计算量是很大的。然而对于 2×2 阶的矩阵对策，只要做少量计算就可以了。由于具有鞍点的对策的解是容易求出的，所以下面只考虑没有鞍点的对策的情况。

引理 2×2 阶的矩阵对策没有鞍点的充要条件是：矩阵主对角线上的元素同时大于（或同时小于）次对角线上的元素。

利用这个引理，可以证明如下定理：

定理 10-6 设一矩阵对策的赢得矩阵为

$$A = \begin{pmatrix} a_{11} & a_{12} \\ a_{21} & a_{22} \end{pmatrix}$$

对策没有鞍点，则它的解为：

$$X^* = \left(\frac{a_{22} - a_{21}}{\delta}, \frac{a_{11} - a_{12}}{\delta} \right)$$

$$Y^* = \left(\frac{a_{22} - a_{12}}{\delta}, \frac{a_{11} - a_{21}}{\delta} \right)$$

$$V = \frac{\det A}{\delta} = \frac{a_{11}a_{22} - a_{12}a_{21}}{\delta}$$

其中 $\qquad\qquad \delta = (a_{11} + a_{22}) - (a_{12} + a_{21})$

有了这个定理，可以很快写出 2×2 阶矩阵对策的解。

下面介绍这些公式的记忆方法

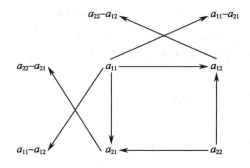

图 10-2 2×2 阶矩阵对策解的记忆方法

笔记

297

首先,δ 为主对角线元素和与次对角线元素和之差。$x_1^*, x_2^*, y_1^*, y_2^*$ 的分母都是 δ,而分子都是主对角线与次对角线元素之差。列与列相减,行与行相减,然后对换位置,即得图 10-2,图上各差数对应于相应的分子。以下用例子说明。

例 10-9 设矩阵对策的赢得矩阵 A 给出如下,试求出它们的解和值。

$$(1)A = \begin{pmatrix} 4 & 5 \\ 7 & 3 \end{pmatrix} \qquad (2)A = \begin{pmatrix} -4 & 5 \\ 4 & 8 \end{pmatrix} \qquad (3)A = \begin{pmatrix} 1 & -3 \\ -1 & 1 \end{pmatrix}$$

解 (1)主对角线上元素都小于次对角线上元素,对策没有鞍点,可利用定理 10-6:

$$3 - 5 = -2 \quad 4 - 7 = -3$$

$$A = \begin{pmatrix} 4 & 5 \\ 7 & 3 \end{pmatrix} \quad \begin{array}{l} 3 - 7 = -4 \\ 4 - 5 = -1 \end{array}$$

$$\delta = (4+3) - (5+7) = -5, \det A = 4 \times 3 - 5 \times 7 = -23$$

所以 $\quad X^* = \left(\dfrac{-4}{-5}, \dfrac{-1}{-5} \right) = \left(\dfrac{4}{5}, \dfrac{1}{5} \right), Y^* = \left(\dfrac{-2}{-5}, \dfrac{-3}{-5} \right) = \left(\dfrac{2}{5}, \dfrac{3}{5} \right)$

$$V = \frac{-23}{-5} = 4.6$$

(2)矩阵有鞍点,$V = 4$,所以 α_2、β_1 分别是局中人甲和乙的最优纯策略。

(3)主对角线上元素都大于次对角线上元素,对策没有鞍点,利用定理 10-6:

$$1 - (-3) = 4 \quad 1 - (-1) = 2$$

$$A = \begin{pmatrix} 1 & -3 \\ -1 & 1 \end{pmatrix} \quad \begin{array}{l} 1 - (-1) = 2 \\ 1 - (-3) = 4 \end{array}$$

$$\delta = (1+1) - (-1-3) = 6, \det A = 1 \times 1 - (-1) \times (-3) = -2$$

所以 $\quad X^* = \left(\dfrac{2}{6}, \dfrac{4}{6} \right) = \left(\dfrac{1}{3}, \dfrac{2}{3} \right)$

$$Y^* = \left(\frac{4}{6}, \frac{2}{6} \right) = \left(\frac{2}{3}, \frac{1}{3} \right)$$

$$V = \frac{-2}{6} = -\frac{1}{3}$$

例 10-10 设有甲乙两诊所形成对立的竞争,甲乙两诊所各有两个决策可供选择,若甲诊所用 α_1 决策,乙诊所用 β_1 决策,则甲诊所赔 5 万元,乙诊所赚 5 万元;若甲诊所用 α_1 决策,而乙诊所用 β_2 决策,则甲诊所赚 10 万元,乙诊所赔 10 万元;若甲诊所用 α_2 决策,乙诊所用 β_1 决策,则甲诊所赚 5 万元;若甲诊所用 α_2 决策,乙诊所用 β_2 决策,则两诊所不赔不赚。问在长时间内,甲诊所应如何选用决策较为明智。

解 依题意设甲诊所为局中人甲,则可得甲的赢得矩阵为:

$$\begin{array}{cc} & \beta_1 \quad \beta_2 \\ A = & \begin{pmatrix} -5 & 10 \\ 5 & 0 \end{pmatrix} \begin{array}{l} \alpha_1 \\ \alpha_2 \end{array} \end{array}$$

矩阵没有鞍点,利用定理 10-6:

$$0 - 10 = -10 \quad -5 - 5 = -10$$

$$A = \begin{pmatrix} -5 & 10 \\ 5 & 0 \end{pmatrix} \quad \begin{matrix} 0-5 = -5 \\ -5-10 = -15 \end{matrix}$$

$$\delta = (-5+0)-(10+5) = -20, \det A = (-5) \times 0 - 10 \times 5 = -50$$

所以
$$X^* = \left(\frac{-5}{-20}, \frac{-15}{-20} \right) = \left(\frac{1}{4}, \frac{3}{4} \right)$$

$$V = \frac{-50}{-20} = 2.5 \, (\text{万元})$$

答：甲诊所应用 $\frac{1}{4}$ 的概率采用 α_1 决策，$\frac{3}{4}$ 的概率采用 α_2 决策，可希望获得 2.5 万元的利润。

从上面几个例子可知，赢得矩阵的阶数越高，则求解越困难，但是，对于某些特殊结构的矩阵，可以把它降低阶数来求解。这就是下面要介绍的优超法。

（四）用优超法及定理 10-4 简化计算

设某矩阵对策 $G = \{S_1, S_2, A\}$，其中局中人甲的赢得矩阵为

$$A = \begin{pmatrix} 15 & 4 & 8 \\ 17 & 15 & 0 \\ 11 & 13 & 10 \end{pmatrix}$$

比较第一列与第三列的元素就会发现第三列每个赢得值都比第一列相应的赢得值要小，即局中人乙采用策略 β_3 肯定会使自己的损失小于采用 β_1，故局中人乙决不会选取 β_1，因为不管局中人甲选取任何一种纯策略，局中人乙总是宁愿选取 β_3 而不会选取 β_1，这时策略 β_3 优超于策略 β_1，因而局中人乙的最优混合策略中采用 β_1 的概率 $y_1 = 0$。

由于 β_1 不会被选用，因此，可以把第一列元素从赢得矩阵 A 中划掉，把 3×3 的对策简化为 3×2 的对策：

$$A = \begin{pmatrix} 4 & 8 \\ 15 & 0 \\ 13 & 10 \end{pmatrix}$$

一般情况下，在局中人甲的赢得矩阵 $A = (a_{ij})_{m \times n}$ 中，如果第 k 行与第 l 行的所有数字存在 $a_{kj} \geq a_{lj}$，$j = 1, 2, \cdots, n$，则局中人甲第 k 个纯策略 α_k 优超于第 l 个纯策略 α_l，那么在最优混合策略中必有 $x_l = 0$。

如果 A 中第 p 列数字与第 q 列数字之间有关系 $a_{ip} \leq a_{iq}$，$i = 1, 2, \cdots, m$，则局中人乙的第 p 个纯策略 β_p 优超于第 q 个纯策略 β_q，那么在最优混合策略中必有 $y_q = 0$。

如果发现局中人甲的策略 α_k 优超于策略 α_l，就可以在 A 中把第 l 行数字划掉；如果发现局中人乙的策略 β_p 优超于策略 β_q，就可以在 A 中把第 q 列数字划掉。这样做就可以把 A 的阶数降低，从而达到在求解最优混合策略时简化计算的目的。这种方法称为用优超法简化计算。

笔记

例10-11 用优超法简化计算求解矩阵对策

$$A = \begin{pmatrix} 15 & 4 & 8 \\ 17 & 15 & 0 \\ 11 & 13 & 10 \end{pmatrix}$$

解 在 A 中,有 $a_{i1} \geq a_{i3}(i=1,2,3)$,故策略 β_3 优超于策略 β_1,记住 $y_1=0$,把第1列元素划掉得 3×2 对策 $A^{(1)}$:

$$A^{(1)} = \begin{matrix} & \beta_2 & \beta_3 \\ \begin{pmatrix} 4 & 8 \\ 15 & 0 \\ 13 & 10 \end{pmatrix} & \begin{matrix} \alpha_1 \\ \alpha_2 \\ \alpha_3 \end{matrix} \end{matrix}$$

在 $A^{(1)}$ 中,第1行元素比第3行相应元素小,记住 $x_1=0$ 之后,把 $A^{(1)}$ 第1行元素划掉,得 $A^{(2)}$:

$$A^{(2)} = \begin{matrix} & \beta_2 & \beta_3 \\ \begin{pmatrix} 15 & 0 \\ 13 & 10 \end{pmatrix} & \begin{matrix} \alpha_2 \\ \alpha_3 \end{matrix} \end{matrix}$$

在 $A^{(2)}$ 中,第2列元素小于第1列相应元素,故记住 $y_2=0$ 之后,把第1列元素划掉,得 $A^{(3)}$:

$$A^{(3)} = \begin{matrix} & \beta_3 \\ \begin{pmatrix} 0 \\ 10 \end{pmatrix} & \begin{matrix} \alpha_2 \\ \alpha_3 \end{matrix} \end{matrix}$$

最后,由 $A^{(3)}$ 看到 α_3 优超于 α_2,故 $x_2=0$,得 $A^{(4)}$:

$$A^{(4)} = \begin{matrix} & \beta_3 \\ (10) & \alpha_3 \end{matrix}$$

故局中人甲的最优混合策略是 $(0,0,1)$,局中人乙的最优混合策略是 $(0,0,1)$。

实际上 α_3 是一个鞍点,局中人甲和局中人乙分别有最优纯策略 α_3 和 β_3。对策值 $V=5$。

从例10-11可知:最优纯策略是最优混合策略的一种特殊情况。用优超法化简得出的结果与用最大最小原则求出的结果是一致的,即优超法不会改变对策的解。

值得指出的是:用优超法简化计算总可以降低 A 的阶数,但常常不能直接得到对策的解,故优超法简化计算常常和其他方法结合在一起应用。在例10-11中,如果不是要求用优超法简化计算的话,则应用最大最小原则来求解会更简便。

例10-12 设矩阵对策的赢得矩阵

$$A = \begin{pmatrix} 4 & 3 & 4 & 0 \\ 4 & 5 & 3 & 2 \\ 5 & 6 & 4 & 2 \\ 1 & 5 & 0 & 8 \end{pmatrix}$$

求对策的解与值。

解 先用优超法降阶:

$$\begin{pmatrix} 4 & 3 & 4 & 0 \\ 4 & 5 & 3 & 2 \\ 5 & 6 & 4 & 2 \\ 1 & 5 & 0 & 8 \end{pmatrix} \Rightarrow \begin{pmatrix} 4 & 5 & 3 & 2 \\ 5 & 6 & 4 & 2 \\ 1 & 5 & 0 & 8 \end{pmatrix} \Rightarrow \begin{pmatrix} 5 & 3 & 2 \\ 6 & 4 & 2 \\ 5 & 0 & 8 \end{pmatrix} \Rightarrow \begin{pmatrix} 3 & 2 \\ 4 & 2 \\ 0 & 8 \end{pmatrix} \Rightarrow \begin{pmatrix} 4 & 2 \\ 0 & 8 \end{pmatrix}$$

这就变成 2×2 矩阵对策了,由定理 10-6 的公式得最优解

$$(x_3^*, x_4^*) = \left(\frac{4}{5}, \frac{1}{5}\right), (y_3^*, y_4^*) = \left(\frac{4}{5}, \frac{1}{5}\right), V = \frac{16}{5},$$

因此,$X^* = \left(0, 0, \frac{4}{5}, \frac{1}{5}\right)$,$Y^* = \left(0, 0, \frac{3}{5}, \frac{2}{5}\right)$ 是原来矩阵对策的最优解,其值为 $V = \frac{16}{5}$。

可以设想:对于某些矩阵对策,把它的元素尽可能多地变成零,如果对策的解集合不变,则求解就比较简单。

例 10-13 给定一个矩阵对策 $G = \{S_1, S_2, A\}$,其中

$$A = \begin{pmatrix} 1 & -1 & -1 \\ -1 & -1 & 3 \\ -1 & 2 & -1 \end{pmatrix}$$

求对策的解与值。

解 由定理 10-1 知,求解该对策可转化为如下的两个不等式组:

$$\begin{cases} x_1 - x_2 - x_3 \geqslant V \\ -x_1 - x_2 + 2x_3 \geqslant V \\ -x_1 + 3x_2 - x_3 \geqslant V, \\ x_1 + x_2 + x_3 = 1 \\ x_1, x_2, x_3 \geqslant 0 \end{cases}$$

及

$$\begin{cases} y_1 - y_2 - y_3 \leqslant V \\ -y_1 - y_2 + 3y_3 \leqslant V \\ -y_1 + 2y_2 - y_3 \leqslant V, \\ y_1 + y_2 + y_3 = 1 \\ y_1, y_2, y_3 \geqslant 0 \end{cases}$$

分析两个不等式组可知:$x_i \neq 0$,$y_j \neq 0$,$(i = 1, 2, 3, j = 1, 2, 3)$。将两组不等式前三个式子都取等式,解方程组得:

$$x_1 = \frac{6}{13}, x_2 = \frac{3}{13}, x_3 = \frac{4}{13}$$

$$y_1 = \frac{6}{13}, y_2 = \frac{4}{13}, y_3 = \frac{3}{13}$$

$$V = -\frac{1}{13}$$

如果把矩阵各元素普遍加上 1，则

$$\begin{pmatrix} 1 & -1 & -1 \\ -1 & -1 & 3 \\ -1 & 2 & -1 \end{pmatrix} \Rightarrow \begin{pmatrix} 2 & 0 & 0 \\ 0 & 0 & 4 \\ 0 & 3 & 0 \end{pmatrix}$$

这时，解如下不等式组：

$$\begin{cases} 2x_1 \geqslant V \\ 4x_2 \geqslant V \\ 3x_3 \geqslant V \\ x_1 + x_2 + x_3 = 1 \\ x_1, x_2, x_3 \geqslant 0 \end{cases} \qquad \begin{cases} 2y_1 \leqslant V \\ 3y_2 \leqslant V \\ 4y_3 \leqslant V \\ y_1 + y_2 + y_3 = 1 \\ y_1, y_2, y_3 \geqslant 0 \end{cases}$$

解这两组不等式，将前三个式子取等号有：

$$12x_1 + 12x_2 + 12x_3 = 6V + 3V + 4V$$

$$V = \frac{12}{13}$$

于是得

$$x_1 = \frac{6}{13}, x_2 = \frac{3}{13}, x_3 = \frac{4}{13}$$

$$y_1 = \frac{6}{13}, y_2 = \frac{4}{13}, y_3 = \frac{3}{13}$$

混合策略完全相同，而对策值 $\frac{12}{13} - \left(-\frac{1}{13}\right) = 1$，相差 1。

实际上，此题的解法是利用了定理 10-4 的结论。

例 10-14 某药厂用三种不同的设备 $\alpha_1, \alpha_2, \alpha_3$ 生产三种不同的药品 $\beta_1, \beta_2,$ β_3，已知这三种设备分别加工三种药品时，单位时间内创造的价值见表 10-1。

表 10-1 价值表

	β_1	β_2	β_3
α_1	4	-1	5
α_2	0	5	3
α_3	3	3	7

在这样的条件下，求出一组合理的加工方案。

解 在这里不同的设备可以看成一个纯策略（即局中人甲的策略），药品可以看成是对策的另一方（即局中人乙）的策略。此问题可以化为一个矩阵对策，并且是没有鞍点的，即在纯策略意义下是无解的，于是进行混合扩充。

假定药厂采用设备 $\alpha_1, \alpha_2, \alpha_3$ 的概率是 x_1, x_2, x_3，又药品 $\beta_1, \beta_2, \beta_3$ 被加工的概率分别是 y_1, y_2, y_3。由定理 10-1 可知，解如下两组不等式组

$$\begin{cases} 4x_1 + 3x_3 \geqslant V \\ -x_1 + 5x_2 + 3x_3 \geqslant V \\ 5x_1 + 3x_2 + 7x_3 \geqslant V \\ x_1 + x_2 + x_3 = 1 \\ x_1, x_2, x_3 \geqslant 0 \end{cases} \qquad \begin{cases} 4y_1 - y_2 + 5y_3 \leqslant V \\ 5y_2 + 3y_3 \leqslant V \\ 3y_1 + 3y_2 + 7y_3 \leqslant V \\ y_1 + y_2 + y_3 = 1 \\ y_1, y_2, y_3 \geqslant 0 \end{cases}$$

现在不知道 x_i 中或 y_j 中是否有值为零,如果都取等式,则 x_i、y_j 中出现负数解,是不允许的,因此必须保持某些式子是不等式。也就是说对策矩阵

$$A = \begin{pmatrix} 4 & -1 & 5 \\ 0 & 5 & 3 \\ 3 & 3 & 7 \end{pmatrix}$$

是不具有特殊结构的矩阵,这就要用别的方法来求解。下面介绍一种线性规划解法,它可以用来解任意矩阵对策。

(五) 线性规划解法

根据定理 10-1 可知,对于扩充后的矩阵对策来说,求最优解就是解下列两个不等式组:

$$\begin{cases} \displaystyle\sum_{i=1}^{m} a_{ij}x_i \geqslant V & j = 1,2,\cdots,n \\ \displaystyle\sum_{i=1}^{m} x_i = 1 \\ x_i \geqslant 0 & i = 1,2,\cdots,m \end{cases} \tag{10-3}$$

$$\begin{cases} \displaystyle\sum_{j=1}^{n} a_{ij}y_j \leqslant V & i = 1,2,\cdots,m \\ \displaystyle\sum_{j=1}^{n} y_j = 1 \\ y_j \geqslant 0 & j = 1,2,\cdots,n \end{cases} \tag{10-4}$$

这里 V 是:

$$V = \max_{X^* \in S_1^*} \min_{1 \leqslant j \leqslant n} \sum_{i=1}^{m} a_{ij}x_i \qquad V = \min_{Y^* \in S_2^*} \max_{1 \leqslant i \leqslant m} \sum_{j=1}^{n} a_{ij}y_j$$

作如下变换(不妨设 $V > 0$)

$$x_i' = \frac{x_i}{V} \quad (i = 1,2,\cdots,m)$$

于是(10-3)变成

$$\begin{cases} \displaystyle\sum_{i=1}^{m} a_{ij}x_i' \geqslant 1 & (j = 1,2,\cdots,n) \\ \displaystyle\sum_{i=1}^{m} x_i' = \frac{1}{V} \\ x_i' \geqslant 0 & (i = 1,2,\cdots,m) \end{cases}$$

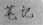 笔记

这样就把问题归结为求一组满足约束条件

$$\begin{cases} \sum_{i=1}^{m} a_{ij}x'_i \geq 1 & (j = 1,2,\cdots,n) \\ x'_i \geq 0 & (i = 1,2,\cdots,m) \end{cases}$$

的解 $x'_i(i=1,2,\cdots,m)$，使得目标函数

$$S(X') = \sum_{i=1}^{m} x'_i$$

达到最小。即(10-3)可等价化成

$$\text{Min } S(X') = \sum_{i=1}^{m} x'_i$$

$$\text{s. t. } \begin{cases} \sum_{i=1}^{m} a_{ij}x'_i \geq 1 & (j = 1,2,\cdots,m) \\ x'_i \geq 0 & (i = 1,2,\cdots,m) \end{cases} \tag{10-5}$$

同样，对于局中人乙来说，(10-4)可等价化成

$$\text{Max } S(Y') = \sum_{j=1}^{n} y'_j$$

$$\text{s. t. } \begin{cases} \sum_{j=1}^{n} a_{ij}y'_j \leq 1 & (i = 1,2,\cdots,m) \\ y'_j \geq 0 & (j = 1,2,\cdots,n) \end{cases} \tag{10-6}$$

这里 $y'_j = \dfrac{y_j}{V} (j=1,2,\cdots,n)$。这就是线性规划的典型问题。

现在回头解例10-14，可以归结为两组线性规划问题，对于局中人甲来说

$$\text{Min } S(X') = x'_1 + x'_2 + x'_3$$

$$\text{s. t. } \begin{cases} 4x'_1 + 3x'_3 \geq 1 \\ -x'_1 + 5x'_2 + 3x'_3 \geq 1 \\ 5x'_1 + 3x'_2 + 7x_3 \geq 1 \\ x'_1,\ x'_2,\ x'_3 \geq 0 \end{cases} \tag{10-7}$$

用单纯形法解(10-7)，得：$x'_1 = 0, x'_2 = 0, x'_3 = \dfrac{1}{3}$。

因 $x'_1 + x'_2 + x'_3 = \dfrac{1}{V}$，所以，$\dfrac{1}{3} = \dfrac{1}{V}$，故 $V = 3$。

对局中人乙来说

$$\text{Max } S(Y') = y'_1 + y'_2 + y'_3$$

$$\text{s. t. } \begin{cases} 4y'_1 - y'_2 + 5y'_3 \leq 1 \\ 5y'_2 + 3y'_3 \leq 1 \\ 3y'_1 + 3y'_2 + 7y'_3 \leq 1 \\ y'_1,\ y'_2,\ y'_3 \geq 0 \end{cases} \tag{10-8}$$

解(10-8)，得

$$y_1' = \frac{2}{15}, \ y_2' = \frac{3}{15}, \ y_3' = 0$$

因为 $y_1' + y_2' + y_3' = \frac{2}{15} + \frac{3}{15} = \frac{1}{V}$，所以 $V = \frac{15}{5} = 3$。

又因为 $x_i' = \frac{x_i}{V}, \ y_j' = \frac{y_j}{V}$，所以

$$x_i = x_i'V, \ x_1 = 0, \ x_2 = 0, \ x_3 = 1$$

$$y_j = y_j'V, \ y_1 = \frac{2}{5}, \ y_2 = \frac{3}{5}, \ y_3 = 0$$

故

$$X^* = (0, \ 0, \ 1), \ Y^* = \left(\frac{2}{5}, \ \frac{3}{5}, \ 0\right)$$

应用(10-5)和(10-6)求解矩阵对策时，要求 $V > 0$，如果不能保证 $V > 0$，可通过适当的变换使 $V > 0$，然后再求解。

可采用同解变换

$$a_{ij}' = a_{ij} + c, \ i = 1, 2, \cdots, m; \ j = 1, 2, \cdots, n$$

使 $A = (a_{ij})_{m \times n}$ 化成 $A' = (a_{ij}')_{m \times n}$，因此只要取正数 c 充分大，就能保证一切 $a_{ij}' > 0$，从而保证变量 $V' > 0$。

例 10-15 A、B 两个医疗器械厂生产同一种医疗器械,两个厂都想在经营管理上采取措施而获得更多的医疗市场销售份额,A 厂可以采取的措施有:①降低原医疗器械价格(α_1);②研制出新产品(α_2);③提高原医疗器械的质量(α_3)。B 厂可以采取的措施有:①扩大原医疗器械的广告宣传力度(β_1);②增设维修网点,加强售后服务(β_2);③改进原医疗器械的性能(β_3)。由于两个厂的财力有限,都只能采取一个措施。通过预测两个厂各自采取不同的措施后所占的市场总份额变动情况如表 10-2 所示(正值为 A 厂所增加的市场占有份额,负值为 A 厂所减少的市场份额),试求这两个医疗器械厂各自的最优策略。

表 10-2 两个厂采取不同措施后 A 厂的市场占有份额

	β_1	β_2	β_3
α_1	2	-3	3
α_2	-2	3	1
α_3 ·	1	1	5

解 为了保证 $V > 0$,先用同解变换把

$$A = \begin{pmatrix} 2 & -3 & 3 \\ -2 & 3 & 1 \\ 1 & 1 & 5 \end{pmatrix}$$

中所有元素都加上 3 化为非负,得

$$A' = \begin{pmatrix} 5 & 0 & 6 \\ 1 & 6 & 4 \\ 4 & 4 & 8 \end{pmatrix} \begin{matrix} x_1 \\ x_2 \\ x_3 \end{matrix}$$
$$\begin{matrix} y_1 & y_2 & y_3 \end{matrix}$$

从而由(10-5)和(10-6)有

$$\text{Min}S(X') = x_1' + x_2' + x_3' \qquad \text{Max}S(Y') = y_1' + y_2' + y_3'$$

$$\text{s.t.} \begin{cases} 5x_1' + x_2' + 4x_3' \geqslant 1 \\ 6x_2' + 4x_3' \geqslant 1 \\ 6x_1' + 4x_2' + 8x_3 \geqslant 1 \\ x_1', \ x_2', \ x_3' \geqslant 0 \end{cases} \quad \text{和} \quad \text{s.t.} \begin{cases} 5y_1' + 6y_3' \leqslant 1 \\ y_1' + 6y_2' + 4y_3' \leqslant 1 \\ 4y_1' + 4y_2' + 8y_3' \leqslant 1 \\ y_1', y_2', y_3' \geqslant 0 \end{cases}$$

用单纯形法解得

$$Y'^* = \left(\frac{1}{5}, \frac{1}{20}, 0\right) \text{ 或 } \left(\frac{1}{10}, \frac{3}{20}, 0\right); \quad X'^* = \left(0, 0, \frac{1}{4}\right); \quad V'^* = 4$$

从而有

$$X^* = (x_1, x_2, x_3) = 4X'^* = (0, 0, 1)$$

$$Y^* = (y_1, y_2, y_3) = 4Y'^* = \left(\frac{4}{5}, \frac{1}{5}, 0\right) \text{ 或 } \left(\frac{2}{5}, \frac{3}{5}, 0\right)$$

所以

$$Y^* = \lambda\left(\frac{4}{5}, \frac{1}{5}, 0\right) + (1-\lambda)\left(\frac{2}{5}, \frac{3}{5}, 0\right) = \left(\frac{2}{5} + \frac{2}{5}\lambda, \frac{3}{5} - \frac{2}{5}\lambda, 0\right)$$

$$V = V'^* - 3 = 4 - 3 = 1$$

从上面的结果可知 $V = 1 > 0$,所以在解该例题时无须将矩阵中的每个元素加上 3,而可以直接由矩阵 A 构造(10-6),用单纯形法求解。那么,在求解矩阵对策之前,如何判断 V 是否大于零呢?下面的定理可以用来判断 V 的取值范围。

定理 10-7 设矩阵对策 $G = \{S_1, S_2, A\}$,其中 $A = (a_{ij})_{m \times n}$。记

$$V^- = \max_i \min_j a_{ij} \qquad V^+ = \min_j \max_i a_{ij}$$

则 G 的值 $V^* \in [V^-, V^+]$,即 $\max_i \min_j a_{ij} \leqslant V^* \leqslant \min_j \max_i a_{ij}$

这样,当采用线性规划法求解矩阵对策时,可先根据定理 10-7 估计一下对策值 V^* 的取值范围,若 V^* 的下界 $V^- > 0$,则不必对矩阵 A 施行同解变换。仅当 $V^- \leqslant 0$ 时才须施行同解变换。

例如,从例 10-15 的 A 中易知

$$V^- = \max_i \min_j a_{ij} = 1 > 0$$

所以在解该例题时不必对矩阵 A 施行同解变换。但若赢得矩阵为

$$A = \begin{pmatrix} 1 & -4 & 2 \\ -3 & 2 & 0 \\ 0 & 0 & 4 \end{pmatrix}$$

则因 $V^- = \max_i \min_j a_{ij} = 0 \not> 0$,故此时不能直接由 A 构造(10-6)来求解,而必须先施行同解变换:把 A 中每个元素都加上同一个正数 c(如 1),化为 A',然后才能由 A' 构造(10-6)来求解。由于这样得到的对策 G' 的值 $V'^* = V + c \geqslant V^- + c > 0$,故(10-6)肯定有最优解。否则,若直接由矩阵 A 构造(10-6),则不难验证此时(10-6)的解无界。

笔记

矩阵对策属于零和对策,其中一个竞争者的收益总是等于另一个竞争者的损失,是一种完全对抗、强烈竞争的对策。在现实世界中除了赌博或军事冲突之外,一般很少出现这种"你死我活"的局面。在卫生管理领域中,更多的情况表现为既有对抗又有联合的缓和竞争,这样就出现了非零和对策。在非零和对策中,一个局中人的收益不一定正好等于另一个局中人的损失,实际上双方可能都收益或都损失。非零和对策因各竞争者并不完全对立,使对策表现为各种各样的情况,非零和对策的多样性与实际管理活动中许多行为表现是一致的,这使得非零和对策比零和对策在管理中有着更为重要的应用价值。但求解非零和对策需要更加复杂的分析,有兴趣的读者可做进一步探讨。

第三节　案例分析

市场竞争是市场经济的基本特征,在市场经济条件下,企业从各自的利益出发,为取得较好的产销条件、获得更多的市场资源而竞争。参加竞争的各方各自具有不同的目标和利益,为了达到各自的目标和利益,各方必须考虑对手的各种可能的行动方案,并选取对自己最为有利或最为合理的方案,通过竞争,实现企业的优胜劣汰,进而实现生产要素的优化配置。在卫生管理领域也存在着这种竞争,特别是在医院与医院之间争夺国内外医疗市场、制药企业与制药企业之间竞争药品市场占有量等方面都存在着这种竞争,这为对策论的应用提供了广泛的场所。下面我们以一个案例说明对策论在卫生管理领域的应用。

案例 10-1　有甲、乙二家制药企业生产同一种药物,两企业欲提高某目标市场上某种药品的销售量,由于该目标市场对此产品的需求量基本上稳定,故一家企业销售量的增加会引起另一家企业销售量的减少。两家企业都在考虑采取下面 3 种策略来增加销售量。策略 1:加强产品广告宣传,策略 2:适当降低产品价格,策略 3:改进产品包装。

分析:上述问题实际上是一个矩阵对策(二人零和对策)问题,令企业甲采取上述三个策略依次记为$(\alpha_1, \alpha_2, \alpha_3)$;企业乙采取策略$(\beta_1, \beta_2, \beta_3)$。在这 3 种策略下,由于两企业各自采取的措施不同,通过市场预测,在这些不同的措施下,两企业的市场占有量也有所变化,变动情况如表 10-3 所示。

表 10-3　两个制药企业采取不同措施后甲企业的市场占有份额

	β_1	β_2	β_3
α_1	9	−12	3
α_2	15	2	8
α_3	8	9	7

上例是一个典型的二人零和对策的例子。局中人是甲、乙两企业,因为总的市场销售份额一定,所以两企业的利益是对立的。两企业所采取的措施就是两局中人的策略。赢得矩阵

$$A = \begin{pmatrix} 9 & -12 & 3 \\ 15 & 2 & 8 \\ 8 & 9 & 7 \end{pmatrix}$$

求解此问题先用优超法降阶:

局中人乙的策略 β_1 被 β_3 优超,划去第一列得:

$$\begin{pmatrix} -12 & 3 \\ 2 & 8 \\ 9 & 7 \end{pmatrix}$$

局中人甲的策略 α_1 都被 α_2,α_3 优超,将矩阵的第一行划去:

$$\begin{pmatrix} 2 & 8 \\ 9 & 7 \end{pmatrix}$$

因为 $v_1 = \max_i \min_j a_{ij} = 7 \neq \min_j \max_i a_{ij} = 8 = v_2$,所以该矩阵对策在纯策略下无解。此时,双方都不能固定采用任何一个纯策略,也就是说两局中人都没有自己的最优纯策略。他们必须考虑随机地混合选取使用自己的各个策略。如甲可以用 x 的概率选取 α_2,用 $1-x$ 的概率选取 α_3,同样地,乙可用 y 概率选取 β_2,用 $1-y$ 概率选取 β_3,按概率分布,上例局中人的期望赢得为

$$E(X,Y) = (x \quad 1-x) \begin{pmatrix} 2 & 8 \\ 9 & 7 \end{pmatrix} \begin{pmatrix} y \\ 1-y \end{pmatrix}$$

$$= -8xy + 2y + x + 7$$

$$= -8\left(x - \frac{1}{4}\right)\left(y - \frac{1}{8}\right) + 7\frac{1}{4}$$

这就是说,局中人甲分别以概率 $X^* = \left(0, \frac{1}{4}, \frac{3}{4}\right)$ 选用 $\alpha_1, \alpha_2, \alpha_3$ 时,至少赢得 $7\frac{1}{4}$,同理,局中人乙分别以概率 $Y^* = \left(0, \frac{1}{8}, \frac{7}{8}\right)$ 选用策略 $\beta_1, \beta_2, \beta_3$ 时,至多损失 $7\frac{1}{4}$。但当 $X^* \neq \left(0, \frac{1}{4}, \frac{3}{4}\right)$ 或 $Y^* \neq \left(0, \frac{1}{8}, \frac{7}{8}\right)$ 时,则会受到更大的损失。

注:该案例可以用矩阵对策的五种常用解法求解。

本章小结

1. 对策的三个基本要素　局中人、策略集及赢得函数。

2. 矩阵对策　只有两个局中人,每个局中人的策略为有限个,一局对策中双方得失和为零。

3. 纯策略意义下求解矩阵对策的原则　局中人甲是按先取最小后取最大的原则,而局中人乙是按先取最大后取最小的原则。

笔记

4. 矩阵对策在纯策略意义下的解可以是不唯一的,但对策的值是唯一的。

5. 当矩阵对策没有鞍点时,两局中人都没有自己的最优纯策略。他们必须考虑随机地混合使用自己的各个策略。解一个具有混合策略的对策就是求两个局中人各自选取不同策略的概率分布。

6. 混合扩充是把每个局中人的策略集合 S_i 扩充为在集合 S_i 上的概率分布集合 S_i^*,赢得函数是进行多次对策所赢得的数学期望值。

7. 对任一矩阵对策,一定存在混合策略意义下的解。

8. 根据优超原则,当某局中人的某纯策略 α_i 被其他纯策略所优超时,可在矩阵中划去第 i 行而得到一个与原对策 G 等价但赢得矩阵阶数较小的对策 G',通过求解 G' 而得到 G 的解。

9. 矩阵对策有许多解法,其中线性规划法是通用的方法。而有些特殊的矩阵对策可能有一些更简便的特殊解法。

关键术语

对策论(game theory)
局中人(players)
策略(strategy)
局势(situation)

赢得函数(payoff function)
矩阵对策(matrix game)
二人有限零和对策(finite two-person zero-sum game)

习题

1. 解释下列概念,并说明同组概念之间的联系和区别:

(1)策略,纯策略,混合策略。

(2)鞍点,平衡局势,纯局势,纯策略意义下的解。

(3)混合扩充,混合局势,混合策略意义下的解。

(4)优超,某纯策略被另一纯策略优超。

2. 判断下列说法是否正确:

(1)矩阵对策中,如果最优解要求一个局中人采取纯策略,则另一局中人也必须采取纯策略。

(2)矩阵对策中当局势达到平衡时,任何一方单方面改变自己的策略将意味着自己更少的赢得或更大的损失。

(3)任何矩阵对策一定存在混合策略意义下的解,并可以通过求解两个互为对偶的线性规划问题得到。

(4)矩阵对策的对策值相当于进行若干次对策后局中人甲的平均赢得值或局中人乙的平均损失值。

3. 甲、乙二人游戏,每人出一个或两个手指,同时又把猜测对方所出的指数

笔记

叫出来。如果只有一个人猜测正确,则他所赢得的数目为二人所出指数之和,如果两人都猜对或都猜错赢得都为 0。写出该对策中各局中人的策略集合及甲的赢得矩阵,问该对策有无鞍点?

4. 甲、乙两药厂竞争 A,B 两种药品的市场,目前甲药厂这两种药品的销量都只是乙药厂销量的三分之一。两家药厂都已完成这两种药品更新换代的研制,但要投产上市则还需一段时间。若同时投产两种新药品上市,每药厂都需一年;若只投产一种抢先上市,则甲药厂需 10 个月,乙药厂需 9 个月,而另一种药品对每厂都再需 9 个月才能上市。对任一种新药品,若两药厂的药品同时上市,估计甲药厂该药品的市场占有率将增加 8 个百分点(即由 25% 增至 33%),若甲药厂的药品抢先 2、6、8 个月上市,则其市场占有率将分别增加 20、30、40 个百分点;若甲药厂的药品落后 1、3、7、10 个月上市,则其市场占有率将分别下降 4、10、12、14 个百分点。假设每药厂都以其两种药品市场占有率增加的百分点之和的一半作为赢得指标,试建立此对策的模型并求解。

5. 用图解法求给定矩阵对策的最优策略与对策值。已知赢得矩阵为

$$(1) \begin{pmatrix} 1 & 0 & 4 & -1 \\ -1 & 1 & -2 & 5 \end{pmatrix} \qquad (2) \begin{pmatrix} 2 & 7 \\ 3 & 5 \\ 11 & 2 \end{pmatrix}$$

6. 求下列矩阵对策的最优纯策略。

$$(1) \begin{pmatrix} 2 & -3 & -1 \\ 4 & 1 & -4 \\ 1 & 6 & 0 \end{pmatrix} \qquad (2) \begin{pmatrix} 8 & 2 & 7 & 2 \\ -1 & -2 & 3 & 0 \\ 7 & 2 & 8 & 2 \end{pmatrix}$$

$$(3) \begin{pmatrix} 1 & 2 & 3 & 2 \\ 5 & 3 & 6 & 4 \\ 0 & 2 & 4 & 2 \end{pmatrix} \qquad (4) \begin{pmatrix} 3 & 4 & 0 & 3 & 0 \\ 2 & 0 & 2 & 5 & 9 \\ 4 & 3 & 9 & 5 & 9 \\ 4 & 6 & 8 & 7 & 6 \\ 2 & 0 & 8 & 8 & 3 \end{pmatrix}$$

7. 求解下列矩阵对策,已知赢得矩阵为

$$(1) \begin{pmatrix} 7 & 4 \\ 3 & 6 \end{pmatrix} \qquad (2) \begin{pmatrix} 1 & 2 & 3 \\ 3 & 1 & 2 \\ 2 & 3 & 1 \end{pmatrix}$$

$$(3) \begin{pmatrix} -1 & -1 & 2 & 2 & 3 \\ 1 & 8 & 4 & 4 & -1 \\ 8 & 8 & 4 & 6 & 3 \\ 7 & 5 & 6 & 3 & 6 \\ 7 & 2 & 7 & 5 & -1 \end{pmatrix} \qquad (4) \begin{pmatrix} 7 & 5 & 9 & 10 & 6 \\ 6 & 4 & 1 & -3 & 2 \\ 3 & 2 & -1 & 4 & -5 \\ 2 & 3 & 4 & 7 & 7 \\ 5 & 3 & 7 & 8 & 5 \end{pmatrix}$$

8. 试用线性规划求解下列矩阵对策:

$(1) \begin{pmatrix} 0 & -2 & 1 \\ 1 & -1 & -2 \\ 0 & 3 & 0 \end{pmatrix}$ $\qquad$ $(2) \begin{pmatrix} 3 & -3 & -1 \\ -3 & 1 & 1 \\ 1 & -1 & -1 \end{pmatrix}$

$(3) \begin{pmatrix} 7 & 5 & 3 \\ 6 & 3 & 8 \\ 6 & 2 & 1 \end{pmatrix}$

（祁爱琴　秦　侠）

第十一章

预测分析

章前案例

某医院连续 12 年的病床需求数如表 11-1 所示,试选择合适的方法建立曲线预测模型并进行外推预测。

表 11-1　某医院病床需求数据(单位:张)

年序	1	2	3	4	5	6	7	8	9	10	11	12
病床数	622	666	714	789	872	894	928	980	1054	1079	1086	1115

上述问题是一个已知时间序列,怎样选择合适的预测模型及其参数估计方法来进行时间序列趋势外推预测的问题。本章介绍的内容就是解决此类问题的有效方法。

预测(prediction)是根据事物的历史资料及现状,运用一定的理论和方法,探求事物演变规律,对其未来发展状况作出的一种科学推测。古语:"凡事预则立,不预则废"、"人无远虑,必有近忧",可以说是对预测重要性所作的经验总结。当今社会科技高速发展,市场瞬息万变,预测的作用越来越大,预测的范围也越来越广,从国家各项计划的制定到个人的日常工作、生活等都离不开预测。如升学时报考哪一所理想的学校最有可能被录取? 要在规定的时间到达指定的场所,如何选择去的方式和路线等都涉及预测。在现代化管理方面,预测更是不可缺少的一个重要手段,是计划和决策的前提,通常要有对经济指标的预测,对技术进步趋势及方向的预测、市场预测、科技开发计划的预测等。

在卫生事业管理领域,各种各样的预测方法已广泛应用于人口预测、疾病流行趋势预测、患者的预后预测、人才预测、医疗机构床位及人员和经费的预测、药品需求的预测等。如何使预测做到科学有效,除要求信息资料准确,管理、预测

笔记

人员素质较高以外,预测方法的选择至关重要。随着科学技术的发展和各种预测实践经验的积累,预测作为一门综合性科学已发展成为一门比较完善的学科,现在预测方法已近二百种(最常用的有十几种),但每种方法都有一定的使用范围,它们往往是相互补充的,实际预测时也常常是几种方法一起用。预测方法虽然很多,但到目前为止,还没有一个统一的、普遍适用的分类体系,若根据预测的性质,大体可将预测分为定性预测和定量预测两类。

定性预测是一种直观预测,一般采用调查研究的方式进行,这种预测虽有数量内容,但主要的目的不在于正确地推断数字,而在于判断事物未来的发展方向。常用的定性预测方法有:头脑风暴法、特尔斐法和主观概率法。

定量预测的特点是偏重于利用统计资料,借助于数学方法建立数学模型进行预测,是以数学模型为主的预测方法,分为因果预测和时间序列预测。因果预测是以相关原理来分析预测对象与有关因素的相互关系,并以此关系构造模型进行预测。例如,要预测人的血压与年龄的关系、贫血与缺铁的关系等都可以用此预测方法。常用的因果预测模型有回归分析、数量经济模型、生命周期分析等。时间序列预测是根据预测对象时间序列的变化特征,来研究事物自身的发展规律和探讨未来发展趋势的。本章主要介绍时间序列预测。

第一节　时间序列趋势外推预测

一、移动平均法

移动平均法(moving average method)是根据时间序列,逐项推移,依次计算包含一定项数的序时平均数,以此进行预测的方法。移动平均法包括一次移动平均法、加权移动平均法和二次移动平均法。

1. 一次移动平均法　就是求时间序列的 N 个连续观测值的平均值,并将其作为下一期预测值的一种简单预测方法。

设时间序列各期限观测值为 $y_1, y_2, \cdots, y_t, \cdots$,一次移动平均数的计算公式为:

$$M_t^{(1)} = \frac{y_t + y_{t-1} + \cdots + y_{t-N+1}}{N}, t \geq N \tag{11-1}$$

式中, $M_t^{(1)}$ 为 t 期移动平均数; N 为移动平均的项数。

公式(11-1)表明当 t 向前移动一个时期,就增加一个新近数据,去掉一个远期数据,得到一个新的平均数。由于它不断地"舍远求近",逐期向前移动,所以称为移动平均数。

一次移动平均数的递推公式为:

$$M_t^{(1)} = \frac{y_t + y_{t-1} + \cdots + y_{t-N+1}}{N} = \frac{y_t}{N} + \frac{y_{t-1} + \cdots + y_{t-N+1} + y_{t-N}}{N} - \frac{y_{t-N}}{N}$$

$$= M_{t-1}^{(1)} + \frac{y_t - y_{t-N}}{N}$$

笔记

一次移动平均法预测公式为：

$$\hat{y}_{t+1} = M_t^{(1)}$$

例 11-1 某医院某年 1～12 月的药品库存量如表 11-2 所示，试用一次移动平均法预测下年 1 月份的库存量。

解 分别取 $N=3$ 和 $N=5$，按公式

$$\hat{y}_{t+1} = \frac{y_t + y_{t-1} + y_{t-2}}{3} \quad 和 \quad \hat{y}_{t+1} = \frac{y_t + y_{t-1} + y_{t-2} + y_{t-3} + y_{t-4}}{5}$$

计算 3 个月和 5 个月移动平均预测值。其结果见表 11-2。

表 11-2　某医院药品库存量及移动平均预测值（单位：万元）

月份	实际库存量 y_t	3 个月平均预测值 $\hat{y}_t$	5 个月平均预测值 $\hat{y}_t$
1	521	—	—
2	461	—	—
3	536	—	—
4	548	506	—
5	630	515	—
6	526	571	539
7	521	568	540
8	603	559	552
9	584	550	566
10	496	569	573
11	528	561	546
12	546	536	546
下年 1 月份 $\hat{y}_{13}$	—	523	551

　　显然，项数 N 越大，修均的程度也越大，波动也越小，有利于消除不规则变动的影响，但周期变动难以反映出来；反之，项数 N 越小，修均性越差，不规则变动的影响不易消除，趋势变动不明显。实践中通常选取多个 N 值进行试算，从中选择预测误差最小的 N 值做为移动平均的项数。预测误差可通过均方误差 MSE 来度量。

$$MSE = \frac{1}{K-N} \sum_{t=N+1}^{K} (y_t - \hat{y}_t)^2$$

式中，K 为时间序列的项数。在本例中：当 $N=3$ 时，

$$MSE = \frac{1}{9} \sum_{t=4}^{12} (y_t - \hat{y}_t)^2 = 3212$$

当 $N=5$ 时

$$MSE = \frac{1}{7} \sum_{t=6}^{12} (y_t - \hat{y}_t)^2 = 1592$$

计算结果表明，当 $N=5$ 时，MSE 较小，故取 $N=5$。预测下年 1 月份该院药

品库存量为 551 万元。

2. 加权移动平均法 就是在数据处理上对时间序列的 N 个连续观测值根据其所含信息量的不同依次给予其不同的权数,然后再计算其平均值,并将其作为下一期预测值的一种加权预测方法。

加权移动平均法的公式为:

$$M_{tw}^{(1)} = \frac{w_1 y_t + w_2 y_{t-1} + \cdots + w_N y_{t-N+1}}{w_1 + w_2 + \cdots + w_N} \qquad t \geq N$$

式中, $M_{tw}^{(1)}$ 为 t 期加权移动平均数; $w_1, w_2, \cdots, w_N$ 为各期的权数。

加权移动平均法的预测公式为:

$$\hat{y}_{t+1} = M_{tw}^{(1)}$$

由于近期数据包含着更多关于未来情况的信息,对近期数据给予较大的权数,说明接近预测所在期的历史数据比远离它的历史数据对预测结果更为重要、更有价值。因此,权数确定的一般原则是:离预测期越近,数据权数大;离预测期越远,数据权数小。但实践中,权数愈大,愈容易受随机因素的影响。至于权数的适当确定,完全靠预测者根据自己对序列的全面了解和分析而定。

例 11-2 仍以表 11-2 所示资料为例,试用加权移动平均法预测下年 1 月份的库存量。

解 取 $w_1 = 3, w_2 = 2, w_3 = 1$ 按公式

$$\hat{y}_{t+1} = \frac{w_1 y_t + w_2 y_{t-1} + w_3 y_{t-2}}{w_1 + w_2 + w_3}$$

计算 3 年加权移动平均预测值为:

$$\hat{y}_{13} = \frac{3 \times 546 + 2 \times 528 + 1 \times 496}{6} = 531.67$$

取 $w_1 = 5, w_2 = 4, w_3 = 3, w_4 = 2, w_5 = 1$ 按公式

$$\hat{y}_{t+1} = \frac{w_1 y_t + w_2 y_{t-1} + w_3 y_{t-2} + w_4 y_{t-3} + w_5 y_{t-4}}{w_1 + w_2 + w_3 + w_4 + w_5}$$

计算 5 年加权移动平均预测值为:

$$\hat{y}_{13} = \frac{5 \times 546 + 4 \times 528 + 3 \times 496 + 2 \times 584 + 1 \times 603}{15} = 540.07$$

3. 二次移动平均法 就是在一次移动平均数的基础上,再进行一次简单移动平均,所以称为二次移动平均法。

二次移动平均数的递推公式为:

$$M_t^{(2)} = \frac{M_t^{(1)} + M_{t-1}^{(1)} + \cdots + M_{t-N+1}^{(1)}}{N} = M_{t-1}^{(2)} + \frac{M_t^{(1)} - M_{t-N}^{(1)}}{N}$$

设时间序列 $y_1, y_2, \cdots, y_t, \cdots$,从某时期开始具有直线趋势,且认为未来时期亦按此直线趋势变化,则可设此直线趋势预测模型为:

$$y_{t+T} = a_t + b_t T \quad T = 1, 2, \cdots$$

式中, t 为当前时期数, T 为当前时期数至预测期的时期数, a_t 是直线方程的截距系数, b_t 是直线方程的斜率系数。其推导如下:

当 $T = 0$ 时, $y_t = a_t$

笔记

当 $T = -1$ 时，$y_{t-1} = y_t - b_t$

当 $T = -2$ 时，$y_{t-2} = y_t - 2b_t$

······

当 $T = N - 1$ 时，$y_{t-N+1} = y_t - (N-1)b_t$

所以 $\quad\quad M_t^{(1)} = \dfrac{y_t + y_{t-1} + \cdots + y_{t-N+1}}{N} = y_t - \dfrac{N-1}{2}b_t$

因此 $\quad\quad\quad\quad y_t - M_t^{(1)} = \dfrac{N-1}{2}b_t$ $\quad\quad\quad\quad\quad$ (11-2)

由此可推出 $\quad\quad y_{t-1} - M_{t-1}^{(1)} = \dfrac{N-1}{2}b_t$（注意 b_t 为常数）

所以 $\quad\quad\quad\quad y_t - y_{t-1} = M_t^{(1)} - M_{t-1}^{(1)}$

由此推出 $\quad\quad\quad M_t^{(1)} - M_t^{(2)} = \dfrac{N-1}{2}b_t$ $\quad\quad\quad\quad\quad$ (11-3)

联立 (11-2)(11-3) 解得

$$a_t = 2M_t^{(1)} - M_t^{(2)} \quad\quad b_t = \frac{2}{N-1}(M_t^{(1)} - M_t^{(2)}) \quad\quad (11\text{-}4)$$

注意，当时间序列没有明显的趋势变动时，可以采用一次移动平均法和加权移动平均法进行短期预测，如果时间序列有明显的线性变动趋势时，需要采用二次移动平均法进行预测。

例 11-3 某医院 2001～2010 年医疗设备采购量（单位：万元）如表 11-3 所示。取 $N = 4$，试用二次移动平均法预测下年的采购量。

解 计算结果见表 11-3。

表 11-3 某医院医疗设备采购量一次、二次移动平均计算表

年份	序号 t	采购量 y_t	一次移动平均值 $M_t^{(1)}$	二次移动平均值 $M_t^{(2)}$
2001	1	730	—	—
2002	2	725	—	—
2003	3	728	—	—
2004	4	760	736	—
2005	5	819	758	—
2006	6	892	800	—
2007	7	978	862	789
2008	8	996	921	835
2009	9	1030	974	889
2010	10	1090	1024	945

由上表知 $M_{10}^{(1)} = 1024$，$M_{10}^{(2)} = 945$，代入公式 (11-4) 得：

$$a_{10} = 2M_{10}^{(1)} - M_{10}^{(2)} = 1103，\quad b_{10} = \frac{2}{4-1}(M_{10}^{(1)} - M_{10}^{(2)}) = 52.67$$

于是得 $t = 10$ 时，直线趋势预测模型为：

笔记

$$\hat{y}_{10+T} = 1103 + 52.67T$$

预测 2011 年 $(T=1)$ 的设备采购量为：

$$\hat{y}_{2011} = \hat{y}_{11} = 1103 + 52.67 \times 1 = 1155.67$$

知识拓展

加权两点法 就是通过计算两个加权平均数来估计趋势方程的参数，称为加权两点法。设加权两点法估计直线方程为：$y_t = a + bt$

首先是在项数为 N 的原序列的两端分别取 3 项或 5 项，由远及近分别给予 1、2、3（3 项时）或 1、2、3、4、5（5 项时）加权。设 R 为期初 3 项（或 5 项）的加权算术平均数，T 为近期 3 项（或 5 项）的加权算术平均数，即

3 项加权平均数：$R = \dfrac{1}{6}(y_1 + 2y_2 + 3y_3)$，$T = \dfrac{1}{6}(y_{N-2} + 2y_{N-1} + 3y_N)$

5 项加权平均数：

$$R = \dfrac{1}{15}(y_1 + 2y_2 + 3y_3 + 4y_4 + 5y_5)，T = \dfrac{1}{15}(y_{N-4} + 2y_{N-3} + 3y_{N-2} + 4y_{N-1} + 5y_N)$$

根据直线方程 $y_t = a + bt$ 代入解得

当 3 项加权平均时　　$b = \dfrac{T-R}{N-3}$　$a = R - \dfrac{7}{3}b$

当 5 项加权平均时　　$b = \dfrac{T-R}{N-5}$　$a = R - \dfrac{11}{3}b$

加权三点法 就是通过计算三个加权平均数来估计趋势方程的参数，称为加权三点法。设加权三点法估计抛物线方程为：$y_t = a + bt + ct^2$

类似地，则当 3 项加权平均时：

$$c = \dfrac{2(R - 2S + T)}{(N-3)^2}，b = \dfrac{T-R}{N-3} - \dfrac{3N+5}{3}c，a = R - \dfrac{7}{3}b - 6c$$

当 5 项加权平均时：

$$c = \dfrac{2(R - 2S + T)}{(N-5)^2}，b = \dfrac{T-R}{N-5} - \dfrac{3N+7}{3}c，a = R - \dfrac{11}{3}b - 15c$$

二、指数平滑法

移动平均法优点是简单易行，不足之处是受 N 大小的影响较大，且对于早期的历史资料较少考虑或根本不加以利用。指数平滑法较好地改进了这一缺点，它充分利用了历史资料，又考虑了各期数据的重要性，是目前应用较为广泛的预测方法之一。指数平滑法（exponential method）是用过去的时间序列的实际观测值和预测值的加权平均值（平滑值）来进行预测的一种预测方法。根据其平滑次数分为一次指数平滑法和二次指数平滑法。

1. 一次指数平滑法　就是以平滑系数 α 为权重计算出第 t 期观测值和预测

值的平均值(平滑值),并将此平均值作为第 $t+1$ 期的预测值的一种加权平均预测方法。一次指数平滑公式为:

$$S_t^{(1)} = \alpha y_t + (1-\alpha) S_{t-1}^{(1)} \qquad (11\text{-}5)$$

式中,$S_t^{(1)}$ 为第 t 期一次指数平滑值,$S_{t-1}^{(1)}$ 为第 $t-1$ 期一次指数平滑值,y_t 为第 t 期的观测值,α 为一次指数平滑系数($0 < \alpha < 1$)。

公式(11-5)是由一次移动平均法的公式改进而来。以 $M_{t-1}^{(1)}$ 作为 y_{t-N} 的最佳估计,则有:

$$M_t^{(1)} = M_{t-1}^{(1)} + \frac{y_t - y_{t-N}}{N} = M_{t-1}^{(1)} + \frac{y_t - M_{t-1}^{(1)}}{N} = \frac{y_t}{N} + \left(1 - \frac{1}{N}\right) M_{t-1}^{(1)}$$

令 $\alpha = \dfrac{1}{N}$,以 $S_t^{(1)}$ 代替 $M_t^{(1)}$ 即可。

一次指数平滑法的预测模型为:

$$\hat{y}_{t+1} = S_t^{(1)} \qquad \text{或} \qquad \hat{y}_t = S_{t-1}^{(1)}$$

即
$$\hat{y}_{t+1} = \alpha y_t + (1-\alpha)\hat{y}_t \qquad \text{或} \qquad \hat{y}_{t+1} = \hat{y}_t + \alpha(y_t - \hat{y}_t) \qquad (11\text{-}6)$$

也就是以第 t 期指数平滑值作为 $t+1$ 期预测值。显然,一次指数平滑第 $t+1$ 期的预测值由两部分构成,一部分是为第 t 期的预测值,另一部分为第 t 期的预测误差值。平滑系数起调节作用,α 越接近于1,调整的幅度就越大,α 越接近于0,调整的幅度就越小。

(1)系数 α 的选取:系数 α 的确定将直接影响预测误差的大小,因此,系数 α 值的选取应十分慎重。一般来说,如果时间序列资料波动较小且比较平稳,α 值可取小一些,如取 $0.1 \sim 0.3$;如果时间序列具有快速且明显的变动倾向,则 α 值应取大一些,如取 $0.6 \sim 0.8$。另外,还要分析时间序列不稳定的原因,如果是序列本身固有的轨迹变动,可按上述方法确定,如果前后时期之间有联系,应取较小的 α 值,以减少这种联系的影响。具体来说,月度 α 值应比季度 α 值小,季度 α 值应比年度 α 值小,这是因为时期单位越小,其彼此之间的联系就越大。实际运用中,应多试算,选择误差较小的 α 值。

(2)初始值 $S_0^{(1)}$ 的确定:初始值是指最初那一期的预测值,它是由预测者根据样本容量进行估算或指定。一般来说,当样本容量 $n > 50$ 时,初始值对预测值的影响较小,可选取第一期的观测值作为初始值;当样本容量在 $10 \leqslant n \leqslant 50$ 时,可选取第一期观测值或最初几期观测值的均值作为初始值;当样本容量 $n < 10$ 时,初始值对预测值的影响较大,可选最初几期观测值的均值作为初始值。

综上所述,一次指数平滑法的计算步骤可归纳为4步:第1步,选取平滑系数 α;第2步,确定初始值 $S_0^{(1)}$;第3步,计算各期一次平滑值;第4步,进行预测。

例11-4 某医药公司 $2000 \sim 2011$ 年药品销售量资料如表11-4所示。试用一次指数平滑法预测2012年的销售量。

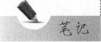
笔记

表11-4 某医药公司药品销售量及指数平滑预测计算表（单位：万元）

年份	序号 t	销售量 y_t	$\alpha=0.2$ 的预测值 $\hat{y}_t$	$\alpha=0.5$ 的预测值 $\hat{y}_t$	$\alpha=0.8$ 的预测值 $\hat{y}_t$
2000	1	35.0	35.50	35.50	35.50
2001	2	36.0	35.40	35.25	35.10
2002	3	33.5	35.52	35.63	35.82
2003	4	35.5	35.12	34.57	33.97
2004	5	34.5	35.19	35.04	35.20
2005	6	34.0	35.05	34.77	34.64
2006	7	35.5	34.84	34.39	34.13
2007	8	30.0	34.97	34.95	35.23
2008	9	34.0	33.98	32.48	31.05
2009	10	36.0	33.98	33.24	33.41
2010	11	35.5	34.39	34.62	35.48
2011	12	39.5	34.61	35.06	35.50

解 从该表知,该时间序列基本呈水平波动,故可用一次指数平滑法进行预测,并分别取 $\alpha=0.2,0.5,0.8$,进行试算,初始值取:

$$S_0^{(1)} = \frac{y_1 + y_2}{2} = \frac{35.0 + 36.0}{2} = 35.5$$

即

$$\hat{y}_1 = S_0^{(1)} = 35.5$$

按公式(11-6)计算各期预测值,列于表11-4中。

从表11-4中可以看出,$\alpha=0.2$、0.5、0.8 时,预测值是不相同的。究竟取何值为好,可通过计算它们的均方差 MSE,选取 MSE 较小的那个 α 值。

当 $\alpha=0.2$ 时,$MSE = \frac{1}{12}\sum_{t=1}^{12}(y_t - \hat{y}_t)^2 = 5.06$

当 $\alpha=0.5$ 时,$MSE = \frac{1}{12}\sum_{t=1}^{12}(y_t - \hat{y}_t)^2 = 5.27$

当 $\alpha=0.8$ 时,$MSE = \frac{1}{12}\sum_{t=1}^{12}(y_t - \hat{y}_t)^2 = 5.56$

计算结果表明,$\alpha=0.2$ 时,MSE 较小。故选取 $\alpha=0.2$,预测2012年该公司药品销售量为:$\hat{y}_{13} = 0.2 \times 39.5 + (1-0.2) \times 34.61 = 35.59$（万元）。

2. 二次指数平滑法 就是对一次指数平滑序列,再进行一次指数平滑,所以称为二次指数平滑。二次指数平滑不能直接用于预测,其主要目的是利用二次平滑值估计线性模型的参数。

注意,一次指数平滑法只能用于短期预测,但如果要进行中长期预测时,特别是有明显上升或下降趋势的时间序列预测时,必须进行二次指数平滑,以利用滞后偏差的规律来建立直线趋势模型进行预测。

笔记

二次指数平滑的公式为:

$$S_t^{(1)} = \alpha y_t + (1-\alpha)S_{t-1}^{(1)}, \quad S_t^{(2)} = \alpha S_t^{(1)} + (1-\alpha)S_{t-1}^{(2)} \qquad (11-7)$$

式中,$S_t^{(1)}$为一次指数平滑值,$S_t^{(2)}$为二次指数平滑值。

当时间序列从某时期开始具有直线趋势时,类似二次移动平均法,可用以下直线趋势模型来预测:

$$\hat{y}_{t+T} = a_t + b_t T \quad T = 1,2,\cdots$$

$$a_t = 2S_t^{(1)} - S_t^{(2)} \qquad (11-8)$$

$$b_t = \frac{\alpha}{1-\alpha}(S_t^{(1)} - S_t^{(2)}) \qquad (11-9)$$

这里公式证明从略。式中平滑系数 α 和初始值 $S_0^{(1)}$ 与 $S_0^{(2)}$ 的确定方法与一次平滑预测法中介绍的原则相同。

综上所述,二次指数平滑法的计算步骤可分为 5 步:

第 1 步:选取平滑系数 α。

第 2 步:确定初始值 $S_0^{(1)}$ 和 $S_0^{(2)}$。

第 3 步:计算各期一次平滑值和二次平滑值。

第 4 步:计算平滑系数 a_t, b_t。

第 5 步:建立第 t 期的预测方程,预测第 $t+T$ 期数值(注:T 不宜过大)。

例 11-5 某医院 2001~2010 年医疗设备采购量如表 11-5 所示。试用二次指数平滑法预测 2011 年和 2012 年的采购量。

表 11-5 某医院设备采购量一次、二次平滑值计算表(单位:万元)

年份	序号 t	采购量 y_t	一次平滑值 $S_t^{(1)}$	二次平滑值 $S_t^{(2)}$
2001	1	730	727.7	726.9
2002	2	725	725.5	725.8
2003	3	728	727.5	727.2
2004	4	760	753.5	748.2
2005	5	819	805.9	794.4
2006	6	892	874.8	858.7
2007	7	978	957.4	937.7
2008	8	996	988.3	978.2
2009	9	1030	1021.7	1013.0
2010	10	1090	1076.3	1063.6

解 取 $\alpha = 0.8$,一次平滑的初始值 $S_0^{(1)}$ 是取原数列前三项数值的平均值,即:

$$S_0^{(1)} = \frac{730 + 725 + 728}{3} = 727.7$$

依次按照公式(11-5)得以后各年的一次平滑值,其计算结果见表 11-5。

二次平滑的初始值 $S_0^{(2)}$ 是一次平滑值数列前三项数值的平均值,即:

笔记

$$S_0^{(2)} = \frac{727.7 + 725.5 + 727.5}{3} = 726.9$$

依次按照公式(11-7)得以后各年的二次平滑值,其计算结果见表11-5。

由表11-5知 $S_{10}^{(1)} = 1076.3$,$S_{10}^{(2)} = 1063.6$,代入公式(11-8)(11-9)得

$$a_{10} = 2S_{10}^{(1)} - S_{10}^{(2)} = 1089.0, \quad b_{10} = \frac{\alpha}{1-\alpha}(S_{10}^{(1)} - S_{10}^{(2)}) = 50.8$$

于是得 $t = 10$ 时,直线趋势预测模型为:$\hat{y}_{10+T} = 1089 + 50.8T$。

据此预测2011年($T=1$)设备采购量:$\hat{y}_{2011} = \hat{y}_{11} = 1089 + 50.8 \times 1 = 1139.8$。

据此预测2012年($T=2$)设备采购量:$\hat{y}_{2012} = \hat{y}_{12} = 1089 + 50.8 \times 2 = 1190.6$。

知识拓展

三次指数平滑法 当时间序列的变动呈现出二次曲线趋势时,则需要用三次指数平滑法进行预测。三次指数平滑法是在二次指数平滑的基础上再进行了一次指数平滑。

三次指数平滑值计算公式为:$S_t^{(3)} = \alpha S_t^{(2)} + (1-\alpha)S_{t-1}^{(3)}$

三次指数平滑的预测模型为:$\hat{y}_{t+T} = a_t + b_t T + c_t T^2 \quad T = 1, 2, \cdots$

参数 a_t, b_t, c_t 的估计公式为:$a_t = 3S_t^{(1)} - 3S_t^{(2)} + S_t^{(3)}$,

$$b_t = \frac{\alpha}{2(1-\alpha)^2}[(6-5\alpha)S_t^{(1)} - 2(5-4\alpha)S_t^{(2)} + (4-3\alpha)S_t^{(3)}]$$

$$c_t = \frac{\alpha^2}{2(1-\alpha)^2}(S_t^{(1)} - 2S_t^{(2)} + S_t^{(3)})$$

第二节 增长型曲线外推预测

根据研究对象的历史统计数据,建立起能描述其发展过程的预测模型,进而以模型外推进行预测,这是趋势外推方法的主要特点。由于不同的研究对象的发展过程常常具有不同的特征,因此产生了各种不同类型的曲线预测模型及外推预测方法。

在卫生管理的预测实践中,常常会发现有些研究对象的发展过程有增长的趋势,且在不同时期的增长速度不同。例如,医院的诊疗人数、医护人员需求数、某种常用药品的需求量、某传染病的流行趋势等。这些研究对象,往往需要选用适当的增长曲线(growth curve)进行外推预测。增长曲线一般是非线性函数,它有许多类型。下面介绍常用的几种增长曲线预测模型。

一、增长型曲线的基本类型和特征

1. 多项式增长曲线 多项式增长曲线(polynomial growth curve)的表达式为:

$$y_t = a_0 + a_1 t + a_2 t^2 + \cdots + a_m t^m \tag{11-10}$$

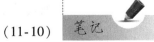
笔记

式中 $a_0, a_1, \cdots, a_m$ 为模型参数，t 为自变量（在时间序列中为时间变量），y_t 为预测指标值。若 m 不超过 3，则参数 a_0, a_1, a_2, a_3 有明显的物理意义，a_0 是 $t = 0$ 时的 y_t 的值，即曲线截距，a_1 描述增长速度，a_2 描述增长加速度，a_3 描述加速度的变化率。

当 $m = 1$ 时，(11-10) 为一次多项式：$y_t = a_0 + a_1 t$

由 $\dfrac{dy_t}{dt} = a_1$ 是常数，表明 y_t 随时间变化的过程是一个均衡发展过程，其图形为直线，如图 11-1 所示。其差分特性：$u_t = y_t - y_{t-1} = \dfrac{dy_t}{dt}$ 为常数。

当 $m = 2$ 时，(11-10) 为二次多项式：

$$y_t = a_0 + a_1 t + a_2 t^2 \tag{11-11}$$

其图像是抛物线，分为两支，一支为正增长，一支为负增长，如图 11-2 所示。

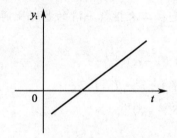

图 11-1　一次多项式曲线

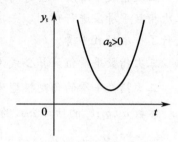

图 11-2　二次抛物线曲线

对式 (11-11) 求导知，一阶导数 $\dfrac{dy_t}{dt} = a_1 + 2a_2 t$，是 t 的线性函数。而 $\dfrac{d^2 y_t}{dt^2} = 2a_2$ 是一常数，说明它的二阶增长与时间变化无关。由此知，二次抛物线可描述等加速度增加或等加速度减少的事物发展过程。如果参数 $a_2 > 0$，抛物线开口向上，抛物线有最小值；如果 $a_2 < 0$，抛物线开口向下，抛物线有最大值。

如果研究其描述变量微小改变的差分的情况，则有

一阶差分　　　　　　$u_t^{(1)} = u_t = y_t - y_{t-1} = (a_1 - a_2) + 2a_2 t$

二阶差分　　　　　　$u_t^{(2)} = u_t^{(1)} - u_{t-1}^{(1)} = 2a_2 = \dfrac{d^2 y_t}{dt^2}$

类似地对三次多项式，计算其三阶差分 $u_t^{(3)} = u_t^{(2)} - u_{t-1}^{(2)}$，则有

$$u_t^{(3)} = \dfrac{d^3 y_t}{dt^3} = 6a_3$$

由此得到，若增长曲线为一次曲线，则一阶差分为常量；若增长曲线为二次抛物线，则二阶差分为常量；其余类推。

2. 简单指数曲线　简单指数曲线（simple exponential curve）的表达式为：

$$y_t = ab^t \tag{11-12}$$

式中 a、b 为模型参数，t 为自变量，y_t 为预测指标值。当 $a > 0$ 时，若 $b > 1$，则增长曲线 y_t 随 t 的增加无限制地增大，在 t 趋向于负无穷时 y_t 趋向于零；若 $0 < b < 1$，则 y_t 随 t 的增加而下降，当 t 趋向于无穷时 y_t 趋向于零。因此，y_t 以直线 $y = $

笔记

0 为其渐近线,其图像如图 11-3 所示。

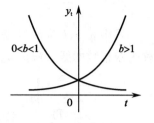

图 11-3　指数曲线

增长曲线(11-12)的本质是具有不变增长速度的线性增长曲线。只要将式(11-12)两边取对数,即得

$$\lg y_t = \lg a + t \lg b$$

设 $A = \lg a, B = \lg b$,则上式化为

$$\lg y_t = A + Bt$$

显然,$\lg y_t$ 是自变量 t 的线性函数,在半对数坐标纸上是一条直线。此外,这种曲线还有另外一种特征,即差分 u_t 与 y_t 之比

$$\frac{u_t}{y_t} = \frac{y_t - y_{t-1}}{y_t} = 1 - \frac{y_{t-1}}{y_t} = 1 - \frac{1}{b}$$

是一个常数。

3. 修正指数曲线　修正指数曲线(modified exponential curve)的表达式为:

$$y_t = k + ab^t \tag{11-13}$$

式中 k、a、b 为参数,$b > 0$。曲线(11-13)描绘了发展过程中有饱和现象的一种增长规律,其中 k 为饱和值或极限值。直线 $y = k$ 为 y_t 的渐近线,当 $a > 0$ 时,y_t 以 $y = k$ 为下方渐近线,当 $a < 0$ 时,y_t 以 $y = k$ 为上方渐近线。根据 a、b 的取值不同,曲线有四种类型,如图 11-4 所示。

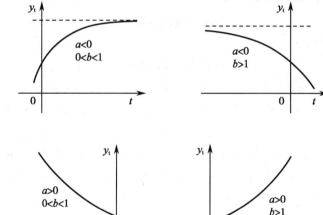

图 11-4　修正指数曲线的 4 种形状

由式(11-13),有 $u_t = y_t - y_{t-1} = ab^{t-1}(b-1)$,两边取对数得

$$\lg u_t = (t-1)\lg b + \lg a(b-1) \quad (b > 1)$$

由此可见,这种曲线主要特征是 $\lg u_t$ 为 t 的线性函数(若 $0 < b < 1$,用 $-u_t$ 代替 u_t)。

4. Gompertz 曲线　Gompertz 曲线(Gompertz curve)是由英国统计学家和数学家龚珀兹(Gompertz)提出的,其表达式为:

笔记

$$y_t = ka^{b^t} \tag{11-14}$$

式中 a,b,k 为参数，k 又称为极限参数。Gompertz 曲线是双层指数，所以又称为双指数曲线。根据 a,b 取值的不同，曲线有 4 种类型，如图 11-5 所示。

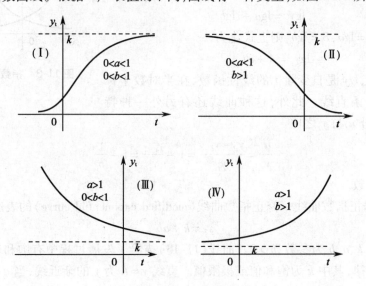

图 11-5　Gompertz 曲线的 4 种类型

由式(11-14)两边取对数得

$$\lg y_t = \lg k + b^t \lg a \tag{11-15}$$

对式(11-15)求导得

$$(\lg y_t)' = b^t(\lg a)\ln b, \quad (\lg y_t)'' = b^t(\lg a)(\ln b)^2$$

(1)当 $b>1$，$a>1$ 时，$(\lg y_t)'>0$，$(\lg y_t)''>0$，$\lg y_t$ 和 $(\lg y_t)'$ 均是增函数，增长曲线 y_t 是凹的，说明预测目标值随 t 的增大而增加，参见图 11-5(IV)。

(2)当 $0<b<1$，$0<a<1$ 时，$(\lg y_t)'>0$，$(\lg y_t)''<0$，说明 $\lg y_t$ 是 t 的增函数，但 $(\lg y_t)'$ 是 t 的减函数，增长曲线是凸的。从而知，目标值 y_t 虽然随着 t 的增大仍保持着增长，但增长的速度却在下降，当 $t\to\infty$ 时，k 为其极限值。参见图 11-5(I)。

(3)当 $b>1$，$0<a<1$，或 $0<b<1$，$a>1$ 时，均有 $(\lg y_t)'<0$，y_t 呈现负增长。参见图 11-5(II)、图 11-5(III)。

由式(11-15)知，$\lg y_t$ 为修正指数曲线，故 Gompertz 曲线的增长变化特征是 $\lg(\lg y_t - \lg y_{t-1})$ 为 t 的线性函数。

5. Logistic 曲线　Logistic 曲线(Logistic curve)是比利时数学家维哈尔斯特(P·F·Verhulst)首先发现的一种特殊曲线。由于皮尔(R·Pearl)和里德(L·J·Reed)曾应用这一方法研究人口增长规律，所以 Logistic 曲线又称为生长曲线或 Pearl-Reed 曲线。其表达式为：

$$y_t = \frac{k}{1 + ae^{-bt}} \tag{11-16}$$

式中 k,a,b 为参数，k 称为极限参数，也即是 y_t 处于饱和状态时的值。其图像如图 11-6 所示。

曲线的拐点为 $\left(\dfrac{\ln a}{b}, \dfrac{k}{2}\right)$，渐近线为直线 $y=k$ 和直线 $y=0$。其描绘的发展过程是:初始阶段发展是缓慢的,接着是急剧的增长阶段,然后是一个平稳的发展时期,最后达到饱和状态。此曲线可用来描述和预测卫生事业的成长发展。

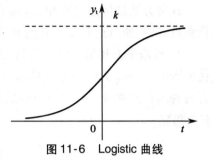

图 11-6　Logistic 曲线

将(11-16)取倒数变形为

$$\frac{1}{y_t} = \frac{1}{k} + \frac{a}{k}e^{-bt}$$

从而得到 Logistic 曲线的增长变化特征为: $\lg\left(\dfrac{1}{y_{t-1}} - \dfrac{1}{y_t}\right) = \lg\dfrac{u_t}{y_{t-i}y_t}$ 为 t 的线性函数。

二、增长型曲线的识别方法

如何根据实测数据,建立合适的增长曲线模型? 这就是增长型曲线的模型识别问题。下面介绍 3 种基本的识别方法。

1. 目估法　也称图形识别法,就是根据时间序列的散点图或趋势图来判断其发展趋势的一种简单方法。其基本做法是:根据观测数据作散点图(scatter plot),即将统计调查观察得到的数据点绘在以时间为横轴,观察值或它的对数值为纵轴的坐标纸上,观察其变化动态构成的图像,选择合适的曲线模型。一般地,若动态序列接近于一条直线,则选择直线模型,若其对数值在半对数坐标纸上构成的图像接近于一条直线,则选择简单指数曲线模型。

例 11-6　医院某科室连续七年的业务收入数据为(单位:万元):12.5、17.1、18.4、25.0、34.2、45.0、52.3。分别绘制观测数据与时序和观测数据的对数与时序的散点图,并确定该科室业务收入的增长模型。

解　绘制观测数据与时序和观测数据的对数与时序的散点图(图 11-7)。从图 11-7(a)的点分布形状和图 11-7(b)的点大致在一条直线上,可初步选配指数曲线为该科室业务收入的增长模型。

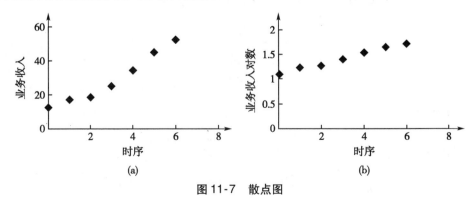

图 11-7　散点图

(a)业务收入散点图　(b)业务收入对数散点图

笔记

这种方法的优点是简单、适用和方便,缺点是主观因素较多,对图形大小的依赖性较强,所以通常要与其他方法配合使用。

2. 残差平方和最小法 就是把残差平方和最小作为识别增长曲线模型的最优准则的一种方法。残差计算的方法是:用所有的实际观察数据 $y_1, y_2, \cdots, y_n$ 拟合各种增长型曲线,并计算出模拟值 $\hat{y}_1, \hat{y}_2, \cdots, \hat{y}_n$,然后以实际观察值 y_k 减去模拟值 $\hat{y}_k$ 得到 $y_k - \hat{y}_k = e_k (k = 1, 2, \cdots, n)$,称 e_k 为残差(residual),记

$$Q = \sum_{k=1}^{n} e_k^2$$

称为残差平方和。不同的曲线对应不同的残差平方和,取此平方和中最小者所对应的曲线,作为所要选取的增长曲线模型。

这种方法的优点是排除了目估法中的主观因素,缺点是在多项式曲线的模型识别中,用此种方法识别的曲线不一定是"最优"的。因为任何 n 个实测点构成的序列,至少都可以构造一个 $n-1$ 次多项式曲线,此曲线可正好通过已知的 n 个实测点,从而残差平方和等于零。按残差平方和最小识别准则,该曲线是"最优"的。但它的"最优",只能说明历史数据的拟合情况,而不能说明它的未来发展趋势。因此,这种曲线在预测的前提下不一定是最优的。

3. 增长特征法 也叫差分法,就是将动态序列的增长变化特征(即差分的变化特性)与增长曲线的相应特征作比较来识别曲线的一种方法。增长特征法的基本思想是选择在理论上的变化规律与实测序列的实际变化规律最接近的一种曲线作为选择的最优曲线。在实际应用时,一般需要先对原始数据进行初步处理,具体步骤如下:

(1)计算实测序列的移动平均值(采取这一步骤的主要目的是消除实测序列的随机干扰成分,以突出序列本身的固有趋势),计算公式是:

$$\bar{y}_t = \frac{\sum_{k=t-p}^{t+p} y_k}{2p+1} \tag{11-17}$$

$2p+1$ 称为滑动时段长,其大小由实际经验确定,通常若加长移动时段,则可降低对随机干扰的敏感性,但所需数据应增多,同时 y_t 的影响也被削弱了。

(2)计算序列的平均增长(即平均差分),公式为:

$$\bar{u}_t = \frac{\sum_{k=-p}^{p} k\bar{y}_{t+k}}{\sum_{k=-p}^{p} k^2} \tag{11-18}$$

$p=1$ 时, $\bar{u}_t = \dfrac{-\bar{y}_{t-1} + \bar{y}_{t+1}}{2}$

$p=2$ 时, $\bar{u}_t = \dfrac{-2\bar{y}_{t-2} - \bar{y}_{t-1} + \bar{y}_{t+1} + 2\bar{y}_{t+2}}{10}$

$p=3$ 时, $\bar{u}_t = \dfrac{-3\bar{y}_{t-3} - 2\bar{y}_{t-2} - \bar{y}_{t-1} + \bar{y}_{t+1} + 2\bar{y}_{t+2} + 3\bar{y}_{t+3}}{28}$

以公式(11-18)为平均增长的计算公式,主要是因为对动态序列选配趋势直

笔记

线时,是以时间原点作为序列的中心点进行计算的(此时 $\sum t = 0$)。直线方程是:

$$y = a + bt$$

b 表示平均增长,由回归方程参数的计算公式,知

$$b = \frac{\sum\limits_{t=-p}^{p} ty_t}{\sum\limits_{t=-p}^{p} t^2}$$

(3)计算实测序列的增长特征,识别实测序列属于何种增长曲线类型。为消除随机干扰的影响,序列值 y_t 以经过移动平均后的值 $\bar{y}_t$ 代替,序列的差分 u_t 以平均差分 $\bar{u}_t$ 代替。

根据前面介绍的增长曲线的增长特征,得到增长曲线模型识别表11-6。

表11-6　增长曲线识别表

实测序列的平均增长特征	增长特征依时间变化的性质	曲线类型的识别
$\bar{u}_t$	大致相等	直线
$\bar{u}_t$	线性变化	二次抛物线
$\bar{u}_t^{(2)}$	线性变化	三次抛物线
$\bar{u}_t / \bar{y}_t$	大致一样	简单指数曲线
$\lg \bar{u}_t$	线性变化	修正指数曲线
$\lg(\lg\bar{y}_t - \lg\bar{y}_{t-1})$	线性变化	Gompertz 曲线
$\lg(\bar{u}_t / \bar{y}_t \bar{y}_{t-1})$	线性变化	Logistic 曲线

例 11-7　见章前案例。

解　(1)在公式(11-17)中,取 $p=1$,计算三年移动平均值:

$$\bar{y}_t = \frac{y_{t-1} + y_t + y_{t+1}}{3}$$

其结果见表11-7。

(2)计算平均增长量: $\bar{u}_t = \dfrac{\bar{y}_{t+1} - \bar{y}_{t-1}}{2}$

结果见表11-7。

(3)分别计算 $\bar{u}_t / \bar{y}_t$、$\lg\bar{u}_t$、$\lg(\lg\bar{y}_t - \lg\bar{y}_{t-1})$、$\lg(\bar{u}_t / \bar{y}_t \bar{y}_{t-1})$ 的值,其结果见表11-7。

表11-7　增长曲线特征计算表

时序 t	观测值 y_t	滑动平均值 $\bar{y}_t$	平均增长量 $\bar{u}_t$	$\bar{u}_t / \bar{y}_t$	$\lg\bar{u}_t$	$\lg(\lg\bar{y}_t - \lg\bar{y}_{t-1})$	$\lg\dfrac{\bar{u}_t}{\bar{y}_t\bar{y}_{t-1}}$
1	622	—	—	—	—	—	—
2	666	667.3333	—	—	—	—	—
3	714	723.0000	62.1667	0.0860	1.7936	−1.4585	−3.8899

笔记

续表

时序 t	观测值 y_t	滑动平均值 $\bar{y}_t$	平均增长量 $\bar{u}_t$	$\bar{u}_t / y_t$	$\lg \bar{u}_t$	$\lg(\lg \bar{y}_t - \lg \bar{y}_{t-1})$	$\lg \dfrac{\bar{u}_t}{y_t y_{t-1}}$
4	789	791.6667	64.3333	0.0813	1.8084	−1.4045	−3.9492
5	872	851.6667	53.1667	0.0624	1.7256	−1.4986	−4.1032
6	894	898.0000	41.1667	0.0458	1.6145	−1.6381	−4.2690
7	928	934.0000	44.6667	0.0478	1.6500	−1.7678	−4.2736
8	980	987.3333	51.8333	0.0525	1.7146	−1.6177	−4.2502
9	1054	1037.6667	42.8333	0.0413	1.6318	−1.6657	−4.3787
10	1079	1073.0000	27.8333	0.0259	1.4446	−1.8374	−4.6021
11	1086	1093.3333	—	—	—	—	—
12	1115	—	—	—	—	—	—

(4)对以上结果进行比较:从表 11-7 中可以看出,$\lg \bar{u}_t$、$\lg(\lg \bar{y}_t - \lg \bar{y}_{t-1})$、$\lg(\bar{u}_t / y_t y_{t-1})$ 均有线性变化特征,此时应分别计算 $\lg \bar{u}_t$、$\lg(\lg \bar{y}_t - \lg \bar{y}_{t-1})$、$\lg(\bar{u}_t / y_t y_{t-1})$ 与 t 的相关系数,然后取相关系数绝对值较大的相应曲线为预测曲线模型。

设有数据 (t_1, y_1),(t_2, y_2),$\cdots$,(t_n, y_n),则相关系数的计算公式:

$$r = \frac{\sum(t_k - \bar{t})(y_k - \bar{y})}{\sqrt{\sum(t_k - \bar{t})^2 \sum(y_k - \bar{y})^2}} \qquad (11-19)$$

其中 $\bar{t}$ 为 t 的取值序列的平均值,$\bar{y}$ 为对应的 y_k 的取值序列的平均值,$\sum$ 表示从 1 到 n 求和。

分别将表 11-7 中 $\lg \bar{u}_t$、$\lg(\lg \bar{y}_t - \lg \bar{y}_{t-1})$、$\lg(\bar{u}_t / y_t y_{t-1})$ 的值取代公式 (11-19) 中 y_k 的值,求得

$\lg \bar{u}_t$ 与 t 的相关系数: $r = -0.8311$

$\lg(\lg \bar{y}_t - \lg \bar{y}_{t-1})$ 与 t 的相关系数:$r = -0.8624$

$\lg(\bar{u}_t / y_t y_{t-1})$ 与 t 的相关系数: $r = -0.9573$

经比较知,$\lg(\bar{u}_t / y_t y_{t-1})$ 与 t 的线性关系最密切,故选取 Logistic 曲线为预测模型。

三、增长型曲线的参数估计

当预测模型选择好后,接下来的问题是确定模型参数,这涉及参数估计问题。估计参数的方法有很多,不同的估计方法会有不同的参数估计值。对线性模型一般地采用最小二乘法估计其参数。在增长曲线模型中,多项式(自变量阶数 >1)模型和简单指数模型虽然不是线性模型,但可通过变换使其线性化,从而

笔记

也可采用最小二乘法。而对于修正指数曲线、Gompertz 曲线和 Logistic 曲线因不可线性化,若用最小二乘法,计算将非常烦琐,所以常用三和法、三点法和参数估计的优选法等方法来估计其参数。

1. 三和法　三和法(three and method)又称三段和值法,就是将整个时间序列分成时间间隔均相等的三段,根据三段观察值之和来计算参数。这种方法可以对参数进行粗略的估计,常用来确定具有三个参数的模型。

由于分别对 Gompertz 曲线方程[公式(11-14)]和 Logistic 曲线方程[公式(11-16)]两边取对数和倒数得下面的式子:

$$\lg y_t = \lg k + b^t \lg a \qquad (11\text{-}20)$$

$$\frac{1}{y_t} = \frac{1}{k} + \frac{a}{k} e^{-bt} \qquad (11\text{-}21)$$

由此知,它们与修正指数曲线 $y_t = k + ab^t$ 的构造相同。所以,下面以修正指数曲线为例介绍三和法。

设有时间序列 $y_0, y_1, \cdots, y_{n-1}, y_n, \cdots, y_{2n-1}, y_{2n}, \cdots, y_{3n-1}$ (如果数据个数不能被 3 整除,则可以通过增减个别数据使其恰为 3 的倍数;另外,时间序列也可从 $t = 1$ 开始。)符合

$$y_t = k + ab^t \quad (t = 0, 1, \cdots, 3n-1)$$

对第一段(前 n 个)数据求和

$$\sum{}_1 y_t = (k + ab^0) + (k + ab^1) + \cdots + (k + ab^{n-1})$$
$$= nk + a(1 + b + \cdots + b^{n-1}) = nk + a\frac{b^n - 1}{b - 1} \qquad (11\text{-}22)$$

类似地,可以求得另外两段的数据和

$$\sum{}_2 y_t = nk + ab^n\frac{b^n - 1}{b - 1} \qquad (11\text{-}23)$$

$$\sum{}_3 y_t = nk + ab^{2n}\frac{b^n - 1}{b - 1} \qquad (11\text{-}24)$$

将式(11-23)减去式(11-22)、式(11-24)减去式(11-23),得

$$\sum{}_2 y_t - \sum{}_1 y_t = a\frac{(b^n - 1)^2}{b - 1} \qquad (11\text{-}25)$$

$$\sum{}_3 y_t - \sum{}_2 y_t = ab^n\frac{(b^n - 1)^2}{b - 1} \qquad (11\text{-}26)$$

再将式(11-26)除以式(11-25),得

$$b^n = \frac{\sum{}_3 y_t - \sum{}_2 y_t}{\sum{}_2 y_t - \sum{}_1 y_t}$$

故

$$b = \sqrt[n]{\frac{\sum{}_3 y_t - \sum{}_2 y_t}{\sum{}_2 y_t - \sum{}_1 y_t}} \qquad (11\text{-}27)$$

由式(11-25)可解得

$$a = \left(\sum{}_2 y_t - \sum{}_1 y_t\right)\frac{b - 1}{(b^n - 1)^2} \qquad (11\text{-}28)$$

笔记

由式(11-22)可解得

$$k = \frac{1}{n}\left(\sum_1 y_t - a\frac{b^n - 1}{b - 1}\right) \tag{11-29}$$

将式(11-27)和式(11-28)代入式(11-29),可以得到利用三段和直接计算的 k 值:

$$k = \frac{1}{n}\left[\frac{\sum_1 y_t \sum_3 y_t - (\sum_2 y_t)^2}{\sum_1 y_t + \sum_3 y_t - 2\sum_2 y_t}\right] \tag{11-30}$$

通常,记式(11-27)、式(11-28)、式(11-30)为修正指数曲线的参数估计式(时间序列从 $t = 1$ 开始的估计公式有少许差别,同学们可自己推导)。

将式(11-20)与修正指数曲线比较可得 Gompertz 曲线 $y_t = ka^{b^t}$ 中的参数 k,a,b 的估计值为:

$$b = \sqrt[n]{\frac{\sum_3 \lg y_t - \sum_2 \lg y_t}{\sum_2 \lg y_t - \sum_1 \lg y_t}}$$

$$\lg a = (\sum_2 \lg y_t - \sum_1 \lg y_t)\frac{b - 1}{(b^n - 1)^2}$$

$$\lg k = \frac{1}{n}\left[\frac{\sum_1 \lg y_t \sum_3 \lg y_t - (\sum_2 \lg y_t)^2}{\sum_1 \lg y_t + \sum_3 \lg y_t - 2\sum_2 \lg y_t}\right]$$

类似地,比较式(11-21)与修正指数曲线函数式知,Logistic 曲线 $y_t = \frac{k}{1 + ae^{-bt}}$ 中的参数 k,a,b 的估计值:

$$k = n\left(\sum_1 \frac{1}{y_t} - \frac{D_1^2}{D_1 - D_2}\right)^{-1}, b = \frac{1}{n}\left(\ln\frac{D_1}{D_2}\right), a = \frac{k}{C} \cdot \frac{D_1^2}{D_1 - D_2}$$

式中 $D_1 = \sum_1 \frac{1}{y_t} - \sum_2 \frac{1}{y_t}, D_2 = \sum_2 \frac{1}{y_t} - \sum_3 \frac{1}{y_t}, C = \frac{1 - e^{-nb}}{1 - e^{-b}}$。

2. 三点法 三点法(three point method)就是根据时间序列通过的 3 个点,即始点、中间点和终点的值,对时间序列的增长曲线模型进行参数估计。这里以 Logistic 曲线为例介绍该方法。

对 Logistic 曲线模型:

$$y_t = \frac{k}{1 + ae^{-bt}}$$

式中 k,a,b 为参数。取增长序列的始点 y_0,中间点 y_1 和终点 y_2(相邻两点的实际距离均为 n),由于三点都在增长曲线上,故它们满足曲线方程,代入得

$$y_0 = \frac{k}{1 + a} \tag{11-31}$$

$$y_1 = \frac{k}{1 + ae^{-nb}} \tag{11-32}$$

$$y_2 = \frac{k}{1 + ae^{-2nb}} \tag{11-33}$$

笔记

由式(11-31)得
$$a = \frac{k - y_0}{y_0} \qquad (11\text{-}34)$$

由式(11-32)得
$$b = \frac{\ln a + \ln y_1 - \ln(k - y_1)}{n}$$

将式(11-34)代入,得
$$b = \frac{\ln(k - y_0) - \ln y_0 + \ln y_1 - \ln(k - y_1)}{n} \qquad (11\text{-}35)$$

又由式(11-33),有
$$y_2(1 + ae^{-2nb}) = k$$

将 e^{-nb} 的值代入上式,得到
$$y_2\left[1 + a\left(\frac{k - y_1}{ay_1}\right)^2\right] = k$$

最后将 a 的值代入,得
$$y_2\left[1 + \frac{(k - y_1)^2}{\dfrac{k - y_0}{y_0} \times y_1^2}\right] = k$$

这是一个关于 k 的二次方程,解这个二次方程可以得 k 的两个根,取其中较合理者代入式(11-34)和式(11-35),便可得到 a 和 b 的估计值。

三点法的优点是计算比较简单,不需要序列的全部数据,缺点是由于没有充分利用全部数据所提供的信息,所以代表性差,产生误差的可能性较大。

3. 参数估计的优选法　就是在优选法的基础上来运用最小二乘法来计算曲线参数的一种方法。下面以 Gompertz 曲线为例介绍此法。

设曲线模型为:
$$y_t = ka^{b^t} \qquad (11\text{-}36)$$

式中 k, a, b 为待估参数,已有观测值为 $(t_1, y_1), (t_2, y_2), \cdots, (t_n, y_n)$。若通过某种方式能先估出 k 的值,则式(11-36)可以线性化。事实上,将式(11-36)变形后再取两次对数得

$$\lg\left(\lg\frac{y_t}{k}\right) = \lg(\lg a) + t\lg b \qquad (11\text{-}37)$$

令 $Z_t = \lg\left(\lg\dfrac{y_t}{k}\right), A = \lg(\lg a), B = \lg b$。从而式(11-37)化为线性模型:

$$Z_t = A + Bt \qquad (11\text{-}38)$$

式中 A、B 为模型参数。对每个给定的 k,若应用最小二乘法求出模型(11-38)的参数 A、B 的估计值,则可得到原模型(11-36)的参数 a, b 的估计值:
$$a = 10^{10^A}, \quad b = 10^B$$

至此,问题归结为参数 k 的选择问题。k 的优选的标准是使预测值与实测值之差的平方和最小,即以残差平方和最小为准则。其步骤如下:

(1)估计 k 的取值范围,即是根据预测对象的发展规律及参数 k 的实际意义来估计 k 的取值范围。在 Gompertz 曲线模型中,k 为模型的极限参数,即预测值的上界或下界。假如得出:

笔记

$$k'_0 \leqslant k \leqslant k''_0$$

(2)按 0.618 法(0.618 法是一种优选方法,参阅华罗庚的有关著作)选取 k 的第一个估计值 k_1:

$$k_1 = (k''_0 - k'_0) \times 0.618$$

将 k_1 的值代入式(11-38)并由实测数据 $(t_1, y_1), (t_2, y_2), \cdots, (t_n, y_n)$ 算出 Z_t 的序列值 $Z_1, Z_2, \cdots, Z_n$,再由新的数据序列 $(t_1, Z_1), (t_2, Z_2), \cdots, (t_n, Z_n)$ 按线性最小二乘法程序估计出参数 A, B 从而得出 a, b 的第一次估计值 a_1, b_1。

(3)计算残差平方和 Q_1:

$$Q_1 = \sum_{t=t_1}^{t_n} (y_t - \hat{y}_t^{(1)})^2 = \sum_{t=t_1}^{t_n} (y_t - k_1 a_1^{b_1^t})^2$$

其中 y_t 为实测值,$\hat{y}_t^{(1)}$ 为第一次预测值。

(4)按 0.618 法的步骤,继续对 k 作第二次选择试算。

$$k_2 = (k''_0 - k'_0) \times 0.382$$

类似步骤(2),求出 a、b 的第二次估计值 a_2、b_2,并类似步骤(3)计算残差平方和 Q_2:

$$Q_2 = \sum_{t=t_1}^{t_n} (y_t - \hat{y}_t^{(2)})^2 = \sum_{t=t_1}^{t_n} (y_t - k_2 a_2^{b_2^t})^2$$

(5)比较 Q_1 和 Q_2 的大小,由 0.618 法的基本原理,若 $Q_1 < Q_2$,则去掉 k 的试算区间 (k'_0, k_2),只用考虑区间 $[k_2, k''_0]$,参见图 11-8。

若 $Q_2 < Q_1$,则去掉区间 (k_1, k''_0),只用考虑区间 $[k'_0, k_1]$,参见图 11-9。

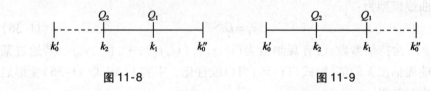

图 11-8 　　　　　　　　　　　图 11-9

(6)按 0.618 法的优选步骤,在余下的区间内,继续优选 k 的值,直到选出一个使残差平方和最小的 k_0、a_0、b_0 为止。

第三节　马尔可夫法预测

马尔可夫法预测就是根据概率论中马尔可夫链(Markov chain)的理论和方法来研究分析时间序列的变化规律,并由此推断其未来发展趋势的一种预测方法。近年来,该种方法除了在市场预测分析和市场管理决策中得到广泛应用外,也正逐步被很多学者应用于卫生事业管理和卫生经济研究中。下面简要介绍马尔可夫链的基本原理以及运用此原理进行预测的基本方法。

马尔可夫(1856—1922) 前苏联数学家。1874年入圣彼得堡大学,受P. L. 切比雪夫思想影响很深。1878年毕业,并以《用连分数求微分方程的积分》一文获金质奖章。两年后,取得硕士学位,并任圣彼得堡大学副教授。1884年取得物理-数学博士学位,1886年任该校教授。1896年被选为圣彼得堡科学院院士。1905年被授予功勋教授称号。

马尔可夫是彼得堡数学学派的代表人物。以数论和概率论方面的工作著称。他的主要著作有《概率演算》等。在数论方面,他研究了连分数和二次不定式理论,解决了许多难题。在概率论中,他发展了矩法,扩大了大数律和中心极限定理的应用范围。马尔可夫最重要的工作是在1906~1912年间,提出并研究了一种能用数学分析方法研究自然过程的一般图式——马尔可夫链。同时开创了对一种无后效性的随机过程——马尔可夫过程的研究。马尔可夫经多次观察试验发现,一个系统的状态转换过程中第n次转换获得的状态常数决定于前一次(第$n-1$次)试验的结果。马尔可夫进行深入研究后指出:对于一个系统,由一个状态转至另一个状态的转换过程中,存在着转移概率,并且这种转移概率可以依据其紧接的前一种状态推算出来,与该系统的原始状态和此次转移前的马尔可夫过程无关。目前,马尔可夫链理论与方法已经被广泛应用于自然科学、工程技术和公用事业中。

一、马尔可夫链的基本原理

如果要描述某种药品在未来某时期的销售情况,比如说第n季度是畅销还是滞销,用一个随机变量X_n就可以了,但要描述未来所有时期的情况,则需要一系列的随机变量$X_1, X_2, \cdots, X_n, \cdots$。称$\{X_t, t \in T, T$是参数集$\}$为随机过程,$\{X_t\}$的取值集合称为状态空间。若随机过程$\{X_n\}$的参数为非负整数,$X_n$为离散随机变量,且$\{X_n\}$具有无后效性(或称马尔可夫性),则称这一随机过程为马尔可夫链(简称马氏链)。所谓无后效性,就是如果把$\{X_n\}$的参数n看作时间的话,那么它在将来的取值只与它现在的取值有关,而与过去取什么值无关。

描述具有N个状态的马氏链的概率性质,最重要的是它在n时刻处于状态i转移到下一时刻处于状态j的一步转移概率:

$$P(X_{n+1} = j \mid X_n = i) = p_{ij}(n) \quad i, j = 1, 2, \cdots, N$$

若上式与n时刻无关,即$p_{ij}(0) = p_{ij}(1) = \cdots = p_{ij}(n) = \cdots$,则可记为$p_{ij}$(此时,称过程是平稳的),并记

$$P = \begin{pmatrix} p_{11} & p_{12} & \cdots & p_{1N} \\ p_{21} & p_{22} & \cdots & p_{2N} \\ \cdots & \cdots & \cdots & \cdots \\ p_{N1} & p_{N2} & \cdots & p_{NN} \end{pmatrix}$$

称为转移概率矩阵(transition probability matrix)。

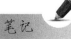

例**11-8** 设某抗病毒药销售情况分为"畅销"和"滞销"两种,以"1"代表"畅销","2"代表"滞销"。以 X_n 表示第 n 个季度的销售状态,则 X_n 可以取值 1 或 2。若未来的抗病毒药销售状态,只与现在的市场状态有关,而与以前的市场状态无关,则抗病毒药的市场状态 $\{X_n, n \geq 1\}$ 就构成一个马氏链。设 $p_{11} = 0.5, p_{12} = 0.5, p_{21} = 0.6, p_{22} = 0.4$。则转移概率矩阵为

$$P = \begin{pmatrix} 0.5 & 0.5 \\ 0.6 & 0.4 \end{pmatrix}$$

注意,$p_{11} = 0.5$ 表示连续畅销的概率,$p_{12} = 0.5$ 表示由畅销转入滞销的概率,$p_{21} = 0.6$ 表示由滞销转入畅销的概率,$p_{22} = 0.4$ 表示连续滞销的概率。这种状态转移的情况也可以用状态转移图来表示(图 11-10)。

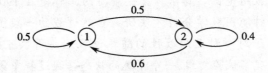

图 11-10 状态转移图

转移概率矩阵具有下述性质:

(1) $p_{ij} \geq 0$,$i, j = 1, 2, \cdots, N$。即每个元素是非负的;

(2) $\sum_{j=1}^{N} p_{ij} = 1$,$i = 1, 2, \cdots, N$。即矩阵每行的元素和等于 1。

设某过程在 n 时刻处于状态 i,$n + k$ 时刻转移到状态 j 的 k 步转移概率为

$$P(X_{n+k} = j | X_n = i) = p_{ij}^{(k)}(n) \quad i, j = 1, 2, \cdots, N$$

假若此过程是平稳的,则上式概率与 n 无关,可写成 $p_{ij}^{(k)}$。记

$$P^{(k)} = \begin{pmatrix} p_{11}^{(k)} & p_{12}^{(k)} & \cdots & p_{1N}^{(k)} \\ p_{21}^{(k)} & p_{22}^{(k)} & \cdots & p_{2N}^{(k)} \\ \cdots & \cdots & \cdots & \cdots \\ p_{N1}^{(k)} & p_{N2}^{(k)} & \cdots & p_{NN}^{(k)} \end{pmatrix}$$

称为 k 步转移概率矩阵。其中 $p_{ij}^{(k)}$ 具有性质:

$$p_{ij}^{(k)} \geq 0, \quad i, j = 1, 2, \cdots, N; \quad \sum_{j=1}^{N} p_{ij}^{(k)} = 1, \quad i = 1, 2, \cdots, N。$$

例**11-9** 求例 11-8 中抗病毒药的销售状态 $\{X_n\}$ 的二步转移矩阵 $P^{(2)}$。

解 由例 11-8 知,其一步转移矩阵为:

$$P = \begin{pmatrix} 0.5 & 0.5 \\ 0.6 & 0.4 \end{pmatrix}$$

若本季度抗病毒药的销售处于畅销(即处于状态"1"),那么,经过两个季度以后,就经历了两次转移,可能转移到状态"2",也可能保持状态"1",这种转移的可能性的大小就是二步转移概率。

$p_{11}^{(2)}$ 表示抗病毒药的销售由畅销经两次转移后仍然是畅销的概率,由概率计算的全概率公式

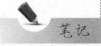
笔记

$$p_{11}^{(2)} = P(X_3 = 1 \mid X_1 = 1)$$
$$= P(X_2 = 1 \mid X_1 = 1)P(X_3 = 1 \mid X_2 = 1) + P(X_2 = 2 \mid X_1 = 1)P(X_3 = 1 \mid X_2 = 2)$$
$$= p_{11}p_{11} + p_{12}p_{21} = 0.5 \times 0.5 + 0.5 \times 0.6 = 0.55$$

类似地,可算得由畅销经两次转移到滞销的概率为

$$p_{12}^{(2)} = p_{11}p_{12} + p_{12}p_{22} = 0.5 \times 0.5 + 0.5 \times 0.4 = 0.45$$

由滞销经两次转移到畅销和滞销的概率分别为

$$p_{21}^{(2)} = p_{21}p_{11} + p_{22}p_{21} = 0.6 \times 0.5 + 0.4 \times 0.6 = 0.54$$

$$p_{22}^{(2)} = p_{21}p_{12} + p_{22}p_{22} = 0.6 \times 0.5 + 0.4 \times 0.4 = 0.46$$

因此,二步转移矩阵为

$$P^{(2)} = \begin{pmatrix} 0.55 & 0.45 \\ 0.54 & 0.46 \end{pmatrix}$$

由例 11-9 的计算过程知

$$P^{(2)} = \begin{pmatrix} p_{11}^{(2)} & p_{12}^{(2)} \\ p_{21}^{(2)} & p_{22}^{(2)} \end{pmatrix} = \begin{pmatrix} p_{11}p_{11} + p_{12}p_{21} & p_{11}p_{12} + p_{12}p_{22} \\ p_{21}p_{11} + p_{22}p_{21} & p_{21}p_{12} + p_{22}p_{22} \end{pmatrix}$$

$$= \begin{pmatrix} p_{11} & p_{12} \\ p_{21} & p_{22} \end{pmatrix} \begin{pmatrix} p_{11} & p_{12} \\ p_{21} & p_{22} \end{pmatrix} = P^2$$

一般的有,若 P 为一步转移矩阵,则 k 步转移矩阵

$$P^{(k)} = \begin{pmatrix} p_{11}^{(k)} & p_{12}^{(k)} & \cdots & p_{1N}^{(k)} \\ p_{21}^{(k)} & p_{22}^{(k)} & \cdots & p_{2N}^{(k)} \\ \cdots & \cdots & \cdots & \cdots \\ p_{N1}^{(k)} & p_{N2}^{(k)} & \cdots & p_{NN}^{(k)} \end{pmatrix} = P^k$$

二、状态转移概率的估算

在马尔可夫预测方法中,系统状态转移概率的估算十分重要。常见有两种方法:一是主观概率法,它是根据人们长期积累的经验和对预测事件全面了解的基础上,对事件发生可能性的大小作出的一种主观估计,这种方法一般是在缺乏历史统计资料或资料不全的情况下使用。二是统计估算法,现通过实例介绍如下。

例 11-10 某抗病毒药的 6 年 24 个季度的销售情况经整理后得到表 11-8。试求其销售状态的转移概率矩阵。

表 11-8　某抗病毒药 24 个季度的销售情况

季度	销售状态	季度	销售状态	季度	销售状态	季度	销售状态
1	1(畅销)	7	1(畅销)	13	1(畅销)	19	2(滞销)
2	1(畅销)	8	1(畅销)	14	1(畅销)	20	1(畅销)
3	2(滞销)	9	1(畅销)	15	2(滞销)	21	2(滞销)

续表

季度	销售状态	季度	销售状态	季度	销售状态	季度	销售状态
4	1(畅销)	10	2(滞销)	16	2(滞销)	22	1(畅销)
5	2(滞销)	11	1(畅销)	17	1(畅销)	23	1(畅销)
6	2(滞销)	12	2(滞销)	18	1(畅销)	24	1(畅销)

解 从表中的数据知,有 15 个季度畅销,9 个季度滞销,连续出现畅销和由畅销转入滞销以及由滞销转入畅销的次数均为 7,连续滞销的次数为 2。由此,可得到市场状态转移情况表(表 11-9)。

表 11-9　市场状态转移情况表

次数 \ 市场状态 市场状态		下季度药品所处的市场状态	
		1(畅销)	2(滞销)
本季度药品所	1(畅销)	7	7
处的市场状态	2(滞销)	7	2

现计算转移概率。以频率代替概率,可得连续畅销的概率:

$$p_{11} = \frac{连续出现畅销的次数}{出现畅销的次数} = \frac{7}{15-1} = 0.5$$

分母中的数为 15 减 1 是因为第 24 季度是畅销,无后续记录,故需减 1。

类似地,得由畅销转入滞销的概率:

$$p_{12} = \frac{畅销转入滞销的次数}{出现畅销的次数} = \frac{7}{15-1} = 0.5$$

滞销转入畅销的概率:

$$p_{21} = \frac{滞销转入畅销的次数}{出现滞销的次数} = \frac{7}{9} = 0.78$$

连续滞销的概率:

$$p_{22} = \frac{连续滞销的次数}{出现滞销的次数} = \frac{2}{9} = 0.22$$

综上所述,得销售状态转移概率矩阵为:

$$P = \begin{pmatrix} p_{11} & p_{12} \\ p_{21} & p_{22} \end{pmatrix} = \begin{pmatrix} 0.5 & 0.5 \\ 0.78 & 0.22 \end{pmatrix}$$

从上面的计算过程知,所求转移概率矩阵 P 的元素其实可以直接通过表 11-9 中的数字计算而得到,即将表中数分别除以该数所在行的数字和便可,即

$$p_{11} = \frac{7}{7+7}, \quad p_{12} = \frac{7}{7+7}, \quad p_{21} = \frac{7}{7+2}, \quad p_{22} = \frac{2}{7+7}$$

由此,推广到一般情况,得到估计转移概率的方法:假定系统有 m 种状态 S_1, $S_2, \cdots, S_m$,其状态转移的历史记录如表 11-10 所示。

表 11-10 系统状态转移情况表

状态 次数 状态		系统下步所处状态			
		S_1	S_2	$\cdots$	S_m
系统本步 所处状态	S_1	n_{11}	n_{12}	$\cdots$	n_{1m}
	S_2	n_{21}	n_{22}	$\cdots$	n_{2m}
	$\vdots$	$\vdots$	$\vdots$	$\vdots$	$\vdots$
	S_m	n_{m1}	n_{m2}	$\cdots$	n_{mm}

以 $\hat{p}_{ij}$ 表示系统从状态 i 转移到状态 j 的转移概率估计值,则由表 11-10 的数据计算估计值的公式:

$$\hat{p}_{ij} = \frac{n_{ij}}{\sum\limits_{k=1}^{m} n_{ik}} \quad i, \quad j = 1, 2, \cdots, m \quad\quad (11-39)$$

例 11-11 设某系统有 3 种状态 S_1, S_2 和 S_3,其状态的转移情况见表 11-11。试求系统的状态转移概率矩阵。

表 11-11 某系统状态转移情况表

状态 次数 状态		系统下步所处状态		
		S_1	S_2	S_3
系统的本步 所处状态	S_1	6	15	9
	S_2	4	14	2
	S_3	3	3	4

解 由公式(11-39),得

$$\hat{p}_{11} = \frac{6}{6+15+9} = 0.2, \quad \hat{p}_{12} = \frac{15}{6+15+9} = 0.5, \quad \hat{p}_{13} = \frac{9}{6+15+9} = 0.3$$

$$\hat{p}_{21} = \frac{4}{4+14+2} = 0.2, \quad \hat{p}_{22} = \frac{14}{4+14+2} = 0.7, \quad \hat{p}_{23} = \frac{2}{4+14+2} = 0.1$$

$$\hat{p}_{31} = \frac{3}{3+3+4} = 0.3, \quad \hat{p}_{32} = \frac{3}{3+3+4} = 0.3, \quad \hat{p}_{33} = \frac{4}{3+3+4} = 0.4$$

故系统的转移概率矩阵为

$$P = \begin{pmatrix} 0.2 & 0.5 & 0.3 \\ 0.2 & 0.7 & 0.1 \\ 0.3 & 0.3 & 0.4 \end{pmatrix}$$

三、带利润的马氏链

(一)带利润的马氏链

在马氏链模型中,随着时间的推移,系统的状态可能发生转移,这种转移常常会引起某种经济指标的变化。如抗病毒药的销售状态有畅销和滞销两种,在时间变化过程中,有时呈连续畅销或连续滞销,有时由畅销转为滞销或由滞销转为畅销,每次转移不是盈利就是亏本。假定连续畅销时盈 r_{11} 元,连续滞销时亏本 r_{22} 元,由畅销转为滞销盈利 r_{12} 元,由滞销转为畅销盈利 r_{21} 元,这种随着系统的状态转移,赋予一定利润的马氏链,称为带利润的马氏链。对于一般的具有转移矩阵

$$P = \begin{pmatrix} p_{11} & p_{12} & \cdots & p_{1N} \\ p_{21} & p_{22} & \cdots & p_{2N} \\ \cdots & \cdots & \cdots & \cdots \\ p_{N1} & p_{N2} & \cdots & p_{NN} \end{pmatrix}$$

的马氏链,当系统由状态 i 转移到 j 时,赋予利润 $r_{ij}(i,j=1,2,\cdots,N)$,则称

$$R = \begin{pmatrix} r_{11} & r_{12} & \cdots & r_{1N} \\ r_{21} & r_{22} & \cdots & r_{2N} \\ \cdots & \cdots & \cdots & \cdots \\ r_{N1} & r_{N2} & \cdots & r_{NN} \end{pmatrix}$$

为系统的利润矩阵,$r_{ij} > 0$ 称为盈利,$r_{ij} < 0$ 称为亏本,$r_{ij} = 0$ 称为不亏不盈。

随着时间的变化,系统的状态不断地转移,从而可得到一系列利润,由于状态的转移是随机的,因而一系列的利润也是随机变量,其概率关系由马氏链的转移概率决定。例如,从抗病毒药的销售状态的转移矩阵,得到一步利润随机变量 $x_1^{(1)}$、$x_2^{(1)}$ 的概率分布分别为:

$x_1^{(1)}$	r_{11}	r_{12}
概率	p_{11}	p_{12}

$x_2^{(1)}$	r_{21}	r_{22}
概率	p_{21}	p_{22}

其中 $p_{11} + p_{12} = 1, p_{21} + p_{22} = 1$。

如果药品处于畅销阶段,即销售状态为 $i = 1$,那么经过 n 个季度以后,期望获得的利润是多少？为了解决这个问题,引入下面一些计算公式。

首先,定义 $v_i^{(n)}$ 为抗病毒药现在处于 $i(i = 1, 2)$,经过 n 步转移之后的总期望利润,则

一步转移的期望利润为:

$$v_i^{(1)} = E(x_i^{(1)}) = r_{i1}p_{i1} + r_{i2}p_{i2} = \sum_{j=1}^{2} r_{ij}p_{ij}$$

其中 $E(x_i^{(1)})$ 是随机变量 $x_i^{(1)}$ 的数学期望。

二步转移的期望利润为:

$$v_i^{(2)} = E(x_i^{(2)}) = [r_{i1} + v_1^{(1)}]p_{i1} + [r_{i2} + v_2^{(1)}]p_{i2} = \sum_{j=1}^{2} [r_{ij} + v_j^{(1)}]p_{ij}$$

其中随机变量 $x_i^{(2)}$（称为二步利润随机变量）的分布为:

$$P(x_i^{(2)} = r_{ij} + v_j^{(1)}) = p_{ij}, \quad j = 1, 2$$

例如,设

$$P = \begin{pmatrix} 0.5 & 0.5 \\ 0.4 & 0.6 \end{pmatrix}, \quad R = \begin{pmatrix} 9 & 3 \\ 3 & -7 \end{pmatrix}$$

笔记

则抗病毒药销售的一步利润随机变量：

$x_1^{(1)}$	9	3
概率	0.5	0.5

$x_2^{(1)}$	3	-7
概率	0.4	0.6

抗病毒药畅销和滞销时的一步转移的期望利润分别为：

$$v_1^{(1)} = E(x_1^{(1)}) = r_{11}p_{11} + r_{12}p_{12} = 9 \times 0.5 + 3 \times 0.5 = 6$$
$$v_2^{(1)} = E(x_2^{(1)}) = r_{21}p_{21} + r_{22}p_{22} = 3 \times 0.4 - 7 \times 0.6 = -3$$

二步利润随机变量为：

$x_1^{(2)}$	$9+6$	$3-3$
概率	0.5	0.5

$x_2^{(2)}$	$3+6$	$-7-3$
概率	0.4	0.6

抗病毒药畅销和滞销时的二步转移的期望利润分别为：

$$v_1^{(2)} = E(x_1^{(2)})$$
$$= [r_{11} + v_1^{(1)}]p_{11} + [r_{12} + v_2^{(1)}]p_{12}$$
$$= (9+6) \times 0.5 + (3-3) \times 0.5 = 7.5$$
$$v_2^{(2)} = E(x_2^{(2)})$$
$$= [r_{21} + v_1^{(1)}]p_{21} + [r_{22} + v_2^{(1)}]p_{22}$$
$$= (3+6) \times 0.4 + (-7-3) \times 0.6 = -2.4$$

一般地，定义 k 步转移利润随机变量 $x_i^{(k)}$ $(i = 1, 2, \cdots N)$ 的分布为：

$$P(x_i^{(k)} = r_{ij} + v_j^{(k-1)}) = p_{ij} \qquad j = 1, 2, \cdots N$$

则系统处于状态 i 经过 k 步转移后所得的期望利润 $v_i^{(k)}$ 的递推计算公式为：

$$v_i^{(k)} = E(x_i^{(k)}) = \sum_{j=1}^{N} (r_{ij} + v_j^{(k-1)})p_{ij} \tag{11-40}$$
$$= \sum_{j=1}^{N} r_{ij}p_{ij} + \sum_{j=1}^{N} v_j^{(k-1)}p_{ij} = v_i^{(1)} + \sum_{j=1}^{N} v_j^{(k-1)}p_{ij}$$

当 $k = 1$ 时，规定边界条件 $v_i^{(0)} = 0$。

称一步转移的期望利润为即时的期望利润，并记

$$v_i^{(1)} = q_i, \quad i = 1, 2, \cdots N。$$

（二）期望利润预测

期望利润预测（expected profit rate）主要分三个步骤：①开展市场调查，即调查商品销路的变化情况，即查清由畅销到滞销或由滞销到畅销，连续畅销或连续滞销的可能性是多少。②进行统计分析，分析出由于销路的变化，获得的利润和亏损情况。③建立数学模型，列出预测公式进行预测。

例如，通过市场调查，得到如下的销路转移表（表 11-12）和利润变化表（表 11-13）。由此，来建立数学模型。

笔记

表 11-12　销路转移表

可能性 状态 i	状态 j	畅销 1	滞销 2
1	畅销	0.5	0.5
2	滞销	0.4	0.6

销路转移表说明连续畅销的可能性为 50%,由畅销转入滞销的可能性也是50%,由滞销到畅销为 40%,连续滞销的可能性为 60%。

表 11-13　利润变化表（单位：百万元）

利润 状态 i	状态 j	畅销 1	滞销 2
1	畅销	9	3
2	滞销	3	−7

利润表说明的是连续畅销获利 900 万元,由畅销到滞销或由滞销到畅销均获利 300 万元,连续滞销则亏损 700 万元。

据此,销售状态的转移矩阵 P 和利润矩阵 R 分别为:

$$P = \begin{pmatrix} p_{11} & p_{12} \\ p_{21} & p_{22} \end{pmatrix} = \begin{pmatrix} 0.5 & 0.5 \\ 0.4 & 0.6 \end{pmatrix}$$

$$R = \begin{pmatrix} r_{11} & r_{12} \\ r_{21} & r_{22} \end{pmatrix} = \begin{pmatrix} 9 & 3 \\ 3 & -7 \end{pmatrix}$$

P 和 R 便构成一个有利润的马氏链。由公式(11-40)得预测公式为

即时期利润:$q_i = v_i^{(1)} = \sum_{j=1}^{2} r_{ij} p_{ij}$ $i = 1,2$

k 步以后的期望利润:$v_i^{(k)} = \sum_{j=1}^{2} r_{ij} p_{ij} + \sum_{j=1}^{2} v_j^{(k-1)} p_{ij} = q_i + \sum_{j=1}^{2} v_j^{(k-1)} p_{ij}$ $i = 1,2$

将统计数据代入上式则可预测各时期的期望利润值。如:

$$q_1 = 9 \times 0.5 + 3 \times 0.5 = 6$$

$$q_2 = 3 \times 0.4 - 7 \times 0.6 = -3$$

即,当本季度处于畅销时,下一季度可以期望获得利润 600 万元;当本季度处于滞销时,下一季度将期望亏损 300 万元。

同样求得　　　　　$v_1^{(2)} = 7.5$,　$v_2^{(2)} = -2.4$

$$v_1^{(3)} = 8.55, \quad v_2^{(3)} = -1.44$$

由此,可预测当本季度处于畅销时,两个季度后可期望获利 750 万元,三个季度后可期望获利 855 万元;当本季度处于滞销时,两个季度后将亏损 240 万元,三个季度后亏损 144 万元。

四、市场占有率预测

利用马尔可夫链,也可以对市场占有率(market share)进行预测。例如,预测 A、B、C 三个厂家生产的某种抗病毒药在未来的市场占有情况,其具体步骤如下:

第一步:开展市场调查。主要调查以下两件事情:

(1)当前的市场占有情况。如,在购买该药的总共 1000 家单位(购买力相当的医院、社区卫生服务中心和药店等)中,买 A、B、C 三厂的各有 400 家、300 家、300 家,相应地 A、B、C 三厂当前的市场占有份额分别为:40%、30%、30%。称 (0.4,0.3,0.3)为当前市场的占有分布或初始分布。

(2)查清使用单位的流动情况。流动情况的调查可通过发放信息调查表来了解顾客以往的资料或将来的购买意向,也可从使用单位下一时期的订货单得出。如从订货单得表 11-14。

表 11-14 顾客订货情况表

		下季度订货情况			合计
		A	B	C	
	A	160	120	120	400
来自	B	180	90	30	300
	C	180	30	90	300
合计		520	240	240	1000

第二步:建立数学模型。

假定在未来的时期内,顾客相同间隔时间的流动情况不因时期的不同而发生变化,以 1、2、3 分别表示顾客买 A、B、C 三厂家药的这三个状态,以季度为模型的步长(即转移一步所需的时间),根据表 11-14,可以得到模型的转移概率矩阵:

$$P = \begin{pmatrix} p_{11} & p_{12} & p_{13} \\ p_{21} & p_{22} & p_{23} \\ p_{31} & p_{32} & p_{33} \end{pmatrix} = \begin{pmatrix} \dfrac{160}{400} & \dfrac{120}{400} & \dfrac{120}{400} \\ \dfrac{180}{300} & \dfrac{90}{300} & \dfrac{30}{300} \\ \dfrac{180}{300} & \dfrac{30}{300} & \dfrac{90}{300} \end{pmatrix} = \begin{pmatrix} 0.4 & 0.3 & 0.3 \\ 0.6 & 0.3 & 0.1 \\ 0.6 & 0.1 & 0.3 \end{pmatrix}$$

其中,矩阵中的第一行(0.4,0.3,0.3)表示当前是 A 厂的顾客下季度有 40% 仍买 A 厂的药,转为买 B 厂和 C 厂的各有 30%。同样,第二行、第三行分别表示当前是 B 厂和 C 厂的顾客下季度的流动情况。

由 P 可以计算任意的 k 步转移矩阵,如三步转移矩阵:

$$P^{(3)} = P^3 = \begin{pmatrix} 0.4 & 0.3 & 0.3 \\ 0.6 & 0.3 & 0.1 \\ 0.6 & 0.1 & 0.3 \end{pmatrix}^3 = \begin{pmatrix} 0.496 & 0.252 & 0.252 \\ 0.504 & 0.252 & 0.244 \\ 0.504 & 0.244 & 0.252 \end{pmatrix}$$

由此知三个季度以后各厂家顾客的流动情况。如从第二行(0.504,0.252, 0.244)知,B 厂的顾客三个季度后有 50.4% 转向买 A 厂的药,25.2% 仍买 B 厂

笔记

的,24.4%转向买 C 厂的药。

　　第三步　进行预测。

　　设 $S^{(k)} = (p_1^{(k)}, p_2^{(k)}, p_3^{(k)})$ 表示预测对象 k 季度以后的市场占有率,初始分布为 $S^{(0)} = (p_1^{(0)}, p_2^{(0)}, p_3^{(0)})$,市场占有率的预测模型为

$$S^{(k)} = S^{(0)} \cdot P^k = S^{(k-1)} \cdot P \qquad (11\text{-}41)$$

　　由第一步知 $S^{(0)} = (0.4, 0.3, 0.3)$,则可由此预测未来任意时期 A、B、C 三厂家的市场占有率。比如,三个季度以后的市场占有率的预测值为:

$$S^{(3)} = (p_1^{(3)}, p_2^{(3)}, p_3^{(3)}) = S^{(0)} \cdot P^3 = (0.4 \quad 0.3 \quad 0.3) \begin{pmatrix} 0.496 & 0.252 & 0.252 \\ 0.504 & 0.252 & 0.244 \\ 0.504 & 0.244 & 0.252 \end{pmatrix}$$

$$= (0.5008 \quad 0.2496 \quad 0.2496)$$

由此知,A 厂占有一半的市场,B 厂、C 厂各占四分之一。

　　一般地,模型(11-41)可推广到 N 个状态的情形:

$$S^{(k)} = S^{(k-1)} P = S^{(0)} P^k = (p_1^{(0)}, p_2^{(0)}, \cdots p_N^{(0)}) \begin{pmatrix} p_{11} & p_{12} & \cdots & p_{1N} \\ p_{21} & p_{22} & \cdots & p_{2N} \\ \vdots & \vdots & \cdots & \vdots \\ p_{N1} & p_{N2} & \cdots & p_{NN} \end{pmatrix}^k$$

　　如果按公式(11-41)继续逐步求 A、B、C 三家的市场占有率,将会发现,当 k 增大到一定程度时,$S^{(k)}$ 将趋近于一个稳定值,即有稳定的市场占有率,设其稳定值为 $S = (p_1, p_2, p_3)$,满足 $p_1 + p_2 + p_3 = 1$。

　　实际上,如果市场的顾客流动趋向于长期稳定,那么经过一段时期以后的市场占有率也将会出现稳定的平衡状态,即顾客的流动不会影响市场的占有率,而且这种占有率与初始分布无关。如何求出这种稳定的市场占有率呢?

　　以 A、B、C 三药厂的情况为例,当市场出现平衡状态时,从公式(11-41)可得方程 $S = SP$,即

$$(p_1, p_2, p_3) = (p_1, p_2, p_3) \begin{pmatrix} 0.4 & 0.3 & 0.3 \\ 0.6 & 0.3 & 0.1 \\ 0.6 & 0.1 & 0.3 \end{pmatrix}$$

由此得

$$\begin{cases} p_1 = 0.4p_1 + 0.6p_2 + 0.6p_3 \\ p_2 = 0.3p_1 + 0.3p_2 + 0.1p_3 \\ p_3 = 0.3p_1 + 0.1p_2 + 0.3p_3 \end{cases}$$

经整理,并结合条件 $p_1 + p_2 + p_3 = 1$ 得

$$\begin{cases} -0.6p_1 + 0.6p_2 + 0.6p_3 = 0 \\ 0.3p_1 - 0.7p_2 + 0.1p_3 = 0 \\ 0.3p_1 + 0.1p_2 - 0.7p_3 = 0 \\ p_1 + p_2 + p_3 = 1 \end{cases}$$

该方程组是三个变量四个方程的方程组,在前三个方程中只有二个是独立的,任意删去一个,从剩下的三个方程中,可求出唯一解:

$$p_1 = 0.5, \quad p_2 = 0.25, \quad p_3 = 0.25$$

这就是 A、B、C 三家的最终市场占有率。

一般地,N 个状态的稳定市场占有率(稳态概率)$S = (p_1, p_2, \cdots p_N)$ 可通过方程组

$$\begin{cases} (p_1, p_2, \cdots p_N) = (p_1, p_2, \cdots p_N) \begin{pmatrix} p_{11} & p_{12} & \cdots & p_{1N} \\ p_{21} & p_{22} & \cdots & p_{2N} \\ \vdots & \vdots & \cdots & \vdots \\ p_{N1} & p_{N2} & \cdots & p_{NN} \end{pmatrix} \\ \sum_{k=1}^{N} p_k = 1 \end{cases} \tag{11-42}$$

求得,而方程组(11-42)的前 N 个方程中只有 $N-1$ 个是独立的,可任意删去一个。

第四节 案 例 分 析

在事物的发展过程中,对于渐进式发展且相对于时间有一定规律性的事物,可以用增长型曲线模型来描述并预测其未来的发展趋势。但预测时,要注意两个条件:①预测对象的发展变化过程是连续的;②决定事物发展的因素在很大程度上是不变的。特别地,由于趋势曲线预测是基于历史资料规律,且假定未来条件不变或变动不大的情况下进行的外推预测,所以一般用于短期预测,而不用于长期预测。在医学及卫生管理领域中,增长型曲线外推预测的应用主要体现在:

(1)医院统计和医院管理:分析预测医院的硬件设施和软件设备、门诊和住院就诊量、医疗费用和药品收入等,其目的是更有效地对卫生事业的发展进行宏观调控,使卫生资源配置和卫生服务需求逐步趋于合理化。

(2)疾病流行趋势和传染病防治效果的分析与预测:每一种疾病不论发生、发展及转归,均随着时间的迁移、外在因素的干扰、人体内部因素的变动而不断地变化,形成一套自身的演变规律,如果能很好地了解与掌握这些流行趋势,必然对各种疾病的预防起到干预和调控作用,尤其对具有传染性和流行性的疾病及对人群危害性较大的慢性病,意义尤为重要。

案例 11-1(门诊量预测的问题) 某医院 2001 ~ 2011 年的门诊人次如表 11-15 所示(单位:万),试建立合适的模型并进行外推预测。

表 11-15 某医院门诊人次统计表

年度	时序 t	门诊人次 $y_t^{(1)}$	一阶差分 $u_t^{(1)}$	二阶差分 $u_t^{(2)}$
2001	1	54.5	——	——
2002	2	64.1	9.6	——
2003	3	76.4	12.3	2.7

续表

年度	时序 t	门诊人次 $y_t^{(1)}$	一阶差分 $u_t^{(1)}$	二阶差分 $u_t^{(2)}$
2004	4	91.3	14.9	2.6
2005	5	109.6	18.3	2.4
2006	6	131.2	21.6	3.3
2007	7	157.0	25.8	3.2
2008	8	185.4	28.4	2.6
2009	9	217.3	31.9	2.5
2010	10	251.8	34.8	2.9
2011	11	288.9	37.1	2.3

分析　第一步:绘出时序与门诊人次(y_t)的散点图(图 11-11)。

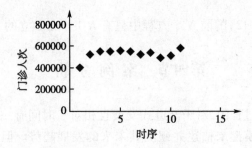

图 11-11　门诊人次散点图

第二步　计算一阶和二阶差分见表 11-15。从图中可以看出,二阶差分基本相等,结合散点图,建立增长型曲线二次抛物线模型为:

$$\hat{y}_t = a + bt + ct^2$$

第三步　利用三点法来确定参数。

设初、中、近期的坐标为 $M_1(t_1, R)$, $M_2(t_2, S)$, $M_3(t_3, T)$,其中 R, S, T 分别为:

$$R = \frac{y_1 + 2y_2 + 3y_3}{6} = 68.7, \quad S = \frac{y_5 + 2y_6 + 3y_7}{6} = 140.5, \quad T = \frac{y_9 + 2y_{10} + 3y_{11}}{6} = 264.6$$

t_1, t_2, t_3 分别为:

$$t_1 = \frac{1 + 2 \times 2 + 3 \times 3}{6} = \frac{7}{3}, \quad t_2 = \frac{1 \times 5 + 2 \times 6 + 3 \times 7}{6} = \frac{19}{3}, \quad t_3 = \frac{9 \times 1 + 10 \times 2 + 11 \times 3}{6} = \frac{31}{3}$$

将三点坐标分别代入二次抛物线方程得:

$$\hat{c} = \frac{2(R + T - 2S)}{(n-3)^2} = \frac{2(68.7 + 264.6 - 2 \times 140.5)}{(11-3)^2} = 1.6344$$

$$\hat{b} = \frac{T - R}{n-3} - \frac{3n+5}{3}\hat{c} = \frac{264.6 - 68.7}{11-3} - \frac{3 \times 11 + 5}{3} \times 1.6344 = 3.7847$$

$$\hat{a} = R - \frac{7}{3}\hat{b} - \frac{49}{9}\hat{c} = 68.7 - \frac{7}{3} \times 3.7847 - \frac{49}{9} \times 1.6344 = 50.9706$$

第四步　进行外推预测。预测模型为:

$$\hat{y}_t = 50.9706 + 3.7847t + 1.6344t^2$$

当 $t = 12$ 时,即 2012 年该院门诊人数预计为:

$$\hat{y}_{12} = 50.9706 + 3.7847 \times 12 + 1.6344 \times 12^2 = 331.7$$

案例 11-2(疾病预测问题) 某地区 2000~2008 年肺结核病的年发病率如表 11-16 所示(单位 1/10 万),试建立合适的模型并进行外推预测。

表 11-16 某地区 2000~2008 年肺结核病的年发病率统计数据表

年份	2000	2001	2002	2003	2004	2005	2006	2007	2008
时序 t	0	1	2	3	4	5	6	7	8
发病率 y_t	50.0	60.5	67.5	69.7	71.1	71.6	72.3	72.9	73.1

分析 第一步 绘散点图(图 11-12)。由散点图知,该时间序列发展趋势与修正指数曲线 $y_t = k + ab^t (a < 0, 0 < b < 1)$ 近似,故以此为预测模型。

第二步 利用三和法来估计其参数。

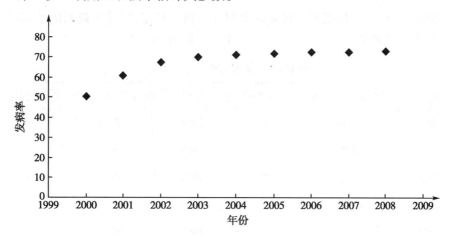

图 11-12 肺结核病的年发病率散点图

将时间序列分成数据项和时间间隔相等的三段,分别计算三段的和:

$$\sum\nolimits_1 y_t = 50.0 + 60.5 + 67.5 = 178.0$$

$$\sum\nolimits_2 y_t = 69.7 + 71.1 + 71.6 = 212.4$$

$$\sum\nolimits_3 y_t = 72.3 + 72.9 + 73.1 = 218.3$$

将上三式的结果代入式(11-27)、(11-28)、(11-30),得

$$b = \sqrt[n]{\frac{\sum_3 y_t - \sum_2 y_t}{\sum_2 y_t - \sum_1 y_t}} = \sqrt[3]{\frac{218.3 - 212.4}{212.4 - 178.0}} = 0.5556$$

$$a = (\sum\nolimits_2 y_t - \sum\nolimits_1 y_t)\frac{b-1}{(b^n-1)^2} = (212.4 - 178.0) \times \frac{0.5556 - 1}{(0.5556^3 - 1)^2} = -22.272$$

$$k = \frac{1}{n}\left[\frac{\sum_1 y_t \sum_3 y_t - (\sum_2 y_t)^2}{\sum_1 y_t + \sum_3 y_t - 2\sum_2 y_t}\right] = \frac{1}{3} \times \frac{178.0 \times 218.3 - 212.4^2}{178.0 + 218.3 - 2 \times 212.4} = 73.174$$

第三步 建立预测模型

$$\hat{y}_t = 73.174 - 22.272 \times 0.5556^t \qquad (\hat{y}_t\text{表示预测值})$$

第四步 进行外推预测

令 $t=9$,得 2009 年预计发病率:

$$\hat{y}_9 = 73.174 - 22.272 \times 0.5556^9 = 73.06 \quad (1/10\,\text{万})$$

此模型预测 2008 年的发病率:

$$\hat{y}_8 = 73.174 - 22.272 \times 0.5556^8 = 72.97 \quad (1/10\,\text{万})$$

与 2008 年的实际发病率 73.1/10 万相比较,预测误差为 0.23,相对误差为 0.31%。肺结核病的年发病率总趋势放缓,这与全面开展的有效防疫工作是分不开的。通过及时掌握肺结核病疫情动态,分析流行规律,采取有力措施,能有效控制疾病的发展趋势。

案例 11-3(流行性病监测问题) 某市 1980~1995 年肾综合征出血热 (HFRS)的发病率分别为(单位:1/10 万):2.95、6.28、10.28、7.01、7.36、13.78、33.93、35.87、33.40、28.38、30.50、33.79、39.70、30.39、39.70、33.59(引自:李洪杰等. 龙泉市肾综合征出血热发病趋势的预测. 浙江预防医学,1997,02:44)。试用 Markov 模型进行建模预测。

分析 第一步:根据资料将发病率划分为四个状态,统计各数据的状态归属及各状态出现的频率(初始概率),得表 11-17 和表 11-18。

表 11-17 某市 HFRS 流行状况

年份	发病率(1/10 万)	状态	年份	发病率(1/10 万)	状态
1980	2.95	1	1988	33.40	4
1981	6.28	1	1989	28.38	3
1982	10.28	2	1990	30.50	4
1983	7.01	1	1991	33.79	4
1984	7.36	1	1992	39.70	4
1985	13.78	2	1993	30.39	4
1986	33.93	4	1994	39.70	4
1987	35.87	4	1995	33.59	4

表 11-18 各状态取值范围及初始概率

状态	发病率取值范围	初始概率
1	X≤10	4/16
2	10<X≤20	2/16
3	20<X≤30	1/16
4	X>30	9/16

第二步:由表 11-17 可得各状态的转移频率即状态转移概率的估计值,从而得一步转移概率矩阵:

笔记

$$P = \begin{pmatrix} 2/4 & 2/4 & 0 & 0 \\ 1/2 & 0 & 0 & 1/2 \\ 0 & 0 & 0 & 1 \\ 0 & 0 & 1/(9-1) & 7/(9-1) \end{pmatrix} = \begin{pmatrix} 0.5 & 0.5 & 0 & 0 \\ 0.5 & 0 & 0 & 0.5 \\ 0 & 0 & 0 & 1 \\ 0 & 0 & 0.125 & 0.875 \end{pmatrix}$$

可认为 HFRS 下一年的发病率只与当年发病率有关,而与过去的发病率无关,且任意时期的一步转移概率矩阵不变,从而满足无后效性和平稳性的假设,因而可用初始分布为(4/16,2/16,1/16,9/16),转移概率矩阵为 P 的马氏链模型来预测 HFRS 发病率未来的情况。

第三步:计算多步转移矩阵:

$$P^{(2)} = P^2 = \begin{pmatrix} 0.5000 & 0.2500 & 0.0000 & 0.2500 \\ 0.2500 & 0.2500 & 0.0625 & 0.4375 \\ 0.0000 & 0.0000 & 0.1250 & 0.8750 \\ 0.0000 & 0.0000 & 0.1094 & 0.8906 \end{pmatrix}$$

$$P^{(3)} = P^3 = \begin{pmatrix} 0.3750 & 0.2500 & 0.0312 & 0.3438 \\ 0.2500 & 0.1250 & 0.0547 & 0.5703 \\ 0.0000 & 0.0000 & 0.1094 & 0.8906 \\ 0.0000 & 0.0000 & 0.1113 & 0.8887 \end{pmatrix}$$

$$P^{(4)} = P^4 = \begin{pmatrix} 0.3125 & 0.1875 & 0.0430 & 0.4570 \\ 0.1875 & 0.1250 & 0.0713 & 0.6162 \\ 0.0000 & 0.0000 & 0.1113 & 0.8887 \\ 0.0000 & 0.0000 & 0.1111 & 0.8889 \end{pmatrix}$$

第四步:计算极限 $\lim\limits_{n \to \infty} P^n$ 或解方程

$$(p_1, p_2, p_3, p_4) = (p_1, p_2, p_3, p_4)P, \quad \sum_{k=1}^{4} p_k = 1,$$

由此得,模型的极限概率分布(稳态分布):(0,0,1/9,8/9)。

第五步:分析预测:由于 1995 年处于状态 4,比较 P 的第 4 行的四个数字知,$p_{44} = 0.875$ 最大,所以预测 1996 年仍处于状态 4,即发病率大于 30/10 万。同样,从二、三、四步转移矩阵知,依然是状态 4 转入状态 4 的概率最大,所以预测 1996～1999年该市的 HFRS 发病率将持续在 >30/10 万(高发区)水平,这提醒人们应该对此高度重视,采取相应对策。

本 章 小 结

1. 定量预测是以数学模型为主的预测方法,分为因果预测和时间序列预测。

2. 移动平均法是根据时间序列,逐项推移,依次计算包含一定项数的序时平均数,以此进行预测的方法。移动平均法包括一次移动平均法、加权移动平均法和二次移动平均法。

3. 指数平滑法是用过去的时间序列的实际观测值和预测值的加权平均值(平滑值)来进行预测的方法。指数平滑法包括一次指数平滑法和二次指数平滑法。

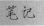
笔记

4. 增长型曲线外推预测模型包括多项式增长曲线、简单指数曲线、修正指数曲线、Gompertz 曲线和 Logistic 曲线 5 种模型类别。不同模型具有不同的特征。

5. 增长型曲线的模型识别方法 目估法、残差平方和最小法和增长特征法。

6. 曲线模型参数的估计方法 三和法、三点法和参数估计优选法。

7. 在用 Markov 模型进行预测的过程中，状态的划分和转移概率的估算是关键。不同的状态划分可能会得到不同的结果，通常根据有关预测对象的专业知识和数据的多少及范围来确定系统状态。

8. 常见状态转移概率的估算方法有两种：一是主观概率法；二是统计估算法。

关键术语

预测（prediction）
移动平均法（moving average method）
指数平滑法（exponential method）
增长曲线（growth curve）
多项式增长曲线（polynomial growth curve）
简单指数曲线（simple exponential curve）
修正指数曲线（modified exponential curve）
Gompertz 曲线（Gompertz curve）

Logistic 曲线（Logistic curve）
三点法（three point method）
三和法（three and method）
转移概率矩阵（state transition proba-bility matrix）
市场占有率（market share）
期望利润率（expected profit rate）

习题

1. 什么是预测？预测方法的分类如何？

2. 什么是一次移动平均法、加权移动平均法和二次移动平均法？

3. 什么是指数平滑法和二次指数平滑法？它们的系数如何确定？

4. 增长型曲线的主要类型有哪几种？识别方法有哪几种？参数估计方法有哪几种？

5. 马尔可夫链是什么？状态转移概率矩阵是什么？

6. 某医药公司某药品 2012 年 1~8 月销售金额如表 11-19 所示（单位：万元）。

表 11-19 某药品 2012 年 1~8 月销售金额

月 份	1	2	3	4	5	6	7	8
销售金额	4.52	2.91	4.42	3.93	3.51	4.24	3.98	4.32

（1）取 $N=5$，建立一次移动平均预测模型，并对 2012 年 9 月的销售额进行事后预测。

笔记

（2）取初始值 $S_0^{(1)} = 4.52$，分别取 $\alpha = 0.1$，$\alpha = 0.3$ 建立一次指数平滑预测模型。

（3）计算残差平方和，说明取哪一种平滑系数进行预测效果更好。

7. 某医院 2001～2011 年入院人次如表 11-20 所示（单位：万）。

表 11-20　某医院 2001～2011 年入院人次

年份	2001	2002	2003	2004	2005	2006	2007	2008	2009	2010	2011
住院人次	0.91	1.02	1.04	1.06	1.07	1.08	1.09	1.10	1.13	1.23	1.24

（1）取 $N = 3$，建立二次移动平均预测模型。

（2）取初始值 $S_0^{(1)} = S_0^{(2)} = \dfrac{y_1 + y_2 + y_3}{3}$，分别取 $\alpha = 0.1$，$\alpha = 0.3$ 建立二次指数平滑预测模型。

（3）通过作图比较，说明哪一种预测模型效果更好。

8. 某地区 2000～2008 年的传染病标化死亡率为：5.61、5.35、5.11、4.43、3.99、3.95、3.71、3.30、3.19。试建立合适的预测模型并预测 2009 年和 2010 年的传染病死亡率。

9. 某医院连续 12 年的病床需求数分别为：6.22、6.66、7.14、7.89、8.72、8.94、9.28、9.80、10.54、10.79、10.86、11.15（百张）。试用 Logistic 曲线模型预测第 13 年的病床需求数。

10. 已知某经济系统的一步转移概率矩阵为：

$$P = \begin{pmatrix} 0.9 & 0.1 \\ 0.3 & 0.7 \end{pmatrix}$$

求二步转移概率矩阵。

11. 某药品每月的市场状态有畅销和滞销两种，若用"1"代表畅销，"2"代表滞销，假设近三年来的情况如表 11-21 所示。

表 11-21　某药品连续两年市场销售状态

月份	1	2	3	4	5	6	7	8	9	10	11	12	13	14	15	16
状态	1	1	1	2	2	1	1	1	1	1	2	2	1	2	1	1
月份	17	18	19	20	21	22	23	24	25	26	27	28	29	30	31	32
状态	1	1	2	2	2	1	2	1	2	1	1	1	2	2	1	1

试求市场状态转移的一步和二步转移概率矩阵。

12. 已知某经济系统的状态转移矩阵 P 和系统状态转移的利润矩阵 R 为：

$$P = \begin{pmatrix} 0.4 & 0.6 \\ 0.7 & 0.3 \end{pmatrix}, \quad R = \begin{pmatrix} 3 & 5 \\ 4 & 6 \end{pmatrix}$$

求即时期望利润和三步期望利润值。

（刘　涛）

笔记

第十二章

WinQSB 软件及其应用

学习目标

通过本章的学习,你应该能够:

掌握　WinQSB 软件在运筹学应用中的界面内容、常用命令和功能。

熟悉　WinQSB 软件主要模块的用途及在运筹学应用中的具体求解过程。

了解　WinQSB 软件的基本构成和其他应用。

第一节　WinQSB 软件简介

WinQSB 是 Windows 系统下的一款专门用于解决运筹学问题的应用软件。QSB 是 Quantitative Systems for Business 的缩写,它界面友好,操作简单,安装使用非常方便并且功能强大,几乎能够解决所有的运筹学方面的问题,WinQSB 具有很好的通用性,它支持 Office 格式的文档,可以和 Office 文档进行数据交换。

一、WinQSB 的安装及功能应用简介

WinQSB 的安装比较简单,只要运行它的安装程序文件 SETUP. EXE 即开始安装,系统默认安装在 C 盘的根目录 WinQSB 文件夹里,用户也可选择其他安装位置。安装成功后,系统会在开始\程序\WinQSB 菜单中自动生成 19 个子程序菜单选项,这些子程序形成软件的功能模块,每一个模块对应解决运筹学中一个分支的问题,应用时根据问题来选择相应的模块。

(一) WinQSB 功能简介

W19 个子程序模块含义、缩写和功能如下:

1. Acceptance Sampling Analysis(缩写形式 ASA,接受抽样分析)　用于各种抽样分析、抽样方案的设计及假设分析。

2. Aggregate Planning(缩写形式 AP,综合计划编制)　求解具有多时期正常排班、加班、分时段、转包生产量、需求量、存贮费用、生产费用等复杂的整体综合生产计划的编制方法,将问题归结到求解线性规划模型或运输模型。

3. Decision Analysis(缩写形式 DA,决策分析)　求确定型与风险型决策、贝叶斯决策、决策树、二人零和对策、蒙特卡罗模拟等问题。

4. Dynamic Programming(缩写形式 DP,动态规划)　主要求最短路问题、背包问题、生产与存贮等问题。

5. Facility Location and Layout(缩写形式 FLL,设备场地布局)　求设备场地

笔记

设计、功能布局、线路均衡布局等类问题。

6. Forecasting and Linear Regression(缩写形式 FC,预测与线性回归)　求简单平均、移动平均、加权移动平均、线性趋势移动平均、指数平滑、多元线性回归、Holt-Winters 季节叠加与乘积算法。

7. Goal Programming(缩写形式 GP,目标规划)　求解目标规划、多目标线性规划、线性目标规划问题。

8. Inventory Theory and System(缩写形式 ITS,存贮论与存贮系统)　求经济订货批量模型、批量折扣模型、单时期随机模型、多时期动态储存模型、储存控制系统(各种储存策略)等类问题。

9. Job Scheduling(缩写形式 JOB,作业调度)　求零件加工排序、流水线车间加工排序等问题。

10. Linear and Integer Programming(缩写形式 LP-ILP,线性规划与整数线性规划)　求线性规划、整数规划、对偶问题等,可做灵敏度分析、参数分析。

11. MarKov Process(缩写形式 MKP,马尔可夫过程)　求解马尔可夫动态过程。

12. Material Requirements Planning(缩写形式 MRP,物料需求计划)　求解和分析产品物料的供应链计划,尤其是在自动化生产线中应用广泛。

13. Network Modeling(缩写形式 NET,网络模型)　求解运输、指派、最大流、最短路、最小生成树、货郎担等问题。

14. Nonlinear Programming(缩写形式 NLP,非线性规划)　用于有(无)条件约束、目标函数或约束条件非线性以及目标函数与约束条件都非线性等类规划的求解与分析。

15. PERT-CPM(又名 Project Scheduling,网络计划)　求关键路径、计划评审技术分析、网络优化、工程完工时间模拟、绘制甘特图与网络图等问题。

16. Quadratic Programming(缩写形式 QP,二次规划)　求解线性约束目标函数是二次型的一种非线性规划问题,变量可以取整数。

17. Quality Control Charts(缩写形式 QCC,质量管理控制图)　求基于统计数据的产品分析和质量分析与控制问题;

18. Queuing Analysis(缩写形式 QA,排队分析)　用于排队模型的求解与性能分析、各种分布模型求解、灵敏度分析、服务能力分析、成本分析等。

19. Queuing System Simulation(缩写形式 QSS,排队系统模拟)　用于排队系统的仿真模拟与研究;

(二) WinQSB 应用简介

WinQSB 采用图形化用户界面,用户不需要记忆特殊的命令,通过选择菜单和移动鼠标就可以完成相应的操作。用户首先根据不同的问题选择功能模块,然后在相应功能模块的窗口中输入参数,建立相应的数学模型,就可以进行问题的计算和分析。例如选择 LP(线性规划与整数线性规划)程序后,系统就会弹出用于求解 LP 和 ILP 问题的窗口界面(图 12-1),一般有 File 和 Help 两个菜单,首先选择 File 菜单建立新问题,在输入问题参数及根据问题模型输入相应数据后,

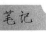

笔记

用户就可以通过菜单选择相应功能进行该问题的求解和分析,对于运行结果,系统可以有多种不同的形式进行输出(如图表等)。由于各功能模块建立问题的界面和结果输出形式上有所不同,需要分别进行说明,这些在后续相关的内容中详细介绍。

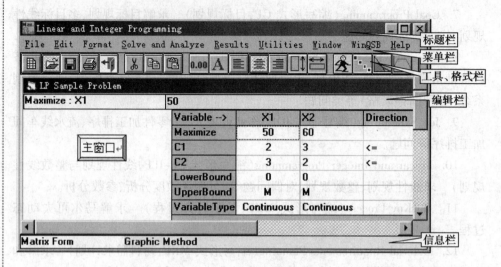

图 12-1　LP 和 ILP 问题的主窗口

二、与 Office 文档交换数据

1. 从 Excel 或 Word 文档中复制数据到 WinQSB　用户可以将 Excel 电子表格中的数据复制到 WinQSB 中,也可以进行反向的复制。方法是先选中电子表中要复制的数据所在的单元格,选择复制或按" Ctrl + C "键,然后在 WinQSB 的参数编辑状态下选中要粘贴的单元格,选择粘贴或按" Ctrl + V "键完成复制。但是需注意:在 WinQSB 中选中的单元格应与在电子表中选中的单元格行列数相同,否则只能复制部分数据。

2. 把 WinQSB 数据输入窗口中的数据复制到 Excel 表格　先清空剪贴板(可用 Excel 中 Edit 菜单下的 office 剪贴板来清空,方法是选择编辑菜单下的 office 剪切板,选择全部清空),然后在 WinQSB 表格中选中要复制的数据,选择 Edit 菜单下的 Copy 功能,然后粘贴到 Excel 表格中。

3. 将 WinQSB 的计算结果复制到 Office 文档　问题求解后,先清空剪贴版,点击 File 菜单下的 Copy to clipboard 就将结果复制到剪贴板中。

4. 使用 WinQSB 各模块建立的问题和结果都可以保存成不同格式的文件　一般情况下,可以保存为 TXT 格式和 LPP 、DAT 、NET 等格式。如果保存为 TXT 格式,一般可以复制到 WORD 等文档编辑软件里使用;LPP 、DAT 等格式是和 EXCEL 下的电子表格式相兼容的,可以用 EXCEL 进行处理。

　　WinQSB 软件可以用来解决管理学、决策科学、运筹学等领域的问题,它技术成熟,内容齐全,应用方便,且能给出中间过程和图形,与其他同类工具软件比较,WinQSB 最大的一个优点是以多种方式输出求解结果,从不同角度提供相应

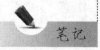

的求解过程或结果,方便用于进一步的分析。

第二节 线性规划模型的 WinQSB 求解

本节主要结合实例介绍应用 WinQSB 中的子程序模块 Linear and Integer Programming(LP-ILP)求解 LP 问题的过程。

一、模块简介及软件求解问题步骤

点击开始\程序\WinQSB\Linear and Integer Programming\File\New Problem,可启动 WinQSB 中的线性规划和整数规划子程序模块 Linear and Integer Programming,如图 12-3 所示。在 WinQSB 中,线性规划和整数规划模型共用一个子程序模块,二者的区别仅在于整数规划问题的决策变量必须取整数。该模块除了求解线性规划和整数规划问题外,还可求 0 - 1 规划问题,只需在图 12-3 中,选择相应变量类型。

应用软件求解问题的步骤如下:

1. 建立数学模型。

2. 启动问题类型窗口,输入有关信息并对目标准则、变量类型等进行选择。

3. 输入数据。

4. 如果需要修改变量名或约束名可选择 Edit 下的相应命令实现。Edit 菜单还提供了修改标题名,增加或删除变量、约束条件数等功能。

5. 保存问题,此为可选步骤。

6. 问题求解,选择菜单 Solve and Analyze,系统给出三种求解方式,根据需要进行选择。

7. 结果显示与分析,选择菜单 Results 可实现。

8. 选择相应选项以保存、打印数据备份。

二、Linear and Integer Programming 的实际应用

下面,以一个实例介绍应用 WinQSB 求解线性规划问题的操作方法。

例 12-1(第二章例 2-1)

解 该问题的数学模型为

$$\max z = 70x_1 + 120x_2$$

$$\text{s. t.} \begin{cases} 9x_1 + 4x_2 \leqslant 360 \\ 4x_1 + 5x_2 \leqslant 200 \\ 3x_1 + 10x_2 \leqslant 300 \\ x_1, x_2 \geqslant 0 \end{cases}$$

操作步骤如下:

1. 启动线性规划和整数规划程序 点击开始\程序\WinQSB\Linear and Integer Programming,弹出如图 12-2 所示的窗口。

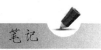
笔记

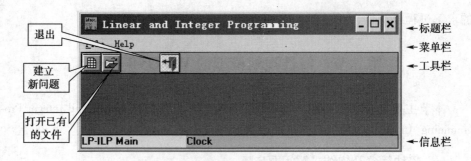

图 12-2　线性规划和整数规划窗口

菜单栏:软件有 File(文件)和 Help(帮助)两个菜单。File 菜单有 New Problem(建立新问题)、Load Problem(打开已有的文件)和 Exit(退出)三个子菜单。以上几项操作也可通过点击工具栏的快捷按钮来实现。Help 菜单里有该子程序和整个 WinQSB 的程序的说明。信息栏:当鼠标在工具栏快捷按钮上移动时,信息栏会给出各相应按钮的名称。

2. 启动问题窗口　在图 12-2 中,点击 File\New Problem,弹出如图 12-3 所示的窗口。输入 Problem Title(标题名称),标题名也可不输入;输入本问题的变量个数 2 及约束条件数 3;目标函数是最大化;选择非负连续型;选择数据输入格式 Spreadsheet Matrix Form(表格形式),也可选择 Normal Model Form(自由格式)。各项选择完成后,点击 OK。建议采用表格形式输入数据。

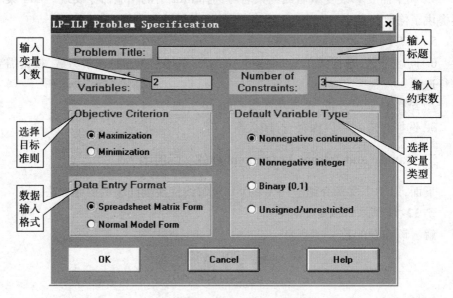

图 12-3　LP-ILP 问题类型窗口

3. 输入数据　在问题类型窗口中,若选择了表格形式输入数据,则有如图 12-4 所示的输入结果。若选择了自由形式输入数据,则有如图 12-5 所示的输入结果。图 12-4 中软件用 M 表示上界为无穷大。

系统默认变量名为 X1,X2,…,约束名为 C1,C2,…,在数据输入窗口,点击 Edit 菜单下的 Variable name 及 Constraint Names,可修改变量名及约束名。除此

笔记

354

之外,Edit 菜单还有修改标题名(Problem Name),插入新变量和新约束,删除变量和约束等功能。

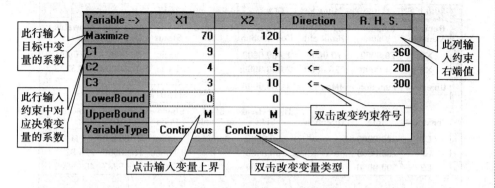

图 12-4　表格形式数据输入

图 12-5　自由形式数据输入

点击 Format 菜单下的 Switch to Normal Model Form,可实现表格形式和自由形式输入数据方式的相互转换。

4. 问题求解　Solve and Analyze 的下拉菜单提供了 3 种问题求解方式。

方法一:点击 Solve and Analyze\Solve the Problem 得如图 12-6 所示的求解结果。例 2-1 的最优决策变量(X1,X2) = (20,24),产品 A、B 对总利润的总贡献分别为 1400,2800,最优值 4280。这和第 2 章的求解结果一致。求解结果还显示目标系数的变化范围:产品 A,B 的单位利润(即目标系数)分别在其下限 36 上限 96、下限 87.5 上限 233.3333 范围内变动时,最优解不变,即该生产方案还是最优方案。劳动力、设备、原材料这三种资源分别在下限 276 上限 M(无穷大)及下限 150 上限 226.9231 及下限 227.5862 上限 400 范围内变动时,该方案仍然是最优方案。

方法二:若点击 Solve and Analyze\Solve and Display Steps,系统求解并显示单纯形法迭代步骤。

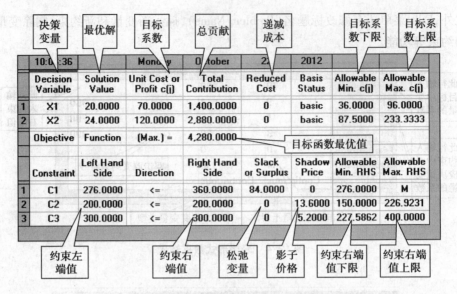

图 12-6　线性规划问题的求解结果

点击 Solve and Analyze\Solve and Display Steps,得初始单纯形表,如图 12-7,枢元用阴影显示。

Basis	C(j)	X1 70.0000	X2 120.0000	Slack_C1 0	Slack_C2 0	Slack_C3 0	R.H.S.	Ratio
Slack_C1	0	9.0000	4.0000	1.0000	0	0	360.0000	90.0000
Slack_C2	0	4.0000	5.0000	0	1.0000	0	200.0000	40.0000
Slack_C3	0	3.0000	10.0000	0	0	1.0000	300.0000	30.0000
	C(j)-Z(j)	70.0000	120.0000	0	0	0	0	

图 12-7　初始单纯形表

点击 Simplex Iteration\Next Iteration,得第 1 次迭代后的单纯形表(图 12-8)。再次重复点击得第 2 次迭代后的单纯形表(图 12-9)。图 12-9 中所有检验数≤0,为最终单纯形表。

Basis	C(j)	X1 70.0000	X2 120.0000	Slack_C1 0	Slack_C2 0	Slack_C3 0	R.H.S.	Ratio
Slack_C1	0	7.8000	0	1.0000	0	-0.4000	240.0000	30.7692
Slack_C2	0	2.5000	0	0	1.0000	-0.5000	50.0000	20.0000
X2	120.0000	0.3000	1.0000	0	0	0.1000	30.0000	100.0000
	C(j)-Z(j)	34.0000	0	0	0	-12.0000	3,600.0000	

图 12-8　第 1 次迭代后的单纯形表

Basis	C(j)	X1 70.0000	X2 120.0000	Slack_C1 0	Slack_C2 0	Slack_C3 0	R.H.S.	Ratio
Slack_C1	0	0.0000	0.0000	1.0000	-3.1200	1.1600	84.0000	
X1	70.0000	1.0000	0	0	0.4000	-0.2000	20.0000	
X2	120.0000	0.0000	1.0000	0	-0.1200	0.1600	24.0000	
	C(j)-Z(j)	0	0	0	-13.6000	-5.2000	4,280.0000	

图 12-9　第 2 次迭代(最终)单纯形表

方法三：当只有两个决策变量时，可点击 Solve and Analyze 菜单下的 Graphic Method，可得图解法求解结果（图略）。

5. 结果显示与分析　点击 Results，可实现对问题的各种不同的分析和显示。下面只给出 Results 菜单下 7 个选项的含义。

1）点击 Results\Solution Summary，系统只显示最优值，最优解，如图 12-10 所示。

11-05-2012 13:57:07	Decision Variable	Solution Value	Unit Cost or Profit C(j)	Total Contribution	Reduced Cost	Basis Status
1	X1	20.0000	70.0000	1,400.0000	0	basic
2	X2	24.0000	120.0000	2,880.0000	0	basic
	Objective	Function	[Max.] =	4,280.0000		

图 12-10　求解结果

2）点击 Results\Sensitivity Analysis for OBJ，系统显示目标函数系数的灵敏度分析结果，如图 12-11 所示。此分析结果在汇总结果图 12-6 中已给出。

11-29-2012 10:54:58	Decision Variable	Solution Value	Reduced Cost	Unit Cost or Profit C(j)	Allowable Min. C(j)	Allowable Max. C(j)
1	X1	20.0000	0	70.0000	36.0000	96.0000
2	X2	24.0000	0	120.0000	87.5000	233.3333

图 12-11　目标系数分析

3）点击 Results\Sensitivity Analysis for RHS，系统显示约束右端值的灵敏度分析，如图 12-12。此分析结果在汇总结果图 12-6 中也已经给出。

11-29-2012 11:01:15	Constraint	Direction	Shadow Price	Right Hand Side	Allowable Min. RHS	Allowable Max. RHS
1	C1	<=	0	360.0000	276.0000	M
2	C2	<=	13.6000	200.0000	150.0000	226.9231
3	C3	<=	5.2000	300.0000	227.5862	400.0000

图 12-12　约束右端值分析

4）点击 Results\Perform Parametric Analysis，可进行参数分析，除了对目标系数和约束右端值进行分析外，还可对当目标函数的系数或约束右端值带有参数时，对参数进行分析。参数分析也可通过点击 Solve and Analyze\Perform Parametric Analysis 来实现。

5）若问题有多个最优解，点击 Results\Obtain Alternate Optimal，系统给出另一个最优解。

6）当问题无可行解时，点击 Results\Infeasibility Analysis，系统显示无可行解的原因。

7）当问题有无界解时,点击 Results\Unboundedness Analysis,系统显示有无界解的原因。

几点说明:

1. 用 WinQSB 求解 LP 问题时,模型不必化为标准形。

2. 图 2-2 提供了 4 种变量类型选项,当选了某一种类型后系统默认所有变量都属该种类型。若存在上界为有限数或下界为非零值的变量,在图 2-3 中可直接将数字输入 LowerBound 行或 UpperBound 行。当变量无约束时,可双击变量类型改变。M 表示一个任意大的正数。对于不等式约束,如符号"≤"也可输入"＜"或"＝＜"或"＜＝"。

3. 输入数据时,除了用鼠标点击相应单元格外,还可以用 →←↑↓键、空格键、回车键、后退键来移动光标或翻页。

4. 对偶问题的求解过程与线性规划问题的一样,而且能相互转化。点击 Format 菜单的下 Switch to Dual Form,系统给出原问题的对偶问题,再点击一次,切换到原问题。

5. 在数据输入窗口,点击 File\Save Problem As 或 Save Problem 可实现文件的存盘,存盘时建议使用系统默认的文件扩展名 .LPP。

6. 用 WinQSB 求解整数规划问题的举例见光盘。

第三节　几种特殊的线性规划模型的 WinQSB 求解

本节主要讨论两类特殊的线性规划问题的 WinQSB 求解——运输问题与指派问题。

一、Network Modeling 简介及求解问题步骤

运输问题和指派问题的 WinQSB 求解子程序是 Network Modeling(网络模型),点击开始\程序\WinQSB\NetworkModeling\File\New Problem,即可启动该子程序。Network Modeling 除了求解运输和指派问题外,还可求解最小树、最短路、最大流、最小费用流等可以用网络来描述的问题。

应用软件求解问题的步骤如下:

1. 分析问题,确定问题的类型。

2. 启动问题窗口,选择问题类型并输入相关数据等信息

3. 输入数据。

4. 选择 Edit 下的相应命令可实现对节点名及数据类型等的修改。

5. 保存问题,此为可选步骤。

6. 问题求解,点击 Solve and Analyze,可根据需要选择求解方式。

7. 选择 Results 的相应命令,可对结果显示或分析。

8. 选择相应命令以保存、打印数据备份。

二、应用 WinQSB 求解实例

（一）运输问题

例 12-2（第三章章前案例）

解 这是一个产销平衡问题，有 3 个产地，4 个销地，操作步骤如下：

1. 启动问题窗口　点击开始 \ 程序 \ WinQSB \ NetworkModeling \ File \ New Problem，弹出如图 12-13 所示的对话框，选择 Transportation Problem，Minimization，输入方式选择第 1 种，输入产地数 3 和销地数 4。点击 OK，弹出数据输入窗口。

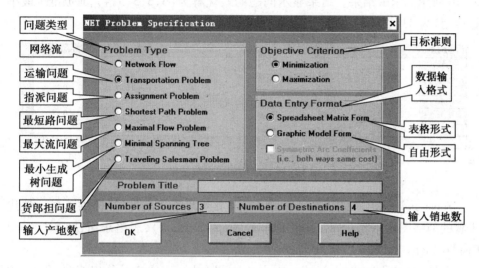

图 12-13　运输问题类型窗口

2. 输入数据　点击 Edit \ Node names 修改产地名和销地名（图 12-14）。修改完后点击 OK 返回数据输入窗口，并输入第三章表 3-1 中数据，如图 12-15 所示。

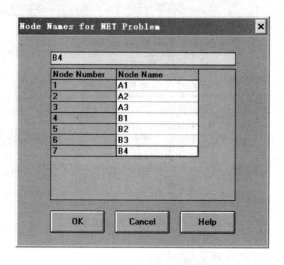

图 12-14　产销地重命名

From \ To	B1	B2	B3	B4	Supply
A1	2	9	10	7	9
A2	1	3	4	2	5
A3	8	4	2	5	7
Demand	3	8	4	6	21

图 12-15 运输问题数据输入窗口

3. 问题求解

方法一:数据输入完成后,点击 Solve and Analyze\Solve the Problem 得如图 12-16 所示的求解结果。结果显示问题的最优解为(3,6,5,3,4),最优值(最小总费用)为83(百元),这和第三章的求解结果一致。

11-14-2012	From	To	Shipment	Unit Cost	Total Cost	Reduced Cost
1	A1	B1	3	2	6	0
2	A1	B4	6	7	42	0
3	A2	B2	5	3	15	0
4	A3	B2	3	4	12	0
5	A3	B3	4	2	8	0
	Total	Objective	Function	Value =	83	

图 12-16 运输问题求解结果

Solve and Analyze 的下拉菜单除了能直接给出最优解外,还提供了显示迭代步骤的网络图求解法(Solve and Display Steps-Network),表格求解法(Solve and Display Steps-Tableau)。

另外,点击 Solve and Analyze\Select Intial Solution Method 弹出如图 12-17 所示的初始解方法选项框。选项框给出了 8 种方法:在本教材中主要讲了西北角法和最小元素法。

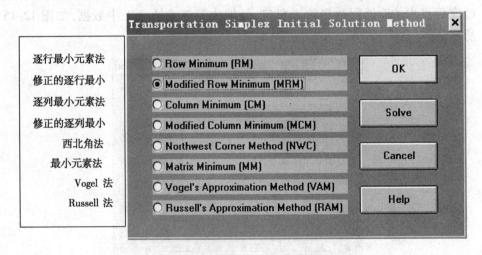

逐行最小元素法
修正的逐行最小
逐列最小元素法
修正的逐列最小
西北角法
最小元素法
Vogel 法
Russell 法

Transportation Simplex Initial Solution Method

○ Row Minimum (RM)
◉ Modified Row Minimum (MRM)
○ Column Minimum (CM)
○ Modified Column Minimum (MCM)
○ Northwest Corner Method (NWC)
○ Matrix Minimum (MM)
○ Vogel's Approximation Method (VAM)
○ Russell's Approximation Method (RAM)

OK
Solve
Cancel
Help

图 12-17 初始解方法选项框

方法二:表上作业法求解运输问题。

数据输入完成后,点击 Solve and Analyze\Select Intial Solution Method 弹出如

图 12-17 所示的初始解方法选项框。

（1）最小元素法选择初始方案并求解：在图 12-17 中选择最小元素法后点击 OK，再点击 Solve and Analyze\Solve and Display Steps- Tableau 系统给出初始调运方案如图 12-18。

Transportation Tableau for NET Problem – Iteration 1						
	B1	B2	B3	B4	Supply	Dual P(i)
A1	2 Cij=-4 **	9 5	10	7 4	9	0
A2	1 3*	3	4	2 2	5	-5
A3	8	4 3	2 4	5	7	-5
Demand	3	8	4	6		
Dual P(j)	6	9	7	7		
Objective Value = 100 (Minimization)						
** Entering: A1 to B1 * Leaving: A2 to B1						

图 12-18　最小元素法给出的初始调运方案

从图 12-18 中看到入基变量 X11，出基变量 X21，有负的检验数，该方案不是最优。图 12-18 中还显示 Dual P(i)（位势），也可用位势法求检验数。点击 Iteration\Next Iteration，得一次调整后的运输方案如图 12-19 所示。

Transportation Tableau for NET Problem – Iteration 2						
	B1	B2	B3	B4	Supply	Dual P(i)
A1	2 3	9 5*	10	7 1	9	0
A2	1	3 Cij=-1 **	4	2 5	5	-5
A3	8	4 3	2 4	5	7	-5
Demand	3	8	4	6		
Dual P(j)	2	9	7	7		
Objective Value = 88 (Minimization)						
** Entering: A2 to B2 * Leaving: A1 to B2						

图 12-19　一次调整后的方案

笔记

图 12-21 显示入基变量 X22,出基变量 X12,还存在负的检验数,仍不是最优方案,再次点击 Iteration\Next Iteration,如图 12-20 所示。在图 12-20 中所有检验数非负,问题达到最优,并且最优解是 83(百元)。

Transportation Tableau for NET Problem – Iteration 3 (F					
	B1	B2	B3	B4	Supply	Dual P(i)
A1	2	9	10	7	9	0
	3			6		
A2	1	3	4	2	5	-5
		5		0		
A3	8	4	2	5	7	-4
		3	4			
Demand	3	8	4	6		
Dual P(j)	2	8	6	7		
Objective Value = 83 (Minimization)						

图 12-20　最优方案

(2)西北角法选择初始方案并求解:在图 12-17 中选择西北角法后点击 OK,再点击 Solve and Analyze\Solve and Display Steps-Tableau 系统给出初始调运方案如图 12-21 所示。

以下步骤和(1)的迭代过程类似,点击 Iteration\Next Iteration,继续迭代,当所有检验数非负时,得到最优方案。

Transportation Tableau for NET Problem – Iteration 1					
	B1	B2	B3	B4	Supply	Dual P(i)
A1	2	9	10	7	9	0
	3	6		Cij=-6 **		
A2	1	3	4	2	5	-6
		2	3*			
A3	8	4	2	5	7	-8
			1	6		
Demand	3	8	4	6		
Dual P(j)	2	9	10	13		
Objective Value = 110 (Minimization)						
** Entering: A1 to B4　* Leaving: A2 to B3						

图 12-21　西北角法给出的初始调运方案

（二）指派问题

例 12-3（第三章例 3-2）

解 这是一个标准的极小化指派问题，求解如下：

1. 启动问题窗口 点击开始\程序\WinQSB\NetworkModeling\File\New Problem 打开对话框（图 12-13），选择第 3 个选项指派问题（Assignment Problem），输入人数（Number of Objects）和任务数（Number of Assignments）。目标准则选择最小化，数据输入形式选择矩阵表格形式，点击 OK，弹出数据输入窗口。

2. 输入数据 在数据输入窗口中，Number of Objects 用行表示，Number of Assignments 用列表示。点击 Edit\Node Names，在图 12-14 中对人员、任务重命名后点击 OK。并输入第三章表 3-20 中的数据，如图 12-22 所示。

From \ To	A	B	C	D
甲	2	15	13	4
乙	10	4	14	15
丙	9	14	16	13
丁	7	8	11	9

图 12-22 指派问题数据输入窗口

3. 问题求解 数据输入完成后，点击 Solve and Analyze\Solve the Problem 得求解结果如图 12-23 所示。图 12-23 显示最优指派方案是：指派甲、乙、丙、丁分别接受任务 D、B、A、C，总时间最少为 28 分钟。这和第三章求解结果一致。

11-13-2012	From	To	Assignment	Unit Cost	Total Cost	Reduced Cost
1	甲	D	1	4	4	0
2	乙	B	1	4	4	0
3	丙	A	1	9	9	0
4	丁	C	1	11	11	0
	Total	Objective	Function	Value =	28	

图 12-23 指派问题数据输出窗口

若点击 Solve and Analyze\Solve and Display Steps—Tableau，系统显示匈牙利算法迭代步骤并给出求解结果（图略）。

几点说明：

1. 对于产销不平衡的运输问题的 WinQSB 求解，不必化为平衡运输问题。

2. 求解极大化指派问题时，不必转化为极小化指派问题，只需在问题类型窗口图 3-1 中目标准则选择最大化即可。

3. 对于非标准指派问题也不必转化为标准指派问题求解，输入数据时，按效率矩阵中数据输入即可，不必对效率矩阵中数据进行人工转化，系统自动实现转化。

第四节 目标规划模型的 WinQSB 求解

目标规划的 WinQSB 求解模块是子程序模块 Goal Programming（GP）。

一、模块简介及求解问题步骤

点击开始\程序\WinQSB\Goal Programming\File\New Problem,可启动 WinQSB 中的目标规划子程序模块 Goal Programming,见图 12-24,然后根据目标规划的数学模型做相应选择即可进行求解。

应用软件求解问题的步骤如下:

1. 建立目标规划问题的数学模型。

2. 启动问题类型窗口,输入有关信息并对目标准则、变量类型等进行选择。

3. 输入数据。

4. 如果需要修改变量名或约束名可选择 Edit 下的相应命令实现。Edit 菜单还提供了修改标题名,增加或删除变量、目标、约束条件数等功能。

5. 保存问题,此为可选步骤。

6. 问题求解,选择菜单 Solve and Analyze,系统给出三种求解方式,根据需要进行选择。

7. 结果显示与分析,选择菜单 Results 可实现。

8. 选择相应选项以保存、打印数据备份。

二、子程序 Goal Programming 的实际应用

例 12-4(第四章例 4-4)

解　应用 WinQSB 求解步骤如下:

1. 启动问题窗口　点击开始\程序\WinQSB\Goal Programming\File\New Problem,打开如图 12-24 所示的对话框。

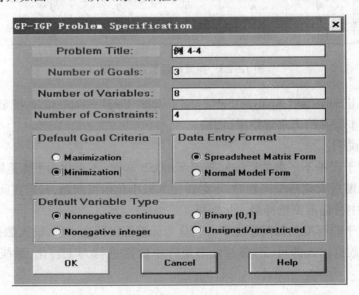

图 12-24　目标规划问题描述窗口

在图中 12-24 输入 Problem Title(题目)例 4-4,题目栏也可不输入,输入 Number of Goals(目标数,指优先级数)3;输入 Number of Variables(变量数,指决

策变量数和偏差变量数之和)8;输入 Number of Constraints(约束条件数,包括目标约束和绝对约束)4;选择 Default Goal Criteria(目标要求):本例目标要求最小化,选 Minimization;选择 Data Entry Format(数据输入格式):建议选 Spreadsheet Matrix Form(矩阵表格形式);选择 Default Variable Type(变量类型,包括决策变量和偏差变量):本例应选择 Nonnegative continuous(非负连续型)。

选择完毕后,点击 OK,弹出数据输入窗口,在数据输入窗口中,系统显示变量名 Xj(j = 1,2,…,8),为了输入数据的方便性,可修改偏差变量名,具体做法是:点击 Edit\Variable Names,弹出如图 12-25 所示对话框,在图 12-25 中,把负偏差变量用 n 表示,把正偏差变量用 d 表示(也可用其他符号表示),更改完后,点击 OK,返回数据输入窗口。

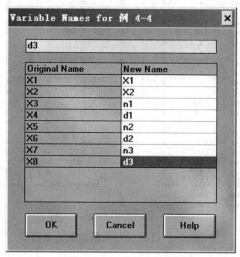

图 12-25　目标规划更改变量名窗口

2. 输入数据　在数据输入窗口图 12-26 中按例 4-4 的数学模型输入数据,输入时注意 Min:G1 所在行应输入目标函数中优先因子 P1 所对应的偏差变量的系数,依次类推;C1、C2、C3、C4 各行的输入与线性规划模型数据的输入类似。

Variable -->	X1	X2	n1	d1	n2	d2	n3	d3	Direction	R. H. S.
Min:G1			1							
Min:G2						1				
Min:G3							1			
C1	5	10							<=	60
C2	1	-2	1	-1					=	0
C3	4	4			1	-1			=	36
C4	6	8					1	-1	=	48
LowerBound	0	0	0	0	0	0	0	0		
UpperBound	M	M	M	M	M	M	M	M		
VariableType	Continuous	Continuous	Continuous	Continuous	Continuous	Continuous	Continuous	Continuous		

图 12-26　目标规划问题数据输入窗口

3. 问题求解　数据输入完成后,点击 Solve and Analyze\Solve the Problem 得求解结果如图 12-27 所示。图 12-27 给出了从优先级 G1 到优先级 G3 的优化结果,满意解(X1,X2) = (4.8,2.4),d2 - = n2 = 7.2,其他偏差变量为零,问题的三级目标都得以实现,此时目标函数值为 0。图 12-27 显示还存在着其他满意解,点击

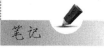

Results\Obtain Alternate Optimal 可得到问题的另一个满意解$(X1,X2)=(8,0)$（图略），根据提示再次点击得到第三个满意解$(X1,X2)=(9,0)$，再次点击得到第四个满意解$(X1,X2)=(6,3)$。如果继续点击 Results\Obtain Alternate Optimal 将得到前面所求的解，即出现循环，说明求解结束。根据单纯形算法知，用 WinQSB 得到的四个满意解的凸组合即是该问题的所有满意解。这和第四章的求解结果一致。

11:53:58		Friday	September	21	2012		
	Goal Level	Decision Variable	Solution Value	Unit Cost or Profit c(j)	Total Contribution	Reduced Cost	Allowable Min. c(j)	Allowable Max. c(j)
1	G1	X1	4.80	0	0	0	0	0
2	G1	X2	2.40	0	0	0	0	0
3	G1	n1	0	1.00	0	1.00	0	M
4	G1	d1	0	0	0	0	0	M
5	G1	n2	7.20	0	0	0	0	0
6	G1	d2	0	0	0	0	0	M
7	G1	n3	0	0	0	0	0	M
8	G1	d3	0	0	0	0	0	M
9	G2	X1	4.80	0	0	0	0	0
10	G2	X2	2.40	0	0	0	0	0
11	G2	n1	0	0	0	0	-M	M
12	G2	d1	0	0	0	0	0	M
13	G2	n2	7.20	0	0	0	0	0
14	G2	d2	0	1.00	0	1.00	0	M
15	G2	n3	0	0	0	0	0	M
16	G2	d3	0	0	0	0	0	M
17	G3	X1	4.80	0	0	0	0	10.00
18	G3	X2	2.40	0	0	0	0	0
19	G3	n1	0	0	0	0	-M	M
20	G3	d1	0	0	0	0	0	M
21	G3	n2	7.20	0	0	0	-1.67	0
22	G3	d2	0	0	0	0	-M	M
23	G3	n3	0	1.00	0	1.00	0	M
24	G3	d3	0	0	0	0	0	M
	G1	Goal	Value	(Min.) =	0	[Alternate	Solution	Exists!!]
	G2	Goal	Value	(Min.) =				
	G3	Goal	Value	(Min.) =				

图 12-27　目标规划问题数据输出窗口

第五节　动态规划问题的 WinQSB 求解

一、模块简介及求解问题步骤

用 WinQSB 求解动态规划问题时，应用子程序 Dynamic Programming。点击：开始\程序\WinQSB\Dynamic Programming，可进入动态规划问题的 WinQSB 子程序模块。该模块包括：最短路问题（［Shortest Route］Problem），背包问题（Knapsack Problem）及生产与存贮问题（Production and Inventory Scheduling）三种类型。

应用 Dynamic Programming 求解问题的步骤：

1. 分析问题，确定问题类型。
2. 启动问题类型窗口，选择问题类型并输入相关数据等信息。
3. 输入数据。
4. 选择 Edit 下的相应命令可实现对数据及数据类型的修改。
5. 保存问题，此为可选步骤。
6. 问题求解，点击 Solve and Analyze，可根据需要选择求解方式。
7. 选择 Results 的相应命令，可对结果显示或分析。

8. 选择相应命令以保存、打印数据备份。

二、Dynamic Programming 的应用

（一）生产存贮问题实例

例 12-5（第五章例 5-5）

解 例 5-5 是生产存贮问题，分 4 个阶段。具体操作如下：

1. 启动问题窗口 点击开始\程序\WinQSB\Dynamic Programming\File\New Problem，弹出如图 12-28 所示的问题类型窗口。选择 Production and Inventory Scheduling 类型，输入题目例 5-5；Number of Periods（阶段数）输入 4。点击 OK，弹出如图 12-29 所示的数据输入窗口。

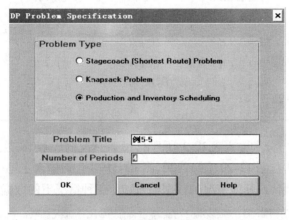

图 12-28 动态规划问题类型窗口

2. 数据输入 图 12-29 中第三列输入各阶段的需求量（根据第五章表 5-14 输入）；第四列输入各阶段的生产能力 4（系统默认值 M 表示无限制）；第五列输入存贮能力 3；第六列输入生产时固定成本 4；最下面一行是输入初始库存（1 月份的库存），把初始库存默认值 0 改为 1；第七列输入变动成本函数，P 表示产量，H 表示库存量，B 表示缺货量，根据第五章例 5-5 可求得各个阶段的变动成本函数均为

$$f(P,H) = \begin{cases} 2P + H & P \leqslant 2 \\ 2 \times 2 + (P-2) \times 1 + H & P > 2 \end{cases}, \text{即} f(P,H) = \begin{cases} 2P + H & P \leqslant 2 \\ P + 2 + H & P > 2 \end{cases}$$

例 5-5 共 4 个阶段，每个阶段都可能有 2 种成本函数。因此第七列输入变动成本时共有 16 种输入情况，表 12-1 列出了从第一阶段到第四阶段变动成本的所有可能情况。

表 12-1 第一阶段到第四阶段的所有可能的变动成本

情况	第一阶段	第二阶段	第三阶段	第四阶段
1	$2P + H$	$P + 2 + H$	$2P + H$	$P + 2 + H$
2	$2P + H$	$P + 2 + H$	$P + 2 + H$	$2P + H$
3	$2P + H$	$P + 2 + H$	$2P + H$	$2P + H$

续表

情况	第一阶段	第二阶段	第三阶段	第四阶段
4	$2P+H$	$P+2+H$	$P+2+H$	$P+2+H$
5	$2P+H$	$2P+H$	$2P+H$	$2P+H$
6	$2P+H$	$2P+H$	$P+2+H$	$2P+H$
7	$2P+H$	$2P+H$	$2P+H$	$P+2+H$
8	$2P+H$	$2P+H$	$P+2+H$	$P+2+H$
9	$P+2+H$	$P+2+H$	$P+2+H$	$P+2+H$
10	$P+2+H$	$P+2+H$	$P+2+H$	$2P+H$
11	$P+2+H$	$P+2+H$	$2P+H$	$2P+H$
12	$P+2+H$	$P+2+H$	$2P+H$	$2P+H$
13	$P+2+H$	$2P+H$	$2P+H$	$2P+H$
14	$P+2+H$	$2P+H$	$2P+H$	$P+2+H$
15	$P+2+H$	$2P+H$	$P+2+H$	$P+2+H$
16	$P+2+H$	$2P+H$	$P+2+H$	$2P+H$

在图 12-29 中分别输入表 12-1 所列的 16 种情况的成本(在数据输入状态下共有 16 种输入形式);图 12-29、图 12-30、图 12-31 是分别输入了第一、二、三种情况成本的数据输入窗口;其他情况的数据输入和前三种情况下的数据输入类似。

Period (Stage)	Period Identification	Demand	Production Capacity	Storage Capacity	Production Setup Cost	Variable Cost Function (P,H,B: Variables) (e.g., 5P+2H+10B, 3(P-5)^2+100H)
1	Period1	2	4	3	4	2P+H
2	Period2	4	4	3	4	P+2+H
3	Period3	1	4	3	4	2P+H
4	Period4	3	4	3	4	P+2+H
Initial	Inventory =	1				

图 12-29　生产存贮问题数据输入(第一种情况的成本)

Period (Stage)	Period Identification	Demand	Production Capacity	Storage Capacity	Production Setup Cost	Variable Cost Function (P,H,B: Variables) (e.g., 5P+2H+10B, 3(P-5)^2+100H)
1	Period1	2	4	3	4	2P+H
2	Period2	4	4	3	4	P+2+H
3	Period3	1	4	3	4	P+2+H
4	Period4	3	4	3	4	2P+H
Initial	Inventory =	1				

图 12-30　生产存贮问题数据输入(第二种情况的成本)

Period (Stage)	Period Identification	Demand	Production Capacity	Storage Capacity	Production Setup Cost	Variable Cost Function (P,H,B: Variables) (e.g., 5P+2H+10B, 3(P-5)^2+100H)
1	Period1	2	4	3	4	2P+H
2	Period2	4	4	3	4	P+2+H
3	Period3	1	4	3	4	2P+H
4	Period4	3	4	3	4	2P+H
Initial	Inventory =	1				

图 12-31　生产存贮问题数据输入(第三种情况的成本)

3. 问题求解　各种情况成本下的数据输入完成后,分别点击 Solve and Analyze\Solve the Problem,可得求解结果。如在第一、二、三种情况的数据输入完成

笔记

后分别点击 Solve and Analyze \ Solve the Problem, 得如图 12-32、图 12-33、图 12-34所示的求解结果。图 12-32 显示最优解是 $(2,4,0,3)$, 最低成本是 29 万元, 这是该问题的一个最优解。图 12-33 显示最优解为 $(1,4,4,0)$, 最低成本是 29 万元, 这也是该问题的一个最优解。

12-20-2012 Stage	Period Description	Net Demand	Starting Inventory	Production Quantity	Ending Inventory	Setup Cost	Variable Cost Function [P,H,B]	Variable Cost	Total Cost
1	Period1	1	0	2	1	¥4.00	2P+H	¥5.00	¥9.00
2	Period2	4	1	4	1	¥4.00	P+2H	¥7.00	¥11.00
3	Period3	1	1	0	0		2P+H		
4	Period4	3	0	3	0	¥4.00	P+2H	¥5.00	¥9.00
Total		9	2	9	2	¥12.00		¥17.00	¥29.00

图 12-32 生产存贮问题求解结果(第一种情况的成本)

12-20-2012 Stage	Period Description	Net Demand	Starting Inventory	Production Quantity	Ending Inventory	Setup Cost	Variable Cost Function [P,H,B]	Variable Cost	Total Cost
1	Period1	1	0	1	0	¥4.00	2P+H	¥2.00	¥6.00
2	Period2	4	0	4	0	¥4.00	P+2H	¥6.00	¥10.00
3	Period3	1	0	4	3	¥4.00	P+2H	¥9.00	¥13.00
4	Period4	3	3	0	0		2P+H	0	0
Total		9	3	9	3	¥12.00		¥17.00	¥29.00

图 12-33 生产存贮问题求解结果(第二种情况的成本)

图 12-34 显示最优解是 $(2,4,0,3)$, 最低成本是 30 万元, 这不是该问题的最优解, 因为在第四阶段中输入的成本函数是 $2P+H$, 相应产量应为 $P \leqslant 2$, 而求解结果中第四阶段的产量是 3, 因此, 第三种成本情况下的求解结果应去掉。用类似于上述方法也可验证第四种到第十六种成本情况下的求解结果也不合理, 也应去掉。

综上所述, 该问题的最优解有两个 $(2,4,0,3)$、$(1,4,4,0)$, 最低成本是 29 万元, 这和第五章对该问题的求解结果一致。

12-20-2012 Stage	Period Description	Net Demand	Starting Inventory	Production Quantity	Ending Inventory	Setup Cost	Variable Cost Function [P,H,B]	Variable Cost	Total Cost
1	Period1	1	0	2	1	¥4.00	2P+H	¥5.00	¥9.00
2	Period2	4	1	4	1	¥4.00	P+2H	¥7.00	¥11.00
3	Period3	1	1	0	0		2P+H	0	0
4	Period4	3	0	3	0	¥4.00	2P+H	¥6.00	¥10.00
Total		9	2	9	2	¥12.00		¥18.00	¥30.00

图 12-34 生产存贮问题求解结果(第三种情况的成本)

(二) 医疗设备更新问题实例

例 12-6(第五章例 5-7)

解 这是医疗设备更新问题, 该类问题的求解可选择问题类型窗口中的最短路问题([Shortest Route]Problem), 需绘制网络图, 步骤如下:

根据例 5-7 中的维修费用表及设备价格表绘制各年购置与维修费用网络图, 如图 12-35 所示, 假设 5~6 年的维修费用是 18。V_0V_1 表示设备已使用的一年, $V_i(i=1,\cdots,6)$ 表示这 5 年内第 i 年年初(或表示第 $i-1$ 年年终)。$V_0V_j(j=2,\cdots,6)$ 各弧上的数据表示已使用一年后的设备(没有更新)继续使用到 $j-1$ 年末的维修费用; $V_iV_j(i=1,\cdots,5,j=2,\cdots,6,i<j)$ 各弧上的数据表示在第 i 年年初

更新设备并使用到 j-1 年末的设备购置和维修费用。

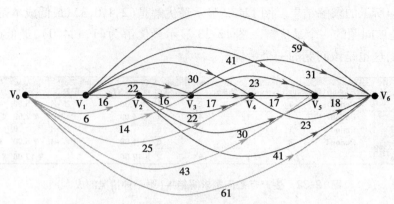

图 12-35　设备购置与维修费用图

1. 启动问题窗口　进入动态规划子程序 Dynamic Programming 后,在图 12-28中选择[Shortest Route]Problem,输入标题例 5-7,Number of Nodes(节点数)7。然后点击 OK,弹出数据输入窗口。

2. 数据输入　在数据输入窗口下,选择菜单 Edit 下的命令 Node Names 修改节点名称(图 12-36),修改后点击 OK 返回数据输入窗口(图 12-37)。在图 12-37中,按照图 12-35 弧的方向输入费用(两点间没有弧连接时不输入)。

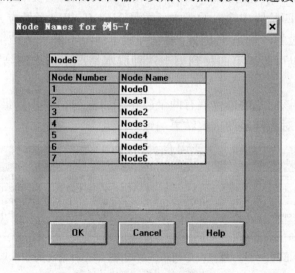

图 12-36　修改节点名称

From \ To	Node0	Node1	Node2	Node3	Node4	Node5	Node6
Node0			6	14	25	43	61
Node1			16	22	30	41	59
Node2				16	22	30	41
Node3					17	23	31
Node4						17	23
Node5							18
Node6							

图 12-37　设备更新问题数据输入窗口

3. 问题求解　点击 Solve and Analyze\Solve the Problem,选择始点与终点(图 12-38)后点击 Solve 得如图 12-39 所示的求解结果。最优决策是:前两年继续使用,第三年更新,第四、五年继续使用。最小成本是 4500 元,这和第五章对该问题的求解结果一致。

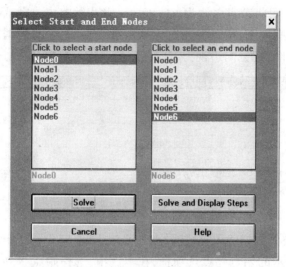

图 12-38　选择始点与终点

09-30-2012 Stage	From Input State	To Output State	Distance	Cumulative Distance	Distance to Node6
1	Node0	Node3	14	14	45
2	Node3	Node6	31	45	31
	From Node0	To Node6	Min. Distance	= 45	CPU = 0

图 12-39　设备更新问题求解结果

医疗设备更新问题的 WinQSB 求解也可应用 WinQSB 的子程序模块 Network Modeling,具体方法和步骤与上述例 12-6 的类似。

第六节　网络分析与网络计划的 WinQSB 求解

网络分析问题需调用子程序 NetworkModeling(网络模型),网络计划问题的求解需调用子程序 PERT_CPM。

一、NetworkModeling 应用

求解最短路、最小树、最大流问题需调用子程序 NetworkModeling,Network-Modeling 在第三节里已介绍过,下面以最短路为例再次说明该子程序的应用。

例 12-7(第六章例 6-6 最短路实例)

解　步骤如下:

1. 启动问题窗口　点击开始\程序\WinQSB\NetworkModeling\File\New

Problem,弹出如图 12-13 所示的对话框,在图 12-13 中选择 Shortest Path Problem,选择第 1 种方式输入数据,输入题目,节点数 7,点击 OK,弹出数据输入窗口如图 12-40 所示。

2. 输入数据　在图 12-40 中,系统默认节点名为 Node1,Node2,…,点击 Edit\Node Names 可将节点名改为 V1,V2,…,此步骤略去。默认 Node1 为 V1,依次类推。本例是有向图,按弧的方向将第六章图 6-13 中的数据输入到图 12-40 中。如果是无向图,把无向边视为方向相反的弧输入数据,每条边需输入两次。

From \ To	Node1	Node2	Node3	Node4	Node5	Node6	Node7
Node1		2	5	3			
Node2			2			7	
Node3				1	3	5	
Node4					5		
Node5						1	7
Node6							5
Node7							

图 12-40　最短路问题数据输入窗口

3. 问题求解　数据输入完成后,点击 Solve and Analyze\Solve the Problem 弹出如图 12-41 所示的始点终点选项框,在本例中,选择始点 Node1,终点 Node 7,点击 Solve 得求解结果如图 12-42 所示。如果点击 Solve and Display Steps- Network,系统用网络图方法求解并显示迭代步骤(图略)。从图 12-42 中看出,最短路为 1→2→3→5→6→7,最短路长为 13。这和第六章的求解结果一致。系统不仅给出从 Node1 到 Node7 的最短路及路长,还给出从 Node1 到其余各点的最短路长。

在图 12-41 中如果选择新的始点和终点,系统将给出相应最短路及路长。

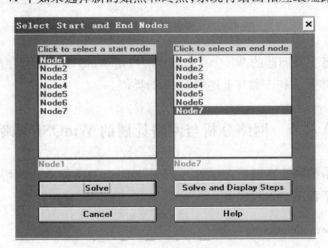

图 12-41　始终点选项框

二、PERT_CPM 模块简介及求解问题步骤

求解网络计划问题需应用子程序 PERT_CPM。该程序除了具有绘制网

11-19-2012	From	To	Distance/Cost	Cumulative Distance/Cost
1	Node1	Node2	2	2
2	Node2	Node3	2	4
3	Node3	Node5	3	7
4	Node5	Node6	1	8
5	Node6	Node7	5	13
	From Node1	To Node7	=	13
	From Node1	To Node2	=	2
	From Node1	To Node3	=	4
	From Node1	To Node4	=	3
	From Node1	To Node5	=	7
	From Node1	To Node6	=	8

图 12-42　最短路问题求解结果

络图、计算时间参数、确定关键路线、完工期等功能外,还可以对求解结果进行优化分析。点击开始\程序\WinQSB\PERT_CPM\File\New Problem,可启动子程序 PERT_CPM 窗口。当作业时间属于确定型时,选择 Deterministic CPM(关键路线法);当作业时间不确定时,选择 Probabilistic PERT(计划评审技术)。

应用 PERT_CPM 求解问题的步骤:

1. 分析问题,确定问题的作业、紧前作业及作业时间并确定问题类型。

2. 启动问题类型窗口,选择问题类型并输入相关数据等信息。

3. 输入数据。

4. 选择 Edit 下的相应命令可实现对数据及数据类型的修改。

5. 保存问题,此为可选步骤。

6. 问题求解,点击 Solve and Analyze,可根据需要选择求解方式。

7. 选择 Results 的相应命令,可对结果显示或分析。

8. 选择相应命令以保存、打印数据备份。

三、PERT_CPM 的应用

例 12-8(第六章案例 6-3)

解　本例的作业时间是不确定的,有 3 种估计时间。在问题类型中选择 Probabilistic PERT。具体操作如下:

1. 启动问题窗口　点击开始\程序\WinQSB\PERT_CPM File\New Problem,弹出 PERT_CPM 问题类型窗口如图 12-43 所示。在图 12-43 中输入题目,Number of Activities(作业数),时间单位,问题类型中选择 Probabilistic PERT,输入格式建议选择 Spreadsheet(表格形式),点击图 12-43 右下方 Choose Activity Time Distribution 选择作业时间类型,点击 OK,弹出如图 12-44 所示的数据输入窗口。

2. 输入数据　在图 12-44 中,系统自动将作业名按大写字母的顺序显示。分别在第三至第六列输入紧前作业、乐观时间、最大可能时间和悲观时间。在图 12-44 中按第六章表 6-12 输入数据。

笔记

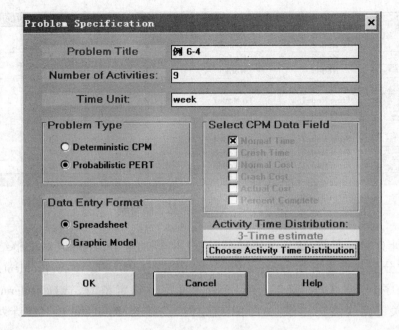

图 12-43　PERT_CPM 问题类型窗口

Activity Number	Activity Name	Immediate Predecessor (list number/name, separated by ',')	Optimistic time (a)	Most likely time (m)	Pessimistic time (b)
1	A		2	3.5	8
2	B		2	3.5	14
3	C	A	1	4.5	5
4	D	B,C	1	2	3
5	E	D	2	3	10
6	F	D	3	4	11
7	G	E,F	1	2	3
8	H	G	4	5.5	10
9	I	G	2	3	4

图 12-44　PERT_CPM 数据输入窗口

3. 问题求解

(1)点击 Solve and Analyze\Solve Critical Path,得如图 12-45 所示的求解结果。结果显示总工期为 23 周,1 条关键路线,且为 A→C→D→F→G→H,还显示了各作业的期望完工时间等信息。

11-19-2012 06:52:58	Activity Name	On Critical Path	Activity Mean Time	Earliest Start	Earliest Finish	Latest Start	Latest Finish	Slack (LS-ES)	Activity Time Distribution	Standard Deviation
1	A	Yes	4	0	4	0	4	0	3-Time estimate	1
2	B	no	5	0	5	3	8	3	3-Time estimate	2
3	C	Yes	4	4	8	4	8	0	3-Time estimate	0.6667
4	D	Yes	2	8	10	8	10	0	3-Time estimate	0.3333
5	E	no	4	10	14	11	15	1	3-Time estimate	1.3333
6	F	Yes	5	10	15	10	15	0	3-Time estimate	1.3333
7	G	Yes	2	15	17	15	17	0	3-Time estimate	0.3333
8	H	Yes	6	17	23	17	23	0	3-Time estimate	1
9	I	no	3	17	20	20	23	3	3-Time estimate	0.3333
	Project	Completion	Time	=	23	weeks				
	Number of	Critical	Path(s)	=	1					

图 12-45　PERT_CPM 数据输出窗口

（2）当完工时间给定时,选择 Solve and Analyze 菜单下的命令 Perform Probability Analysis 可求完工概率。点击 Solve and Analyze\Perform Probability Analysis,弹出如图 12-46 所示的选项。输入项目规定的完工时间 25,点击 Compute Probability 计算概率。图 12-46 不仅显示关键路线,还给出按期完工的概率为 0.8286。

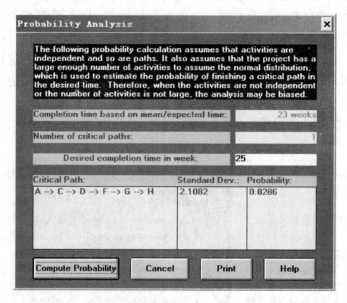

图 12-46　概率分析选项

点击 Solve and Analyze\Perform Simulation 可对完工时间模拟(略)。

几点说明:

1. 应用 WinQSB 求解最小树和最大流的方法与最短路的类似,具体实例见光盘。

2. WinQSB 软件没有给出最小费用最大流的直接计算程序,但可通过两个程序间接计算。首先在问题类型窗口图 12-13 中选择 Maximal Flow Problem,求出最大流,然后再选择 Network Flow 来求解,当选择 Network Flow 数据输入时注意先输入费用,再点击 Edit\Flow Bounds 输入容量。

3. 流量确定的最小费用流的 WinQSB 求解需选择问题类型窗口图 12-13 中 Network Flow,其过程和求最小费用最大流时选择 Network Flow 的求解过程类似。

4. 如果是确定型的网络计划问题,在问题类型窗口中选择 Deterministic CPM,将问题求解后,选择 Results 菜单下的相关命令,可实现网络计划的优化及成本分析。

第七节　存贮论模型的 WinQSB 求解

本节中,应用 WinQSB 主要求解经济订货批量模型、允许缺货及时补充、单时期随机存贮模型。

一、模块简介及求解存贮问题步骤

存贮论模型的 WinQSB 求解,选用子程序模块 Inventory Theory and System,点击开始\程序\WinQSB\Inventory Theory and System\File\New Problem,弹出如图 12-47 所示的存贮问题类型窗口。此窗口显示 WinQSB 求解 8 个方面的存贮问题:第 1 个选项为确定型需求经济订货批量问题(Deterministic Demand Economic Order Quantity[EOQ] Problem)、第 2 个选项为确定型需求批量折扣分析问题、第 3 个选项为单时期随机需求(报童)问题、第 4 个选项为多时期动态需求存贮问题、第 5 个选项为连续需求安全库存固定订货存贮系统、第 6 个选项为连续需求安全库存受限存贮系统、第 7 个选项为定期订货模型、第 8 个选项为混合模型。

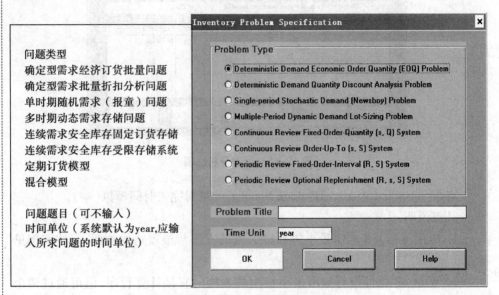

问题类型
确定型需求经济订货批量问题
确定型需求批量折扣分析问题
单时期随机需求(报童)问题
多时期动态需求存储问题
连续需求安全库存固定订货存储
连续需求安全库存受限存储系统
定期订货模型
混合模型

问题题目(可不输入)
时间单位(系统默认为year,应输
　入所求问题的时间单位)

图 12-47　存贮问题类型窗口

应用软件求解存贮问题的步骤:

1. 分析问题,确定存贮问题的类型。

2. 确定需求量、订货费、存贮费等相关信息。若是随机存贮模型,还需要确定分布类型等相关信息。

3. 启动问题类型窗口,选择问题类型并输入题目(也可不输入)、时间单位。

4. 输入数据。

5. 如果需要修改标题名称、问题类型等,可通过选择 Edit 下的相应命令实现。

6. 保存问题,此为可选步骤。

7. 问题求解,点击 Solve and Analyze。

8. 结果显示与分析,选择菜单 Results 可实现。

9. 根据需要保存、打印数据备份。

二、例题求解

（一）经济订货批量模型

例 12-9（第七章例 7-1）

解　例 7-1 是基本经济订货模型（不允许缺货，瞬时补充），执行如下操作：

1. 启动程序　点击开始\程序\WinQSB\Inventory Theory and System\File\New Problem，弹出存贮问题类型窗口图 12-47。选择第 1 个选项，选择时间单位，点击 OK，弹出如图 12-48 所示的数据输入窗口。

DATA ITEM	ENTRY
Demand per year	8000
Order or setup cost per order	12.5
Unit holding cost per year	0.2
Unit shortage cost per year	M
Unit shortage cost independent of time	
Replenishment or production rate per year	M
Lead time for a new order in year	
Unit acquisition cost without discount	
Number of discount breaks (quantities)	
Order quantity if you known	

图 12-48　不允许缺货确定型存贮问题数据输入

2. 输入数据　在图 12-48 中输入需求量 8000（支/年），每次订货费用 12.5（元），单位存贮费 $1 \times 20\%$（元），当不允许缺货时，Unit shortage cost per year（单位缺货费/年）栏为 M。

3. 问题求解　点击 Solve and Analyze\Solve the Problem，得如图 12-49 所示的求解结果。结果显示最优订货量 1000（支/次），总存贮费用为 200（元），最佳订货间隔周期为 0.125（年）。这和第七章的求解结果一致。

11-01-2012	Input Data	Value	Economic Order Analysis	Value
1	Demand per year	8000	Order quantity	1000
2	Order (setup) cost	$12.5000	Maximum inventory	1000
3	Unit holding cost per year	$0.2000	Maximum backorder	0
4	Unit shortage cost		Order interval in year	0.125
5	per year	M	Reorder point	0
6	Unit shortage cost			
7	independent of time	0	Total setup or ordering cost	$100.0000
8	Replenishment/production		Total holding cost	$100.0000
9	rate per year	M	Total shortage cost	0
10	Lead time in year	0	Subtotal of above	$200.0000
11	Unit acquisition cost	0		
12			Total material cost	0
13				
14			Grand total cost	$200.0000

图 12-49　不允许缺货确定型存贮问题数据输出

点击 Results\Graphic Cost Analysis 显示费用与订货量关系图（图略），点击 Results\Graphic Inventory Profile 显示存贮状态图（图略）。

笔记

4. 敏感性分析　点击 Results\Preform Parametric Analysis,弹出如图 12-50 所示的敏感性分析选项,选择参数并输入取值范围和步长,若选择 Unit holding cost per year,开始于 0.2,终止于 0.4,步长 0.1,单击 OK,得敏感性分析结果(图略)。

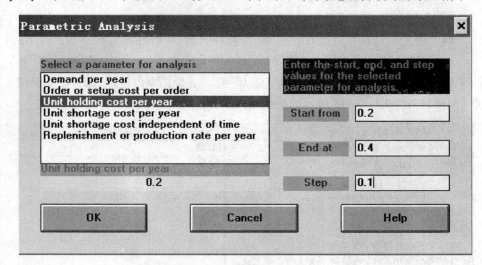

图 12-50　敏感性分析窗口

(二)允许缺货瞬时补充的经济订货模型

例 **12-10**　某医院每月对某卫生材料的需求量是 2600 单位,每次的订货费为 200 元,订货后可立即到货,允许缺货,每单位的缺货费为 4 元,保存此卫生材料每月的费用为 1 元,求使存贮费用最低的订货策略?

解　例 12-10 是允许缺货,瞬时补充的经济订货模型,操作如下:

1. 启动程序　点击开始\程序\WinQSB\Inventory Theory and System\File\New Problem,在图 12-47 中选择第 1 个选项,把默认的时间单位 year 改为 month,点击 OK,弹出如图 12-51 所示的数据输入窗口。

2. 输入数据　在图 12-51 中输入需求量 2600(单位/月),订货费 200(元/次),存贮费 1[元/(单位·月)],允许缺货,把 Unit shortage cost per month 栏 M 改为 4[元/(单位·月)]。

DATA ITEM	ENTRY
Demand per month	2600
Order or setup cost per order	200
Unit holding cost per month	1
Unit shortage cost per month	4
Unit shortage cost independent of time	
Replenishment or production rate per month	M
Lead time for a new order in month	
Unit acquisition cost without discount	
Number of discount breaks (quantities)	
Order quantity if you known	

图 12-51　允许缺货确定型存贮问题数据输入

3. 求解问题　点击 Solve and Analyze\Solve the Problem,得如图 12-52 所示的求解结果。

10-31-2012	Input Data	Value	Economic Order Analysis	Value
1	Demand per month	2600	Order quantity	1140.175
2	Order (setup) cost	$200.0000	Maximum inventory	912.1403
3	Unit holding cost per	$1.0000	Maximum backorder	228.0351
4	Unit shortage cost		Order interval in month	0.4385
5	per month	$4.0000	Reorder point	-228.0351
6	Unit shortage cost			
7	independent of time	0	Total setup or ordering cost	$456.0702
8	Replenishment/production		Total holding cost	$364.8561
9	rate per month	M	Total shortage cost	$91.2140
10	Lead time in month	0	Subtotal of above	$912.1403
11	Unit acquisition cost	0		
12			Total material cost	0
13				
14			Grand total cost	$912.1403

图 12-52　允许缺货确定型存贮问题数据输出

此最优存贮策略各参数为:经济订货量 1140 单位,最优存贮周期 0.4385 月 ≈ 13.6 天,最大存贮量 912 单位,最大缺货量 228 单位,平均总费用 912.14 元/月。

(三) 单时期随机存贮模型

例 12-11　某卫生服务单位每天平均消耗某种一次性用具 1000 件,据统计资料,需求服从正态分布,标准差为 100 件。每件的购货费是 20 元,使用每件收费 30 元,可获得 10 元利润。如剩余则要变质,第二天不能用,作为废品以每件 5 元卖掉,问此单位一天的最优订货量?

解　这是单时期的随机型需求模型,需在问题类型窗口图 12-47 中选择第 3 项,具体操作如下:

1. 启动程序　点击开始\程序\WinQSB\Inventory Theory and System\File\New Problem,在图 12-47 中选择第 3 个选项,时间单位改为 day,点击 OK,弹出如图 12-53 所示的数据输入窗口。

2. 输入数据　图 12-53 第一行默认需求分布为正态分布(Normal),双击 Normal 可选择所需的分布,输入相关数据。

DATA ITEM	ENTRY
Demand distribution (in day)	Normal
Mean (u)	1000
Standard deviation (s>0)	100
(Not used)	
Order or setup cost	
Unit acquisition cost	20
Unit selling price	30
Unit shortage (opportunity) cost	
Unit salvage value	5
Initial inventory	
Order quantity if you know	
Desired service level (%) if you know	

图 12-53　随机型需求存贮问题数据输入

3. 问题求解　点击 Solve and Analyze\Solve the Problem,则有如图 12-54 所示的求解结果。图 12-54 显示此单位每天应购 975 件,收益的期望值为 9034 元。

11-01-2012	Input Data or Result	Value
1	Demand distribution (in day)	Normal
2	Demand mean	1000
3	Demand standard deviation	100
4	Order or setup cost	0
5	Unit cost	$20.0000
6	Unit selling price	$30.0000
7	Unit shortage (opportunity) cost	0
8	Unit salvage value	$5.0000
9	Initial inventory	0
10		
11	Optimal order quantity	974.6596
12	Optimal inventory level	974.6596
13	Optimal service level	39.9976%
14	Optimal expected profit	$9034.1440

图 12-54　随机型需求存贮问题数据输出

此最优存贮策略各参数为:最优订货量 974 单位/天,满足需求的概率为 0.4,最优期望利润 9 034.14 元。

存贮问题类型窗口图 12-47 时间单位:系统默认 year,也可以改为 month,week,day,hour,minute 等。

第八节　排队论模型的 WinQSB 求解

本节中,主要讨论简单排队模型 M/M 和一般分布排队模型 M/G/1 的 WinQSB 求解。

一、模块简介及求解排队问题步骤

排队问题的 WinQSB 求解,选用子程序模块 Queuing Analysis(排队分析),点击:开始\程序\WinQSB\Queuing Analysis\File\New Problem,弹出排队分析问题描述窗口(图 12-55)。图 12-55 中的 Problem Title(问题题目)可输入也可不输入。系统默认 Time unit(时间单位)是 hour,输入时要根据具体排队问题的时间单位来输入。图 12-55 中 Entry formed(排队模型类型)分为 Simple M/M System(简单排队系统)和 General Queuing System(一般分布排队系统)两种。当顾客到达间隔时间及服务时间都服从指数分布时应选择 Simple M/M System,否则选 General Queuing System。

应用软件求解排队问题的步骤:

1. 分析问题,确定问题的类型、分布及相应参数。

2. 启动问题类型窗口,选择问题类型并输入题目(也可不输入)、时间单位。

3. 输入数据。

4. 如果需要修改标题名或时间单位,可选择 Edit 下的相应命令实现。

380

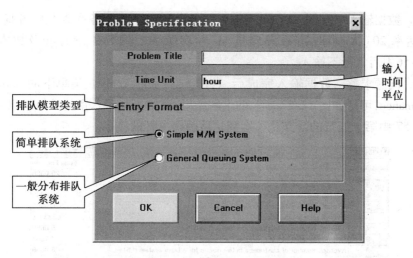

图 12-55　排队分析问题描述窗口

5. 保存问题,此为可选步骤。

6. 问题求解与分析,点击 Solve and Analyze 的下拉菜单可实现。

7. 选择相应选项以保存、打印数据备份。

二、例题求解

(一) 简单排队模型 M/M/1

例 12-12(第八章例 8-2)

解　该问题是 M/M/1/∞/∞ 系统。根据题意知:单位时间平均到达率为 20(人/小时),平均服务率为 24(人/小时)。下面用 WinQSB 求解该排队系统的状态概率和运行指标。操作如下:

1. 启动问题窗口　点击:开始\程序\WinQSB\Queuing Analysis\File\New Problem,弹出如图 12-55 所示的排队分析问题描述窗口。输入时间单位 hour(默认值);排队模型选择 Simple M/M System 形式,点击 OK,弹出数据输入窗口如图 12-56 所示。

	Data Description	ENTRY
服务台数	Number of servers	1
平均服务率	Service rate (per server per hour)	24
顾客到达率	Customer arrival rate (per hour)	20
系统容量	Queue capacity (maximum waiting space)	M
顾客源	Customer population	M
忙期成本/h	Busy server cost per hour	
空闲成本/h	Idle server cost per hour	
顾客等待成本	Customer waiting cost per hour	
顾客接受服务成本	Customer being served cost per hour	
顾客离开成本	Cost of customer being balked	
单位队列容量成本	Unit queue capacity cost	

图 12-56　M/M 模型数据输入窗口

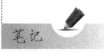

2. 数据输入 在图 12-56 中,输入服务台数 1;平均服务率 24(人/小时);顾客到达率 20(人/小时);系统容量 M;顾客源 M。例 8-2 没有涉及成本,故图 12-56 中后六行不输入。

3. 问题求解 数据输入完成后,点击 Solve and Analyze 菜单下的 Solve the Performance,可得如图 12-57 所示的求解结果,该结果和第八章的求解结果一致。图 12-57 中第十五行的含义是顾客到达后随即离开的概率。

11-03-2012	Performance Measure	Result
1	System: M/M/1	From Formula
2	Customer arrival rate (lambda) per hour =	20.0000
3	Service rate per server (mu) per hour =	24.0000
4	Overall system effective arrival rate per hour =	20.0000
5	Overall system effective service rate per hour =	20.0000
6	Overall system utilization =	83.3333 %
7	Average number of customers in the system (L) =	5.0000
8	Average number of customers in the queue (Lq) =	4.1667
9	Average number of customers in the queue for a busy system (Lb) =	5.0000
10	Average time customer spends in the system (W) =	0.2500 hours
11	Average time customer spends in the queue (Wq) =	0.2083 hours
12	Average time customer spends in the queue for a busy system (Wb) =	0.2500 hours
13	The probability that all servers are idle (Po) =	16.6667 %
14	The probability an arriving customer waits (Pw) or system is busy (Pb) =	83.3333 %
15	Average number of customers being balked per hour =	0
16	Total cost of busy server per hour =	$0
17	Total cost of idle server per hour =	$0
18	Total cost of customer waiting per hour =	$0
19	Total cost of customer being served per hour =	$0
20	Total cost of customer being balked per hour =	$0
21	Total queue space cost per hour =	$0
22	Total system cost per hour =	$0

图 12-57 M/M 模型求解结果输出窗口

对于其他 M/M 排队模型的求解,求解过程和例 8-2 的求解类似,只需在数据输入窗口中输入相应的服务台数、队长及顾客源等信息。

(二)一般分布排队模型 M/G/1

例 12-13(第八章例 8-12)

解 该问题属于 M/G/1 排队模型,具体操作如下:

1. 启动问题窗口 点击:开始\程序\WinQSB\Queuing Analysis\File\New Problem,弹出如图 12-55 所示的排队分析问题描述窗口。输入时间单位,排队模型选择 General Queuing System 形式。选择完成后,点击 OK,弹出数据输入窗口。

2. 输入数据 在图 12-58 中,输入服务台数 1;系统默认服务时间的分布是 Exponential(指数分布),双击 Exponential,弹出分布类型窗口(图 12-59),在图 12-59 中,选择 General/Arbitrary(一般任意分布),点击 OK,返回数据输入窗口;输入期望值(u)20/60;标准差(s>0)0.25;系统默认顾客到达间隔时间的分布是 Exponential,这里不用修改;根据例 8-12 中的顾客到达率,输入尺度参数(b>0, if a=0)0.5;顾客是单个到达,因此选择顾客到达的批量分布 Constant;每次到达数 1;系统容量及顾客源无限,采用默认值 M。

图 12-59 所示分布类型窗口中有 17 种分布函数,还有 General/Arbitrary(一般任意分布)及 constant(常数分布)。在数据输入窗口(图 12-58)中,需要选择三种分布,这三种分布选择时注意,如果所求问题不是默认的分布,则对默认的分布进行双击,弹出如图 12-59 所示窗口进行选择:如果问题已有概率分布,则

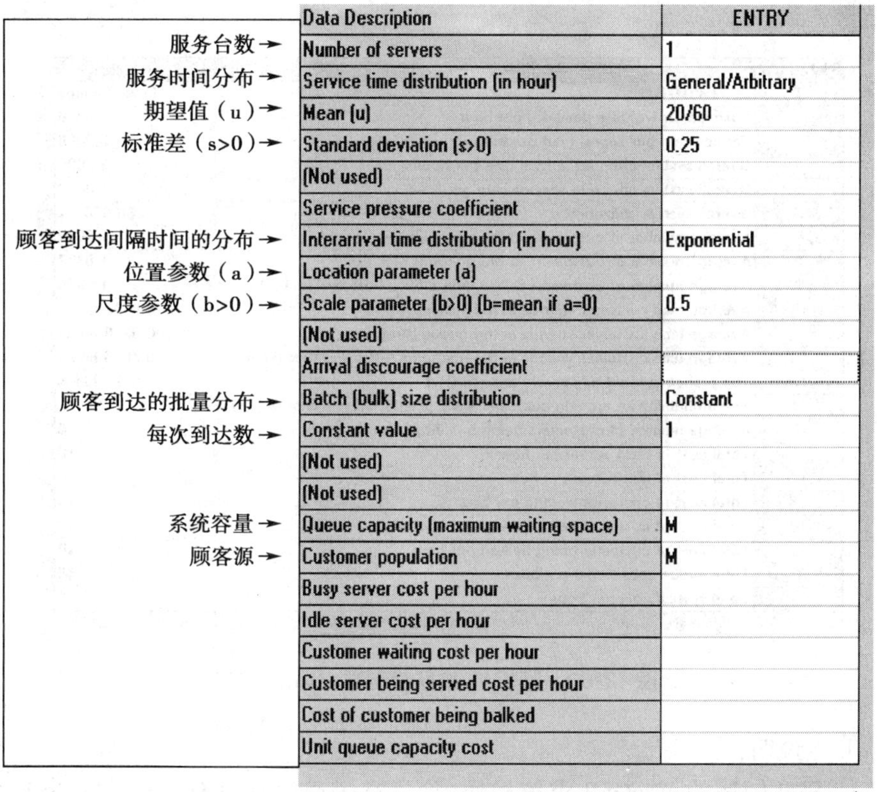

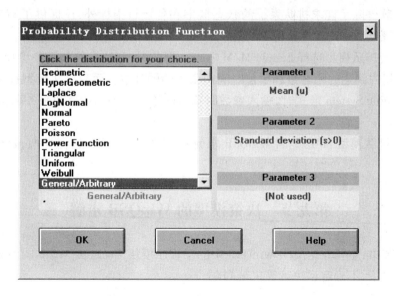

服务台数
服务时间分布
期望值（u）
标准差（s>0）
顾客到达间隔时间的分布
位置参数（a）
尺度参数（b>0）
顾客到达的批量分布
每次到达数
系统容量
顾客源
Data Description
ENTRY
Number of servers
1
Service time distribution (in hour)
General/Arbitrary
Mean (u)
20/60
Standard deviation (s>0)
0.25
(Not used)
Service pressure coefficient
Interarrival time distribution (in hour)
Exponential
Location parameter (a)
Scale parameter (b>0) (b=mean if a=0)
0.5
(Not used)
Arrival discourage coefficient
Batch (bulk) size distribution
Constant
Constant value
1
(Not used)
(Not used)
Queue capacity (maximum waiting space)
M
Customer population
M
Busy server cost per hour
Idle server cost per hour
Customer waiting cost per hour
Customer being served cost per hour
Cost of customer being balked
Unit queue capacity cost

图 12-58　M/G/1 排队模型数据输入窗口

Probability Distribution Function
Click the distribution for your choice.
Geometric
HyperGeometric
Laplace
LogNormal
Normal
Pareto
Poisson
Power Function
Triangular
Uniform
Weibull
General/Arbitrary
General/Arbitrary
Parameter 1
Mean (u)
Parameter 2
Standard deviation (s>0)
Parameter 3
(Not used)
OK
Cancel
Help

图 12-59　排队问题分布类型窗口

选择相应的分布；如果不能确定分布函数，则选择一般任意分布；如果是定常分布，则选择常数。当选择了不同的分布时，每个分布所对应的参数不同。

3. 问题求解　数据输入完成后，点击 Solve and Analyze 菜单下的 Solve the Performance，可得如图 12-60 所示的求解结果，此求解结果和第八章例 8-12 的求

解结果一致。

09-12-2012	Performance Measure	Result
1	System: M/G/1	From Formula
2	Customer arrival rate (lambda) per hour =	2.0000
3	Service rate per server (mu) per hour =	3.0000
4	Overall system effective arrival rate per hour =	2.0000
5	Overall system effective service rate per hour =	2.0000
6	Overall system utilization =	66.6667 %
7	Average number of customers in the system (L) =	1.7083
8	Average number of customers in the queue (Lq) =	1.0417
9	Average number of customers in the queue for a busy system (Lb) =	1.5625
10	Average time customer spends in the system (W) =	0.8542 hours
11	Average time customer spends in the queue (Wq) =	0.5208 hours
12	Average time customer spends in the queue for a busy system (Wb) =	0.7813 hours
13	The probability that all servers are idle (Po) =	33.3333 %
14	The probability an arriving customer waits (Pw) or system is busy (Pb) =	66.6667 %
15	Average number of customers being balked per hour =	0
16	Total cost of busy server per hour =	$0
17	Total cost of idle server per hour =	$0
18	Total cost of customer waiting per hour =	$0
19	Total cost of customer being served per hour =	$0
20	Total cost of customer being balked per hour =	$0
21	Total queue space cost per hour =	$0
22	Total system cost per hour =	$0

图 12-60　M/G/1 排队模型数据输出窗口

几点说明：

1. 排队问题的 WinQSB 求解模块，除了有子程序模块 Queuing Analysis 外，还有子程序模块 Queuing System Simulation，该模块用于排队系统的随机模拟。

2. 软件除了能求排队系统的状态概率和各运行指标外，还提供了敏感性分析、系统容量分析、成本分析等功能。

3. 当排队模型选择 Simple M/M System 形式时，到达参数和服务参数应输入单位时间内到达的顾客数和单位时间内服务的顾客数。而当排队模型选择 General Queuing System 形式时，输入参数时输入的不是平均到达率和服务率，而是时间分布。

4. 排队模型 M/D/1 的 WinQSB 求解和 M/G/1 的求解过程类似，具体实例见光盘。

第九节　决策模型的 WinQSB 求解

本节中，主要介绍应用 WinQSB 中的子程序模块 Decision Analysis(DA)求解风险型决策，不确定型决策等决策问题。

一、模块简介及求解决策问题步骤

对于风险型决策、不确定型决策等决策问题需调用 WinQSB 的子程序模块 Decision Analysis 求解，依次点击：开始\程序\WinQSB\Decision Analysis\File\New Problem，弹出决策问题类型对话框，如图 12-61 所示。

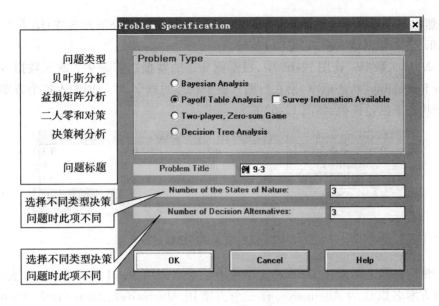

图 12-61　决策问题类型窗口

Problem Type(问题类型)对话框表明决策分析模块包括：Bayesian Analysis (贝叶斯分析)，Payoff Table Analysis(益损矩阵分析)，Two- player. Zero- sum Game (二人零和对策)、Decision Tree Analysis(决策树分析)。

求解风险型决策和不确定型决策问题选择 Payoff Table Analysis，当选择 Payoff Table Analysis 时，Payoff Table Analysis 右边弹出复选框 Survey Information Available(调查资料)。Decision Tree Analysis 用于求多级决策问题。

应用软件求解决策问题的步骤：

1. 分析问题，确定决策问题的类型、状态、方案、概率和益损值。

2. 启动问题类型窗口，选择问题类型并输入状态数和方案数等信息。

3. 输入数据。

4. 如果需要修改状态名或方案名等信息，可选择 Edit 下的相应命令实现。

5. 保存问题，此为可选步骤。

6. 问题求解，点击 Solve and Analyze，可根据需要选择求解方式。

7. 根据需要选择相应选项以保存、打印数据备份。

二、例题求解

(一) 风险型决策问题

例 12-14(第九章例 9-3)

解　从例 9-3 的益损矩阵表 9-2 看出，该问题是风险型决策问题，有 3 个决策方案，3 个自然状态，且各个状态概率及各方案在各状态下的益损值已给定。下面用期望值准则求解例 9-3。

1. 启动问题窗口并输入问题的相关信息　点击开始\程序\WinQSB\Decision Analysis\File\New Problem，弹出决策问题输入窗口（图 12-61），选择 Payoff Table Analysis；Problem Title 可输入也可不输入；在 Number of the States of Nature

（自然状态数）输入 3，在 Number of Decision Alternatives（决策方案数）输入 3，点击 OK，进入数据输入窗口，见图 12-61。

2. 输入数据　在图 12-61 中，根据例 9-3 的益损矩阵表 9-2 输入数据。在 Prior Probability（状态概率）所在行输入各个状态的概率，并分别输入各个方案在各个状态下的益损值，如图 12-62 所示。

Decision \ State	State1	State2	State3
Prior Probability	0.2	0.5	0.3
Alternative1	30	18	8
Alternative2	25	20	12
Alternative3	16	16	16

图 12-62　风险型决策问题数据输入

该窗口状态名默认为 State，上例中有三个状态用 State1，State2，State3 表示，决策方案名默认为 Alternative，有三个方案用 Alternative1，Alternative2，Alternative3 表示。根据问题的需要也可以更改状态名和方案名。若更改状态名只需执行 Edit 菜单下的 State of Nature Name 命令进行修改，若更改方案名只需执行 Edit 菜单下的 Decision Alternative Name 进行修改。以上是在数据输入后修改的状态名，也可在数据输入前修改状态名及方案名。图 12-64 是状态名和方案名更改后的数据输入窗口。

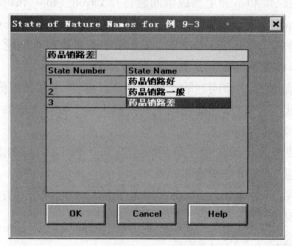

图 12-63　更改自然状态名

Decision \ State	药品销路好	药品销路差	药品销路一般
Prior Probability	0.2	0.5	0.3
大批量生产	30	18	8
中批量生产	25	20	12
小批量生产	16	16	16

图 12-64　更改状态名、方案名后的数据输入窗口

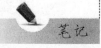

3. 问题求解

方法一：数据输入完成后，点击 Solve and Analyze\Solve the Problem 弹出如图 12-65 所示乐观系数对话框。

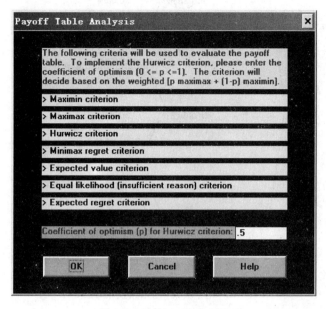

图 12-65　输入乐观系数

应用 Expected value criterion(期望值准则)求解例 9-3,不需要在图 12-65 中的对话框输入乐观系数可采用默认值。单击 OK,得运行结果如图 12-66 所示,在 Expected value(期望值准则)栏看到最优方案是方案 2,最优解是 18.6,这和第九章中的求解结果一致。

	12-24-2012 Criterion	Best Decision	Decision Value	
悲观准则→	Maximin	小批量生产	$16	
乐观准则→	Maximax	大批量生产	$30	
赫维兹准则（折中准则）→	Hurwicz (p=0.5)	大批量生产	$19	
后悔值准则→	Minimax Regret	中批量生产	$5	
期望值准则→	Expected Value	中批量生产	¥ 18.60	
等可能准则→	Equal Likelihood	中批量生产	$19	
	Expected Regret	中批量生产	¥ 2.20	
	Expected Value	without any	Information =	¥ 18.60
	Expected Value	with Perfect	Information =	¥ 20.80
	Expected Value	of Perfect	Information =	¥ 2.20

图 12-66　决策问题数据输出窗口

方法二：风险型决策问题也可用决策树法求解,数据输入完成后,点击 Solve and Analyze\Draw Decision Tree 弹出决策树参数窗口（图略）,设置完成后点击 OK,得以决策树图形式的求解结果（图 12-67）。此决策树法得到的求解结果和第九章中决策树法的求解结果一致。

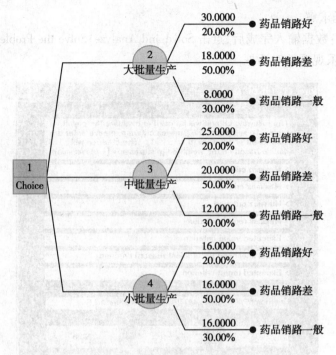

图 12-67 决策树形式的求解结果

（二）不确定型决策问题

不确定型决策问题与风险型决策问题共用决策问题类型窗口中的第 2 个选项，下面以一个实例介绍应用软件求解不确定型决策问题。

例 12-15（第九章例 9-7）

解 根据例 9-7 的益损矩阵表 9-6 可知，该决策问题是不确定型决策问题，下面分别用乐观准则、悲观准则、乐观系数准则（折中准则）、等可能准则、后悔值准则进行决策。用 WinQSB 求解例 9-7 的操作类似于用 WinQSB 求解风险型决策问题的操作，具体如下：

1. 启动问题窗口 点击开始\程序\WinQSB\Decision Analysis\File\New Problem，弹出如图 12-61 所示的问题类型窗口，选择第 2 个选项 Payoff Table A-nalysis，输入例 9-7 的自然状态数 3，决策方案数 4，点击 OK，弹出数据输入窗口（见图 12-68）。

2. 数据输入 根据益损矩阵表 9-6，分别输入各个方案在各个状态下的益损值，在 Prior Probability（状态概率）所在行不输入，点击 Solve and Analyze\Solve the Problem 弹出如图 12-68 所示对话框。

Decision \ State	State1	State2	State3
Prior Probability			
Alternative1	650	320	-170
Alternative2	400	350	-100
Alternative3	250	100	50
Alternative4	200	150	90

图 12-68 不确定型决策问题数据输入

388

3. 求解问题　根据用折中准则求解例 9-7 时用的乐观系数是 0.7,把图 12-65 中乐观系数的默认值 0.5 改为 0.7,点击 OK,得求解结果如图 12-69 所示,结果显示:按悲观准则求解时的最优方案为第 4 个方案,最优值为 90;按乐观准则求解时的最优方案为第 1 个方案,最优值为 650;按折中准则求解时的最优方案为第 1 个方案,最优值为 404;按等可能准则求解时的最优方案为第 1 个方案,最优值为 266.67;按后悔值准则求解的最优方案为第 2 个方案,最优值为 250。这和第九章例 9-7 的求解结果一致。

11-03-2012 Criterion	Best Decision	Decision Value	
Maximin	Alternative4	$90	
Maximax	Alternative1	$650	
Hurwicz (p=0.7)	Alternative1	$404	
Minimax Regret	Alternative2	$250	
Expected Value	Alternative1	¥ 266.67	
Equal Likelihood	Alternative1	¥ 266.67	
Expected Regret	Alternative1	¥ 96.67	
Expected Value	without any	Information =	¥ 266.67
Expected Value	with Perfect	Information =	¥ 363.33
Expected Value	of Perfect	Information =	¥ 96.67

图 12-69　数据输出窗口

求解结束后,还可点击 Results\Show Regret Table 显示后悔值矩阵,查看后悔值。如图 12-70;也可点击 Results\Show payoff table Analysis 显示益损矩阵表的分析结果(图略)。

Decision\State	State1	State2	State3
Alternative1	0	$30	$260
Alternative2	$250	0	$190
Alternative3	$400	$250	$40
Alternative4	$450	$200	0

图 12-70　后悔值矩阵

(三) 多级决策问题

例 12-16(第九章例 9-6)

解　首先确定节点数,在 WinQSB 中将节点分为两类:决策节点(decision node)和分支节点(chance node),软件将问题的终点(结果节点)也看作分支节点。例 9-6 的节点数是 17,图 9-2 显示 1 和 6 为决策节点,其他(含结果节点)为分支节点。在图 9-2 中,将结果节点按由上到下的顺序编号。

1. 启动问题窗口　点击开始\程序\WinQSB\Decision Analysis\File\New Problem,弹出如图 12-61 所示的问题类型窗口,点击选择问题类型中的 Decision Tree Analysis,输入节点数 17,单击 OK,弹出数据输入窗口。

2. 输入数据　在 Node Type(节点类型)列分别输入决策节点(用 D 表示)和分支节点(用 C 表示),在 Immediate Following Node 列输入紧后节点(若有两个及以上节点,注意用逗号分开),在 Node Payoff 列输入效益或成本,最后一列输入分支概率。输入效益或成本时应注意:例 9-6 中节点 4 到 7 的效益是三年的效益,应乘 3 再输入,同理,节点 10 到 17 的效益是七年的效益,应乘 7 再输入,在节点 2、3、8 处输入成本。如图 12-71 所示。

3. 问题求解　输入完数据后,点击 Solve and Analyze\Solve the Problem 弹出如图 12-72 所示的求解结果。结果显示:1~9 个节点的期望值(节点 2、3、8

Node/Event Number	Node Name or Description	Node Type (enter D or C)	Immediate Following Node (numbers separated by ',')	Node Payoff (+ profit, - cost)	Probability (if available)
1	Event1	D	2,3		
2	Event2	C	4,5	-300	
3	Event3	C	6,7	-160	
4	Event4	C	10,11	300	0.7
5	Event5	C	12	-60	0.3
6	Event6	D	8,9	120	0.7
7	Event7	C	17	30	0.3
8	Event8	C	13,14	-140	
9	Event9	C	15,16		
10	Event10	C		700	0.9
11	Event11	C		-140	0.1
12	Event12	C		-140	1.0
13	Event13	C		700	0.9
14	Event14	C		-140	0.1
15	Event15	C		280	0.9
16	Event16	C		70	0.1
17	Event17	C		70	1.0

图 12-71 多级决策问题数据输入窗口

包含投资额)分别为 287.2、581.2、447.2、616、－140、476、70、616、259；做两次决策，第一次选择节点 3，即选择建小医院，期望值为 287.2，第二次选择节点 8，即三年后扩建，期望值为 476，这和第九章对该问题的求解结果一致。若点击 Solve and Analyze\Draw Decision Tree，也可显示决策树形式的求解结果，见图 12-73。

09-14-2012	Node/Event	Type	Expected value	Decision
1	Event1	Decision node	¥ 287.20	Event3
2	Event2	Chance node	¥ 581.20	
3	Event3	Chance node	¥ 447.20	
4	Event4	Chance node	$616	
5	Event5	Chance node	($140)	
6	Event6	Decision node	$476	Event8
7	Event7	Chance node	$70	
8	Event8	Chance node	$616	
9	Event9	Chance node	$259	
10	Event10	Chance node	0	
11	Event11	Chance node	0	
12	Event12	Chance node	0	
13	Event13	Chance node	0	
14	Event14	Chance node	0	
15	Event15	Chance node	0	
16	Event16	Chance node	0	
17	Event17	Chance node	0	
Overall	Expected	Value =	¥ 287.20	

图 12-72 多级决策问题数据输出窗口

笔记

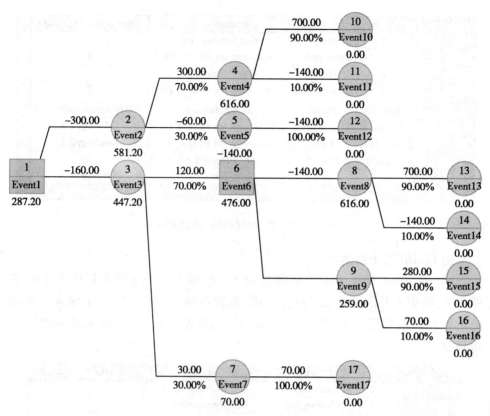

图 12-73　多级决策问题决策树形式的求解结果

第十节　对策模型的 WinQSB 求解

对策问题的 WinQSB 求解,需要调用决策分析 Decision Analysis(DA)子程序,该模块在本章第九节已做简介,求解二人零和对策需在图 12-61 中选择第 3 个按钮。下面以实例说明应用子程序 Decision Analysis(DA)求解对策问题。

例 12-17(第十章例 10-1)

解　点击开始\程序\WinQSB\Decision Analysis\New Problem 选择 Two-player,Zero-sum Game(图 12-61)。输入局中人的策略数,点击 OK,弹出数据输入窗口。在数据输入窗口 12-74 中输入数据。点击 Solve and Analyze\Solve the Problem,得如图 12-75 所示求解结果。此对策有鞍点,系统直接给出纯策略下的解 (α_1,β_1),对策值为 0。

Player1 \ Player2	Strategy2-1	Strategy2-2
Strategy1-1	0	500
Strategy1-2	-500	0

图 12-74　对策问题数据输入窗口

10-25-2012	Player	Strategy	Dominance	Elimination Sequence
1	1	Strategy1-1	Not Dominated	
2	1	Strategy1-2	Dominated by Strategy1-1	1
3	2	Strategy2-1	Not Dominated	
4	2	Strategy2-2	Dominated by Strategy2-1	2
***	Saddle	Point	(Equilibrium)	is Achieved!!
	The Best	Pure	Strategy for Player 1:	Strategy1-1
	The Best	Pure	Strategy for Player 2:	Strategy2-1
	Stable	Payoff	for Player 1 =	0
	It	is a	Fair	Game!!!

图 12-75　对策问题数据输出窗口

例 12-18（第十章例 10-2）

解　例 10-2 局中人的策略数都为 3。在图 12-61 中输入局中人 I 的策略数 3，局中人 II 的策略数 3，点击 OK，在数据输入窗口 12-74 中输入对策矩阵的数据。求解得图 12-76。最优解 $x^* = (0, 0, 1)$，$y^* = (0.4, 0.6, 0)$，对策值 3。

10-25-2012	Player	Strategy	Dominance	Elimination Sequence
1	1	Strategy1-1	Not Dominated	
2	1	Strategy1-2	Not Dominated	
3	1	Strategy1-3	Not Dominated	
4	2	Strategy2-1	Not Dominated	
5	2	Strategy2-2	Not Dominated	
6	2	Strategy2-3	Dominated by Strategy2-1	
	Player	Strategy	Optimal Probability	
1	1	Strategy1-1	0	
2	1	Strategy1-2	0	
3	1	Strategy1-3	1	
1	2	Strategy2-1	0.40	
2	2	Strategy2-2	0.60	
3	2	Strategy2-3	0	
	Expected	Payoff	for Player 1 =	3

图 12-76　对策问题数据输出

（程秀兰　王培承）

一、教学目的

让学生了解卫生管理运筹学在医药卫生管理中的重要性,了解运筹学的原理和优化思想在卫生管理领域的基本应用;使学生掌握整体优化的基本思想和运筹学的工作步骤,培养学生的逻辑思维能力和创新素质;培养学生运用模型和算法并借助计算机手段解决实际问题的能力,在科学研究和实际工作中能够使用运筹学技术与方法进行科学的决策。

二、前期需要掌握的课程名称

微积分、线性代数、概率论与数理统计

三、学时建议

教学内容		学习要点	学时安排 (理论课 + 实验课)
第一章		绪论	1 + 0
第二章	线性规划	1. 线性规划数学模型特征和模型建立 2. 线性规划模型图解法 3. 线性规划的单纯形法 4. 对偶原理及对偶问题转化 5. 对偶单纯形法 6. 灵敏度分析 7. 线性规划案例分析和 WinQSB 求解	10 + 3
第三章	几种特殊的线性规划问题及其解法	1. 运输问题的模型和特征 2. 用表上作业法求解运输问题 3. 0-1 规划的概念及应用 4. 指派问题及其数学模型 5. 指派问题的匈牙利算法 6. 产销平衡问题和指派问题案例分析及 WinQSB 求解	4 + 2
第四章	目标规划	1. 目标规划的基本概念和数学模型 2. 目标规划的图解法 3. 目标规划的单纯形解法 4. 目标规划案例分析和 WinQSB 求解	4 + 1

笔记

教学内容	学习要点	学时安排 (理论课 + 实验课)
第五章　动态规划	1. 多阶段决策问题基本概念与最优化原理 2. 动态规划问题的建模与求解方法 3. 几种常见的动态规划问题的解法 4. 动态规划问题案例分析和 WinQSB 求解	5 + 2
第六章　网络分析 与网络计划	1. 最小生成树及其算法 2. 最短路问题的算法 3. 求最大流的标号法 4. 求解最小费用流的赋权图法 5. 网络图的组成与绘制 6. 网络图时间参数计算及关键路线分析 7. 网络计划的优化 8. 非确定型统筹问题 9. 最短路和网络计划问题案例分析和 Win-QSB 求解	9 + 2
第七章　存贮论	1. 存贮论的基本概念 2. 五个确定性存贮模型 3. 单周期随机存贮模型 4. 经济订货批量和单时期随机模型案例分析及 WinQSB 求解	4 + 2
第八章　排队论	1. 排队系统的组成和评价指标 2. 单服务台 $M/M/1$ 排队模型 3. 多服务台 $M/M/C$ 排队模型 4. 其他类型的排队模型 5. $M/G/1$ 排队模型和 $M/D/1$ 排队模型 6. 排队系统的最优化设计 7. 单服务台 $M/M/1$ 排队模型的案例分析和 WinQSB 求解	5 + 2
第九章　决策论	1. 决策问题的基本要素和分类 2. 风险型决策的期望值准则和决策树法 3. 不确定型决策的五种准则 4. 效用的概念及效用曲线 5. 用效用准则进行决策 6. 风险型和不确定型决策问题的案例分析和 WinQSB 求解	4 + 1

笔记

教学内容	学习要点	学时安排 （理论课 + 实验课）
第十章　对策论	1. 对策论的基本概念 2. 矩阵对策纯策略意义的解及其解法 3. 矩阵对策混合策略意义的解及其线性规划解法 4. 二人零和对策的案例分析和 WinQSB 求解	4 + 1
第十一章　预测分析	1. 时间序列趋势外推预测的移动平均法和指数平滑法 2. 增长性曲线类型的基本类型和特征 3. 增长型曲线的识别方法和参数估计方法 4. 状态转移概率的估算 5. 期望利润预测和市场占有率预测方法 6. 增长型曲线外推预测和马尔可夫预测法的案例分析	4 + 0
合计		54 + 16 = 70

说明:(1)总学时 70,其中理论课 54 学时,上机实验课 16 学时。

　　　(2)本课程全部学完至少需要 70 学时,如果实际课时达不到 70 学时,则可略去一些内容的讲解。各章在学时分配上可做适当调整。

笔记

395

参考文献

1. 薛声家,左小德.管理运筹学.广州:暨南大学出版社,2004.
2. 韩伯堂.管理运筹学.北京:高等教育出版社,2010.
3. 秦侠.卫生管理运筹学.北京:人民卫生出版社,2005.
4. 宁宣熙.运筹学实用教程.北京:科学出版社,2004.
5. 黄桐城.运筹学基础教程.上海:上海人民出版社,2004.
6. 张莹.运筹学基础.第2版.北京:清华大学出版社,2010.
7. 黄红选.运筹学:数学规划.北京:清华大学出版社,2011.
8. 宋荣兴,孙海涛.运筹学.北京:经济科学出版社,2011.
9. 徐裕生,张海英.运筹学.北京:北京大学出版社,2006.
10. 孙淼.运筹学基础.北京:科学出版社,2011.
11. 大学数学编写委员会《运筹学》编写组.运筹学.北京:高等教育出版社,2011.
12. 薛迪.卫生管理运筹学.第2版.上海:复旦大学出版社,2008.
13. 杨超.运筹学.北京:科学出版社,2004.
14. 成晓红,田德良.管理运筹学.北京:国防工业出版社,2004.
15. 秦侠,方前胜.管理运筹学教程.合肥:安徽科技出版社,2003.
16. 罗万钧编.运筹学习题与解答.上海:上海财经大学出版社,2003.
17. 吴祈宗.运筹学学习指导及习题集.北京:机械工业出版社,2006.
18. 金圣才.运筹学知识精要与真题详解.北京:中国水利水电出版社,2011.
19. 蒋翔,蒙小严等.统筹方法在护士时间管理中的应用.护理研究,2005,19(12C):2794-2795.
20. 鱼敏.关键路径法在美国医院中的应用.国外医学,1996,2:61-63.
21. 《运筹学》教材编写组.运筹学.第3版.北京:清华大学出版社,2005.
22. 罗荣桂.新编运筹学题解.湖北:华中科技大学出版社,2002.
23. 姜启源,谢金星,叶俊.数学模型.第3版.北京:高等教育出版社,2003.
24. 唐应辉,唐小我.排队论.北京:科学出版社,2006.
25. 徐玖平,胡知能.运筹学.北京:科学出版社,2006.
26. 胡运权.运筹学习题集.第3版.北京:清华大学出版社,2002.
27. 弗雷德里克.希利尔,杰拉尔德.利伯曼.运筹学导论.第9版.胡运权等译.北京:清华大学出版社,2009.
28. 韩大卫.管理运筹学.第6版.大连:大连理工大学出版社,2012.
29. 胡运权.运筹学教程.第3版.北京:清华大学出版社,2007.
30. 魏利.两人零和对策模型与广义两人非合作对策模型.河北经贸大学学报,1998,(4):109-110.
31. 孙庆文.浅谈将博弈论引入卫生管理本科教学的设想与体会.军医教育,2002,(1):35-36.
32. 孙振球.医学统计学.第3版.北京:人民卫生出版社,2002.
33. 王文博.统计学.第2版.西安:西安交通大学出版社,2010.
34. 牛映武.运筹学.第2版.西安:西安交通大学出版社,2006.
35. Gross D,Harris C M. Fundamentals of Queueing Theory. 2nd Edition. New York:John Wiley & Sons,1985:193-215.
36. Jakov Crnkovic and Dorothy Urschel. Managing The Implementation of The hospital-Based Electronic Medical Records. The journal of Career Education Principles and Practices,2010(1):1-26.

笔记

中英文名词对照索引

笔记

笔记